Endoscopic Surgery in Ophthalmology

530 Walnut Street

Philadelphia,PA 19106 USA

ISBN 0-7817-3651-X

眼科内镜手术学

Endoscopic Surgery in Ophthalmology

〔美〕马丁·尤兰姆　著
汤姆·格瑞夫　绘图
张效房　主译

河南科学技术出版社
·郑州·

著作权合同登记号：图字 16－2003－105

图书在版编目(CIP)数据

眼科内镜手术学／(美)尤兰姆(Uram，M.)著；张效房主译．—郑州：河南科学技术出版社，2007.1
书名原文：Endoscopic Surgery in Ophthalmology
ISBN 978－7－5349－3483－4

Ⅰ．眼… Ⅱ．①尤… ②张… Ⅲ．眼病－内窥镜检 Ⅳ．R770.4

中国版本图书馆 CIP 数据核字(2006)第 017232 号

出版发行：河南科学技术出版社
地址：郑州市经五路 66 号 邮编：450002
电话：(0371) 65737028 65714379
责任编辑：仝广娜
责任校对：徐小刚
封面设计：张 伟
版式设计：张 伟
印 刷：河南第一新华印刷厂
经 销：全国新华书店
幅面尺寸：215mm×275mm 印张：15.5 字数：427 千字
版 次：2007 年 1 月第 1 版 2007 年 1 月第 1 次印刷
定 价：158.00 元

译者名单

主译　张效房

参译人员

万光明　王卫群　吕　勇　李秋明　李秀娟

金学民　杨晓慧　张效房　张　震　马　静

前　言

我个人采用睫状体冷凝术治疗新生血管性青光眼的过程并不顺利，常常因效果不佳而灰心丧气。1986 年我读到了威尔默眼科研究所 (Wilmer Eye Institute) 若恩 · 米切尔 (Ron Michel) 小组的一篇文章，这篇论文介绍了一种成功率很高且缺点很少的方法，即在行晶状体、玻璃体切除后，压迫巩膜使睫状突暴露于手术显微镜视野，再对其行氩激光睫状体光凝术。

在当晚一个主要由眼科学家参加的聚会上，我顶着几位同事的嘲笑，表示了我对那篇文章的极大兴趣。我清晰地记得自己是多么激情洋溢地为这个发现辩护，尽管我也知道它的实用性极其有限。如果激光可以与内镜联合应用，我们将可以治疗几乎所有类型的青光眼！如果用一个最恰当的词来形容当时我的听众的反应，那就是——难以置信。

激光与内镜联合应用的想法深埋心中数年之后，我终于找到了可以制作这类装置的人，尽管在技术上还需要进一步改进。当时市场上内镜的最小外径是 1.70mm，而我需要的内镜外径是 0.89mm，其中还要包含 0.2mm 的激光光纤。当时所有的内镜都有一个供术者观察的目镜，但此种设计对眼科应用来说显得太大太笨而不实用。

最早的激光内镜单纯为电视录像而设计，其大小如同玻璃体切除时用的导光纤维或眼内光凝探头。当然这种仪器经历了试验和失败，直到配备上与之相适应的摄像机、光源和监视器以后才得以正常使用，最终证明可以很好地工作，第一例患者的内镜睫状体光凝术取得了非常好的效果。

经过这些年，在眼前段和眼后段的内镜联合手术方面，我积累了相当多的经验。但是，在青光眼手术、视网膜手术和眼科成形手术方面我从不认为自己是权威。在这些领域有许多专家，他们知识渊博、经验丰富、人格高尚，令我景仰不已。我想强调的是，出版这本《眼科内镜手术学》的目的是想与有兴趣者分享这种可选择的方法，因为我坚信无论从诊断还是治疗的角度讲，这种技术代表着医疗水平一个新的高度。

马丁 · 尤兰姆
（张效房　译）

致　谢

眼科内镜技术及相关的治疗方法今天终于从最初的发展到逐步的丰富完善。如果没有这么多人的帮助，这项艰巨的工作就不可能取得成功，在此向他们致以谢意。

Edward Jaeger, M.D., Thomas Duane, M.D., Ph.D.，他们在我作为眼科医生所受的教育中起到了不可忽视的重要作用。Vitaliano B Bernardino, Jr.M.D.，是导师、朋友和打破旧传统者，他不仅培养我获得眼科方面的传统知识和技术，而且教我发现事实与科学假说的差异。Lawrence Yannuzzi,M.D.，是他逐渐改变了我的人生轨迹，尤其是作为老师，他的慷慨大度是无人能比的。

眼科内镜技术的确使我的人生发生了重大的转折，使我开始从事这项技术，最终理解并掌握了这项极具冒险性的设计、制造及调试过程。尽管对这本书似乎是不必要的，但是我认为如果没有下列关键人物的帮助，就不会有眼科内镜技术。Paula Ender用他的智慧、仁慈和幽默丰富了这项技术。Gene Boccia和Tim Boyce，这两位的耐心和专业技术为世界眼科内镜学专家所公认。Jeff Damanti已经成为世界上最高效和最富经验的显微内镜技师之一。Art McKinley无疑是光学设计领域的泰斗，同时也是一位师者和问题的解决者。

任何新的技术不可能长期存在于真空之中，它的生存不可避免地要与商业相关联。没有这种关系的建立和维持，更进一步的发展就无法继续。Steve Kohn，我的朋友，Endo Optiks公司的主席和总裁，从这项技术一开始，他就投入了很大的精力，引导着这项技术稳步向前发展。Rich Camarra和Tom Travis两位对美国之外的眼科内镜技术发展起着重要的作用。Medtronic Ophthalmics公司的Mike Fugal，Kevin Bruke，Mike Crocetta，Bob Blankemeyer及Mike Nicoletta在向多方面的眼科专家传播激光内镜技术方面也做出了巨大贡献。

Lloyd MacCauley先生不仅是知识产权所有者，而且是这项技术丰富和完善起来的重要顾问，我想如果没有他的策划，我们所有的工作都不会开始。

多年来，Bill Pulford和Harry Betzel两位一直是这种复杂仪器的设计、制造工程师。他们的才智、精力和专注不仅使这项技术用于眼科手术成为可能，而且通过多次的反复和改良，这项技术最终才得以实现。所以，我会永远感激他们。

Richard Ansell先生是一个无私的顾问和真诚的朋友。在那段时间，他曾努力帮我走过了那片泥泞和沼泽，我能给他的唯一补偿就是让他感受到成功的喜悦。

还有许多人为眼科内镜技术的进步给予了帮助，这里我深致谢意。我要感谢Fred Blades, M.D.；Lawrence Frieman, M.D.；Harjit和Barinder Athwal, M.D.；Fred Jackson, Ph.D., Dr.Sci.；Ralph Del Negro, D.O.；Anthony Micale, M.D.；Johnny Gayton, M.D.；Stan Berke, M.D.；I.Howard Fine, M.D.；Marc Packer, M.D.；Mike MacFarland, M.D.；Philip Bloom, M.D.；John Haley, M.D.；以及John Hunkeler, M.D.。

还要特别感谢那些为了这项技术的发展而以自己的名誉作担保的眼科专家们。Michael Lichtig, M.D.，是他无意中把我引导到眼科的职业生涯中，但数年来作为我真诚的朋友，他给予我坚定的支持，他也是地球上第一个敢于做联合晶状体乳化和内镜睫状体光凝（ECP）手术的人。Norman Medow, M.D.——曼哈顿眼耳鼻喉医院的外科主任，是多年来的密友、顾问，他是精神病学专家，也是第一个产生把内镜睫状体光凝用于儿童青光眼想法的人。Francisco Lima, M.D. 和Durval Cavalho, M.D.，从这项技术一开始，就对它投入了极大的热情与关注，现在应该已经成为世界上最富有经验的眼科内镜学专家了。旧金山加利福尼亚大学的 Jorge Alvarado，M.D.,Ph.D.，从这项技术开展以来，他就坚持主张把此项技术用于青光眼的治疗并一直在给予支持，并提出独到的见解和理论。印第安纳大学的 Dave Plager，M.D.，他极大地扩展了我们对于内镜睫状体光凝治疗儿童青光眼的理解和应用经验。

最后，Richard Makool，M.D.，在百忙中抽出时间，支持这项技术的发展及其在眼科学中的应用。从一开始到现在，在这么漫长的行程中，他卓越的才智、精湛的技术、坦率的性格都曾给过我灵感。

我想要对在 Lippincott Williams & Wilkins 出版社工作的 Grace Caputo 和 Jonathan Pine 两位编辑表达我最深切的感激，感谢他们对这本书做出优秀的编辑并提供了宝贵的建议。对我来说，出版这本书是我职业生涯中最重要的一件事，如果没有他们，这一切都将不会实现。

（万光明　译）

目 录

内镜基础

青光眼内镜手术学

眼后段内镜手术

内镜眼成形术

1

眼科内镜手术引言

内镜技术对大多数眼科医生来说是陌生的，因为他们已经习惯于用裂隙灯显微镜、间接检眼镜及手术显微镜来观察眼的结构。这些仪器也确实能使我们看清眼内的大部分结构，并且在许多情况下优于内镜。那么有人会问：我们已经可以用其他光学性能更好的方法观察眼的内部，内镜或内镜激光还有重要价值吗？

简单地说，眼内的某些区域是很难或是不可能通过传统的方法获得图像的。而且在某些情况下，比如眼前段的病变阻挡了对眼后段的观察，用传统的方法无法观察到眼内的状态，而用内镜则可以。眼科医生经常遇到角膜浑浊、小瞳孔和晶状体异常等，这时手术显微镜无法观察到眼内的状态，而内镜就可以较容易地解决这一问题。

用常规的方法很难甚至是不可能观察到眼内视网膜周边部、睫状体平坦部、睫状突及虹膜后面的，而内镜就能比较容易地成像并可把激光传送到这些部位。

即便是通过手术显微镜可以观察到的眼内某些部位，若在内镜的引导下，一些眼部手术操作技术会变得简单和容易。例如利用激光内镜进行术中视网膜光凝要比手术显微镜下操作在技术上容易得多。

更重要的是，人们在光学方面取得的进步已经解决了有关内镜探头直径的问题。我们现在已经可以利用直径小于 1mm 的内镜探头获得高质量的图像。同时进行激光治疗极大地提高了这些仪器的用途，为内镜通过角膜缘或睫状体平坦部进行新的、有效而安全的操作创造了机会。

最后，新的成像技术使诸如手术中内镜下荧光素血管造影也成为可能。

简要地说，眼科内镜技术最大的优点在于：当传统的方法无法进行观察时，我们可以应用内镜“看到”，并可以进行光凝、抽吸和切除等操作（表 1–1）。

眼科内镜的应用及应用中可能遇到的困难在下面均有描述。技术上的适应过程是必需的，但学习这项技术的难度并不大。对于我们所有人来说，都可能有新的机会来进行眼科疾病的诊断与治疗。

技术

任何新的技术都有其专业术语，内镜也不例外。不过在眼科医生进行内镜手术的技术适应过程中，仅需了解为数不多的内镜技术的特点即可。

表 1–1 内镜眼科手术的优点

观察眼部不易视及的部位
- 虹膜后面
- 睫状体
- 睫状体平坦部
- 周边视网膜

眼前段下列部位病变浑浊时的眼内观察
- 角膜
- 前房
- 虹膜
- 晶状体

技术性的描述常常使人感到困惑。为了避免这种情况，下面所写的并不是对内镜的光学和成像系统详细的分析，而是其可应用技术的概要，并让大家知道眼科内镜是如何发展到现在这种形式的。

对于一项新技术来说，要想有真正的实用性，不仅要具有特定的功能和优点，还要考虑其价格。显然，任何新技术都受设备的复杂程度、术中应用、术后保养、耐用性及回报率等因素的影响。

内镜成像与激光部件

内镜的组成需要有两个部分。首先是内镜装置本身，其次是摄像装置、照明装置和激光光源。

现在虽然有不同类型的内镜及它们之间的组合类型，但均具有相同的基本特点。就眼科内镜而言，其远端是由一个小的金属管组成，长约 30mm，外径约 1mm，这就是探头的眼内部分，与手柄相接（图 1–1）。依内镜类型的不同，手柄里装有可放大、聚焦和对特定波长的光有滤过作用的透镜。

在大多数内镜的基本组成中，摄像系统包括一个摄像机、一个光源和一个图像监视器。摄像技术已经应用了一段时间，而且将来可能会更好地应用于这些检查。从根本上来说，内镜图像首先传送到电荷耦合装置(CCD)芯片上，然后再到图像监视器上(图 1–2)。这些摄像机可以有 1 个或 3 个芯片，可以是模拟的或是数字的。这些信息接着被传送到图像捕捉装置上，例如录像机、摄像打印机和电脑。

至于激光光源问题，氙光常用于眼科以外的其他方面，但它在眼科方面也很有用。近于氙的照明光源是金属卤化物。含卤素的光源用于玻璃体切除术时可能效果最差，尽管在肉眼看来或通过手术显微镜观察时它显得很亮，但多数摄像机的 CCD 芯片对其反应较差。

光导纤维传送的眼科激光都可以与内镜结合应用于眼内疾病的治疗，包括可见光与红外线。事实上，可以产生绿光波长的氩离子激光器或倍频掺钕钇石榴石（Nd:YAG）的激光器，以及产生不可见的近红外线（波长 810nm）的半导体二极管激光器，都是常规应用的。

大多数内镜系统本质上都是上述这些独立部分的组合。但是，可以把图像和照明的技术集成应用，同样也可以将图像、照明和激光进行一体化的应用（图 1–3）。

重要的是，我们要明白术者是通过图像监视器来监控手术整个过程的，而不是通过手术显微镜。尽管这对于一些术者来说是一个很大的障碍，但大多数人很快会适应这种变化。

激光安全滤光片

必须要保护术者及其助手不受激光辐射的潜在危害，这可通过在光学通路上装入特定激光波长的滤

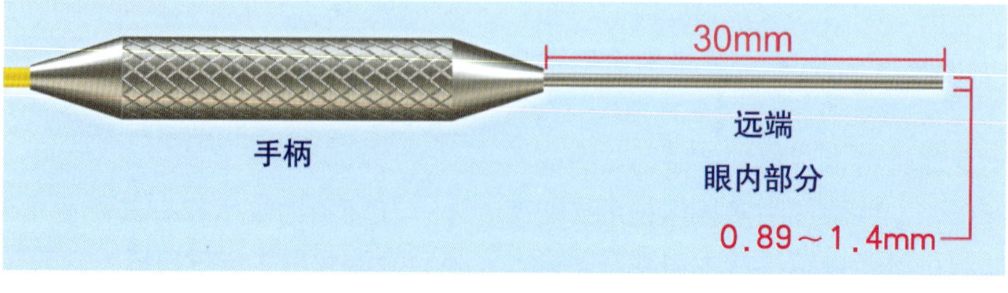

图1–1 眼科内镜的设计。

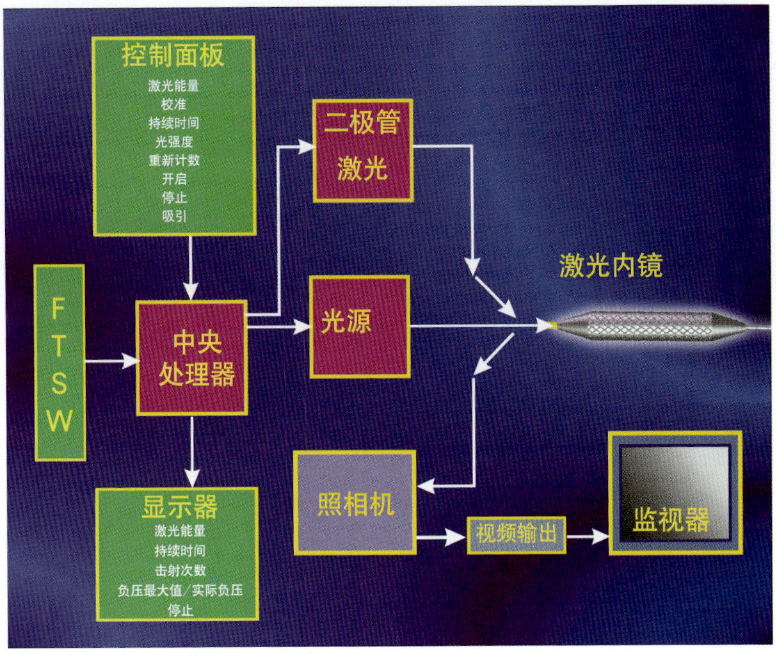

图1–2 眼科内镜组件示意图。

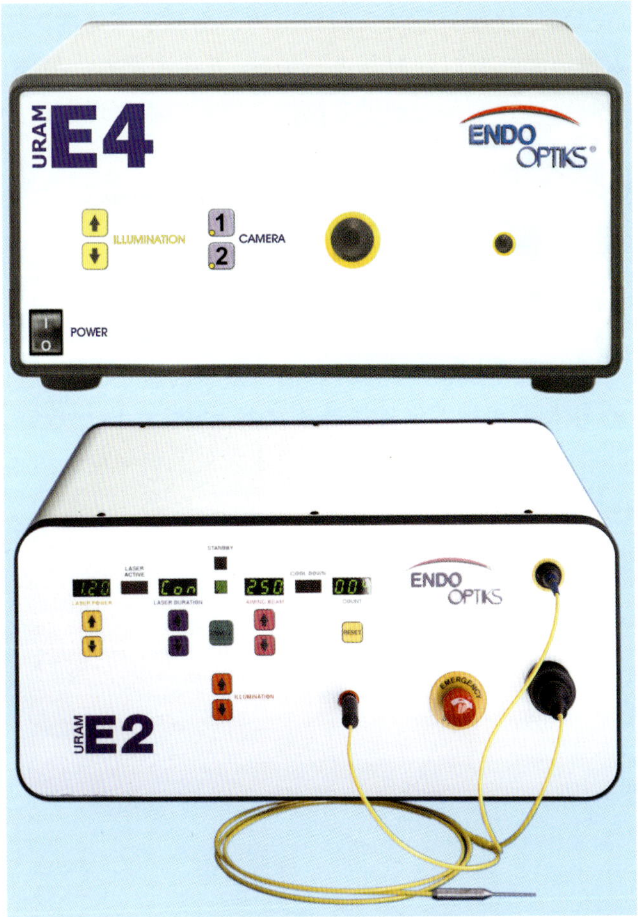

图1–3 集成式眼科内镜系统。上：成像和照明系统。下：成像、照明和激光系统。

光片来完成。不过，这只有在通过手术显微镜观察激光传送时才有必要。而且这种滤光片在使用时是针对特定的波长起作用的。因此波长532nm的激光与810nm的激光所需要的滤光片不同。如果同时使用绿光和近红外线，滤光片可叠加在手术显微镜上。绿光的滤光片是橙色的，而近红外线的滤光片却是透明的。

大多数手术显微镜上的滤光片安装接口不同。例如我们不可能把适用于Zeiss显微镜的激光防护器装在Wilde手术显微镜上。

这看起来似乎是显而易见的，但我们还是要说明：如果我们是通过监视器的屏幕而不是显微镜来观察激光发射时，激光过滤器就没有应用的必要了(图1–4)。

内镜类型

硬性内镜

在非眼科领域，硬性内镜是目前世界上标准的规格。它由一系列装在金属管中的物镜和近端的目镜组成。照明装置常是以直角连在靠近目镜的内镜轴上(图1–5)。术者可以通过目镜直接看到靶组织。目镜可

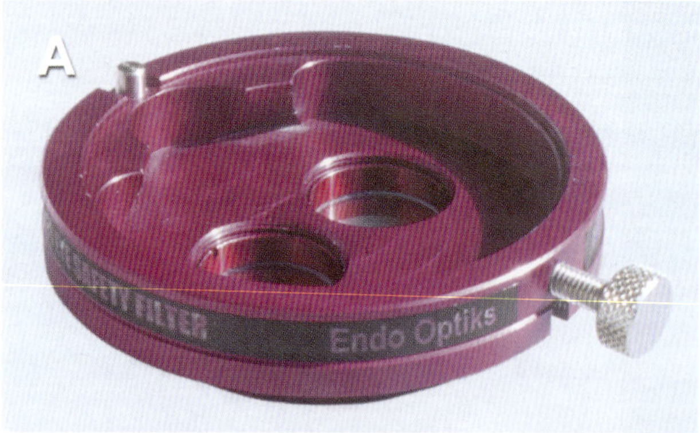

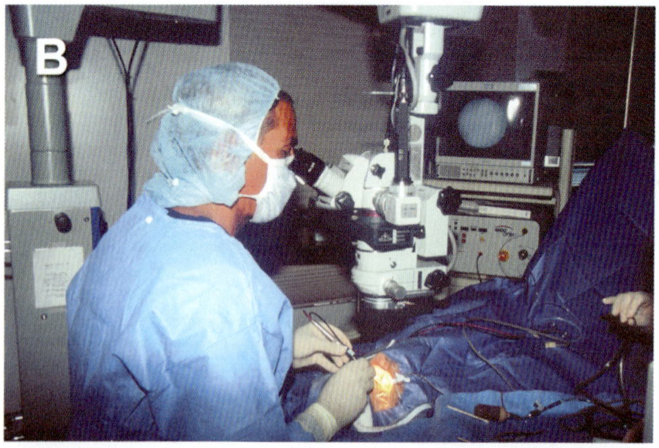

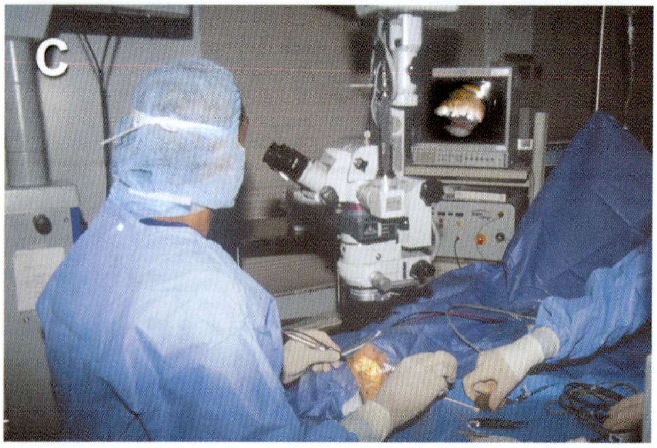

图1－4 激光滤光片。A.用于手术显微镜的滤光片。B.医生通过手术显微镜观察激光发射，这时需要应用激光滤光片。C.医生通过内镜系统的监视器观察激光发射，这时激光防护并不重要，因为是用监视器来跟踪激光运用的过程，而激光在监视器上不会发生后反射。

以与一个摄像机连接起来，摄像机再与图像监视器相连，这样术者可以间接观察。硬性内镜可以显示优质图像，但遗憾的是，它同时也有一些缺点，所以目前还不太实用。在眼科的应用中，内镜的直径大小是很重要的。通常20号规格（直径为0.89mm）的器械

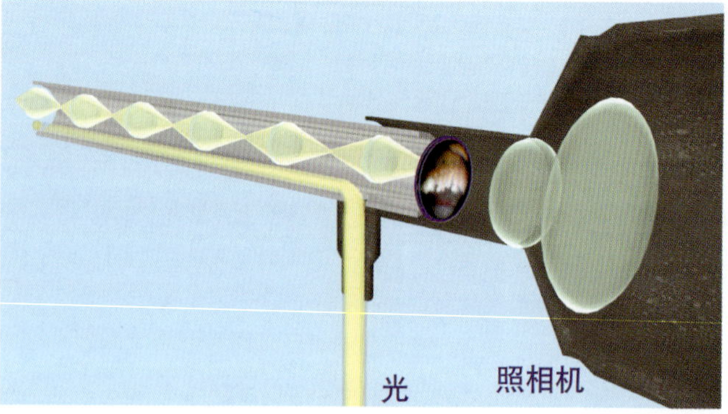

图1－5 硬性内镜的设计。

在眼前段和眼后段都可以应用。但是要将这种内镜做到直径小于1mm却非常困难；而且术者也难以通过靠近无菌区的目镜进行观察。传送这种目镜的图像还需要一个带关节的连接臂，这个连接臂含有与目镜类似设计的透镜，并与这种内镜的近端相连接，或者是连接在其他种类内镜的摄像机接口上。按这种设计制造出来的仪器将是笨重而昂贵的，而且手术室的医务人员还要花费时间对其进行消毒、安装和保养。另外，这种设计还将需要助手来操作。总之，不太现实。

梯度透镜内镜

在梯度透镜内镜的设计中，物镜装在一个玻璃杆的远端。近端连接的是一组透镜，这组透镜最终决定了图像的大小和聚焦特性。这些装置再被连到摄像机上，摄像机再把图像传送到监视器上（图1－6）。然后，最基本的要求就是如何安放内镜末端的摄像机。需要

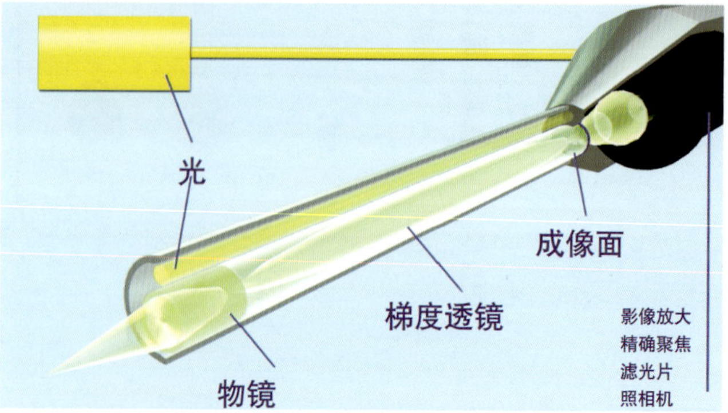

图1－6 梯度透镜内镜的设计。

术者将这个连接着内镜的摄像机拿在手上。这种内镜的成像方式有以下优点：可以获取高分辨率的图像，其外径适合眼内使用，生产成本也不比普通内镜高。但是，与光纤内镜比起来它易受损，这是一个很大的缺点；而且，使用起来也非常笨重，因为摄像机和内镜组都需要术者用手拿着。

光纤内镜

光纤类型的内镜无疑是眼科最常用的一种。它的图像传导装置是由成千上万根石英纤维集合而成。每一根独立的纤维可以提供整个图像的一小部分，叫做一个像素或像点。尽管第一个商业上可用于眼科使用的内镜是 3 000 像素，但目前的标准是 10 000 像素。理论上讲，在图像大小一样的前提下，像素越多，图像质量就越好。在这种情况下，图像分辨率提高了。譬如现在有 15 000 像素和 30 000 像素的图像传导纤维束，但在提高像素的同时也增加了内镜的外径。确实，增加像素而不增加直径是制造光纤图像传导装置所面临的一个挑战。

在这种类型的内镜中，像素数量也并不是图像质量的唯一决定因素。现在有几种不同类型的成像光纤，其中一种含 10 000 像素的光纤和另外一种相同像素的光纤效果并不同。随着像素数量的增多，其费用、易损性的缺点和外径也将增加。而且，对于这些光纤内镜，还要考虑到其他的一些成像特性。

首先就是所观察到的视野。以前曾讨论过标准的内镜在水中的视野是 30° ~ 40°，在空气中视野稍大些。大多数光纤内镜在水中的视野是 50° ~ 70°。最常用的眼科光纤内镜具有 110° 的观察视野。这种效果是由光纤远端的物镜系统所产生的。因为是单一的成像系统，所以不能获得立体图像。立体图像可以通过不同的方法获得，内镜直径越大，立体图像也越容易获得。然而事实上，立体图像的内镜在任何手术专业中并不常用。具有宽视野的眼科内镜以全景图像可在一定程度上弥补这一点。利用这种具有 110° 宽视野的成像系统，术者可以看到器械在眼中的位置，也可以估计它们对邻近眼组织的影响，缩短了技术学习过程，而用标准视野的内镜或手术显微镜都很难做到这一点。

当然也存在景深的问题，即所聚焦图像的深度范围。我们可以不断地选择近处或远处聚焦的部位，这由光纤远端的物镜所决定。最常用的眼科内镜有 0.75 ~ 40 mm 的景深。这意味着内镜头端距离靶组织从大约 0.75 mm 到 40 mm 时，显示的图像都比较清晰。

因为图像形成“起始”于内镜的远端，通过光纤来传送，所以在同摄像装置连接之前，光纤通常已经有几米长了。术者不需要在手里举着这个笨重而又庞大的摄像机，这就显得比以前简便和容易了许多。

通常，在把光纤成像装置与摄像机的 CCD 芯片连接之前，还有另外一组透镜用于对精细图像聚焦和放大。一个聚焦极佳的成像系统会在监视器上出现一种蜂巢效果。即使这已经是最高的分辨率，但许多术者仍感到棘手。依靠远端物镜装置系统，再加上近端透镜的放大和聚焦功能，这种影响就会减少或消除（图 1–7）。

内镜所成的图像被传送到摄像机的 CCD 芯片上。在被传送到监视器之前，可以调整图像的颜色、精确度、对比度、亮度及其他特征。在监视器上同样可以做相应的调整。

要知道除了图像传导中的像素数值外，许多因素共同造成了术者对于图像质量的整体印象。同样是 10 000 像素的仪器，其成像效果并不相同。

光纤内镜同样需要照明设施，可由与图像传导纤维相邻的一根或多根光纤来提供。制造一个 30° ~ 50° 标准视野的内镜时，一根光纤就可以为玻璃体切除手术提供足够的内照明。而制造一个具有宽视野的内镜时，单单一个 30° 光照范围的照明纤维是

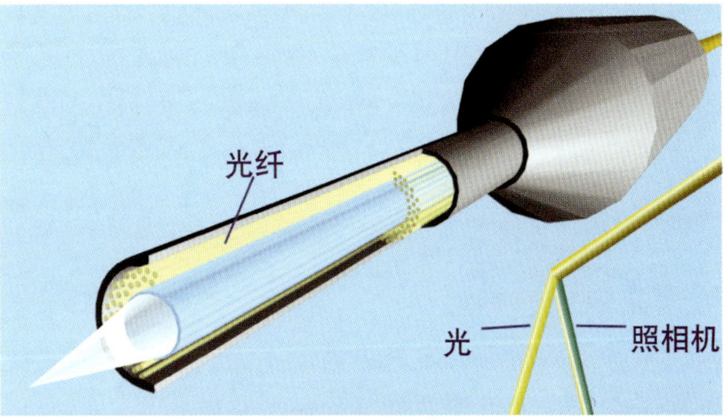

图1–7 光纤内镜的设计。

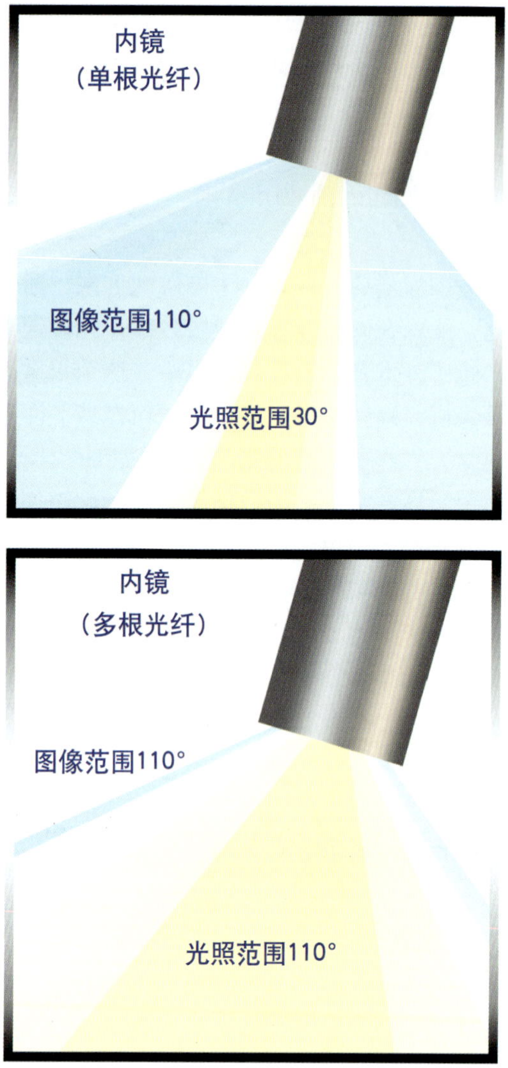

图1－8 照明范围窄与宽的比较。宽的视野需要一个宽光锥。如果照明范围很窄，那么图像的很多部位将是暗的。而制造一个具有宽范围照明的内镜花费巨大，技术上也很困难。

不够的。即使我们感到这种内镜发出的光是很亮的，在进行内镜检查时也感觉像手电筒在一间大房子里照明一样。多根纤维（35～80 根）会有一个 110° 的光照范围，可以与图像传导纤维和物镜系统的宽视野匹配（图 1–8）。

可弯曲内镜的构造

与标准内镜和梯度透镜内镜不同，光纤内镜的特点在于它本身的可弯曲性（除非把它放入直的管中），它可以被弯曲成各种形状。理论上，这个特性可能会有价值，譬如当要在直型内镜不能达到的“拐角处”或眼的特殊解剖部位成像或光凝时。为解决这些问题，一些装置也已经制造出来了（图 1–9）。譬如，距远端 3mm 或 4mm 处可弯曲成 35° 角，这是眼内光凝探头的典型设计。这样医生就可以观察和光凝眼内相对的部位。较短的眼内部分向上弯曲成另外一种形状，这种结构可以使术者从睫状体平坦部观察到同侧睫状突。一种极度弯曲几乎成镰刀形状的内镜，可以在有晶状体的眼中应用，经睫状体平坦部后可以达到对侧的睫状突。

虽然这些不同种类的内镜看起来很有用，但其实际应用中困难之大，令人惊讶。回想一下，当我们在眼内使用内镜时，图像是由内镜的头端产生的，所以

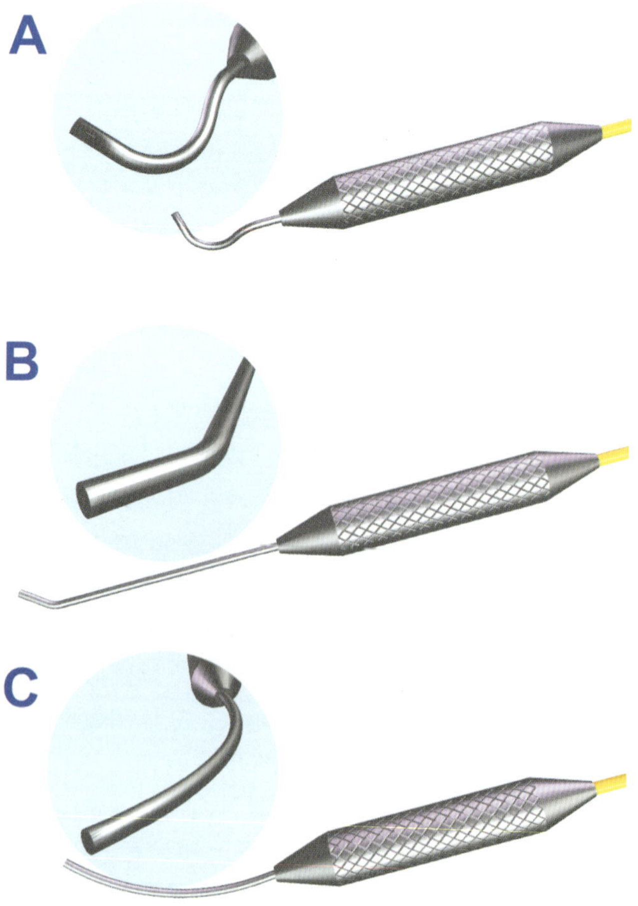

图1－9 光纤内镜的各种形状。A. 用于切口同侧部位成像的弯曲激光内镜。B. 用于切口对侧部位成像和激光手术的弯头。C. 轻度弯曲的内镜。

医生不能在眼内看到内镜。而当使用直型内镜时，医生却可以容易地了解内镜在眼内的位置。一些视觉信息，如图像的放大倍数、所见的解剖结构、进入眼内的其他器械和探头的位置等，都可以让医生随时知道。尽管掌握这些技术需要一段学习过程，但一旦掌握了这一技术，定会得心应手。改变这些器械的几何形状，则术者的“感觉”必须重新适应。因此，这些仪器使用起来更为困难而且有一定危险性。

激光内镜

眼科内镜的功能在于它不仅提供图像和照明，还可以传送激光能量。形成这一功能的代价是其外径增加。好在用于眼科的激光纤维直径大多数为100 ~ 200 μm，所以内镜进入眼内部分的直径改变并不大。

有两种方法可以把激光纤维合并到内镜中。第一种方法是用于非眼科的标准内镜的常规方法，即在内镜的杆内制造一个管道，需要时就将激光纤维插进去。这将使外径增加，也增加了消毒程序。其他缺点还包括：安装复杂、清洁费时、手术室工作人员任务加重和激光纤维的费用增加（因为激光纤维通常是一次性使用的）。第二种方法是直接将激光纤维嵌入内镜中，不需要管道和一次性应用的组件。这种具有内在镜像、照明和激光的设计可以在光纤内镜或梯度透镜内镜中得到体现。这种技术在眼科的最常用形式就是光纤激光内镜（图 1–10）。

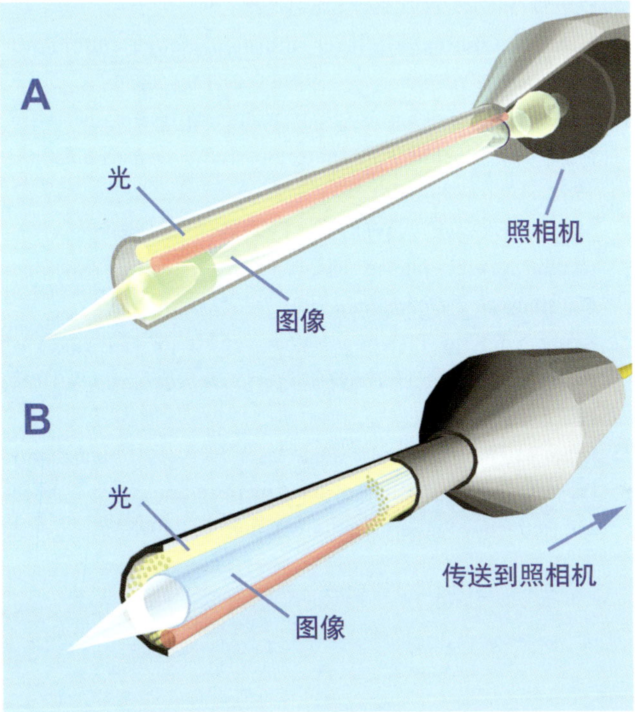

图1–10　激光内镜的设计：梯度透镜。 A.梯度透镜激光内镜。B.光纤激光内镜。

内镜学历史

眼科内镜学的历史很短。内镜在眼科应用的大多数报道是直接用于特定的手术，而不是用于诊断。1934 年，Thorpe [1] 把一个倒置的伽利略望远镜同附带的眼内异物镊一起应用，其外径为 6mm。之后有关眼科内镜的使用一直没有报道。直到 1981 年，Norris 和 Cleaseby [2 ~ 5] 二人才利用一个直径为 1.7mm 的玻璃杆内镜进行玻璃体切除手术、眼内异物摘出术及组织活检。随后一个新的时代到来了，人们都把兴趣转向了经巩膜的睫状体激光光凝术。1985 年，Shields [6] 巧妙地把一束氩离子激光纤维用到一个直径为 1.7mm 的玻璃杆的整形外科内镜中，在灵长类动物的眼中进行眼内睫状体光凝术。兹后 6 年，便是眼科可弯曲和直式内镜设计和使用上的变化和改进 [7 ~ 16]。1990 年，Leon 等出版了一本著名的图谱，描绘了他们把内镜与手术显微镜联合应用的技术，以及其在眼前段和眼后段疾病中的应用 [17]。

1991 年，内镜的发展又一次出现了飞跃，一种 20 号规格（外径 0.89mm）的眼科激光内镜应用了 3 000 像素的图像光导纤维束，并且含有内在的激光纤维。这种仪器的使用标志着新的技术模式的开端，具有重大意义，也就是说，它并不是原先内镜的逐渐演变，而是专为眼内使用和与摄像机连接起来而特意设计的。内镜用于人睫状体光凝术的效果最早报道于一组新生血管性青光眼患者 [18]。也就在那时，视网膜的内镜光凝术也有了报道 [19]。用于这些研究的仪器包括第一批作为商品供应的内镜和专为眼内应用而设计的激光内镜系统。

内镜联合激光手术在眼成形方面的应用是对泪囊鼻腔吻合术的更新。经鼻成像和激光术、经鼻成像联合泪小管内激光术、泪小管内成像和激光的应用等已有报道[20~23]。

内镜在成人和儿童青光眼睫状体光凝术、玻璃体视网膜手术和内镜前房角切开术方面的研究，如手术的具体操作技巧、效果及并发症等，已经扩展了这种手术技术的适应证，这将在以后章节详细讨论。

（万光明　张效房　译）

参考文献

1 Thorpe HE.Ocular endoscope.*Trans Am Acad Ophthalmol Otolaryngol,*1934,39:422~424

2 Norris JL,Cleasby GW.An endoscope for ophthalmology.*Am J Ophthalmol,*1978,85:420~422

3 Norris JL,Cleasby GW,Nakanishi AS,Martin LJ.Intraocular endoscopic surgery.*Am J Ophthalmol,*1981,91:603~606

4 Norris JL.Vitreous surgery viewed through an endoscope.*Dev Ophthalmol*,1981,2:15~16

5 Norris JL,Cleasby GW.Intraocular foreign body removal by endoscopy.*Ann Ophthalmol*,1982,14:371~372

6 Shields MB,Chandler DB,Hickingbotham D,Klintworth GK.Intraocular cyclophotocoagulation:histopathologic evaluation in primates.*Arch Ophthalmol*,1985,103:1 731~1 735

7 Shields MB.Intraocular cyclophotocoagulation.*Trans Ophthalmol Soc UK,*1986,105:237~241

8 Lecoq PJ,Billotte C,Combe JC.Interet de la videoendoscopie vitreo-retinienne[Value of vitreoretinal video-endoscopy].*J Fr Ophthalmol*,1986,9:427~429

9 Furia M,Hamard H,Puech M.Endoscopie oculaire.I.Modele experimental d'etude de l'implantation en chambre posterieure apres extraction extra-capsulaire du cristallin[Ocular endoscopy. I. Experimental model for studying implantation into the posterior chamber after extracapsular extraction of the crystalline lens].*Bull Soc Ophthalmol Fr*,1987,87:759~760

10 Furia M,Hamard H,Puech M,et al.Cloutage retinien avec film video-endoscopique U-MATIC ["Retinal nailing" with UMATIC video-endoscopy film].*Bull Soc Ophthalmol Fr,*1987,87:1 395~1 403

11 Lecoq PJ,Billotte C,Combe JC,Hamel C.Plaidoyer en favour de l'endoscopie pour certaines interventions retinovitreennes [A plea for endoscopy in various retino-vitreous operations]. *Bull Soc Ophthalmol Fr*,1987,87:575~576

12 Kora Y,Yaguchi S.Sutured secondary posterior chamber lens with endoscopic control.*Ocular Surg News*,1990

13 Volkov VV,Danilov AV,Vassin LN,Frolov YA.Flexible endoscope for intraocular surgery.*Arch Ophthalmol,* 1990,108:1 037~1 038

14 Volkov VV,Danilov AV,Vassin LN,Frolov YA.Flexible endoscopes:ophthalmoendoscopic techniques and case reports.*Arch Ophthalmol,*1990,108:956~957

15 Eguchi S,Araie M.A new ophthalmic electronic video endoscope system for intraocular surgery.*Arch Ophthalmol,*1990,108:1 778~1 781

16 Leon CS,Leon JA.Microendoscopic ocular surgery.Part II. Preliminary results from the study of glaucomatous eyes. *J Cataract Refract Surg*,1991,5:573~576

17 Leon CS,Leon JA.*Endoscopie chirurgicale oculaire*.Paris: Medsi/McGraw-Hill,1990

18 Uram M.Ophthalmic laser microendoscopy ciliary process ablation in the management of neovascular glaucoma. *Ophthalmology,*1992,99:1 823~1 828

19 Uram M.Ophthalmic laser microendoscope endophotocoagulation.*Ophthalmology,*1992,99:1 829~1 832

20 Levin PS,StormoGipson J.Endocanalicular laser-assisted dacryocystorhinostomy:an anatomic study. *Arch Ophthalmol,* 1992,110:1 488~1 490

21 Singh AD,Singh A,Whitmore I,Taylor E.Endoscopic visualization of the human nasolacrimal system:an experimental study.*Br J Ophthalmol*,1992,76:663~667

22 Kong YT,Kim TI,Kong BW.A report of 131 cases of endoscopic laser lacrimal surgery. *Ophthalmology,*1994,101:1 793~1 800

23 Uram M.Transcanalicular diode laser dacryocystorhinostomy. Presented at the meeting of the American Society of Cataract and Refractive Surgery,Seattle,WA,June 1~4,1996

2

眼科内镜的技术特点

技术方面

许多眼科内镜图像是直观的,不需要解释。然而，了解一些技术细节是很有用的。要想让内镜手术取得成功，术者必须能够对内镜进行熟练操作、获取全面的图像、调整照明和掌握激光传送。下面将对其中一些问题进行阐述。

图像旋转

导像纤维在内镜结构中占据一个特殊的位置。图像的方向来自导像纤维的近端和远端。它所形成的图像可以为倾斜甚至上下颠倒。严格地说，图像方向是不重要的，因为无论怎样旋转，都可以观察到或使激光达到眼内的靶组织。然而实际上，与解剖对应的图像使手术简单而易操作。就是说，保持图像正确的顶端、底端对眼内的内镜手术有帮助。例如，在后房人工晶状体眼经角膜缘入路到达睫状突时，摄像机成像的顶端应该是后面虹膜，底端应该是晶状体。改变图像方向并不复杂，术者仅需在两指间转动内镜的手柄即可（图 2−1）。这一调整可在内镜进入眼内之前或到达手术区域之后进行。当然，因为用可弯曲内镜或弯头内镜，这种旋转操作变得困难多了，所以用这种仪器必须记住光纤的方向。在直式的内镜中就不需要考虑这个问题。

图像伪影

如果考虑到摄像显微内镜中所有的光学界面，那么很显然，这将降低对医生最有用的图像的质量。在内镜的远端，聚集在内镜顶端的碎屑能够形成一个模糊的像或者许多大小不同的黑点。因为导像光纤直径很小，通常在 300 ～ 500 μm，很少的血液或组织碎片就使图像模糊不清。用一块干海绵或棉签擦一下内镜顶端就足以解决这个问题。内镜的近端同样可受到这样的影响：碎屑的聚集可使图像模糊或出现大小不同的黑点（最常见的原因就是手术助手手套上的滑石粉），解决问题的方法也是一样的。不太常见的是，灰尘或其他碎屑在放大镜 / 聚焦镜 / 滤光镜（将内镜与照相机上的 CCD 芯片相连）的近端或远端也可影响图像的质量。这种问题可以通过镜片清洗剂或橡皮球吹气的方法来解决（图 2−2）。

光纤内镜包含了高达 10 000 个呈束状的小玻璃管，通常有几米长。在这一长度上任何对其完整性的物理损害都会导致像素的破坏，典型的是会呈现一片大且不规则但轮廓鲜明的图像暗区。如果不重新装配

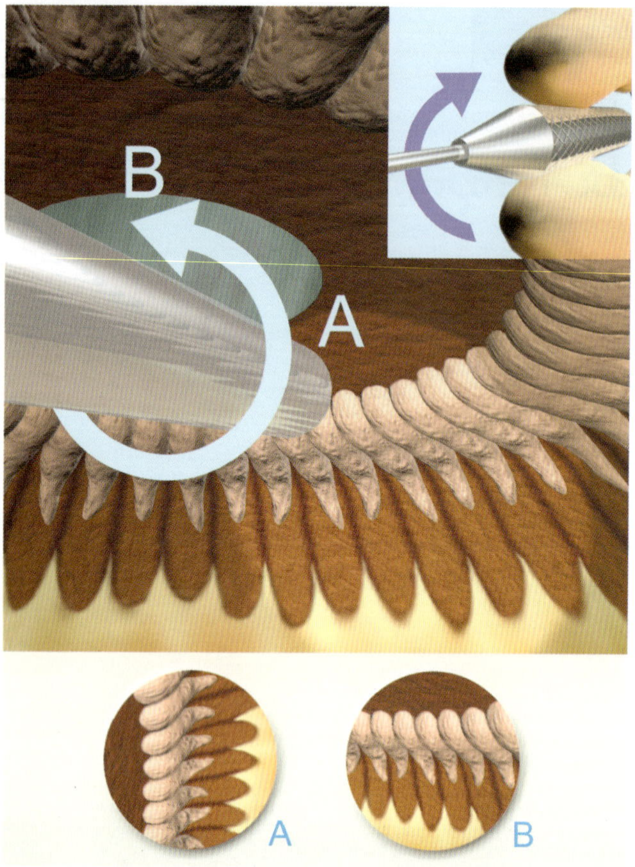

图2-1 图像旋转。A.通过转动内镜的手柄获得正确的图像方向。B.内镜的眼内部分及使用内镜观察到的睫状突：随着内镜手柄的转动，监视器将图像显示为不同的方位。

成像系统，这种现象就不能纠正。实际上，再买一个新的内镜并不贵。但如果被破坏的像素产生的暗区并不妨碍术者观察和操作，那么内镜仍然可以使用（图2-2）。

照明伪影

影响导像纤维的伪影同样可以影响导光纤维。内镜的这一部分直径非常小，所以碎屑或清理不充分均易弱化光的传送。擦拭导光纤维的近端或远端将最大程度地发挥内镜的照明作用。

还有其他几个可明显减弱照明的因素。最常见的因素并不是内镜本身的问题，而是图像监视器所设置的亮度太低。如果增加亮度，就会看到内镜视野的照明会明显增加。但我们使用非组合式内镜系统时，确保摄像机调整到最大程度地适合所用的光源也是很重要的。一些摄像机可以对卤素、金属卤化物、氙离子或其他照明光源产生的图像通过电子手段进行调整。

术者必须控制好获得最适合图像的照明强度。这是因为内镜顶端离组织越近，所需的光就越弱；而视野越开阔，所需照明就越强。如果光线太亮，那么摄影的图像就会被洗掉和发白。如果照明不充分，图像就会太暗。在通常的眼科内镜系统中，医生可以通过

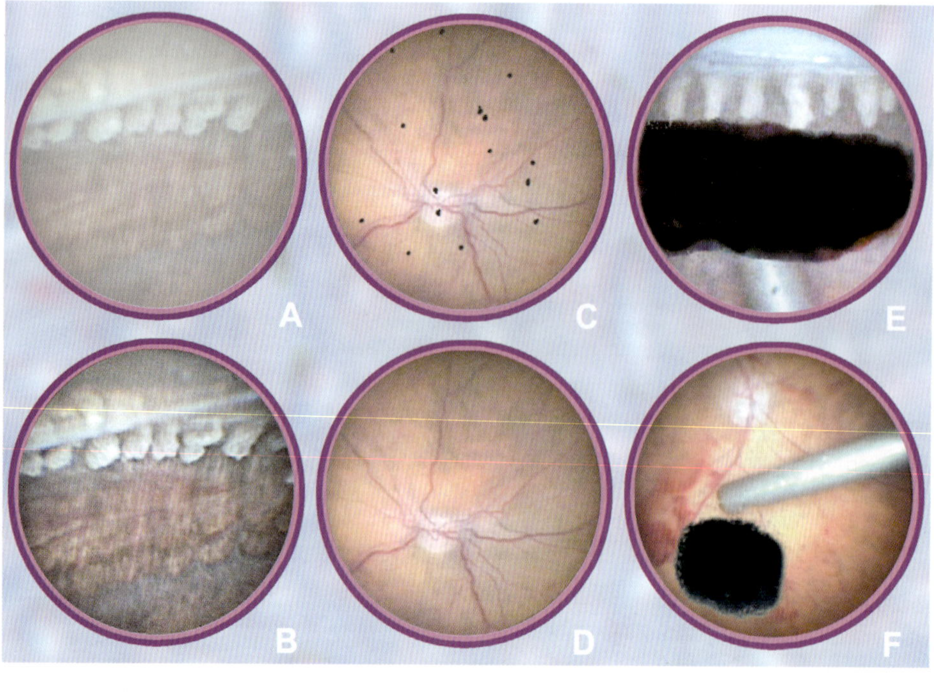

图2-2 图像伪影。A.由于内镜远端上粘有血液和碎屑导致睫状突图像模糊。B.内镜远端擦拭干净后图像清晰显示。C.由于导像纤维近端有灰尘导致监视器上的图像有黑点。D.擦拭灰尘后的清晰图像。E.导像光纤的损坏导致条纹状的浓而黑的暗区。F.导像光纤损坏导致的另一图例。

脚踏开关去控制照明的程度，从而解决这个问题。当然也可以让手术室的助手来调整照明强度。不过，如果需要频繁地改变照明强度，这个方法会令人厌烦。

开始：技术适应

对于大多数眼科医生来说，他们没有使用内镜的经验，所以必须进行技术上的适应。这也许是因为内镜似乎违反了眼科手术的一个基本原则——当进入眼内的器械无法看到时，医生是不能对其进行操作的。应用手术显微镜时，我们可以同时看到器械的顶端及其附近眼部结构，这样就可以在视觉判断下进行操作，以防止器械无意中的接触和损伤眼内结构。使用内镜时则非如此，因为内镜是针对那些通过手术显微镜看不到的区域进行观察、激光传送和手术操作。由于图像源于内镜的远端，所以操作中不能看到内镜本身。通过内镜在眼内所观察到的是新奇而未曾见过的图像，所以术者必须学会辨认眼内的内镜图像特点，这种成像不同于传统方式观察到的熟悉的图像。我们必须从周围的解剖得到可靠的证据才能最终对置于眼内的内镜和其他器械进行操作。

接下来是必须进行的第二次技术适应：要通过图像监视器而不是手术显微镜来观看手术的进程。对某些人来讲，这种转变可能比较困难。内镜组件和图像监视器一般是放在术者手能触及之处，患者的另一侧摆放其他的手术操作装置，例如超声乳化仪或玻璃体切除器。当然，为了迎合各个术者的特别喜好，或者为了符合手术室的客观需要,可以作各种各样的变化。

手术前进行散瞳是有帮助的。如果术者已有使用内镜的经验，那么散瞳就显得不太重要。然而，通过手术显微镜获得的熟悉的视觉信息，将会简化和加速学习进程。

有趣的是，当手术室的灯光打开或关闭时，或当有手术显微镜照明时，瞳孔扩大不会使监视器上的内镜图像改变多少。这一特点可以使手术室工作人员在开着灯的情况下工作（而不是在黑暗中工作），从而不妨碍医生的手术进展。

当眼前段的情况妨碍了后段的观察，或当碰到其他解剖上不易触及的部位时，内镜的成像能力、手术操作及将激光能量传送到眼内部位的能力并未减弱，但是这时对术者的手术技能有较高的要求。所有可看到的部位线索都源于图像监视器。最初，可能错误地认为没有显微镜也可以完成全部的眼内手术；然而，在某种特定情况下若使用其他仪器更好时，不要刻意应用眼内镜。例如，如果在玻璃体切除术中，通过手术显微镜对眼后段的观察比较好，那么内镜成像就没有太大的帮助；然而，如果瞳孔缩小妨碍了后面的手术进程，只需改用内镜观察就能迅速地继续手术。

视网膜的光毒性

可能有人会考虑到非卤素的光源可能会对视网膜造成损伤，但是对这一点担心缺乏科学依据。只有少数刊物报道过这个问题，而且这些病例的分布在应用卤素光源和其他光源之间是相等的。其共同特点是，这些报道中的大多数病例是在长时间的黄斑手术后发生周围损伤。人们推测这是由于眼内照明离视网膜太近而造成热损伤。然而，由于要利用内镜可以取全景的优势，常常把它放在离靶组织有一定距离的地方。这样，实际上就只有很少的光照到视网膜表面了。而且，大多数从光源发出的光在光源与导光纤维连接处已被消耗，实际上，内镜的光中也只有一小部分能传到眼内，其余的都被消耗掉了。

无论是使用成像和照明系统，还是使用组合的成像、照明和激光操作系统，充分散热是其关键性的设计任务之一。当摄像机发热时，除了有烫伤医生及其助手的危险外，也会影响摄像机的功能。氙光源在产生热量方面尤为明显。半导体二极管激光器也是产生过多热量的源头，而且当其过热时，会影响其功能。所有这些问题都是在内镜组件与内镜相连接时或连接之前发生的，必须有效地给予解决以便发挥功能。内镜在眼前段部位应用时（如睫状体光凝术），光照引起的光毒性就不是问题了，因为这时内镜的顶端与黄斑或视神经之间有很远一段距离。目前，尚未见由于使用内镜而造成视网膜光毒性损伤的报道。

（万光明　译）

3

内镜应用解剖学

与医学其他学科相比，眼科所具有的特点之一就是眼科医生在很大程度上要依靠视觉的观察来制订诊治方案。医生的经验有时是非常宝贵的，尤其是当同一种疾病以不同的方式表现出来时。一般经过数年的训练和实践，眼科医生已经相当熟悉眼前段以及后极部的显微解剖结构。用常规的方法很难观察到周边视网膜的情况，而且对其在正常和病理状态下的形态变化认识不多。大多数眼科医生对活体的睫状体平坦部、睫状体和虹膜后表面形态并不太了解。

第一次使用内镜来观察眼内的情况时，医生可能会感到不知所措。当从后方观察时，越是前部的结构越是不熟悉，而且非立体的图像更使人难以辨别方向。只有内镜进入眼内而没有其他器械可供参照，也会让人感到迷惑。多在动物或人尸体的眼上进行实践就会克服这些障碍，也将会明显缩短学习过程。

简短地复习一下内镜观察的正常解剖结构是有帮助的。病理状态所致解剖形态改变述于后。我们并非要对眼部的解剖及其许多细微之处作详尽的复习，而是旨在使内镜初学者对眼内结构有一个与过去不同的新的观察。

眼后段

当我们利用内镜观察时，最熟悉的区域可能就是眼底后极部了，所看到的视盘、血管和黄斑与我们用传统方法观察到的极其相同（图 3–1）。如果让内镜离这些结构再近一些，图像就会放大，但视野会缩小。依所用内镜及观察装置的类型、质量，可以获得不同分辨率的图像，与手术显微镜所成的像一样或更好。当在眼后段操作时，医生可以通过从后极部开始，沿着一个大的血管弓到达所需的周边部位，轻松地掌握图像的方向。

如果玻璃体是完好的，内镜所成的图像稍有模糊或呈丝网状，这是从眼内部照明的缘故（图 3–2）。这使我们想起一般情况下眼科诊断和手术器械使用都

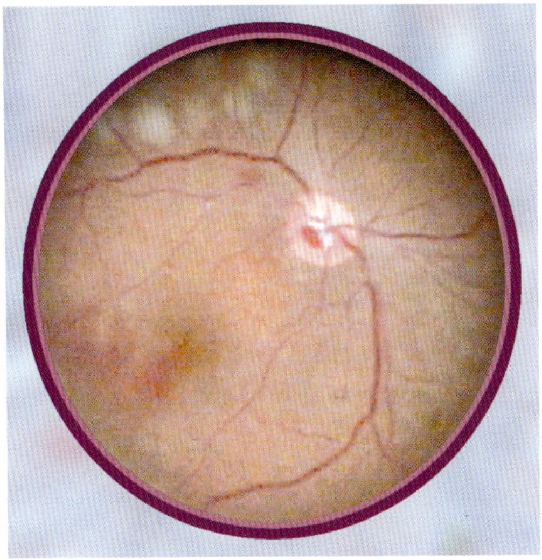

图3-1 后极部的内镜图像。

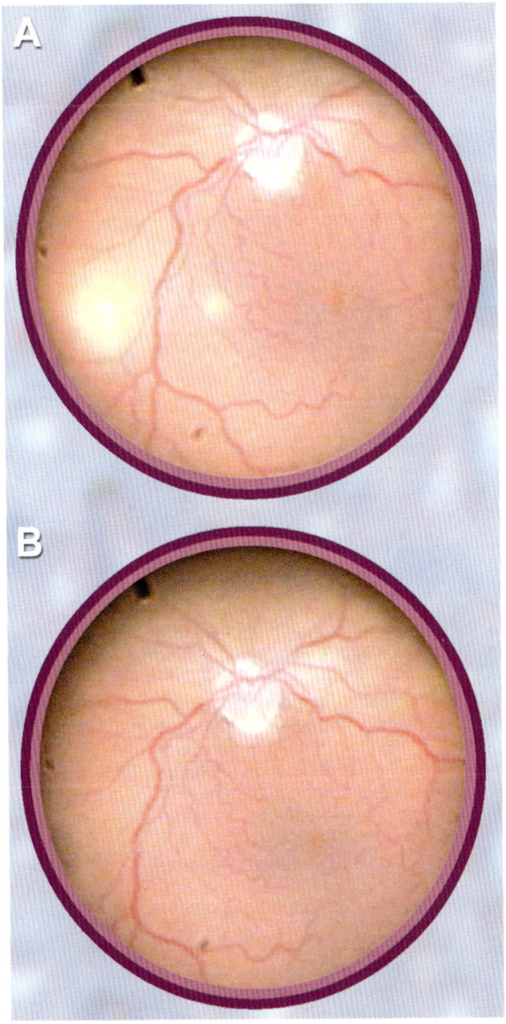

图3-3 内镜显示的后极部图像。A.手术显微镜的光源在黄斑处形成的反光点。B.关闭手术显微镜的光源后，反光点随之消失。

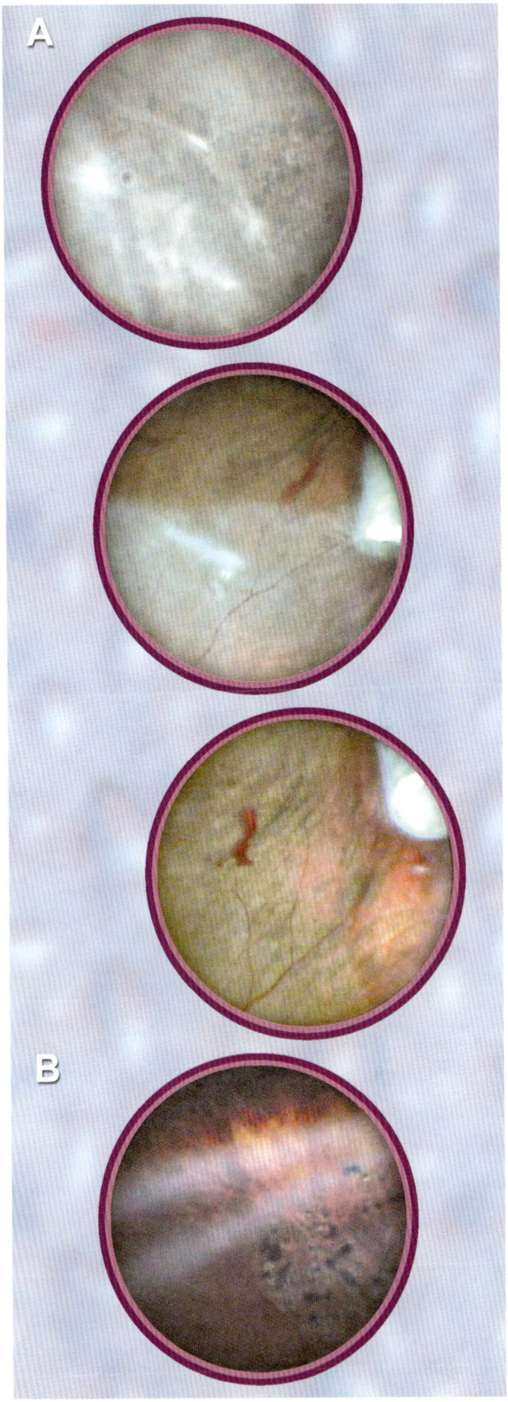

图3-2 内镜显示的玻璃体图像。A.玻璃体丝网结构尤其突出，这是由于是从眼内照明和在眼内成像，而不是传统的从眼外向眼内照明和观察。B.内镜显示的玻璃体基底部。

遵循一种从外到内的照明方式。例如，我们可在视网膜的表面看到一个由手术显微镜照明光源所形成的亮点（图 3–3）。由此可以推测这种观察结果同手术后囊样黄斑水肿或黄斑灼伤的发生之间有关系。

周边视网膜

随着内镜向前移动，可以很容易地观察到周边视网膜(图 3–4)。视网膜色素上皮层的颜色会有些变化。通过内镜可以轻易地观察到几种类型的视网膜色素上皮变性，例如鹅卵石样变性，虽然其临床意义不大，但它具有显著的外表特征。在视网膜附着睫状体平坦部的部位，也有很大变化。鼻侧的锯齿缘常更明显地显示“凹陷”和“齿”，而颞侧锯齿缘不明显。锯齿可以向前延伸一小段距离或者延伸很长而达到睫状突。

周边视网膜在内镜下显得稍微发白，这是由于玻璃体基底部的内照明所致。

睫状体平坦部

内镜再向前移动，就可看到睫状体平坦部。它是脉络膜向前的延续。通常呈斑纹状、深棕褐色，而且可以观察到细小的黑色素沉着呈放射状排列（图 3–5）。与睫状体平坦部相对应的眼球外表面是从角膜缘向后 3.0 ~ 5.5 mm 的区域。手术切口选在这个部位可以避免损伤前部的晶状体和后部的视网膜。

睫状突

继续向前方观察，就看到了睫状突。大约有 70 ~ 80 个睫状突呈环状排列。其颜色在白色、橙色

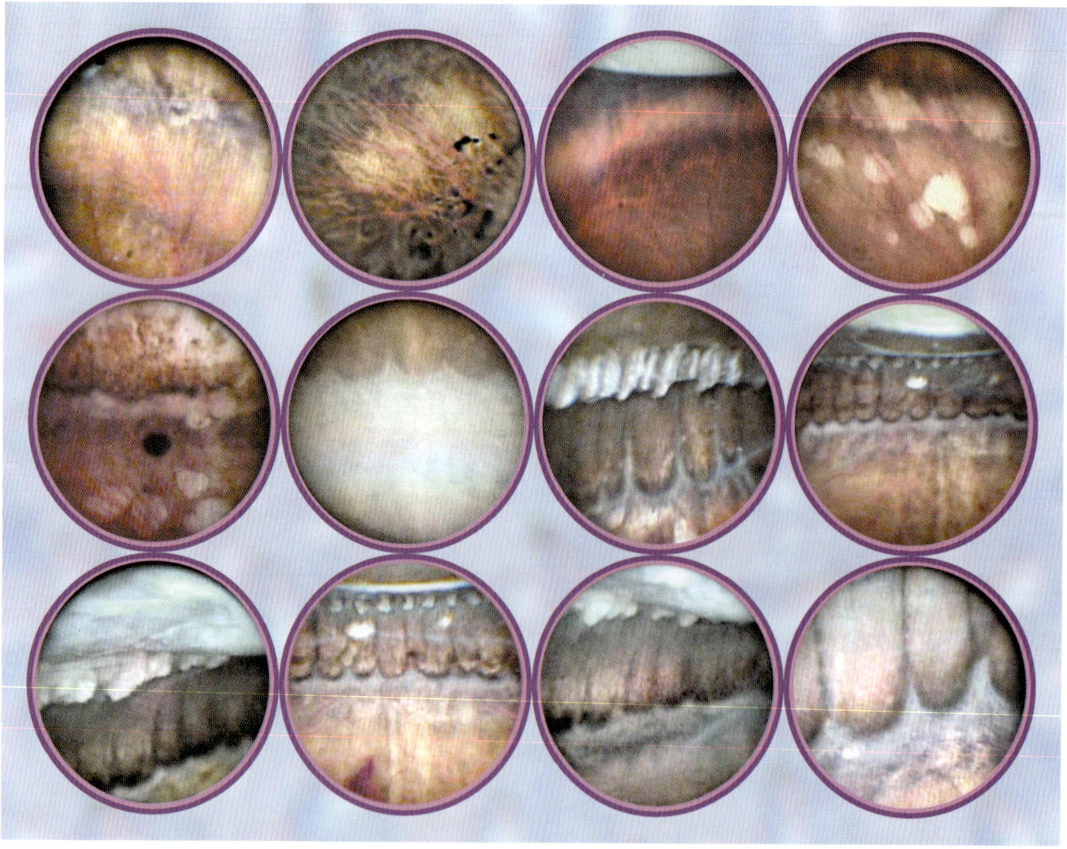

图3–4　内镜下的周边视网膜图像，显示色素及血管的变异。凹陷和锯齿也有变异。玻璃体基底部常呈弥散的白色条带骑跨在视网膜周边部。

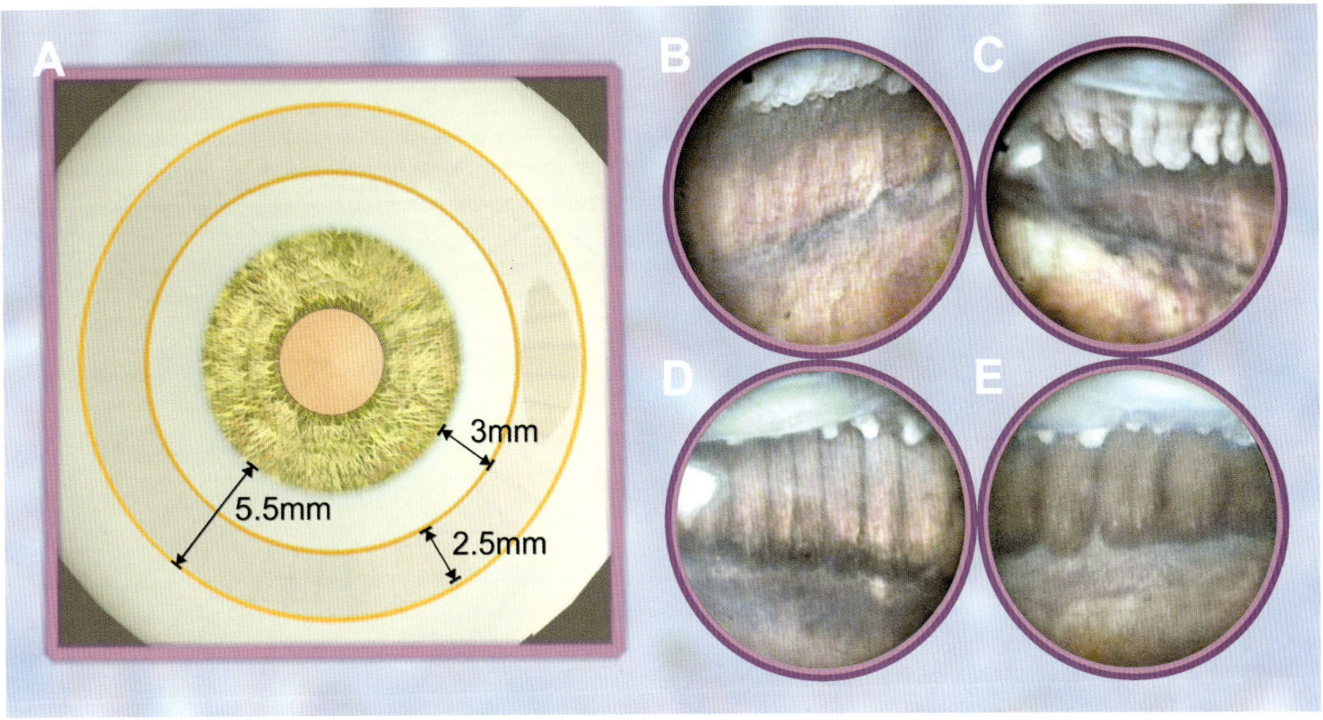

图3–5 A.睫状体平坦部在眼表面的位置图解。睫状体平坦部起于距角膜缘3mm处，止于距角膜缘5mm处，宽2.0～2.5mm。B～E.通过内镜观察到的睫状体平坦部各种图像。

和深棕色之间变化，外部形状也在半透明的绒毛状和致密而又僵直的形式中变化。每个睫状突前边的头部常常是宽而厚的，后部或称尾部，由平坦部延伸而成，相对窄而扁平。它们的组合也各不相同，一些眼显示的是紧紧挨着挤在一起，而另一些眼显示较窄而其间隙很宽（图 3–6）。大多数情况下，睫状突是竖直排列在一起的，但偶尔也会在头部或尾部发生扭曲、重叠、分叉或倾斜。所有这些物理特征都没有病理学上的意义。然而应该注意到的是在曾经做过眼前段手术的眼中，常常可以观察到睫状突前部向前收缩和变形。青少年青光眼患者常表现为变形的、位置异常而不规则的睫状突。这些体征在以后的内容中会更详细地叙述到。

晶状体和晶状体悬韧带

在有晶状体眼中，晶状体位于中央。即便是晶状体不浑浊，透过内镜观察时显示的仍是半透明或白色。此现象似乎也是由于内照明所致。其图像比想象的更接近球状。有时晶状体相对扁平，器械可以通过睫状体平坦部置入眼中并跨过晶状体而到达对侧的周边视网膜，同时不损伤晶状体后囊。然而有时晶状体呈极度球形，以至于术者绝对不能使通过睫状体平坦部置于眼中的器械（如内镜）接近中线，以免损伤了晶状体后囊。

晶状体悬韧带是白色精细的纤维组织结构，它起于睫状突的尾部和睫状突之间，附着于晶状体赤道部的后部及晶状体后囊的周边部（图 3–7)。各种各样的手术后和病理状态下其形态可以改变，这些变化将在以后更详细地讨论。

后房人工晶状体

当后房人工晶状体被囊性物质包绕，在观察时也可能是一片白光，这也是内照明的结果（图 3–8)。光学部未被包裹的部分可以清晰地显示。

人工晶状体的襻，尤其是蓝色或棕色襻，无论是否在囊袋内，都非常明显并很容易看到。襻的异位(如

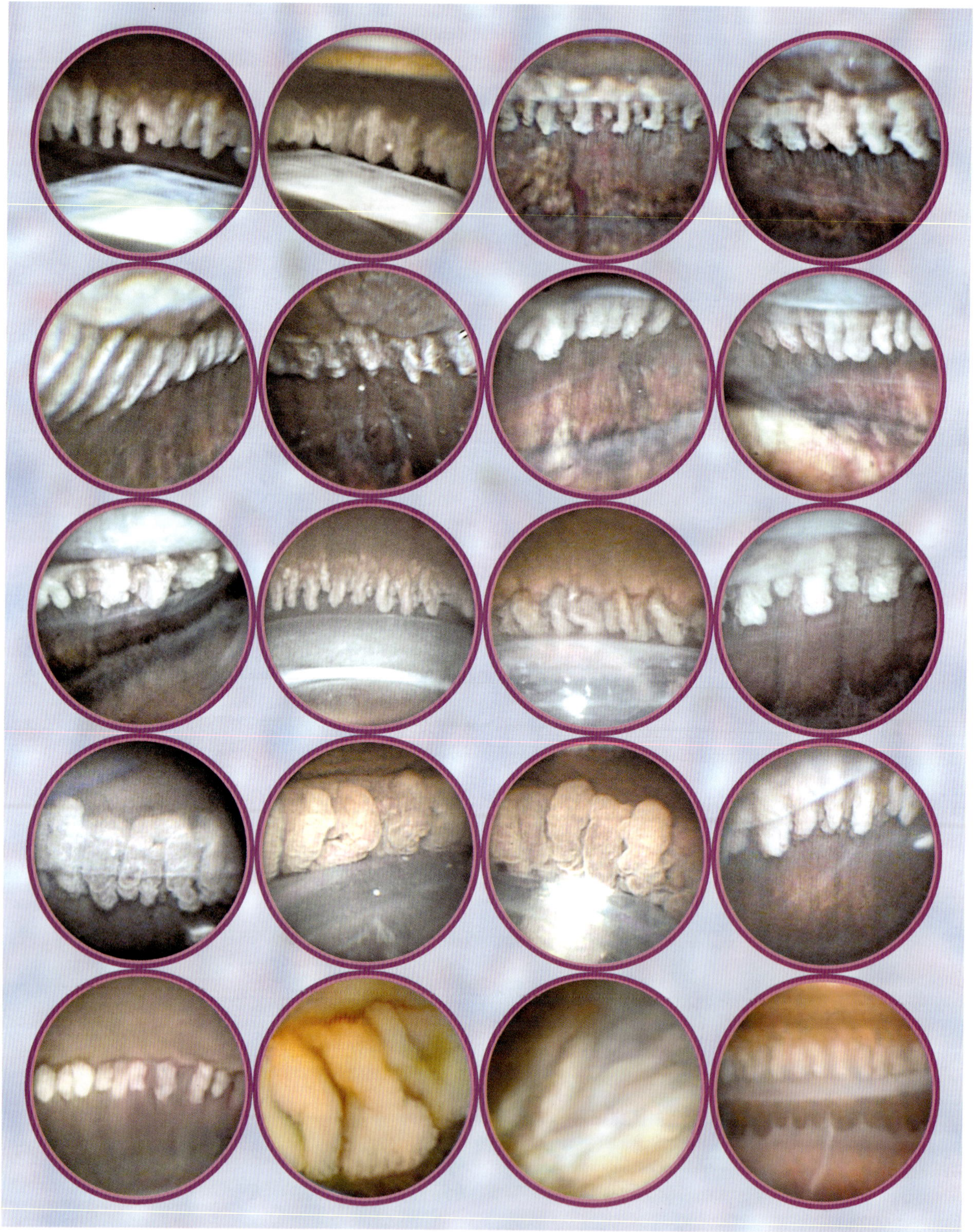

图3–6 通过内镜观察到的睫状突。虽然大多数人眼的睫状突看起来很相似，但在其宽度、长度、数量以及睫状突间隙等方面各有差异。

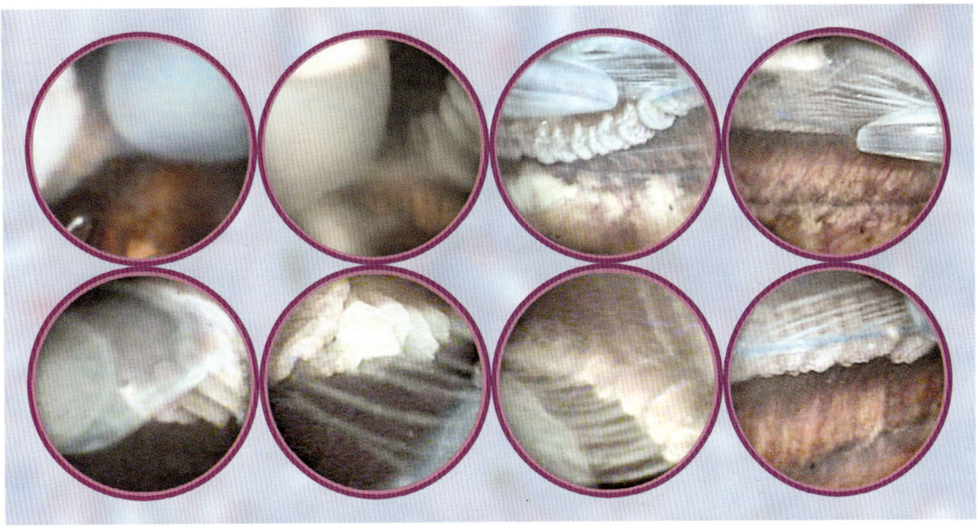

图3–7　内镜显示的晶状体悬韧带。晶状体悬韧带附着于晶状体囊的表现各异，这与以下诸多因素有关：所用内镜的类型、悬韧带的厚度、照明的不同以及观察角度的差异等。

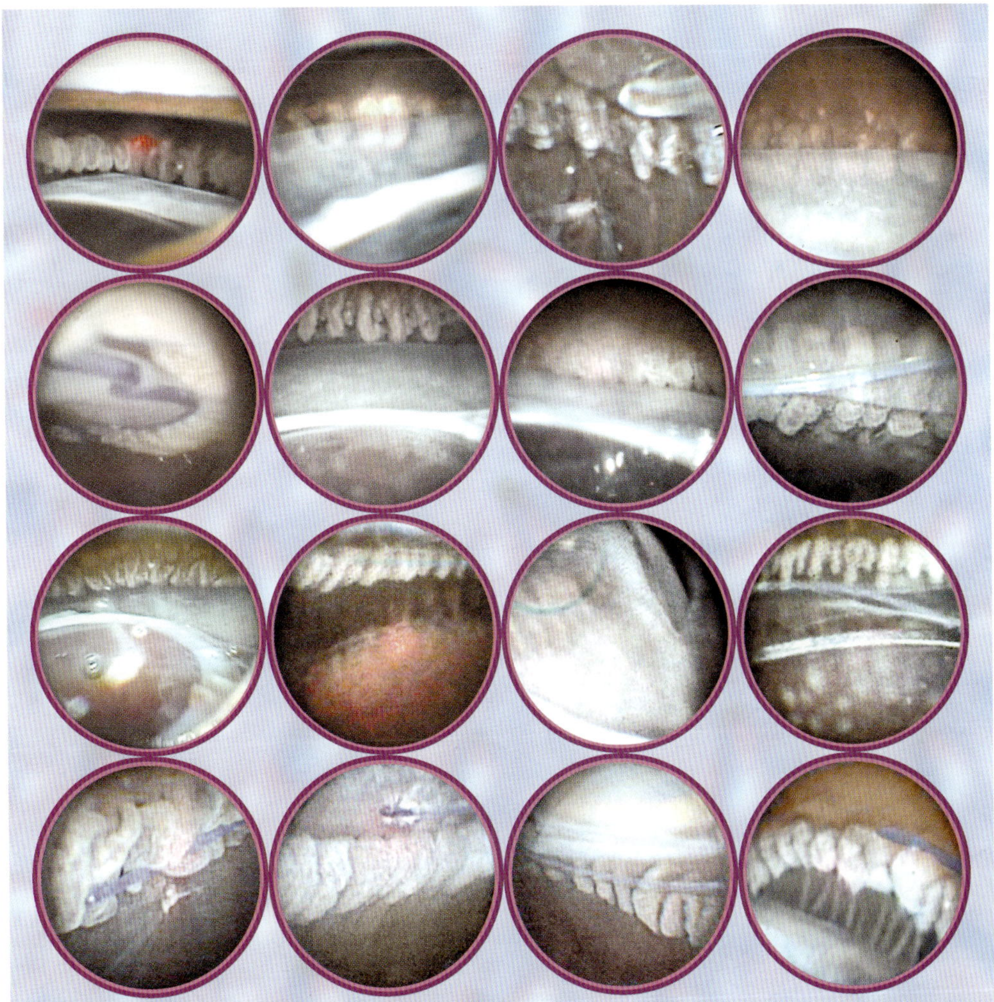

图3–8　内镜下的后房人工晶状体及人工晶状体襻。可见不同程度的囊纤维化，无论人工晶状体襻是否在囊袋内均可见，这对内镜下行睫状体光凝是很重要的。

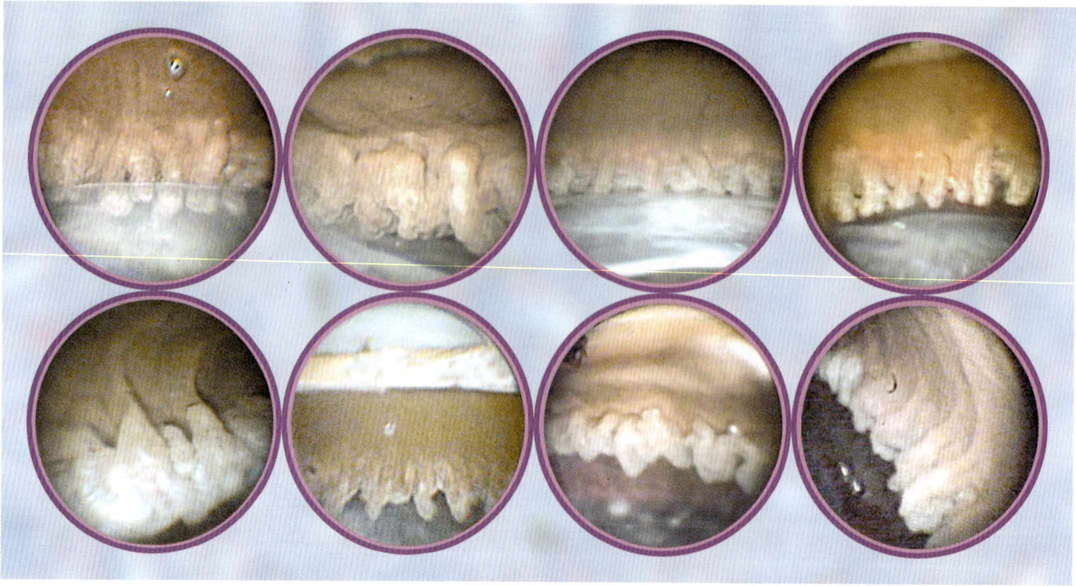

图3-9 内镜下的睫状沟图像。

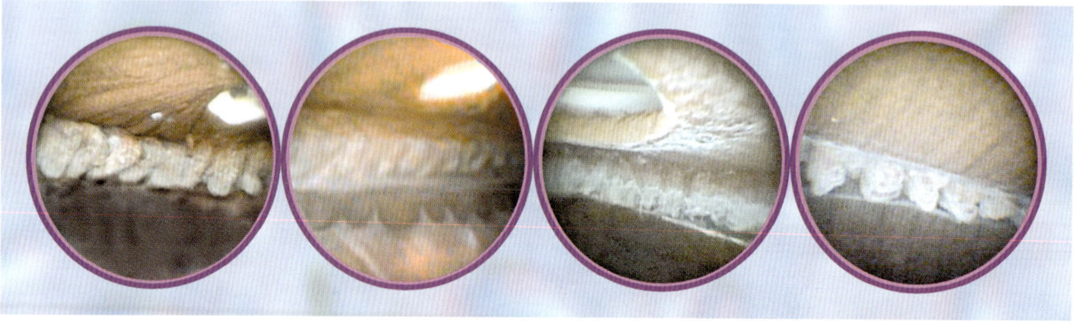

图3-10 内镜下的虹膜后面图像。

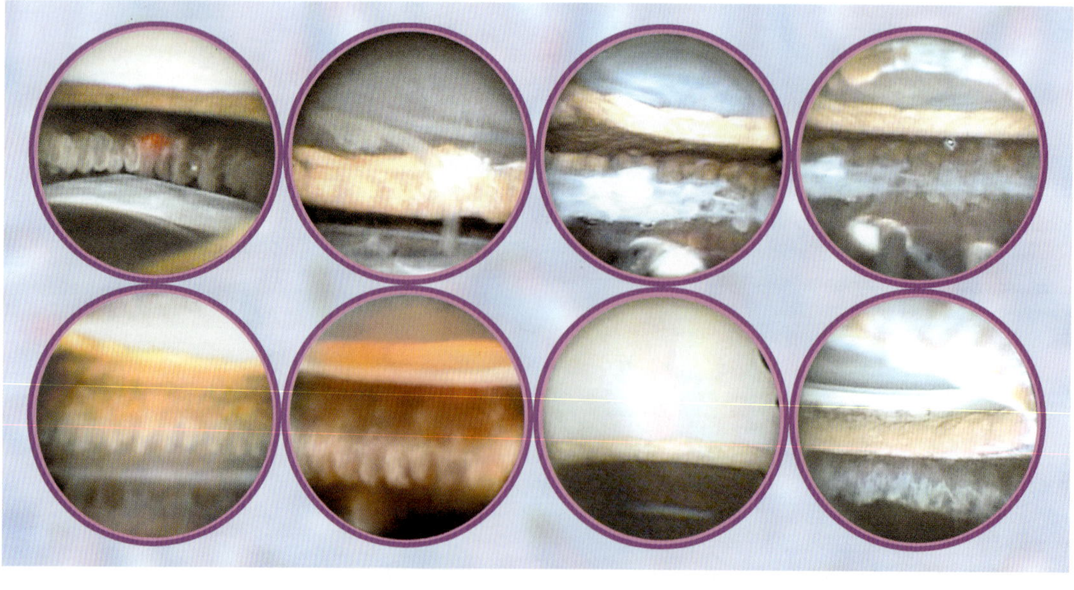

图3-11 在瞳孔水平所成的内镜图像。识别这一位置对内镜下术中定位很有价值。

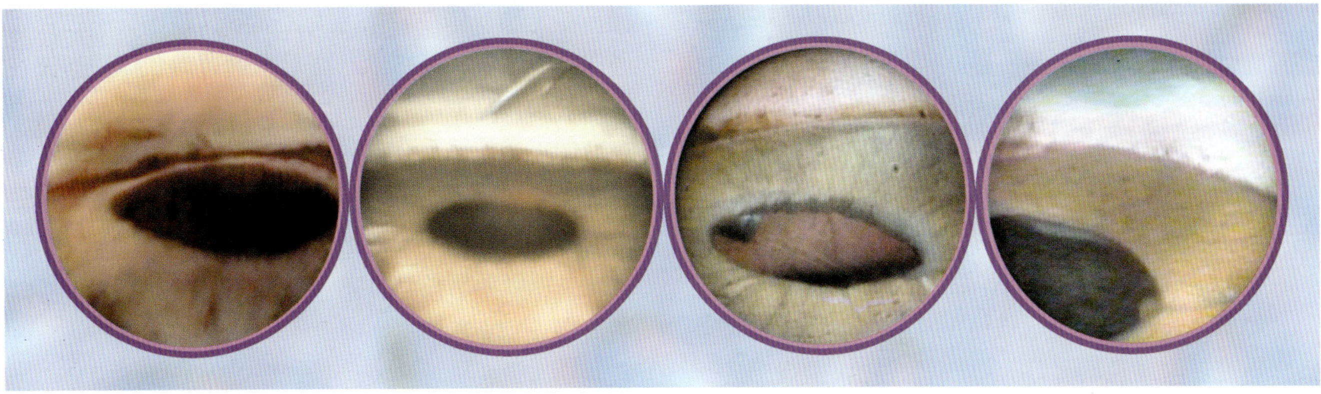

图3–12 内镜下的前房角图像。

突出于囊外、进入睫状突、穿透虹膜）都能很容易地探查到。而另一方面，如果襻是透明的，那么它们很难被探查到，尤其是当它们在囊袋内时。

睫状沟

就在睫状突头部的前方，有一凹陷环绕眼球，这就是睫状沟。这部分会受许多种病理情况和手术意外的影响。尽管通过手术显微镜一般不可能到达此部位而起到诊断性地评价和进行手术操作的目的，但利用内镜不论从眼前段或眼后段都能轻易地看到此部位。无论眼的其他部位色素情况为何，睫状沟呈现为深棕色（图 3–9）。

虹膜

不论患者虹膜前面或眼底颜色怎样，虹膜后面均为深棕色（图 3–10）。其上也可能会有一些同心圆的白色细环，这是正常变异。通过这个部位可以观察到虹膜切开术、虹膜切除术和小梁切除术的部位。有趣的是，虹膜的新生血管似乎很少涉及到虹膜后面，即使在高度缺血的病例也是如此。

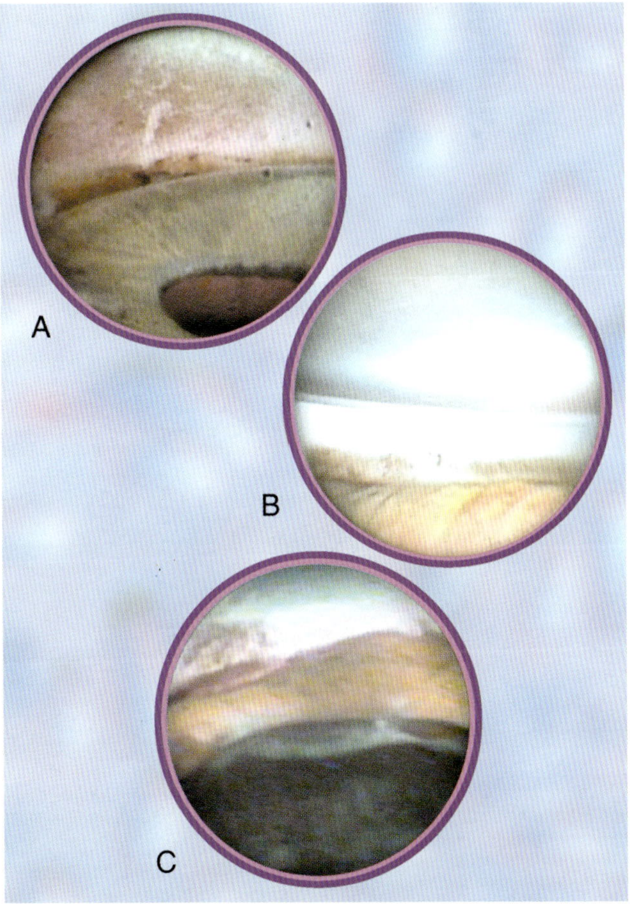

图3–13 内镜下的前房角结构。A.睫状体冷凝术后，可见角膜内皮有散在的色素沉着。B.前房人工晶状体及宽的前房角。C.新生血管性青光眼患者的前房角可见细小血管及其出血。

在无晶状体眼或前房人工晶状体的眼中，可以观察到瞳孔的平面，由于没有晶状体的支撑，瞳孔区的虹膜边缘常常会后垂一小段距离。

前房

经后部通过瞳孔或通过角膜缘切口可以使前房成像。当透过内镜观察时，房水显示为轻微的半透明状。如果前房内填充了黏弹剂或气体，图像就变得清晰透明。从后面观察时，角膜呈半透明状。如果有一个物体例如钳子置于眼的上方，即便眼的屈光间质和角膜看起来是透明的，观察到的图像也是模糊的。当通过内镜观察时，前房人工晶状体显示的几乎就和我们想象的一样（图 3–11）。

前房角

经内镜观察前房角显示的与经前房角镜观察的一样。在无晶状体眼或前房人工晶状体眼中，不仅可以通过角膜缘处，还可以从眼后方通过睫状体平坦部观察到前房角（图 3–12）。如果前房角是开放的，可以观察到小梁网，如果前房角是闭合的，可以很容易地看到虹膜与角膜内皮接触（图 3–13）。这些对于大多数眼科医生来说是很熟悉的，但利用内镜有一个优势，就是可以做前房角切开术和借助黏弹剂进行前房角分离。

角膜

在无晶状体眼或前房人工晶状体的眼中，可以通过角膜缘切口或从睫状体平坦部观察角膜。即使角膜可能是透明的，由于内照明的缘故，它也显示为半透明状。有趣的是，如果角膜是浑浊的，那么其表现并无明显不同，也是以半透明为特征。

（万光明 译）

4

青光眼的手术治疗

青光眼的生理学基础

眼科医生都知道，眼压代表房水生成（流入）与房水引流（排出）之间的平衡。当二者之间出现病理性不平衡时，眼压就会升高。高眼压损伤视神经节细胞并最终致视神经损害引起视野缺损，就可确定青光眼诊断。房水生成与排出之间的失调可由一些病理生理机制引起，每一种病理生理机制都有其特有的临床特征。大部分青光眼患者用局部和全身药物治疗或非介入性激光治疗都有效，但是当这些治疗不能有效地控制眼压时，就需要进一步的措施。从病理生理学的观点可以提出以下假说：

（1）实际上所有的青光眼都是由于房水排出障碍引起的。

（2）青光眼都不是“房水生成过多”的结果。

（3）除了缺血性糖尿病性视网膜病变或缺血性中央静脉阻塞引起的新生血管性青光眼之外，青光眼不会与房水生成减少有关。

手术的物理学目的是调节房水生成或排出使之平衡，严格地说二者不能同时调节。作为一个研究者，应该明白细胞死亡、视神经损害和视野缺损的机制还不完全清楚，也许并不完全与眼压有关。然而，在实际工作中，治疗青光眼的唯一方法就是降低眼压。

改变房水流出

滤过手术

现代大部分的抗青光眼手术是增加房水流出。基本术式有两种，而且在实际工作中差别很大。第一种是滤过手术，典型的是小梁切除术；另一种是房水引流管植入术。这两种手术的成功率和并发症在很大程度上取决于患者人种、年龄、青光眼类型、晶状体状态、既往内眼手术、既往青光眼手术、术后处理以及术者的技术、经验等。

小梁切除术首先由 Koryllos（1967）[1] 和 Cairns（1968）[2] 报道。简单地说，就是做一个巩膜瓣和结膜瓣覆盖的眼球壁全层开口，让眼内房水流出。这种手术有许多改良方式，大量文献详细报道了手术效果和并发症、作用机制及失败原因。因此在这里除了介绍眼科内镜的应用以外，其他内容就不再赘述。简单地说，滤过手术的最终目的就是控制眼压并防止视力丧失。

然而，即使手术做得再好，经长期随访，仍有1/3 ~ 1/2的开角型青光眼（可能是最容易进行手术处理的一种青光眼）患者虽然眼压得到了控制，却仍伴有视力的进行性下降。

小梁切除术可能出现任何眼内手术都可能发生的并发症，如眼内积血、炎症反应、白内障的加速形成、囊样黄斑水肿、暂时性眼压升高或低眼压。这些问题通常是自限性的，不需做特殊处理。

滤过手术本身也存在其特有的问题，这是因为巩膜造瘘改变了眼内房水的动力学。如果眼内房水流出过多，前房就会变浅，从而引起虹膜周边前粘连，最终发展成另一种比原来更严重的青光眼。如果滤过继续过强，那么低眼压会伴随一些并发症的发生，包括囊样黄斑水肿和视力减退。结膜破孔渗漏和巩膜瓣过松会导致滤过过强，这就要求术后精心护理或再次手术修复，增加了医生的工作和患者的痛苦。

另一方面，如果引流不足，会引起眼压不能控制和视力的进行性丧失；而且滤过不足时，由于覆盖在小梁切除部位的结膜滤泡易于消失、瘢痕形成，从而导致手术失败。如果巩膜瓣过紧，房水就不能外流，同样会导致滤过泡不能形成。其他发生在术后的滤过泡问题有炎症、影响视力的过大滤过泡或薄壁滤过泡的形成等。

这使我们想到最可怕的滤过泡并发症：感染性眼内炎。这里有两份重要数据：一是眼内手术后继发眼内炎的风险是0.1%；另一是滤过手术所特有的继发性眼内炎。简单地说，每年小梁切除术后继发性眼内炎的累计发生率为1%。其高危因素包括：低位滤过泡、高位滤过泡伴睑缘炎、滤过泡渗漏、应用5-氟尿嘧啶（5-fluorouracil,5-FU）和丝裂霉素C（mitomycin C,MMC）、全层巩膜切除、术后早期浅前房、伤口渗漏、脉络膜上腔积血、术后间断或长期应用抗生素。

小梁切除术后也可出现其他严重的并发症，包括大量眼内积血、脉络膜渗出（浆液性和血性）、视网膜脱离、晶状体脱位、持久性低眼压和眼球萎缩。这些并发症大部分需要手术处理，而且结果常使患者和医生失望。

任何青光眼手术后再次手术都是常见的，就小梁切除而言，再次手术与否受以下因素影响：青光眼的类型、既往青光眼手术、既往眼内手术、患者的年龄和种族、晶状体的状态、首次手术的并发症和抗代谢药物的使用。无疑，再次手术成功的机会较初次手术更少。

小梁切除术的另一个问题是早期成功手术的长期效果怎样。一般来讲，术后两年，小梁切除术的失败率开始增加，并持续数年。这就是所谓的疗效消退反应。

小梁切除术后长期预后最好的是白种人，而且是有晶状体者，以前没有进行过抗青光眼手术，且为不能药物控制的开角型青光眼。上述任何一个因素改变都会极大地降低手术的长期预后。

在术后长期预后最好的患者群体中（开角型青光眼），小梁切除术只是一个中度有效的手术，而且它也不适应于所有类型的青光眼。尽管小梁切除术有其局限性，但毫无疑问，对于侵入性的青光眼治疗而言，它仍是目前大多数眼科医生的唯一选择。可能这并不是因为它极好地处理了这种疾病的基础发病机制而成为有效的方法，而是因为在历史上所有的抗青光眼手术中，它是创伤性最小的。

最后我们应该明白，为保证最高手术成功率，需要对大多数患者进行术后长期密切随访，也要求眼科医生有高超的技术。仅仅这一点就让许多眼科医生对手术治疗青光眼丧失信心。

引流管植入手术

Molteno[3]（1969）首先提出，对于那些难治性或不适于做滤过手术的青光眼而言，房水分流是必要的，而且此种方法成功率很高。这种手术技术要求相对较高，且术后需精心护理。术后前几周，部分术眼可能会出现低眼压、浅前房、脉络膜渗漏，继之视力丧失。如果植入盘周围发生纤维化，眼压可以升到难以接受的程度。此手术特有的并发症包括植入盘或植入管的移位或脱出、角膜水肿、眼球运动障碍、结膜融解及视力丧失，因此需要大量的预防和治疗措施。该手术长期控制眼压的有效率为50% ~ 70%。因为此手术技术要求高，所以一般只被青光眼专家采用而不被普通眼科医生所应用。

客观地说，现在大多数开业眼科医生很少做小梁切除术，也从不做引流管植入术或睫状体破坏术，鉴于这种技术状况，大家很难达成共识。

改变房水生成

经巩膜睫状体破坏术

这是治疗青光眼的另一类方法，可以减少房水的生成，即在眼球表面用透热、冷凝及不同波长的激光破坏睫状体的功能，“关掉”房水的生成，而房水生成较少就意味着眼压降低。

所有这些手术都要经巩膜来完成，而且在很大程度上要依靠我们的经验，通过眼球表面标志来定出睫状体在里面的位置。上述任何一种“破坏”方法都希望通过眼球壁只破坏下面睫状体的功能，而不损害周围组织。但是，这些方法都不能直接看到靶组织。

Weve（1933）[4] 首先提出穿透性睫状体透热术以减少房水生成，以后也有类似的报道[5, 6]。但该手术破坏性强，成功率低，并发症多，目前已不再应用。

睫状体冷凝术

1950年，另一种减少房水生成的方法问世了，即用冷凝头在眼球外表面，一次或多次反复冻融睫状体，范围可达90°～360°。其他报道也确立了睫状体冷凝术(cyclocryotherapy，CCT)治疗难治性青光眼的价值。此种手术为非侵入性，操作简单，可反复进行，不需要昂贵设备，技术要求不高，不需要手术助手或手术室，术后护理也很容易。但其局限性在于术后疼痛，控制眼压的成功率很低，并且可导致一系列或轻或重的并发症，包括10%～20%的眼球萎缩和70%的视力丧失发生率。然而考虑到所有的眼科医生所应用的方法，这种应用超过50年的技术今天仍然是一种标准的减少房水生成的方法。

经巩膜睫状体光凝术

随着激光在眼科的应用，Beckman[7～9] 等率先报道了经巩膜睫状体光凝术(transscleral cyclophotocoagulation，TSCPC)，起初是用红宝石激光，接着应用 Nd:YAG 激光。他的贡献在于对大量经红宝石激光治疗的病例进行了10年随访，并毫无疑问地证明了该手术治疗难治性青光眼的中度有效性和安全性（图4-1），同时也证明了这种手术对睫状体的破坏功能优于睫状体冷凝术。

大多数对于经巩膜睫状体光凝的研究针对接触性与非接触性激光睫状体光凝，其结果表明：非接触性治疗术后疼痛、炎症反应和其他并发症发生率高。目前大部分人选择接触性激光治疗。

一般来讲，睫状体光凝控制眼压的成功率为50%～70%，其疗效明显优于睫状体冷凝术。但是大量严重的并发症也影响其应用。

睫状体光凝具有许多与睫状体冷凝类似的优点，特别是其非侵入性、操作简单、所需器械较少、不需要手术助手或手术室并且可重复进行。其缺点也与睫状体冷凝相似，如术后疼痛，并伴随一系列或轻或重的并发症。某些类型的青光眼会较多地伴发低眼压和眼球萎缩。视力损失危险率为40%～50%。另外，Nd:YAG 激光机价格昂贵，是大多数眼科学家、医院和患者力所不及的。最近，价格偏低、体积较小的

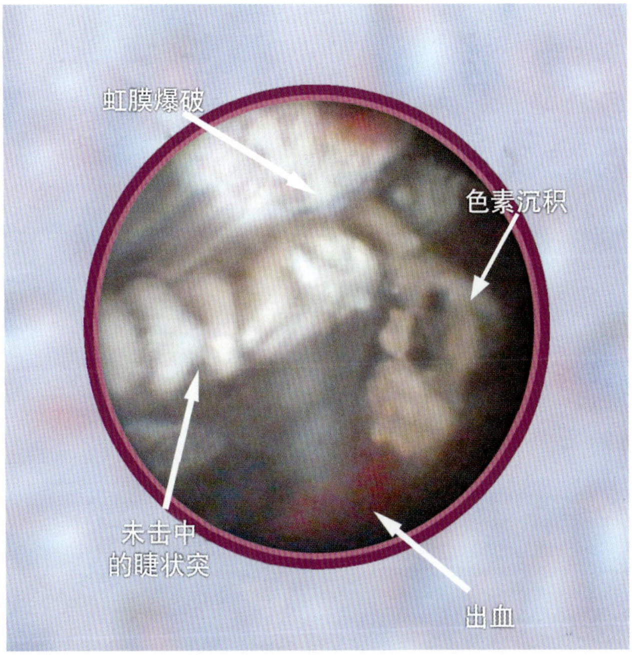

图4—1 经巩膜睫状体光凝在睫状突和邻近组织上的作用。

半导体二极管激光已经开始应用于睫状体光凝。

有很多因素可以影响经巩膜睫状体光凝的疗效。就波长而言，无论是红宝石激光还是氪激光（640nm）的红光，半导体二极管激光的近红外线激光（810nm）或 Nd:YAG 的远红外线（1 064nm），造成睫状体的损害与波长无关。

接触性睫状体光凝探头抵压到眼球壁上，能显著增加激光传到组织的能量，但也存在着过度治疗或眼球壁穿孔的潜在危险。释放到组织的能量会受到一些看起来微不足道的因素的影响，譬如激光探头接触眼球表面的倾斜度。研究表明，在植入人工晶状体的眼中，经巩膜睫状体光凝的能量可以损害同一治疗区的人工晶状体襻，从而导致炎症反应。

然而，激光在“盲目”状态下被传送到睫状突是决定治疗成功与否的最重要因素。激光作用到睫状体的能量决定治疗的成败，激光探头的位置、倾斜度和压力都能改变激光传递到靶组织的能量，导致过度治疗或治疗量不足，或导致部分或全部睫状突功能丧失。治疗量不足导致眼压降低不足，而过度治疗会引起以下并发症：疼痛、炎症反应、出血、脉络膜渗漏、由于囊样黄斑水肿引起的视力损失、低眼压和眼球萎缩。对睫状体的过度破坏或治疗位置错误，可导致邻近组织如虹膜、睫状体平坦部和视网膜的损害。爆破声（可能是过热和气泡形成）表示激光在其传送到的组织部位起作用。有些人喜欢听到这种声音，他们认为这表明睫状突已准确定位并被成功地烧灼，但这是错误的。只要能量过高，任何眼内组织（如视网膜、睫状体平坦部和虹膜）都会发生爆破。在实验动物眼中用激光内镜施以高能量激光都可以观察到这种情况（图4–2）。

由于经巩膜睫状体光凝的局限性，它的适用范围为：①难治性青光眼；②滤过手术容易失败的青光眼；③滤过手术并发症高发人群；④患眼中心视力很差。

睫状体光凝最主要的局限性是术后视力损失，发生率高达 40% ~ 50%，仅仅比睫状体冷凝稍微好些。

减少房水生成的方法本身是消极的吗？

也许是因为有人认为使用这种减少房水生成的方法会遇到许多困难，所以它在眼科实际工作中难以应

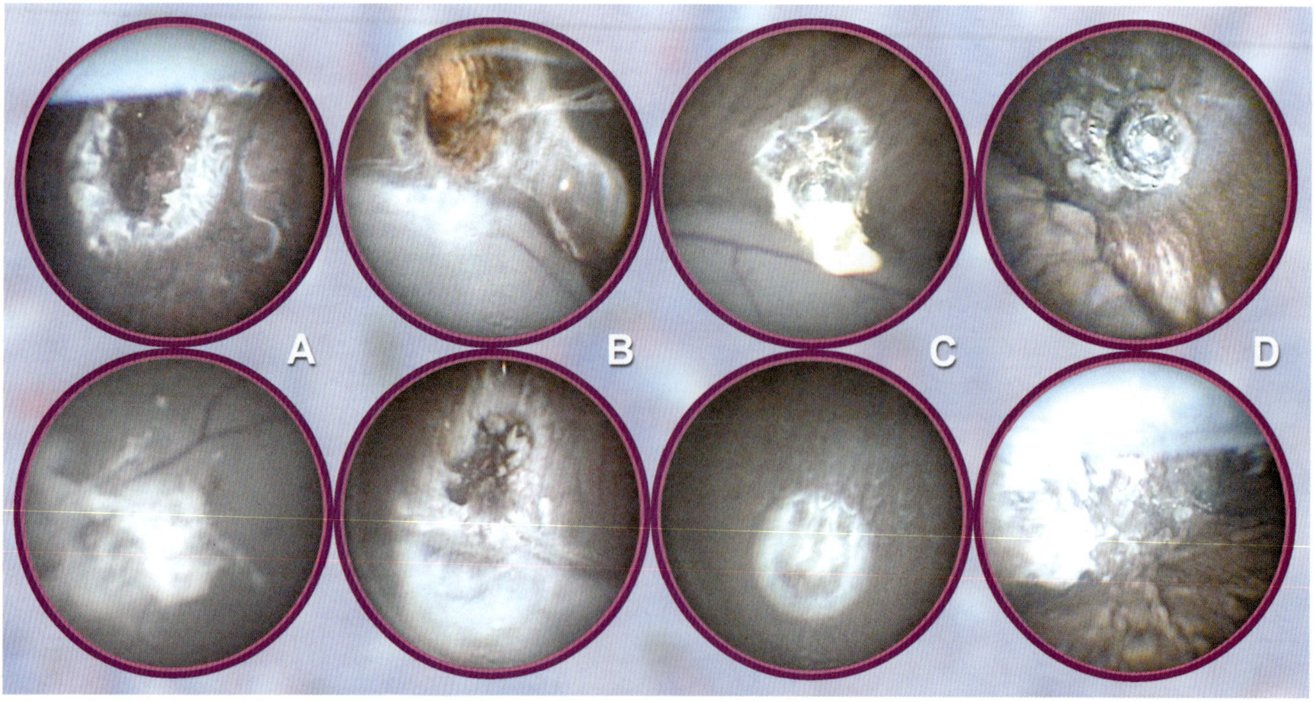

图4–2 A.经巩膜睫状体光凝过度治疗，视网膜爆破的表现。B.平坦部。C.睫状体。 D.虹膜。

用。由于控制眼压的成功率较低，使其在青光眼临床治疗中应用受限，并由于并发症的高发生率和较差的疗效，使此种方法趋于废止。

但是否在睫状突存在某些尚不清楚的危险特性而导致不良结果？简短的回答是“不”。

历史回顾

只有少数文献详细报道了在直视下进行睫状体光凝术。早期的报道是在无虹膜或有较大周边虹膜切除的眼上，通过裂隙灯能直视到睫状突。用氩激光进行光凝，能使部分患眼眼压下降，但总的结果是令人失望的。所幸的是，没有发生严重的并发症。这样处理睫状突并不是解决大多数青光眼的办法，因为我们知道，大多数睫状突是看不到的，除非在特殊情况下。

1985 年，Charles [10] 率先报道了 1 例合并玻璃体视网膜病变的新生血管性青光眼，在晶状体和玻璃体切除后，压迫巩膜通过手术显微镜能直视睫状突，氙弧光眼内光凝探头从睫状体平坦部进入，在手术显微镜直视下光凝睫状突（图 4–3）。术后眼压下降，但新生血管性青光眼治疗并不是研究的焦点，所以没有长期随访的资料，但这是首次经玻璃体途径进行睫状体光凝的报告。

Patel [11] 和随后的 Zarbin [12] 分别与他们的同事报道了一系列经长期随访的难治性青光眼病例，大多数是新生血管性的，用氩激光经玻璃体光凝，疗效显著，成功率高达 90%，而且很少有并发症。因为这些难治性青光眼常规治疗预后较差，所以这种经玻璃体光凝可以称得上是一个杰出的成就。

人们可能会推测，如果这种方法对难治性新生血管性青光眼有效，为什么对其他类型的青光眼不行呢？这种方法的主要缺点是它仅适应于无晶状体眼和玻璃体已被切除眼。

Shields [13] 认识到这点后，报告了氩激光眼内光凝纤维内镜与内镜并列的实验，在尸体眼上进行睫状突光凝并进行研究。

回顾历史，当时可以购买到的最小直径的内镜是应用于整形外科手术的内镜。其外径为 1.7mm，再加上导光纤维，其外径大于 2.0mm；而且，那时的内镜无法由眼导出而成像，需要术者手持的仪器大而笨重，也不实用。

大多数用于其他外科领域的内镜都有其独特的设计，但不论是硬式还是可弯曲的，不论是用于消化科、呼吸科、普通外斜还是妇产科，其形态都大同小异。如果内镜要在眼科应用，就必须对标准仪器进行全新的改进。

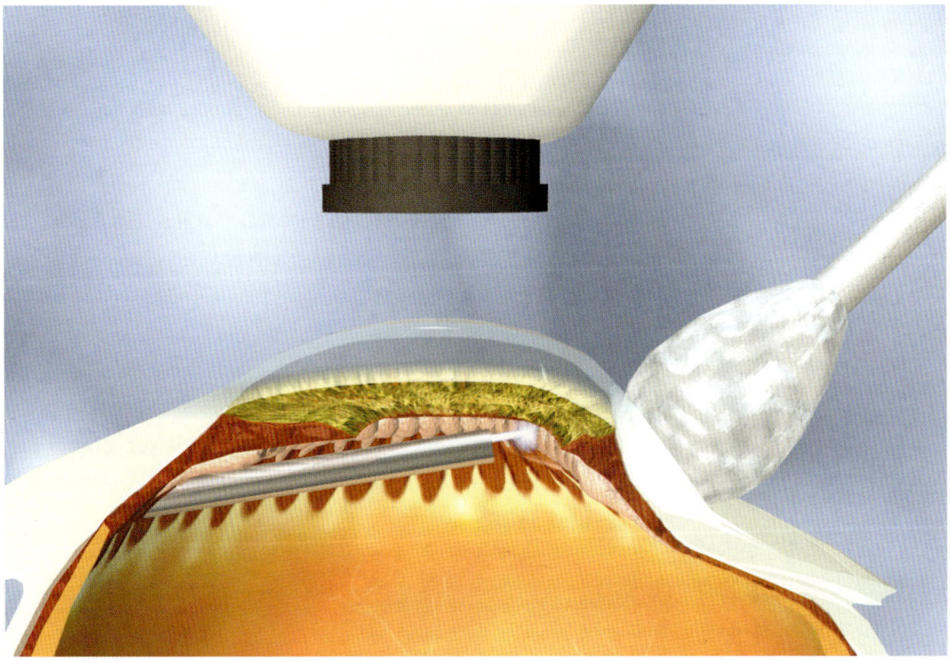

图4–3 经玻璃体睫状体光凝术。玻璃体和晶状体切除之后，激光内镜头通过平坦部插入眼内，抵压巩膜后通过手术显微镜能直视到睫状突。如果角膜不透明、瞳孔缩小或有人工晶状体植入，则不能看见靶组织和进行治疗。这是最早通过手术直视下进行大面积睫状体光凝技术。

如果让我们设想，在这个成像系统中哪部分元件需要改进，也许首先就是直视目镜得去掉。如果简单地加上一个透镜和摄像系统，只会使原本就很笨重的内镜更加笨拙而不实用。其次，如果有合适的成像效果，即使是最小的内镜，其外径也比能接受的要大两倍，故需要减小直径。最后，要想使内镜在眼科广泛应用，就应该使它不仅仅是观察工具，所以把导光纤维引入其中使其由诊断工具变为治疗工具。

1991 年，一种外径为 0.89mm（规格为 20 号）带有 3 000 像素成像光纤的可摄像激光内镜问世并获得美国和其他国家的专利，同时从食品和药品管理局获取了用于玻璃体视网膜手术和睫状体光凝术的许可。最初一组难治性新生血管性青光眼是用半导体激光内镜睫状体光凝术（ECP），通过睫状体平坦部切口进入眼内进行治疗。其疗效与经玻璃体途径相当，眼压有效控制率在 90% 以上，严重并发症较少，而且该手术方法更简单。

内镜在眼科开展不久就暴露了一个问题：对于有晶状体眼，即使应用弯曲的探头，经睫状体平坦部进行内镜光凝还是很难的。多数情况下，晶状体的后表面明显后凸，所以在内镜睫状体光凝过程中，内镜的探头很容易损伤晶状体后囊，导致白内障急性形成。经透明角膜缘方法解决了这个问题。这一点随后还要详细讨论，关键是扩大并保持虹膜后表面与晶状体前囊之间的潜在间隙，在其间进行手术。现在发现透明质酸钠这种黏弹剂能使虹膜前移、晶状体后移，从而允许探头通过这个间隙到达睫状突，可在直视下进行可控制的光凝。

显然，一旦这种角膜缘进路方法经过改进，就可应用于有晶状体眼，而不必考虑晶状体状态如何；而且，玻璃体切除不再是这种方法的先决条件。任何类型的青光眼，不论其解剖结构和晶状体状态如何，均可经前路或后路内镜睫状体光凝。从技术上讲，白内障治疗联合内镜睫状体光凝是可行的，这也是首次在处理白内障的同时，减少了房水的生成，以治疗青光眼。

儿童青光眼是一个难处理的问题，许多患眼情况复杂，多次治疗均告失败。这些患者的角膜和晶状体状态，以及手术或先天所致的解剖异常，植入物的存在如引流管及人工晶状体，都会使治疗变得困难而复杂。而内镜睫状体光凝对此种疾病有显著疗效且复发率低，这将在儿童青光眼的内镜治疗中详细讨论。另外，许多先天性青光眼角膜浑浊，前房角切开难以实施，而眼科内镜能够直视前房角结构，我们可以在内镜下进行前房角切开术治疗，使手术变得简单而有效。

（王卫群　马　静　译）

参考文献

1 Koryllos K.Trabeculectomy:a new glaucoma operation.*Bull Soc Hellen Ophthalmol*,1967,35:147~157

2 Cairns JE.Trabeculectomy:preliminary report of a new method.*Am J Ophthalmol*,1968,66:673~679

3 Molteno AC.New implant for drainage in glaucoma:clinical trial.*Br J Ophthalmol*,1969,53:606~615

4 Weve H.Die Zyklodiatermie das Corpus ciliare bei Glaukom.*Zentralbl Ophthalmol*,1933,29:562~569

5 Stocker FW.Response of chronic simple glaucoma to treatment with cyclodiathermy puncture.*Arch Ophthalmol*,1945,34:181~186

6 Walton DS,Grant WM.Penetrating cyclodiathermy for filtration. *Arch Ophthalmol*,1970,83:47~48

7 Beckman H,Kinoshita A,Rota AN,Sugar HS.Transscleral ruby laser irradiation of the ciliary body in the treatment of intractable glaucoma.*Trans Am Acad Ophthalmol Otolaryngol*,1972,76:423~436

8 Beckman H,Sugar HS.Neodymium laser cyclocoagulation. *Arch Ophthalmol*,1973,90:27~28

9 Beckman H,Waelterman J.Transscleral ruby laser cyclocoagulation.*Am J Ophthalmol*,*1984*,98:788~795

10 Charles S.Endophotocoagulation.*Retina*,1981,1:117~120

11 Patel A,Thompson JT,Michels RG,Quigley HA.Endolaser treatment of the ciliary body for uncontrolled glaucoma.*Ophthalmology*,1986,93:825~830

12 Zarbin MA,Michels RG,de Bustros S,et al.Endolaser treatment of the ciliary body for severe glaucoma.*Ophthalmology*,1988,95:1 639~1 648

13 Shields MB.Cyclodestructive surgery for glaucoma: past,present,and future.*Trans Am Ophthalmol Soc*,1985,83:285~303

5

青光眼内镜睫状体光凝术：基础知识

手术注意事项

上一章已简单讲述了减少房水生成手术，这种手术可广泛应用于多种不同机制和不同解剖情况的青光眼，并且能被大多数眼科医生安全有效地实施。

现在详细讨论减少房水生成手术的细节。在了解了内镜的历史以及各种房水生成与排出的抗青光眼手术后，下一步要考虑的就是在各种眼解剖条件下怎样正确进行内镜睫状体光凝。

内镜睫状体光凝的激光内镜要具备三种功能。同轴成像、照明和激光联合配置，才能同时看到睫状突和对其进行光凝。将这些功能分开而用双手来操作是

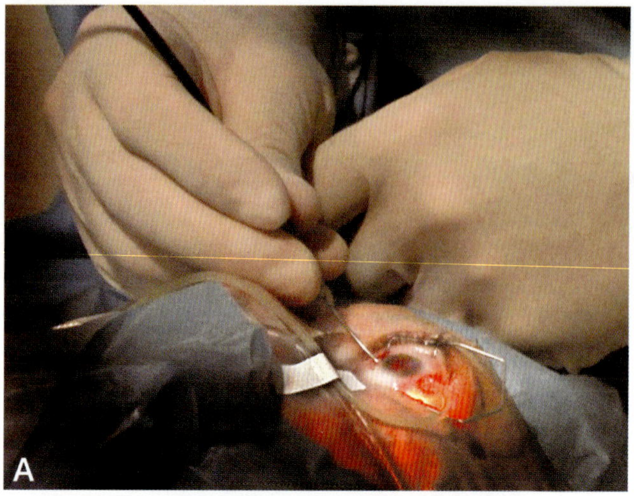

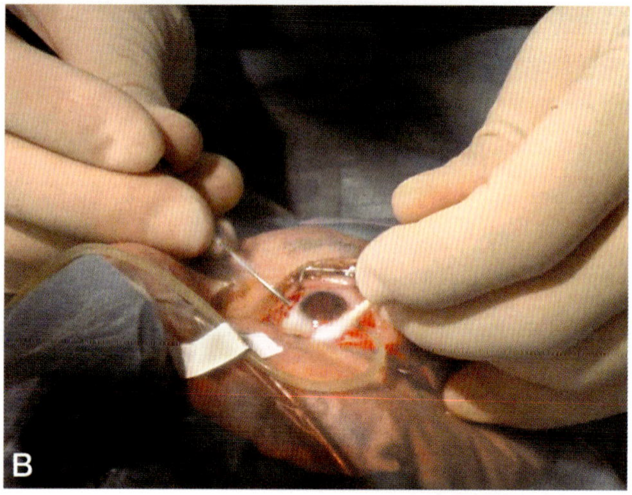

图5–1 A.一只手拿着激光内镜，另一只手做支撑。B.另一种情况下，一只手拿着激光内镜，另一只手抵压巩膜。

困难或者可以说是不可能的。内镜睫状体光凝是一种单手技术，术者可以一只手拿着内镜，另一只手支撑着拿内镜的手，必要时抵压巩膜（图 5–1）。

麻醉

睫状突对任何接触它的器械或辅助器械都很敏感，任何波长的激光治疗时更是如此。好在睫状突很容易达到充分麻醉的效果。全身麻醉很有效但很少有此必要。除儿童和少数不能配合手术的患者外，各种局部麻醉在有无镇静剂的情况下都可达到足够的麻醉效果。球后、球周和眼内途径都非常有效，但单纯表面麻醉不足以达到理想效果。不过，眼内注射麻醉可增强表面麻醉以获得理想效果。术前一般不用镇静剂，术后也很少需要。

接近睫状突

在有晶状体眼、前房人工晶状体眼、后房人工晶状体眼或无晶状体眼，与白内障手术中一样，术者必须清楚地知道，内镜如何通过睫状体平坦部或角膜缘到达睫状突。毫无疑问，这是术者需要考虑的最重要的技术问题。应当熟悉哪种方法可以使睫状体光凝达到最佳效果，所幸每一种方法都很容易掌握。

术者的位置

术者可以坐在患者头部周围任何位置，通常在上方或颞侧。手术显微镜放在患眼上方，主要是为了穿刺和内镜进出眼球时用。一旦内镜进入眼内，就不再需要手术显微镜。医生要直接观看内镜成像的显示器，观察内镜到达的位置。显示器可以放在医生便于看到的地方。通常情况下内镜的控制面板放在其他主要仪器（如超声乳化仪和玻璃体切除器）的对侧。

照明

内镜进入眼内后，即可关闭手术显微镜光源，它对内镜影像没有太大影响。但如果内镜光源不够亮时，显微镜的照明就很有用。

术者要增加或降低内镜照明取决于内镜与靶组织的距离。要达到理想的观察，越接近靶组织需要的照明度越弱，太强的照明可使视野变白，照明太弱则导致图像发暗，使人看不清组织的细节。

应用多功能激光内镜系统可使术者通过脚踏开关或助手控制面板来控制照明及激光发射。其他内镜则需要助手手工调节照明的强弱。

内镜移出眼外

在了解各种内镜到达睫状突途径的具体细节之前，我们必须知道怎样将内镜移出眼外。要记住，内镜眼内操作不遵循显微镜下手术时总能看到眼内器械头端的原则。由于图像产生于内镜的顶端，所以除非用手术显微镜或其他直视方法才能看到内镜探头。考虑到这一点，保持内镜不接触任何眼内组织是很重要的。曾有 1 例报道 [1] 由于上述原因造成虹膜撕脱。Gayton [1] 写到术毕应在直视下小心移出内镜头，可以确保这种问题不再发生。

前路手术法

一般情况

入口

因为内镜外径很小，所以不需要很精细地安排前段切口位置。一般情况下不需要剪开结膜，这样可以避免结膜出血并缩短手术时间。最好不要骚扰有滤过泡、引流管、角膜缝线或各种原因引起的慢性充血的球结膜。现在比较流行的是近角膜缘的透明角膜平切口。尽管内镜外径小于 1.0mm，切口最好还是宽些，以便于内镜侧向移动；紧小的切口容易限制内镜的操作和造成术后角膜水肿。而宽松的切口易形成浅前房从而利于内镜操作，“水密切口”并无优势。任何能做成直的扁平切口的刀都可以用。有的医生喜欢用角膜弯刀，有的喜欢用巩膜穿刺刀，还有的用 15 号刀。

术者的位置通常较随意，一些术者喜欢坐在患者头部颞侧，而有些则喜欢坐在头部上方。最好避开功能性和非功能性的小梁切除区及其外延表面的邻近部位。例如，一个不经意的结膜小孔就可能改变一些滤过动力，产生一系列的并发症。即使有植入管对内镜睫状体光凝也不产生多大的障碍，但在选择进口时不要破坏管表面的球结膜或巩膜。其他经常遇到的物理障碍物有广泛的虹膜晶状体囊粘连区、脱位的人工晶状体、白内障手术后残留皮质的致密堆积。绕开这些障碍物的操作将述于后。

要清楚地知道，在前路法手术中，内镜睫状体光凝相对来说是最小的手术。理论上医生所接触的唯一眼组织是角膜伤口。

外表面出血

一般来讲，穿刺口出血是个小问题，因为透明角膜切口相对无血管。但即使很少量的出血也会遮住内镜镜头，因为图像产生于内镜的头端，所以出血就像番茄酱洒在眼镜片上一样，使成像模糊。因此在内镜进入眼内之前，应冲洗或擦干切口（图 5–2）。

角膜浑浊

许多眼部疾病都伴有角膜浑浊，当使用手术显微镜时，这就成为问题。但是内镜成像不受其影响。即便经验很少，眼科医生也能进行眼内操作，不必看到眼内的器械。这点对于暂不能进行角膜移植的患眼是有利的。比如对角膜浑浊并怀疑有进行性青光眼者，从前段很容易就可以看到眼后极部，可以就此判断视神经和视网膜的健康状况，从而决定是否有必要手术，或者患眼是否已经损害到再努力治疗也不会有效果的地步。在玻璃体手术中，内镜成的像通常可以显示出

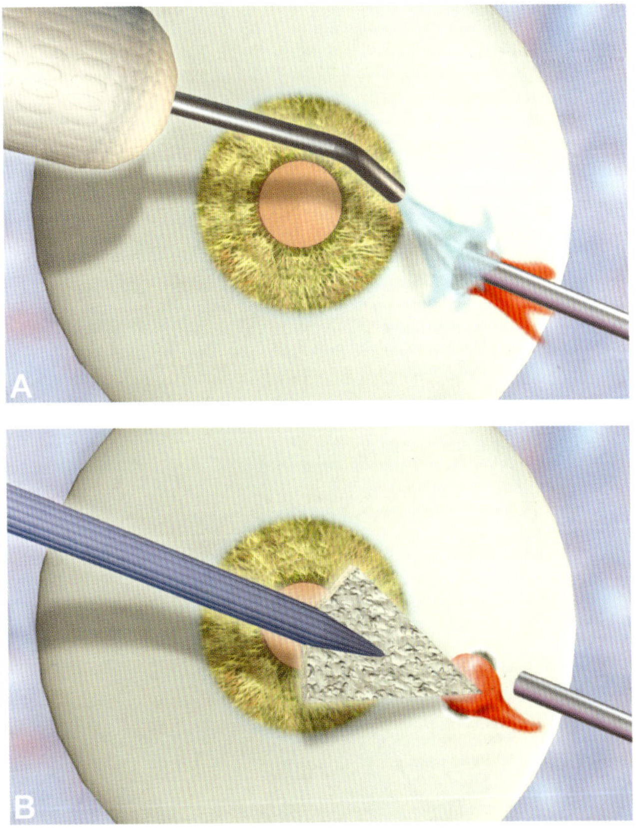

图5–2 内镜经出血的角膜缘切口进入眼内。A.冲洗干净角膜缘的出血。B.用海绵将出血吸干净。

有无进一步手术的必要，这些手术包括切除浑浊角膜，安装临时人工角膜，以及随后的角膜移植。

前房积血

内镜进入眼前段后，需要清晰的介质才能看到清晰的图像。眼外伤、内眼手术、虹膜新生血管、玻璃体积血扩散入前房、人工晶状体襻接触睫状体或虹膜等，以及其他一些异常，均是引起前房积血的常见原因。内镜显示眼前段或虹膜后的组织时，积血必须清除。这一步操作很简单，需要一个小器械（图 5–3）。一种方法是在角膜缘透明角膜上做一小的平直切口，在对侧做一个相同的切口，用接有平衡盐溶液的灌注头通过其中一个切口，同时用镊子撑开对侧切口，这样灌注头可以上下左右活动清除角膜内皮上以及虹膜表面的血液。必要时交换灌注头到对侧切口。这种方法通常可以在几分钟内成功清除前后房的积血。除儿童有时需缝合外，伤口通常不需要缝合。

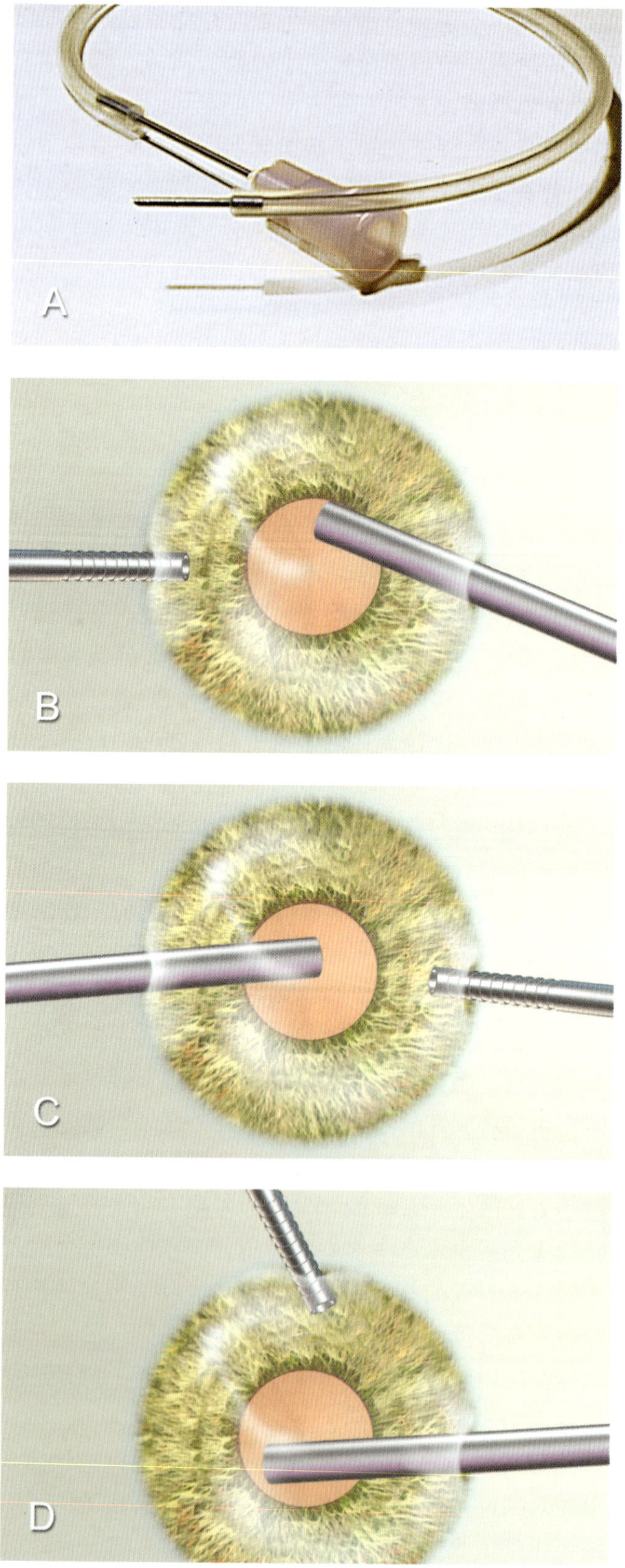

图5–3 清除眼内积血。A.前房维持器。B.一侧切口放置内镜，对侧切口放置前房维持器。C.内镜和灌注器交换放置位置。D.第3个切口的位置。

手术计划

我们已经了解了内镜睫状体光凝术的理论基础及其与其他青光眼手术的关系，知道了内镜成像和激光发射的技术，也掌握了如何操作内镜到达靶组织，并把能量传导到靶组织，下一步要强调的是内镜手术的计划。内镜手术不像其他的青光眼手术，它主要考虑的问题是晶状体和玻璃体的状况，而青光眼的机制、眼压、既往手术情况、视力和视野情况是次要的。

黏弹剂的使用和清除

在有晶状体眼、人工晶状体眼以及无晶状体眼上做一个前段切口，均可使内镜到达睫状突进行手术。内镜睫状体光凝术还可以同时联合白内障手术、人工晶状体植入术或角膜移植术。切口可选择在透明角膜、角膜缘或角膜缘后巩膜上。

最早的人体内镜睫状体光凝是在玻璃体切除手术后的无晶状体眼或人工晶状体眼上，从睫状体平坦部切口进入而完成的。尽管临床效果显著，但随之而来的是，如果这项技术对大多数需要手术治疗的青光眼有效并被众多的眼科医生所应用，那么就需要设计一种侵入性较小的技术。理想的内镜睫状体光凝应该不把晶状体和玻璃体切除作为前提条件，可以绕过这些组织而到达睫状突。幸好解决这一问题并不难。把透明质酸钠注入到虹膜后，使晶状体、后房人工晶状体或晶状体残留物向后移，前房变浅，内镜头便很容易到达睫状突。如果虹膜后没有晶状体、人工晶状体或晶状体残留物，则不需要注入黏弹剂。

黏弹剂的应用在前路法行内镜睫状体光凝的过程中至关重要。黏弹剂的重要作用是撑开了虹膜和晶状体、后房人工晶状体或晶状体周边残留物之间的潜在腔隙；另外，手术过程中黏弹剂也维持了这个腔隙，为术者充分暴露了视野。有证据表明，黏弹剂有止血作用，并且术后能很容易地被清除掉。

透明质酸钠是唯一适合这种手术的黏弹剂，其他种类的黏弹剂因为不能很好地打开虹膜后的腔隙，也不能长时间维持在腔隙内而通常向后渗漏，所以不适合该手术应用。一旦上述问题发生，黏弹剂不能从眼内彻底清除，就很容易发生诸如眼压升高等并发症。

术毕彻底从眼内清除黏弹剂是至关重要的（图5-4）。若清除不完全，几乎无一例外地在术后1～2天出现眼压升高，患者也会出现许多症状，包括剧烈疼痛、恶心呕吐和视物模糊等。如果术眼有潜在的视野缺损时，更要注意避免出现这种情况。

对于已行玻璃体切除术的眼是一个例外，在这种情况下黏弹剂的清除不是很重要，因为潴留的黏弹剂一般不会导致眼压升高；而且在这种情况下，由于黏弹剂在清除过程中可以进入到眼后段，因此清除有时非常困难。

或许从眼前段除去黏弹剂的最好办法是使用白内障手术中的标准注吸法，尽管这要求有一些设备和经验，但多数术者都很熟悉这项操作，并且手术室也能提供这些设备。

另一个简单有效的方法是在手术切口的对侧角膜缘用带小号针头的3ml注射器穿刺并注入平衡盐溶液到前房，同时用镊子或其他器械撑开手术切口，黏弹剂成团被挤出（图5-5）。根据需要可以重复进行这项操作，直至虹膜后边看不到黏弹剂残留为止。

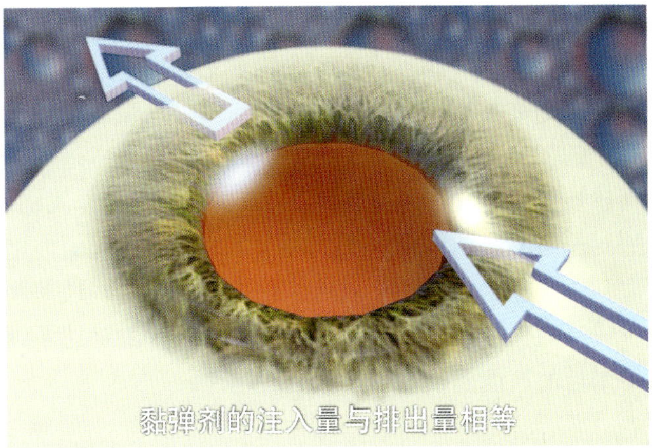

图5-4 术中应用的黏弹剂术毕应彻底置换出前房。

黏弹剂分离术

虹膜和晶状体、人工晶状体或晶状体残留物之间常发生后粘连。有些术前即看到虹膜后粘连，体征是虹膜后陷，在人工晶状体眼中更是如此。当术眼有前葡萄膜炎或虹膜新生血管病史时，通常都有虹膜晶状体粘连或虹膜晶状体囊粘连，即使这些病变处于静止期或消退期。

以往的内眼手术，如晶状体超声乳化或小梁切除术常引起粘连形成，这些粘连没有临床意义，但其存在却妨碍了睫状体光凝内镜到达睫状突。一般情况下，黏弹剂能有效地分离或打断这些粘连。但需要注意的是，如果虹膜和晶状体、晶状体前囊或部分晶状体皮质有大范围的粘连且不易被黏弹剂分开时，最好避开

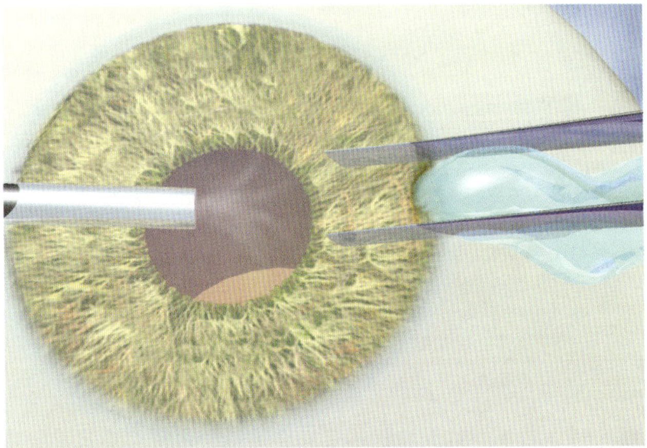

图5-5 采用平衡盐溶液灌注法置换出前房黏弹剂。

这些区域，另外寻找其他睫状突部位（图 5-6）。在一些患眼中，可能需要做 4 个或者更多的切口才能到达更多的睫状突进行适当有效的治疗，这是一个相对简单的操作。内镜手术的最大好处之一是手术过程时间较短，对眼内结构的干扰小，减少了潜在的并发症。如对复杂的眼内粘连组织处理过多，可以引起眼内出血、人工晶状体脱位、玻璃体脱出、晶状体残块前脱位或后脱位，以及其他一系列的并发症，最终达不到手术目的，削弱了这项技术的优越性。

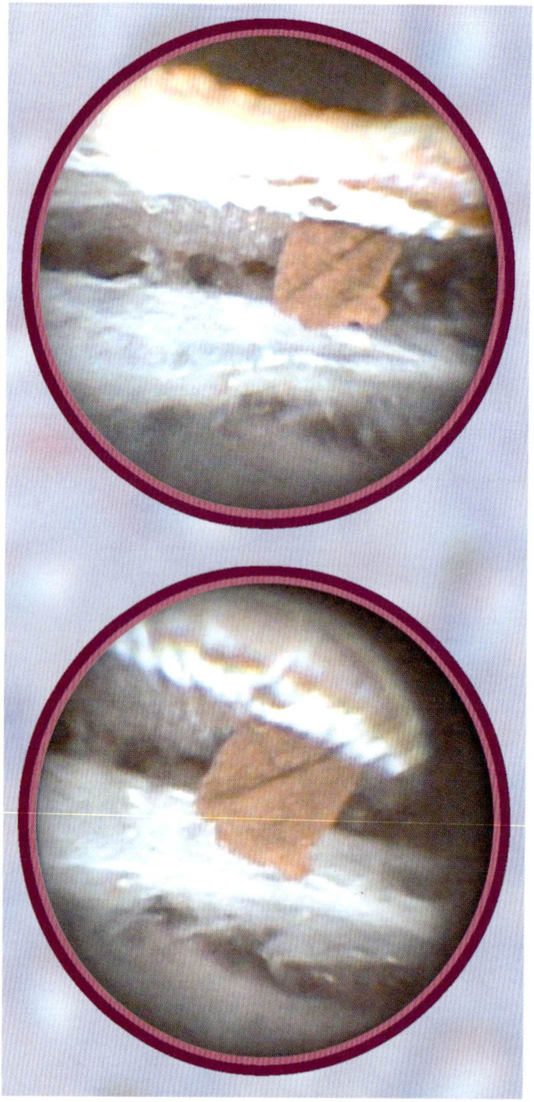

图5-6 致密的虹膜晶状体囊粘连遮蔽了内镜对睫状突的观察。

无法预料的病理解剖改变和其他情况

内镜是一个令人兴奋的工具，对以前无法看到和接近的，通过内镜都可以实现。在内镜睫状体光凝过程中，术者可能碰到一些术前无法预料的病变，这在人工晶状体眼中尤为常见，晶状体残留物、人工晶状体襻脱出和其他意外都不少见。一般应尽量不要试图处理，除非病变和手术处理的问题直接相关。虽然这种理念没有科学依据，但这种“给百合花镀金”的做法无益于医生和患者。内镜最大的优点之一是绕过解剖或病理障碍并光凝想要治疗的睫状突，确实也能达到预期的效果。

散瞳

对于有经验的眼前段内镜医生来说，散瞳并不很重要。要知道大部分手术不是在手术显微镜、放大镜或直视情况下进行的，有时瞳孔相对缩小会更有帮助。当睫状突从眼前段能看到时，通过内镜看到的虹膜后表面就像天花板一样，作为手术视野的顶部。瞳孔越大，术野的顶部就越小。然而对于初学者来说，散大的瞳孔能使手术操作更容易。因为在直视下，这样能更好地控制内镜进入适当的位置。在这种情况下，如果内镜经过前房到达瞳孔缘，我们几乎可以直视靶组织。而且因为需要支撑起来的虹膜较少，需要的黏弹剂也较少。注入黏弹剂到虹膜后面常常引起显著的瞳孔散大。根据术者的喜好，任何散瞳剂都可达到同样效果。1%的环戊通(cyclopentolate)被证明是合适的。需注意的是在操作内镜时要避免擦伤虹膜后面，这在睫状沟被很好地填充时容易做到。

巩膜抵压

有时，在睫状体处抵压巩膜行内镜睫状体光凝，操作也很简单。内镜技术一般用一只手进行，因此术者可以用另一只手完成其他操作。使用棉签或别的器械压迫对侧角膜缘后的巩膜，有助于内镜到达需要手术的睫状突(图 5-7)。这项操作可以使睫状突“张开”，从而使睫状突光凝更完全，或者很容易地使通常情况下由于技术原因难以视及和进行手术的睫状突得以光凝。这项技术可以应用于任何类型的经眼前段或经眼后段的内镜睫状体手术中，也可用于内镜睫状体光凝联合白内障手术中。因为施加到眼球壁的压力非常小，所以很少出现与此有关的并发症。

玻璃体切除

在眼后段或充填玻璃体的前房内进行少量的器械操作并不会造成危害，但很难对操作进行量化。需要遵循的规则是，器械进入眼内进行治疗之前，位于前房、后房或前后房内的玻璃体都必须被除去。尽管一些玻璃体视网膜手术技术需要专业的训练和丰富的经验（甚至也有运气），但基本的玻璃体切除并不需要太多的培训，简单的实践便可掌握。要想在各种不同的眼内解剖条件下成功地实施内镜睫状体光凝需要术者有丰富的技术经验。内镜技术有一个令很多人都惊奇的有趣现象是，内镜从眼前段到达睫状突时，手术区域内通常看不到玻璃体，但如果在治疗区域存在玻璃体，则一定要把它清除。进一步讲，如果术者在处理一系列出现的病变时，要想获得最大的手术灵活性，就必须学会经睫状体平坦部到达睫状突的方法。玻璃体切除术通常是这项技术中的一部分，因为大多数患眼先前并未进行玻璃体手术。下面描述的是一些简单的前段玻璃体切除技术，有助于达到手术目的， 也不难学。

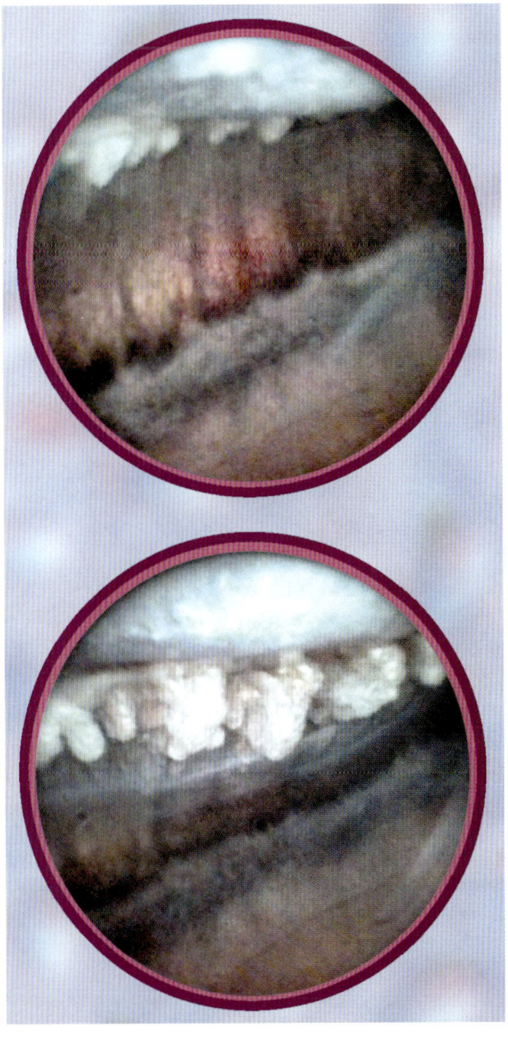

图5–7 巩膜抵压“张开”睫状突的内镜图像。

维持眼压

因为玻璃体切除器械从眼内抽吸液体和其他眼内容物，肯定会降低眼内压力，以致眼球塌陷。这种情况下会出现很多问题使手术很难再继续进行，更不用说增加各种诸如出血和脉络膜脱离合并症的危险。在标准的三通道经睫状体平坦部玻璃体切除术中，可以通过3个切口中的1个进行插管灌注来解决这个问题。可以这样说，大多数眼前段医生在这种操作下会感到不顺手，难以自如运用所需要的技术。所幸，并不是所有的内镜睫状体光凝术都需要进行睫状体平坦部插管灌注。正如前面讨论的那样，有许多方法可维持眼压而且相当简单。无论是从前段还是后段，如果仅仅是少量的玻璃体被切除，无论哪种切口都不需要灌注。但如果进行较大量的前部玻璃体切除，最好进行灌注（表5–1）。

一个基本的方法是在玻切头周围放置一个灌注套管，切口必须要扩大到适合器械的外径（图5–8B）。无论在眼前段还是眼后段这项技术都很有效。一旦玻璃体切除完成，将其从眼内取出。如果需要的话，术者可将灌注套管从玻切头取下，插入内镜。在这种术式下，单一的切口就能完成玻璃体切除并进行180°的光凝。

第二个办法是通过角膜缘插入一个前房维持器，使平衡盐溶液持续注入眼内（图5–8A）。无论是通过眼前段还是眼后段到达睫状突，这个办法都有用。通过这种装置注入的液体比玻璃体切除时通过20号口径灌注管注入的量相对要少。如果术者发现注入的液体量不足，可以提高灌注瓶的高度以补偿。

第三个办法是在一个巩膜切口放置一个标准的睫状体平坦部灌注管，在眼前段或眼后段的另一个切口进行玻璃体切除和内镜睫状体光凝术（图5–8C、D）。

表 5–1 玻璃体切除术中维持眼压的方法

- 玻切头周围灌注套管
- 前房维持器
- 从睫状体平坦部灌注平衡盐溶液

这项操作的好处是允许术者把器械从一个切口移到另一个切口进行 360° 的光凝。例如，通常在 10 点和 2 点位置做睫状体平坦部切口，在 10 点位置进行灌注，在 2 点位置进行玻璃体切除以及随后的内镜光凝。一旦玻璃体切除和内镜睫状体光凝在这个位置完成，灌注管转换到 2 点位置，在 10 点位置进行玻璃体切除和内镜睫状体光凝，完成眼内对侧位置的治疗。应用套管针放置灌注管很有用，因为它不需要缝合，也可在很短的时间内从一个位置转移到另外的位置。

玻璃体切除器参数

虽然以前有很多特性不同的玻璃体切除器，但现在多数玻璃体切除器功能相似。尽管供术者选择

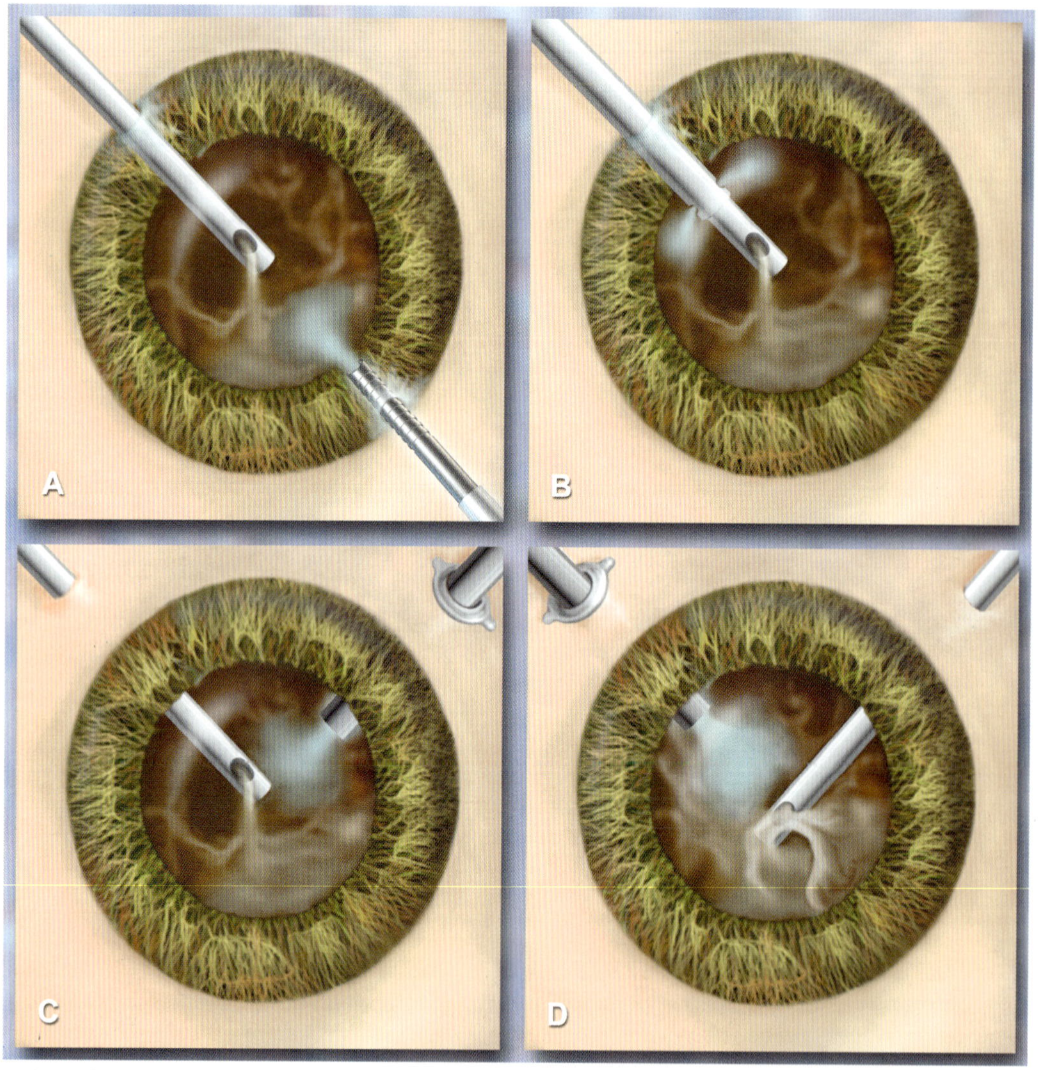

图5–8 灌注法维持眼压行玻璃体切除术联合内镜睫状体光凝术。A.灌注器经角膜缘进入前房。B.灌注套管环绕玻璃体切除器。C、D.平坦部2点位置和10点位置两个切口，手术中需要时玻璃体切除器和内镜可以与灌注器交换使用切口。

的切除参数范围较大，但多数情况下选择一组切除参数即能满足需要，同时避免吸力过大而造成视网膜裂孔。

首先，需要一个往复式玻切头，这种玻切头能垂直切除玻璃体，使用中可避免牵引视网膜。要避免使用旋转式玻切头，因为旋转运动会使玻璃体条索缠绕而造成视网膜撕裂。

第二，切除速度和切除效能之间必须达到平衡。慢速切除能切除更多的玻璃体，可加快手术过程；但另一方面，吸取切除较多的玻璃体，能增加玻璃体对视网膜的牵引从而伴发一系列的并发症。高速切除可有效切除玻璃体而对视网膜的牵引力很小。在牵引性视网膜手术中，通常需要非常快速地切除玻璃体。快速切除可使术者更好地控制手术，缺点是切除速度越高切出的玻璃体越少。较好的办法是将切除速度设定在每分钟 400 ～ 600 转，这样术者能很好地控制手术，也减少了对视网膜的牵引。

最后一个参数是吸引力。白内障手术中的超声乳化和注吸技术需要可变且相对高的吸引力，而在玻璃体切除术中则是不主张也不必要的。高吸引力能明显增加对视网膜的牵引，而吸引力太低则不能吸引足够的玻璃体到切除头中进行切除。最大负压设为 100 mmH_2O 就足以完成玻璃体切除术而不造成医源性视网膜裂孔或视网膜脱离。

前路法前段玻璃体切除术

当玻璃体进入前房或后房，为了进行内镜睫状体光凝治疗，可通过前路法将玻璃体切除。通常选择颞侧透明角膜、角膜缘或巩膜面切口。如上所述，玻璃体切除器的切除速度和抽吸参数应预先设定好。玻切头切口朝上，以便术者通过手术显微镜持续地看到玻璃体被吸引和切除（图 5–9），直至手术显微镜的视野中看不到玻璃体，才算完全清除。玻璃体切除器头端不能放在虹膜后面或太靠后，以致手术显微镜下不能很好视及或聚焦。如果眼球变软，可同前所述应用平衡盐溶液灌注。此操作能足以切除内镜睫状体光凝所需切除的前段玻璃体。通常，眼内仍存在着大量玻璃体，为安全地进行内镜睫状体光凝，清除前段玻璃体即可。对有经验的术者来说此过程可在几分钟内完成。

然后玻切头从眼内移出，激光内镜可从同一个切口进入。

后路法前段玻璃体切除术

尽管许多眼前段医生对在一些情况下用睫状体平坦部切口有些恐惧，但实际上这种方法很简单，在许多情况下比前路法手术效果更好。此手术维持眼压的方法与前路法是一样的。从睫状体平坦部切口进行玻璃体切除术和内镜睫状体光凝时，可在玻切头或内镜上放置一个灌注套管，或在角膜缘切口放置一个前房维持器，还可以在平坦部再做一个切口进行灌注。

常选择在颞侧角膜缘后几毫米处做小的结膜切口，在测量尺的协助下用巩膜穿刺刀在角膜缘后 3.5 ～ 4.0mm 做穿刺切口。对初学者来说重要的是把刀朝向后方，就是朝视神经的方向。刀进入眼内不要超出 5mm 或 6mm。注意刀在眼内不要进得太深，因为这样对切口大小并无作用，却有破坏眼内组织的危险。当刀从眼内退出时巩膜切口被扩大到适合插入和操作玻璃体切除器及内镜的大小（图 5–10）。大多数巩膜穿刺刀可以做 20 号口径切口，这个尺寸是在眼球表面测量的。穿刺口的内径往往比外径小，以至于操作医生常常发现 20 号口径的器械不易从 20 号口

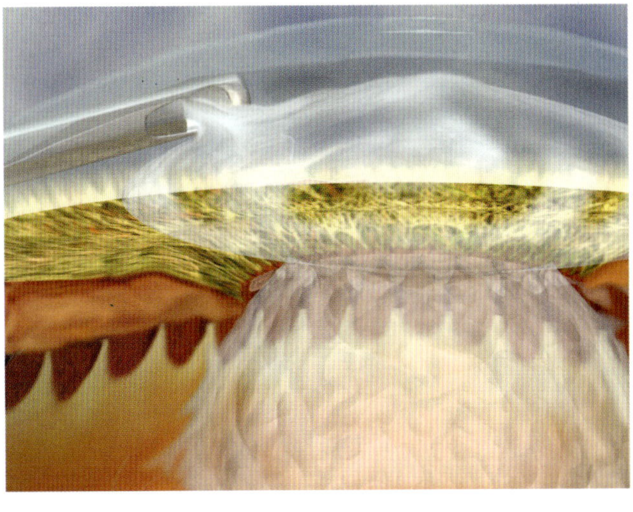

图5–9 前路法前段玻璃体切除术。

径的切口进入。如果切口太小，扩大切口最好的办法是刀正在退出时再插入一下以扩大内口。一种专门为经平坦部行内镜切口的短巩膜穿刺刀已经生产，它可以进到刀柄部，减少破坏眼内组织的危险。仅一次穿刺就能创造一个足够大的切口。

然后把玻切头口朝上经切口进入眼内，这样整个切除过程都可以通过手术显微镜看到。如前所述，术前切除频率和抽吸参数应设置好。通过手术显微镜能看到的玻璃体都要完全切除，操作过程中注意不要把玻切头推至虹膜后面和显微镜的视野之外，以免看不清切除头。如此小心操作可以减少器械与眼内结构不必要的接触。

如果是有晶状体眼，术者必须谨慎，不要伤及晶状体后表面。如果要做第二个切口，宁可把玻切头从

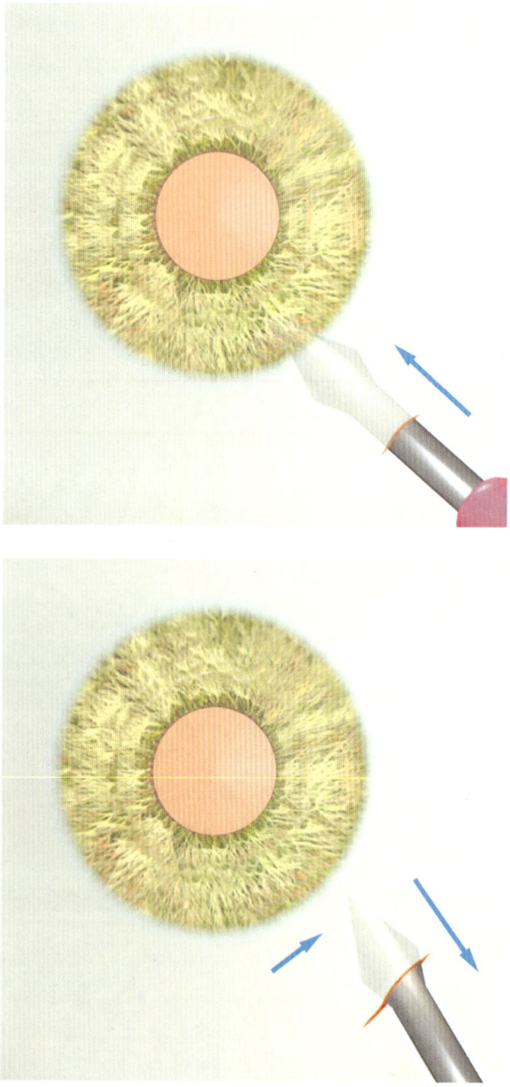

图5–10 用巩膜穿刺刀扩大平坦部切口。

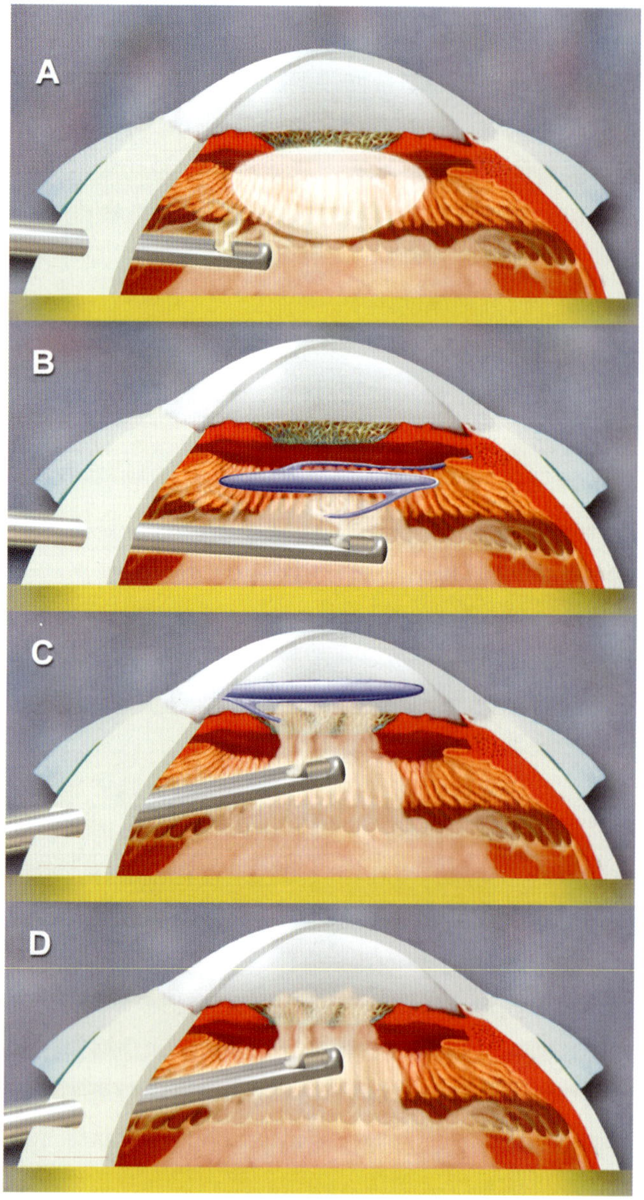

图5–11 后路法眼前段玻璃体切除术。A.有晶状体眼。B.后房人工晶状体眼。C.前房人工晶状体眼。D.无晶状体眼。

另一切口插入，也不要越过中线切除对侧玻璃体。如果是后房人工晶状体眼则不需要考虑这个问题，但是仍要小心别损伤晶状体囊袋。在前房人工晶状体眼或无晶状体眼中，可把玻切头由后向前进入瞳孔区，很容易地切除此区域的玻璃体（图 5–11）。玻璃体切除完成后，便可拔出玻切头，插入激光内镜。

后路法后段玻璃体切除术

在后段玻璃体腔进行手术时，要求从睫状体平坦部进行玻璃体切除术。在试图从后段取出晶状体及其碎片、摘出异物或剥离视网膜前的胶质增生组织时，必须先进行玻璃体切除术。尽管学习掌握这种基础技术并不很难，但大部分的眼科医生都不太熟悉这种手术。眼前段玻璃体切除的技术原理同样适用于眼后段玻璃体切除术，唯一增加的是要附加一个成像系统，这样才能在手术显微镜下观察到玻璃体腔更靠后的组织。

首先在鼻侧和颞侧近角膜缘处做结膜切口。常常在角膜缘后 1 ~ 2mm 做切口，这样可以减少切口出血。充分止血后在角膜缘后 3.5 ~ 4.5mm 做巩膜切口。在鼻侧和颞侧水平线稍上方用巩膜穿刺刀做巩膜穿刺口。如果术者选择双切口操作，这两个切口就能满足需要。玻切头插入其中一个切口，激光内镜进入另一个切口，而灌注套管则放在切除头或内镜头周围。

在选择三切口操作时，类似标准的玻璃体视网膜手术，第三个巩膜切口常选择颞下方，专用来放置灌注管以建立一条灌注线。根据医生个人喜好和患者眼部解剖情况，巩膜切口选择的位置不同，这并无大碍（图 5–12）。在灌注开启前，医生必须确定灌注头在玻璃体腔内，而不是在平坦部、脱离的脉络膜或视网膜等组织下。最后，必须用一个透镜抵消眼屈光间质的作用，以便看清后部的组织结构。虽然视网膜手术中常用宽视野非接触成像系统，但一般用手持的和缝环固定的接触透镜即可。当医生通过手术显微镜和照明看到的视野清晰时，大部分的玻璃体即可被清除。手术完成后，缝合巩膜切口和结膜切口。

晶状体状况

在此，我们来分析采用前路法进行睫状突光凝的一些特殊方法。也许最有用的分类是根据患者的晶状体状况而定。

后房人工晶状体眼

由于手术的难度通常与晶状体和玻璃体的情况密切相关，而不是取决于青光眼的严重程度，所以后房人工晶状体眼对于初学者来说也没有很大的难度。即使患眼有过多次滤过手术或睫状体破坏术失败历史，

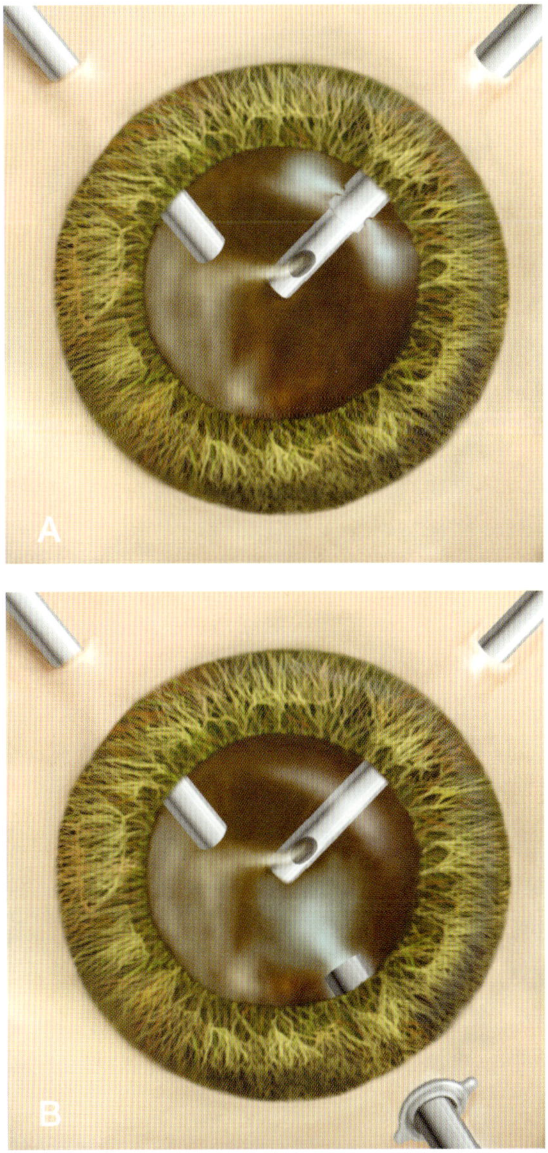

图5–12 自平坦部行后段玻璃体切除术。A.双切口玻璃体切除法。B.三切口玻璃体切除法。

也能提供较理想的到达睫状突的条件。一旦虹膜后面被黏弹剂填充，后房人工晶状体就成了手术操作空间的“地板”，虹膜的后表面就是“天花板”，二者之间的操作空间中唯一的结构是睫状体。如果操作空间充分扩大，术者可以很容易地应用内镜，也不用担心碰到那些应避开的组织。不过我们要知道晶状体或晶状体囊和虹膜后面通常会有不同程度的粘连。一般采用黏弹剂分开这些粘连，为内镜光凝打开通路。手术前这些粘连的临床表现并不明显。

通常，在手术显微镜直视下做长 1.5 ~ 2.0mm 的透明角膜扁平切口，用 30 号钝针头穿入前房，将少量（0.1 ~ 0.2ml）的黏弹剂注入虹膜后面。注入的量要足够，目的在于打开潜在的腔隙，以能对每一个睫状突进行完全光凝。注意要将黏弹剂注入在前囊上方。当以上操作完成后，术者便可自一个切口看清 180° 以上的睫状突并能完成这些部位的睫状突光凝。术者可以选择宽视野成像和光凝，也可以使内镜头前移接近靶组织，此时的放大倍数高但视野小（图 5–13）。用另一手抵压巩膜有助于睫状突间激光治疗或接近不易到达的睫状体。

同任何手术一样，术中都会有可能出现错误，其中常见的是将黏弹剂注入囊袋内而不是前囊前，这通常是由黏弹剂的注入管位置不对造成的。在这种情况下，晶状体囊袋绕人工晶状体周围扩张，在睫状突前呈球状隆起（图 5–14），不过这种情况通常也不会产生太大妨碍，因激光能量能通过晶状体囊传递到睫状突而进行有效光凝。内镜影像通过晶状体囊时变得较模糊，故激光发射也相应减弱。因为内镜头端和靶组织之间有半透明的晶状体囊，就要求增加激光能量或延长光凝时间。

重要的一点是，在后囊已被切开时，能注入更多的黏弹剂于晶状体囊前。但这将使玻璃体通过切开的囊或悬韧带脱出到前房，应尽量避免这种情况。经晶状体囊上进行内镜睫状体光凝的优点是不必处理玻璃体。然而当出现上述意外时，必须进行前段玻璃体切除。小心地注入黏弹剂，通常可避免出现这种问题，尤其是在囊大面积切开时。

人们可能认为晶状体悬韧带很容易发生断裂，但是使人诧异的是这些结构有惊人的弹性。即使注入大量的黏弹剂，使晶状体囊和人工晶状体后移到锯齿缘水平，悬韧带断裂也很少发生，半脱位或脱位更不必说了。二极管激光（波长 810 nm）的能量应用到睫状体上不会破坏悬韧带，因为悬韧带不吸收这些波长的能量。然而，如果悬韧带被过分拉长，相应部位附着的睫状突就被过度光凝，则可能造成悬韧带局部断裂。即使如此也不会出现严重的后果，但作为一个警告，提醒术者应该做一些技术调整（通常是降低激光能量）。尽管从来没有报道提及一例内镜睫状体光凝会引起人工晶状体脱位，术者也必须小心，不要破坏人工晶状体的位置，尤其是人工晶状体不在囊袋内而是缝合或嵌于睫状沟时。黏弹剂的后压可以使植入的人工晶状体移位，从而使一个对患者和医生来说都很简单的手术变得复杂。

白内障摘出联合内镜睫状体光凝术

讨论这种情况有两个原因：第一，经验证明，白内障联合内镜睫状体光凝手术是目前世界上最常用的眼科内镜技术。第二，在这种情况下，有多种手术技术的变化，这些都是以前讨论的手术派生出来的。熟悉这些技术，可以提高术者处理每个患者特有的解剖和病理情况的能力。

在这种情况下有三种方法可以选择。第一种是“囊上法”，理论上对于初学内镜者最安全且最有用。在此法中，先行白内障乳化吸出或囊外摘出术，而后通过同一切口注入黏弹剂于前囊和虹膜之间，使囊袋塌陷并向后移，同时形成虹膜向前膨隆的效果。激光内镜通过白内障切口插入，经过瞳孔区直接到睫状沟（图 5–15）。这样可以很容易看清睫状突并进行激光治疗。通常至少 180° 的睫状突可以通过此切口光凝，但如果需要治疗更大的范围，可以扩大一个或两个侧切口，选择一个弯头内镜也可以达到同样效果。

这是进行内镜光凝最简单、最安全的一种方法。虹膜的后表面为“天花板”，晶状体囊袋为“地板”，其他仅可视及的是靶组织，即睫状突，玻璃体在囊袋下面被保护起来，可不必担心。对医生来说这种方法不易出现问题，因为囊袋和虹膜之间的空间能安全地扩大到一个相当大的程度。术者不太可能意外地损伤囊袋、悬韧带及前面虹膜的后表面。因人工晶状体还没植入，所以人工晶状体偏位、全脱位都不可能发生。如果有晶状体皮质或核残留在虹膜

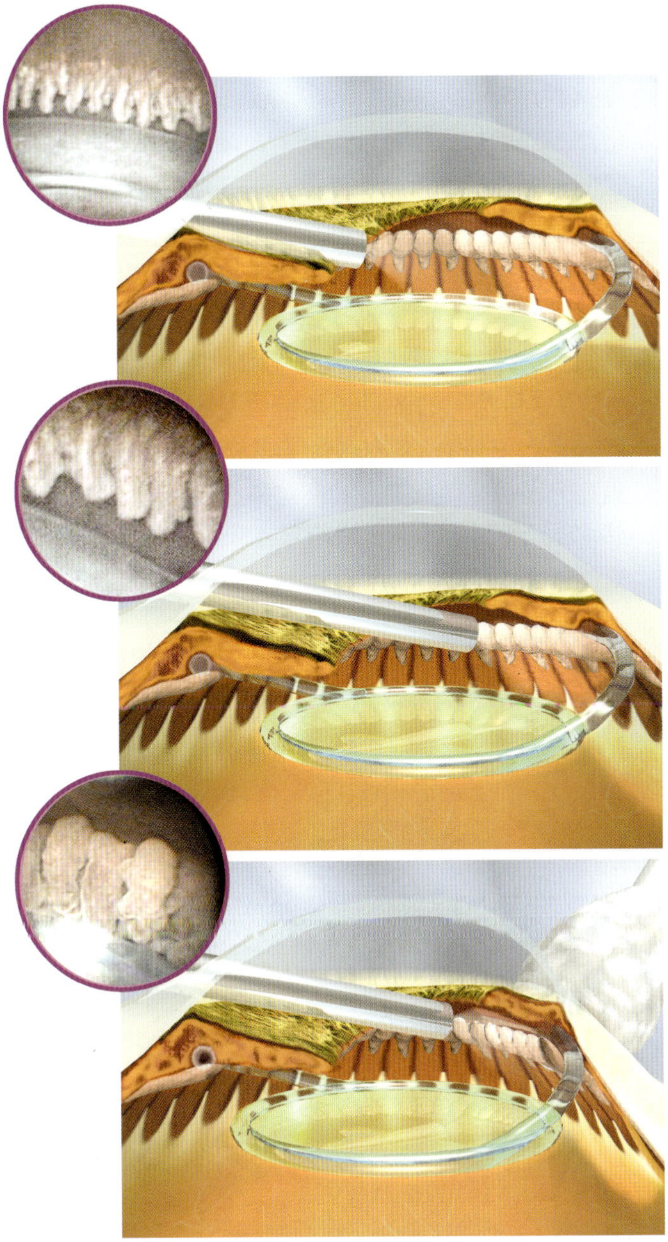

图5－13 人工晶状体眼后房（人工晶状体前）入路显示内镜距睫状突较远（上图）、较近（中图）及巩膜压迫法使睫状突更清晰（下图）。图中的小插图为光凝前内镜所见。

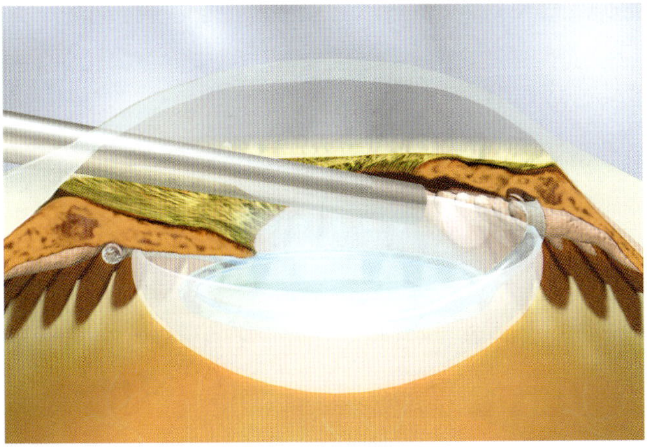

图5－14 人工晶状体眼后房（人工晶状体前）入路易犯的错误。向囊袋内而非前囊前注入黏弹剂，使之在睫状突前面呈一球状而影响视野。

后面，医生可借此机会清除之。在睫状体光凝完成之后，通常采用灌注冲洗法清除黏弹剂，而后按常规方式植入人工晶状体。

第二种可选择的方法是“穿囊法”。在白内障手术完成后，将黏弹剂注入晶状体囊袋使之扩张到“正常”大小。激光内镜通过瞳孔区、前囊的切口进入囊袋内，直接指向睫状沟（图 5–16），一旦看到睫状突即可使激光穿过囊袋施行睫状体光凝。但这种方法所成的图像有些模糊，因为囊袋夹在内镜和靶组织之间，而照明是从半透明的囊袋内发出的。激光能量也会轻度减弱，因而需要略微调高激光能量或增加光凝时间。治疗完成后，内镜自眼内移出，接下来术者可根据自己的选择进行人工晶状体植入术。这种方法十分安全且易于掌握，而且内镜的操作空间很大，不易造成不经意的损伤。因人工晶状体尚未植入，所以不会造成人工晶状体移位，玻璃体也在手术区域之后而不易受到损伤。但要注意不能损伤晶状体囊。

“穿囊法”的改良技术已由 Cavalho 和 Lima 报道（个人交流），其中联合了巩膜抵压。这种方法能更充分地暴露睫状突及其间隙，利于激光光凝治疗（图 5–17）。他们认为此方法更适用于并发白内障以及难治性青光眼患者。

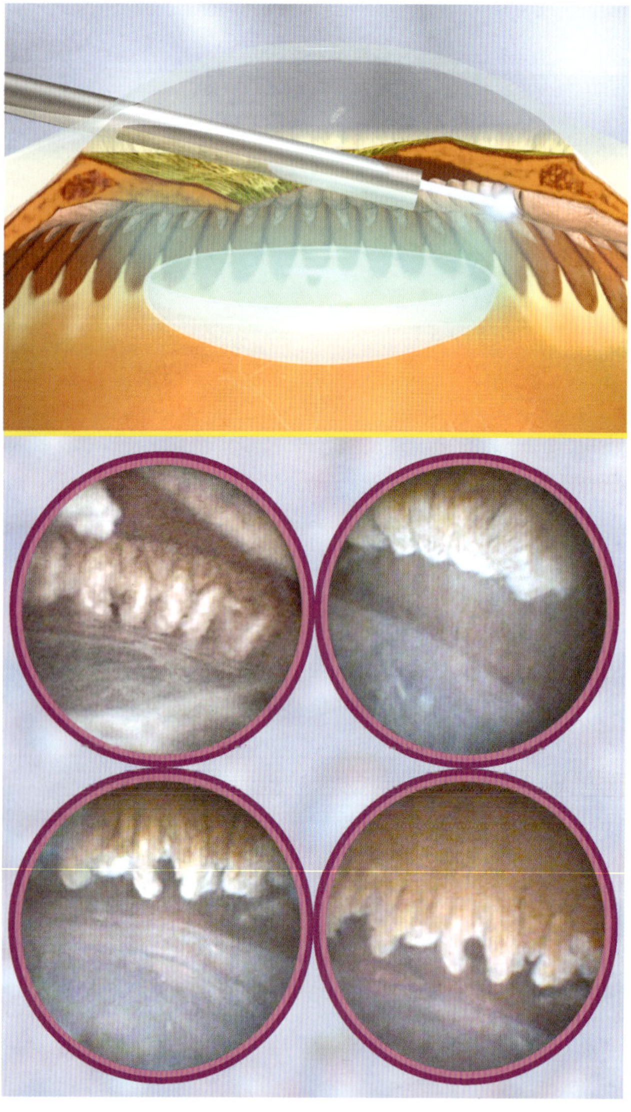

图5–15 白内障手术联合“囊上法”行内镜睫状突光凝术。

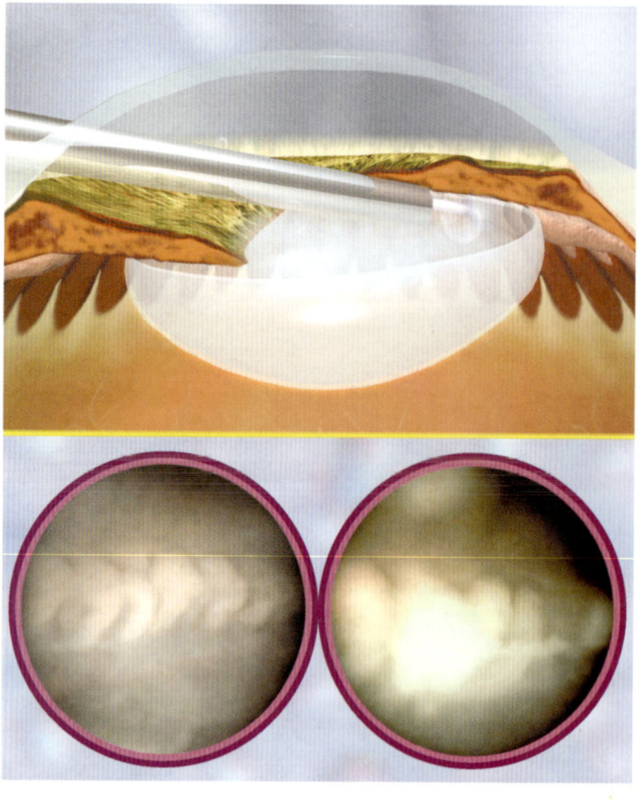

图5–16 白内障手术联合“穿囊法”行内镜睫状突光凝术。

尽管这种“穿囊法”几乎很少出现差错，但还是要注意避免撕破囊袋或使囊袋机械变形而导致悬韧带破裂。

第三种方法，是在完成白内障手术联合人工晶状体植入后，置换出黏弹剂，然后注入黏弹剂于前囊和虹膜之间，使睫状沟区膨胀。激光内镜通过瞳孔区、晶状体囊表面直接接近睫状沟。利用这种方法很容易到达睫状突行激光光凝术（图 5–18）。在后房人工晶状体眼进行内镜睫状体光凝与此方法有相同之处。而且证明这也是大多数医生最常采用的方法。理论上讲，其缺点是操作会使人工晶状体移位，因而最好先完成内镜光凝，再植入人工晶状体。但实际上这个问题从未见报道。

联合手术是最易学习和掌握的方法，或许对初学者应是首选。

有晶状体眼

对有晶状体眼的治疗存在一定困难，前路法是唯一的选择。通常选择透明角膜斜行穿刺，切口足够大。切记，“紧”切口会限制内镜的操作，更难使前房变浅和晶状体后移。通常将黏弹剂注于虹膜和晶状体之间，充分扩大其间隙，避免内镜进入和操作时损伤晶状体（图 5–19）。

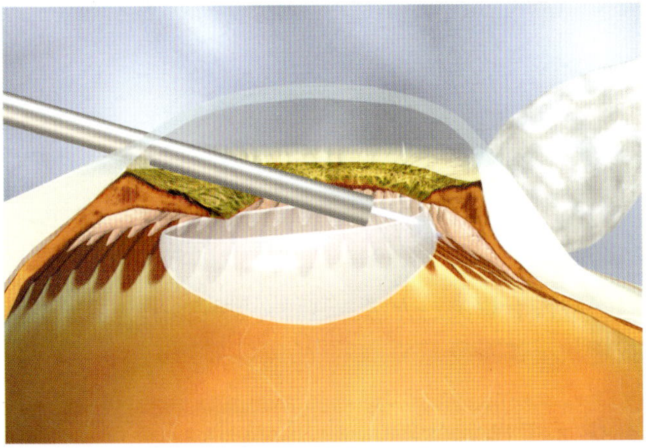

图5–17 白内障手术联合“穿囊法”及巩膜抵压辅助法行睫状突光凝术。

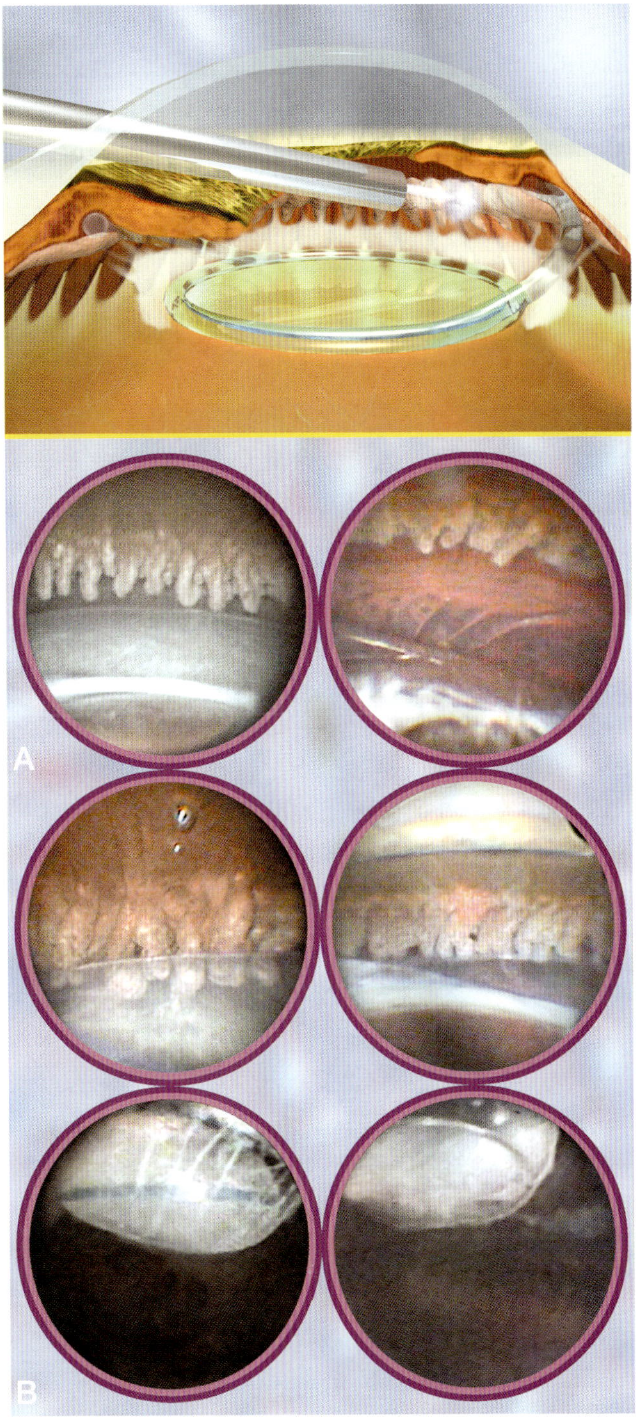

图5–18 白内障手术联合经人工晶状体上方行内镜睫状体光凝术。在内镜睫状体光凝术之前完成白内障联合人工晶状体植入术。A.注入黏弹剂使睫状沟扩展，这样自角膜缘可视及睫状突的影像。B.睫状沟扩展后，从后段可视及后房人工晶状体的影像。注意囊袋内周边残留皮质以及被拉紧的悬韧带。

这种方法虽然看起来很直接，但操作起来可能是最难的。对初学者来说，开始时最好不要选择这些病例。术者在后房人工晶状体眼和白内障摘出术后眼内操作时，内镜在虹膜后的移动空间很大。即使虹膜和晶状体前囊之间的间隙扩张得不够理想，但较重要的结构已被“推离”危险区，所以学习和操作都很容易。然而要想在有晶状体眼内安全而又有效地行内镜睫状体光凝，术者必须善于扩大手术空间以及熟悉内镜成像和光凝。

还有另外一个重要因素影响手术效果，最有经验的激光内镜医生也难以避免。在一些眼内，即使房水经切口流出后前房变浅，注射进去的黏弹剂还是会从切口流出。虹膜和晶状体之间的腔隙不能撑开，激光内镜就无法进入其中并进行光凝治疗。这种情况常发生在眼球虽开放但眼压还高的患者。要最大限度地避免其发生，最好在术前尽可能地降低眼压，如局部或全身应用降眼压药物，或机械性降眼压如压迫眼球。但对于不少患者，这种方法对于降低眼压是无效的，因为他们是无法降低眼压才接受手术的。在伴有大范围视野缺损的眼中，不提倡升高眼压，即使暂时性的也不行。因此，机械压迫眼球不是理想的选择。

面临这种情况，术者有几种选择，但都会使手术变得复杂。一种是做睫状体平坦部切口和行前段玻璃体切除。这个方法非常简单，几分钟就能完成而且不会损伤晶状体。这样做可显著降低眼压，而且也创造了把黏弹剂注入虹膜之后晶状体向后移的空间。如果操作适当，这个方法也不会增加手术的危险性。另一种方法或许不太能被接受，就是摘出晶状体，使手术变成联合术式。对那些有晶状体眼进行内镜睫状体光凝之前，最好事先就做术中解决玻璃体脱出问题的准备。

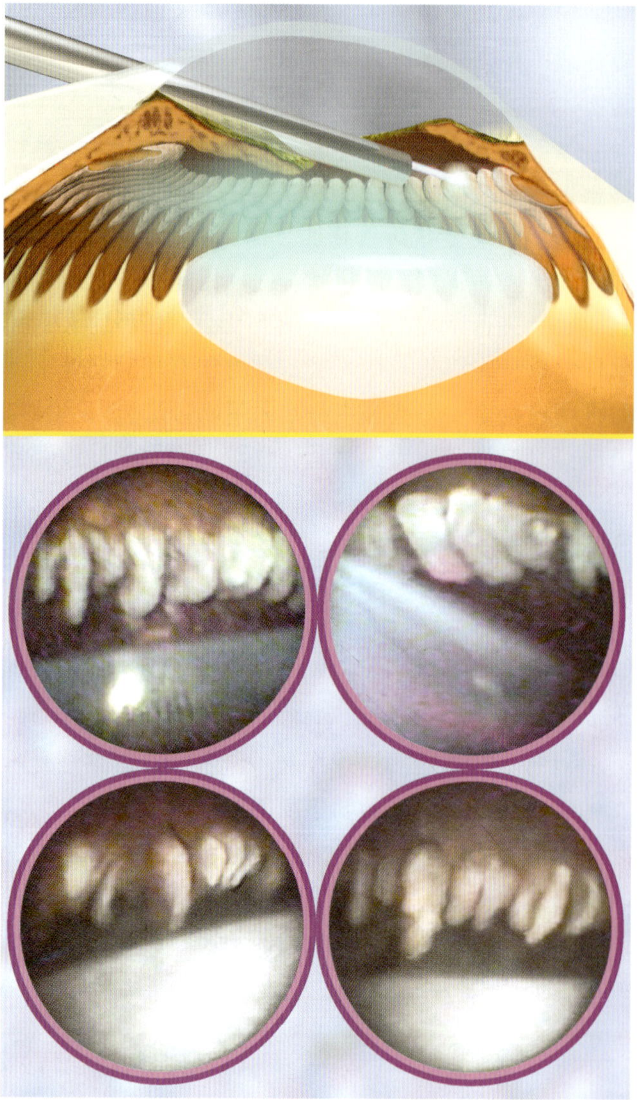

图5–19　有晶状体眼的角膜缘切口法。

除了眼内手术和内镜睫状体光凝术常见的一些并发症外，这种情况下还有其特有的并发症。当然任何内眼手术，比如小梁切除术和玻璃体切除术都会增加发生白内障的可能。大多数对内镜睫状体光凝术的研究表明：白内障的发生率大约为30%，这与有晶状体眼小梁切除术和玻璃体切除术后白内障的发生率接近。但内镜睫状体光凝术造成的白内障术后发生时间早，而后者多发生较晚。调节功能丧失是非常罕见的内镜睫状体光凝术并发症，但它会严重困扰患者，而且一般没有解决的方法。这种并发症似乎与过度光凝或睫状小带断裂无关。

前房人工晶状体眼

前房人工晶状体植入眼行内镜睫状体光凝治疗更简单。因为没有晶状体或植入的后房人工晶状体，所以不需要应用黏弹剂（虽然在前房人工晶状体和角膜之间应用少许可能有助于保护角膜内皮）。做一个前路法切口，插入激光内镜，通过瞳孔区达到合适的位置，即可开始睫状体光凝治疗（图 5–20）。

如前所述，大多数前房人工晶状体眼都已进行过复杂的白内障手术。虽然瞳孔区和后段可以比较干净，无碎片残留，但常常有晶状体皮质和囊的残留物覆盖在睫状体上，黏附在虹膜后表面，使内镜头部很难到达睫状突的位置。以往手术引起的组织向前收缩也增加了激光内镜到达睫状突部位进行光凝的难度，事实上，这种情况用弯头内镜可能更有价值，任何情况下，结合巩膜抵压通常都有效。

睫状突上残留的晶状体物质不能阻碍激光能量传递。有时激光到达有残留物覆盖的睫状突时，能量会有所衰减。提高激光能量、延长光凝时间、推近内镜与靶组织的距离或三种方法联合运用可以成功解决这个问题（图 5–21）。

如果大块高密度的晶状体残留物或纤维化的囊覆盖睫状突，即使采用上述方法也难以达到目的。术者可以选择移走这些障碍物，让它们暂时不阻挡激光能量的传递；或者干脆避开这个区域，移到另一部分睫状突的位置进行光凝。

一般情况下最好不要处理这些障碍物。它们可能牢靠地黏附在周围组织上，如果硬要去除，会造成意外的撕脱伤。有的障碍物上还有新生血管，去除时会发生严重的眼内出血，使本来简单的手术变得复杂。

从另外一个切口用其他器械小心地处理这些组织或用黏弹剂使这些组织移位是有效的（图 5–22）。特别是当出于特定原因，睫状突的一些特殊区域必须给予治疗时，这些方法尤其有用。

最后，谨慎是勇敢之本。改变原来的靶组织而选用邻近的可达到的睫状突是最好的选择。这样手术过程可能会延长，但风险和由于手术失误而造成的并发症发生率可降到最低。

眼科手术的一个基本原则是不要在有玻璃体存在时进行器械操作。任何动作造成的玻璃体牵引力都可能造成视网膜裂孔和脱离。如前所述，许多前房人工晶状体眼已经进行过复杂的白内障手术，且相当一部分做过前段玻璃体切除。如果虹膜后没有玻璃体，我们可以自由操作激光内镜，不必担心医源性视网膜病变。相反，如果虹膜后存在玻璃体，在内镜进入眼内之前必须先进行玻璃体切除。这一手术非常简单，从眼前段和平坦部切口均可完成。一旦切除了玻璃体，我们就可以无所顾忌地治疗睫状突。

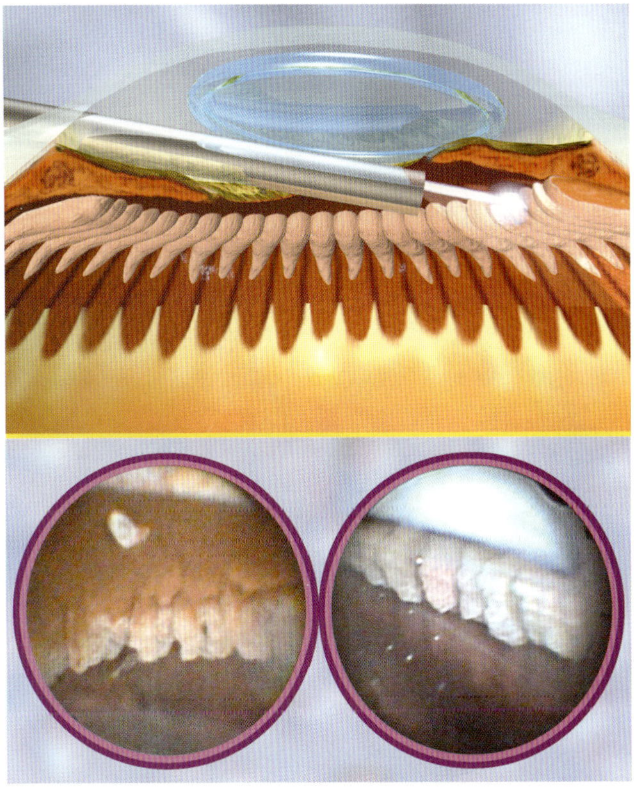

图5–20 前房人工晶状体前路法睫状突光凝，内镜头位于人工晶状体的后面。

前房人工晶状体眼进行内镜睫状体光凝的另一特点是术中可能出现低眼压，因为这种已经进行过晶状体和玻璃体切除的眼可看做一个单房结构，前后房的房水都可以通过前房的切口流出眼外，在进行光凝时眼球会发生塌陷。有趣的是，如果眼球软但没有发生塌陷，睫状突光凝就比较容易，有时通过一个切口就能光凝 180° 以上的睫状突。如果发生塌陷，就可能发生一系列严重的并发症，特别是眼内出血和浆液性脉络膜脱离。如果单房结构的眼发生塌陷，有几种方法可以解决这种问题（图 5–23）：将激光内镜套一个灌注套后再进眼内，可以迅速使眼球成形和维持眼内正常结构。眼压在很大程度上可以通过升高或降低平衡盐溶液灌注瓶控制，与之类似的方法是通过角膜缘切口放置一个前房维持器，同样灌注瓶的高度将决定

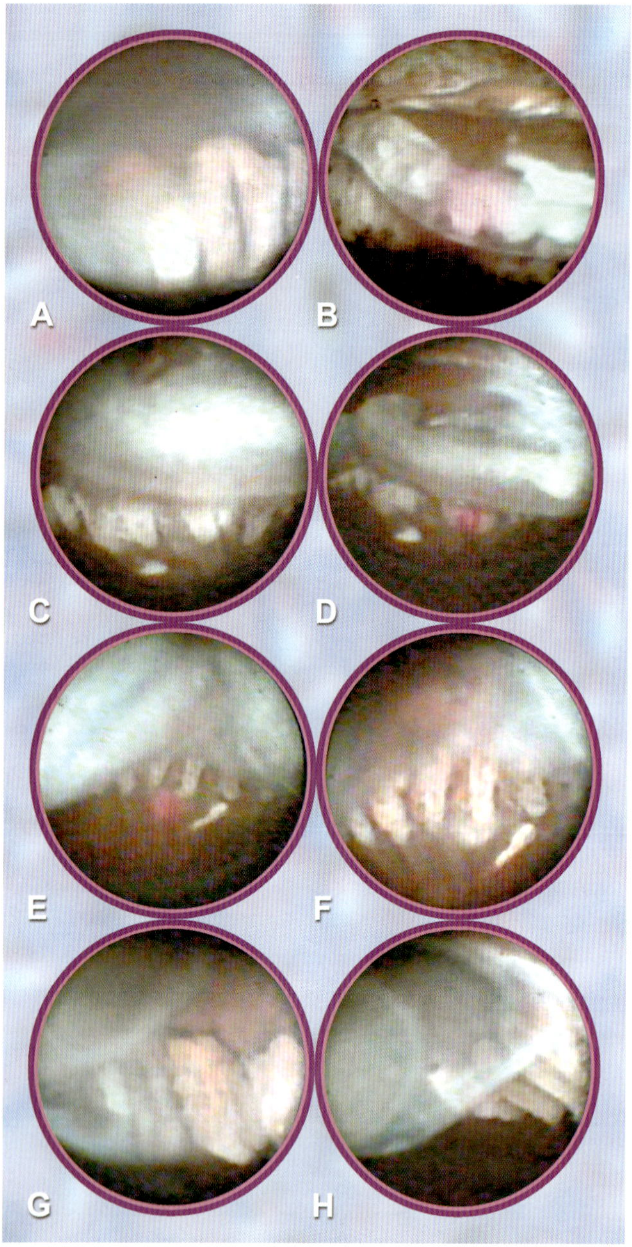

图5-21 内镜通过晶状体残留物进行睫状突光凝的不同病例。

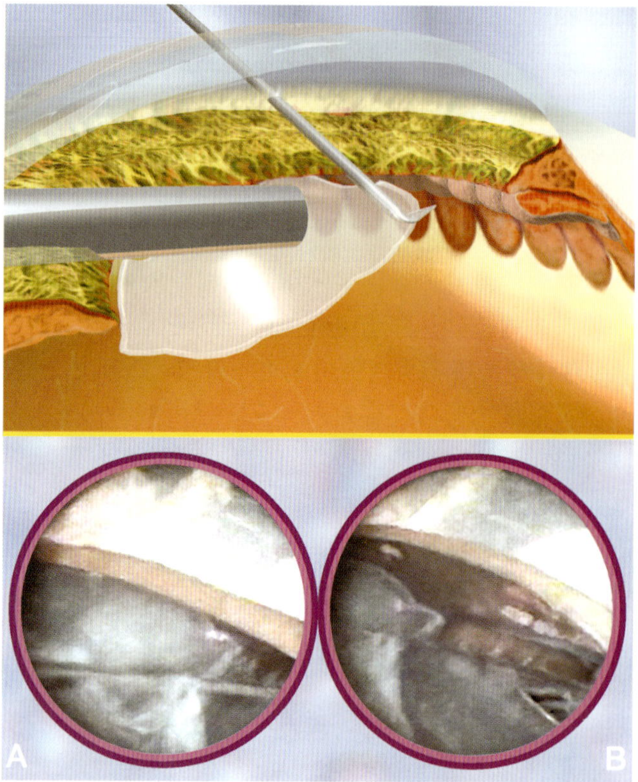

图5-22 用其他器械从睫状突的表面移走晶状体残留物。A.可视及的睫状突表面的障碍物。B.一些障碍物中心被金属器械推向后部，可视及睫状突表面。

眼压高低。这也是简单而有效的方法，能根据需要随时调整。另外一个办法是，从激光内镜入口或睫状体平坦部切口向前房注入平衡盐溶液，填充眼球。一个3ml或5ml的装有平衡盐溶液的注射器再配一个短的小号注射针头就能达到这个目的。这是一种快速解决眼球塌陷的方法。它唯一的缺点就是维持时间短，所以只有术者愿意重复此法或者低眼压发生在手术快要结束时才用。气体代替平衡盐溶液也可以起到同样的作用。它的一个优点是维持的时间长于平衡盐溶液。但另一方面，如果气泡破裂形成鱼卵样，就影响成像和光凝睫状突。手术结束后眼内气体不需要处理，几天后即可自行吸收，然而这几天患者会感到眼前有黑圈或水波纹，这要提前告诉患者。

无晶状体眼

治疗技术与特点近似前房人工晶状体眼。一般在透明角膜缘做一个宽的、扁平的前路法切口。因为没有要移位的晶状体，所以不需要黏弹剂。激光内镜通过瞳孔区进入并直接到达睫状沟，看清睫状突后就可进行光凝。这可能是目前描述中最直观、最简单的方

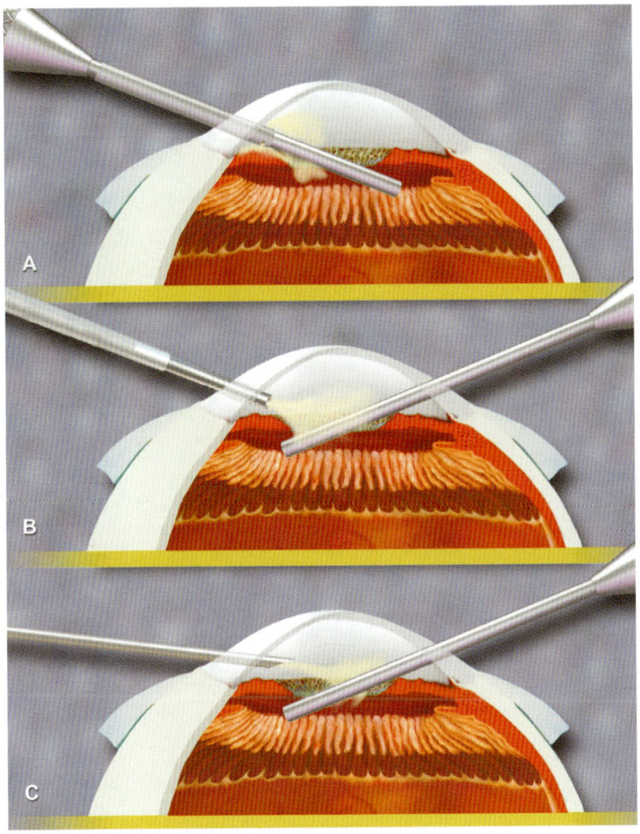

图5-23 前路法行内镜睫状体光凝时恢复和维持眼球形状的方法。A.给内镜装上套。B.通过角膜缘切口放入前房维持器。C.用注射器将平衡盐溶液注入前房。

法，实际上也确实如此。

设想一难治性无晶状体的青光眼患者，以前应用最大剂量的药物和滤过手术均未成功。通过一个或两个无缝线角膜切口，可在几分钟之内完成成功率很高的内镜睫状体光凝，术后护理简单且严重并发症的发生率低，效果可喜。然而，有时表象具有欺骗性。正如前房人工晶状体眼一样，许多无晶状体眼已经进行过复杂的白内障或玻璃体手术，激光内镜到达睫状突部位时可能会遇到许多解剖方面的障碍。医生最好能估计到这个问题并准备做几个切口。必须切除掉睫状体上的玻璃体。无晶状体眼通常是单房结构，房水从切口流出会造成术中低眼压，这要求术者提前准备好灌注管、前房维持器或注射器注入平衡盐溶液或空气来维持眼压。巩膜抵压联合内镜睫状体光凝是非常有用的，应用弯曲激光内镜也有利于睫状突光凝。

弯曲激光内镜和单切口内镜睫状体光凝

通常直激光内镜可以光凝约 180° 范围的睫状突，如果要扩大范围，至少需要两个穿刺口。如果术者喜欢单切口，用弯曲内镜（仅指光纤内镜）可以进行 300° 的光凝。一旦具有使用直内镜的经验，改用弯曲内镜则很简单。内镜进入眼内的方法基本同角巩膜剪，即向右侧进和向左侧进。尽管还有另外一个问题：由于成像导向装置固定在手柄部，且内镜的头端弯曲，术者不能通过转动内镜而取得合适的成像位置。但是，只需手术室助手简单地转动连接显示器的图像导向旋钮就可获得正确的方向，只是向左和向右必须分开调节。最简单的方法是从切口插入内镜并指向切口 180° 的部位，然后向一侧尽可能光凝直至接近切口，然后抽出内镜再以相反方向插入，以同样的方法进行对侧光凝。这种情况下，大约可以光凝 300° 范围的睫状突（图 5-24）。

这种水平方向操作弯曲内镜的方法有利于快速光凝大范围的睫状突。如果内镜从眼前段进入并转到垂直方向光凝，那么成像和光凝传递都是向上方的（图 5-25）。这是在无晶状体眼内从前路进行睫状突光凝最有用的方法。这种情况下，睫状突看起来像是向前方退缩，几乎到了虹膜后面。弯曲内镜向上方成像，有助于内镜到达睫状突并提高治疗效果。

后路手术法

通过睫状体平坦部切口到达睫状突时，术者必须知道睫状突实际上是在平坦部切口的上方，所以激光内镜及其他器械从切口进入后，必须向上倾斜才能到达靶组织。多数情况下，眼内器械在眼内是指向下方（后方），因此初操作起来感觉不习惯。另外，在有晶状体眼中不能运用此方法，因为晶状体的后面向后突出很多，移动内镜会损及晶状体，导致白内障（图 5-26）。所有的有晶状体眼都必须通过前段切口进行治疗。

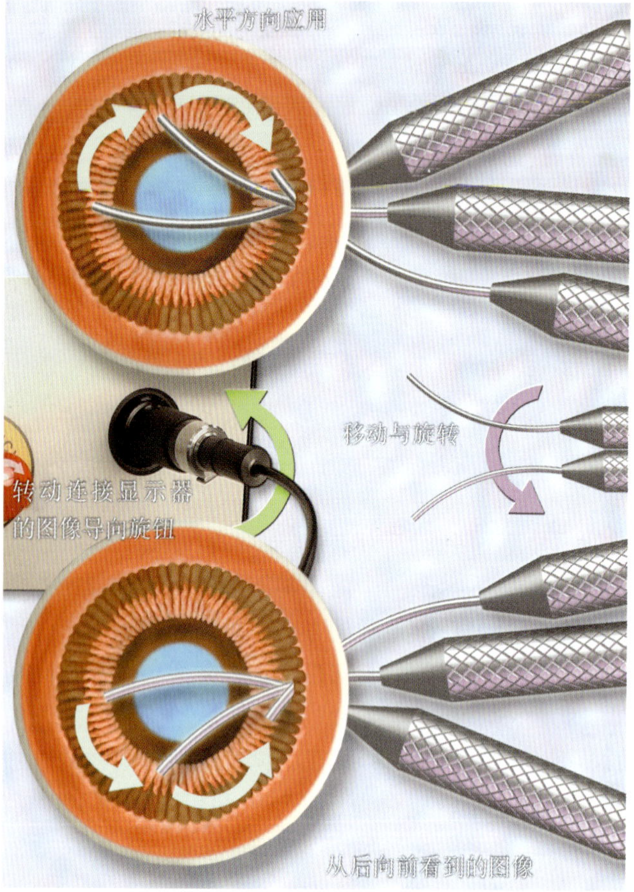

图5-24 以水平方向运用弯曲内镜可以看到300° 范围的睫状突。手术室助手必须转动图像连接显示器的旋钮(绿色箭头标示处)，以便看到合适的图像。

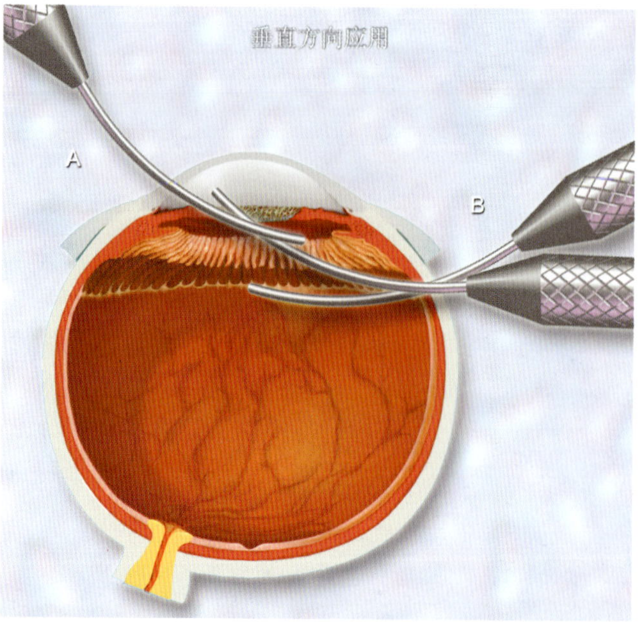

图5-25 以垂直方向运用弯曲内镜在无晶状体眼内观察睫状突。

前房人工晶状体眼

一旦前段玻璃体切除后，内镜很容易到达睫状突。激光内镜头部通过巩膜切口进入，向上斜行（图5-27)，当内镜头距睫状突 3 ~ 5mm 时即可进行光凝。通常通过一个巩膜切口可以完成 180° 范围光凝。若要扩大治疗范围，可以通过巩膜抵压或造成暂时的低眼压来完成。除了存在单房结构内眼手术通常会发生的危险外，这种内镜头进入方式容易实现。值得提出的是，一些难治性青光眼可以用此方法进行简单而有效的治疗。把内镜直接向前推，穿过瞳孔区也可到达前房，但要小心避免移动前房人工晶状体或将它推到角膜内皮上。

后房人工晶状体眼

对于后房人工晶状体眼，当足够多的玻璃体被切除后，内镜从睫状体平坦部的一个切口进入眼内，然后倾斜向前，经玻璃体腔到达对侧的睫状突。图像清晰后激光瞄准光照在睫状突上并可开始光凝。此种情况下不要害怕跨过中线，因为没有晶状体被损伤的顾虑。

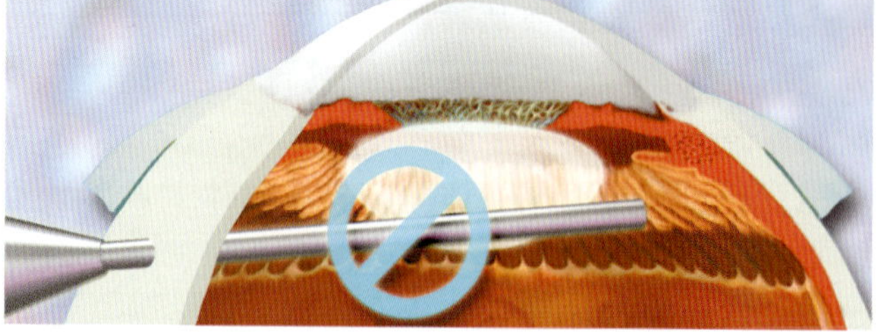

图5-26 激光内镜通过平坦部进入有晶状体眼内，显示移动内镜碰伤晶状体。为了避免这种并发症，有晶状体眼必须采用前路法。

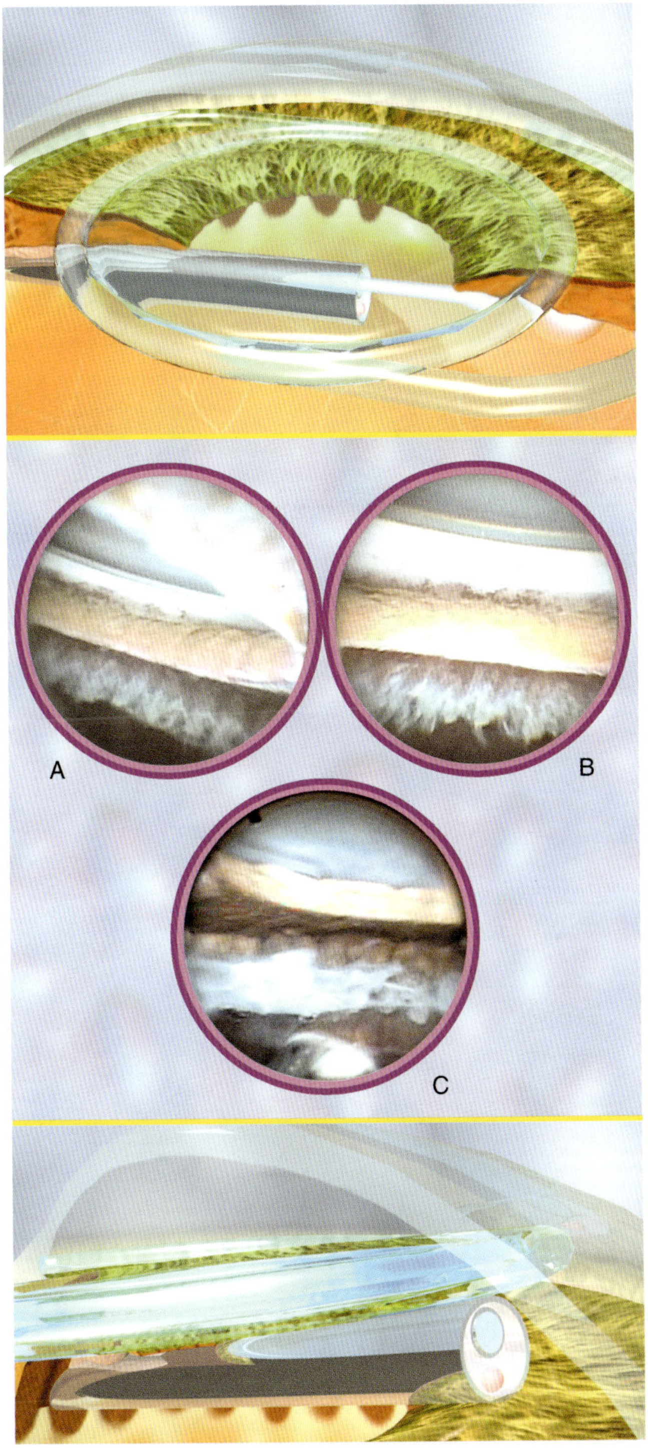

图5–27 经平坦部进入前房人工晶状体眼内的方法（后路法）。在前房人工晶状体存在的情况下内镜能通过瞳孔进入前房。A.通过瞳孔的图像。B.瞳孔区的图像。C.到虹膜后的图像。

在一些眼中，晶状体囊袋或人工晶状体复合体可能会影响术者直视或光凝睫状突。当囊袋内周围有环状的皮质残留时，影响尤为明显。尽管这种情况并不影响患者视力，但突出的囊袋周边却影响了术者对睫状突的观察。而且有趣的是，这种情况是常见的。要解决这个问题，可有如下选择：①另选择一个部位进行光凝。②改为前路法进行睫状突光凝，可用黏弹剂把障碍物向后推开。③后路法结合平坦部巩膜抵压（图5–28）。实践证明，最后一个方法对克服障碍物、成像和光凝睫状突是最有效的。最后必须明白，在这种情况下，是无法到达前房的。

无晶状体眼

进入在无晶状体眼内操作也很简单。玻璃体切除后内镜从巩膜切口进入眼内，直接前移到睫状突进行光凝（图 5–29）。但必须注意无晶状体眼通常已经进行过复杂的白内障手术或其他一系列眼内手术，增加了阻碍观察靶组织的可能性。处理方法有：选择睫状体的其他区域；改行前路法并用黏弹剂或另外的器械将障碍物推开；或用巩膜抵压法将目标移到更有利的位置。

内镜睫状体光凝中的激光应用

我们已经知道了直视下激光光凝睫状突的理论价值，理解了实施这种治疗所需的技能，具备了不同的晶状体解剖状态下到达靶组织的技术能力，下面的主要问题就是学习怎样获得理想的睫状体光凝效果，特别是我们必须弄清每个睫状突光凝的重点，确定在治疗区域内光凝多少睫状突。

组织反应

由于世界上大多数有关减少房水生成手术的报道主要集中在经巩膜途径，所以能帮助确定直视下如何恰当地光凝睫状突的史料很少。首例人眼内镜睫状体光凝手术[2]研究表明：用特定的810nm 二极管激光治疗新生血管性青光眼的参数与最终临床疗效有相关

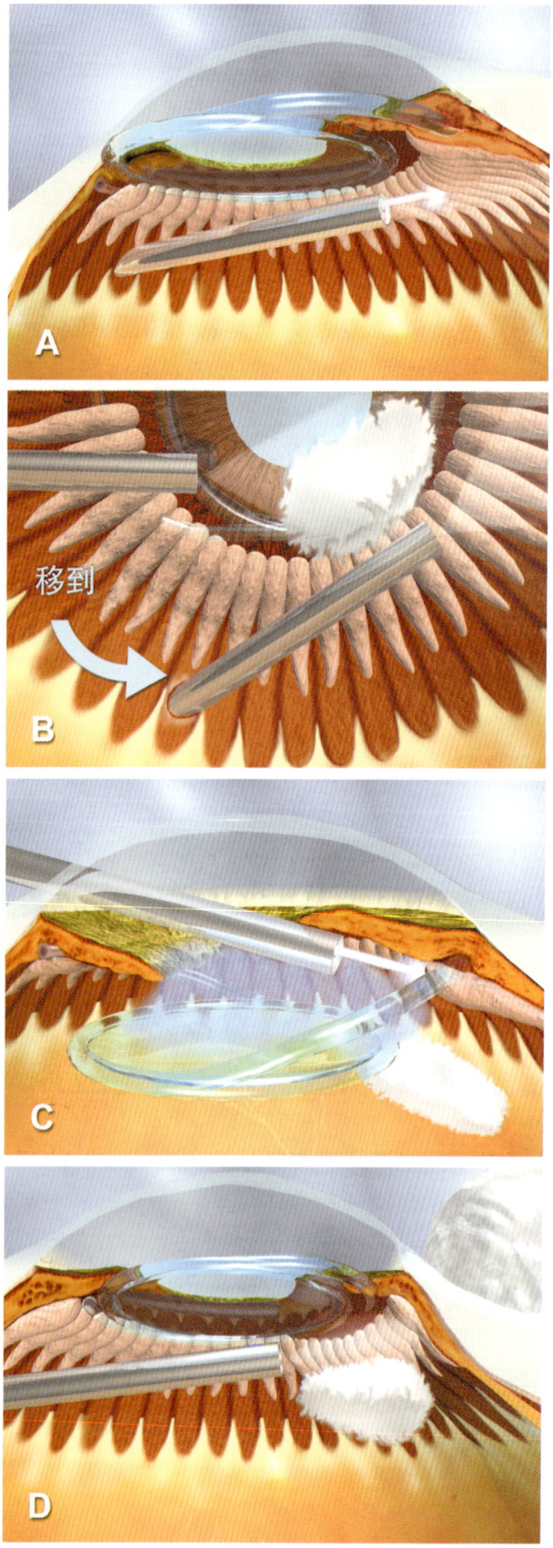

图5-28 A.后房人工晶状体眼的手术方法。B.常见的情况。如果存在残留皮质，选择之一：在平坦部改变切口的位置。C.选择之二：改为前路法。D.选择之三：加上巩膜抵压。

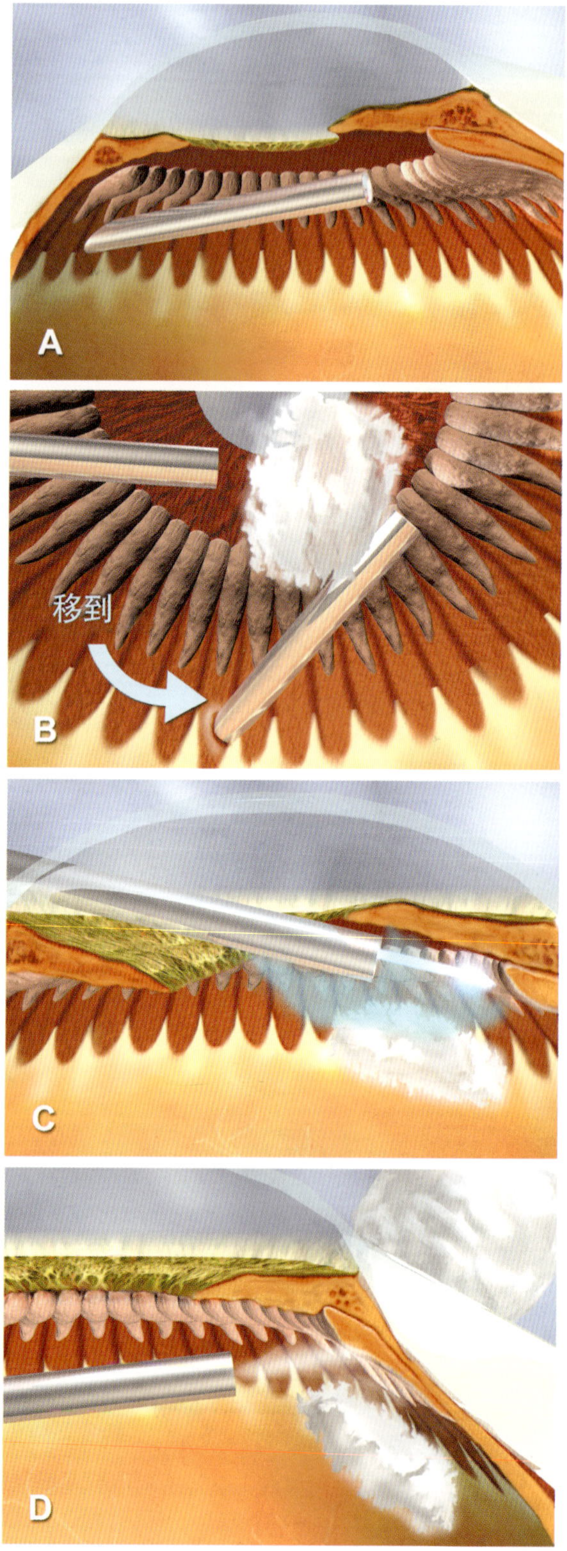

图5-29 A.无晶状体眼的平坦部手术法(后路法)。B.常见的情况。如果存在残留皮质，选择之一：改变切口的位置。C.选择之二：改为前路法和用黏弹剂或另外的器械移走障碍物。D.选择之三：加上巩膜抵压。

性。尽管它的治疗仍是一个难题，但对改变房水生成的手术反应“良好”。治疗量方面而非手术方式的改进可以广泛地适用于其他类型的青光眼手术。就其治疗的组织效果而言，治疗目标如表 5-2 所示。

激光能量强度

理解激光能量强度及如何使不同能量达到理想的治疗都很关键。组织水平的反应取决于三种因素的共同作用，它们共同构成了激光能量的强度：通过内镜传递的激光能量，激光传递持续的时间以及激光光源（即内镜头）与靶组织的距离（图 5-30）。改变任何一个参数都能不同程度地影响组织反应。例如，我们期望看到的效果是组织变白并收缩，如果激光能量和持续时间已设置好，但组织反应不足，医生可以增加激光的能量设置，增加激光持续时间和缩短激光到睫状突的距离，或者上述三种方法联合应用。相反，如果组织反应过强，医生可以降低激光的能量设置，缩短激光持续时间和增大激光到睫状突的距离。

激光能量设置

一般 810 nm 二极管激光的最初能量设置为 300 ～ 500 mW，这个参数可以根据需要调节。能量越高，组织反应越快；低能量要达到同样效果，就要求光凝持续时间长，激光头接近靶组织或二者合用。对于初学者，使用较低的能量和较长的光凝时间能够更好地控制组织反应。如果内镜的导光纤维衰减，激光连接器没有正确清理，屈光间质浑浊，或透过晶状体或其前囊残留物进行睫状突光凝，则激光能量就会削弱，治疗时应改变能量强度，如增加激光能量，延长持续时间或接近靶组织，可以解决这个问题。但几乎没有要求超过 1 000 mW 的能量的情况出现。

表 5-2 内镜下睫状突光凝的目标

■ 睫状突变白
■ 光凝整个睫状突表面以及其间的凹谷
■ 组织收缩
■ 治疗区域内睫状突组织连在一起

光凝时间

一般激光治疗中，击射时间短，通常为几分之一秒。可见光波长的激光（如氩激光或绿激光），医生在治疗后才可看到组织反应效果。虽然一般都没有问题，但如果能量过强，就会出现组织爆破、出血、色素脱失和疼痛。

内镜睫状体光凝采用一种新的激光能量传导模式，激光击射持续时间设定为连续的模式。这就是说，只要术者踩住脚踏，激光就会发射；如果松开脚踏，激光传递就会停止。这种功能为术者提供了显著的技术上的好处。试想 810 nm 激光是看不见的光，所以在光凝过程中，我们能通过观察组织反应持续地调整操作。应用一种长时间、低强度的光凝方法，术者可有效地控制组织反应。这在可见光不到 1 秒的击射过程中是不可能实现的。这种特性减少了过度治疗或治疗不足的可能性，并提高了手术成功率，减少了并发症。

激光头与睫状突的距离

通过裂隙灯传递系统光凝视网膜、虹膜和前房角时，靶组织基本在同一平面，光源与靶组织之间的距离相对稳定；而术者在眼内操作内镜时，这种稳定就不存在了。睫状体是一个环形结构，所以我们从一个位置移到另一个位置时，距离就发生了变化，内镜睫状体光凝治疗沿弧形进行而不是直线。当内镜头从进口处直接指向对侧的睫状突时，一定的激光参数可获得预期效果。但是，当激光内镜指向侧方时，睫状突的距离变近了，所以光凝效果出现更快、更强。处理这种变化的最简单方法是把内镜往回拉以改变工作距离。另一种方法是缩短光凝时间。如果光凝反应仍太强，降低激光能量就能解决这个问题。虽然这些操作看起来麻烦，但一旦医生有了经验，会在潜意识中进行调整。通过调节激光量的任意一个因素，可获得整个治疗范围内一致的组织反应效果。

切口的数量

现已证明，治疗青光眼时，不管是采用前路法

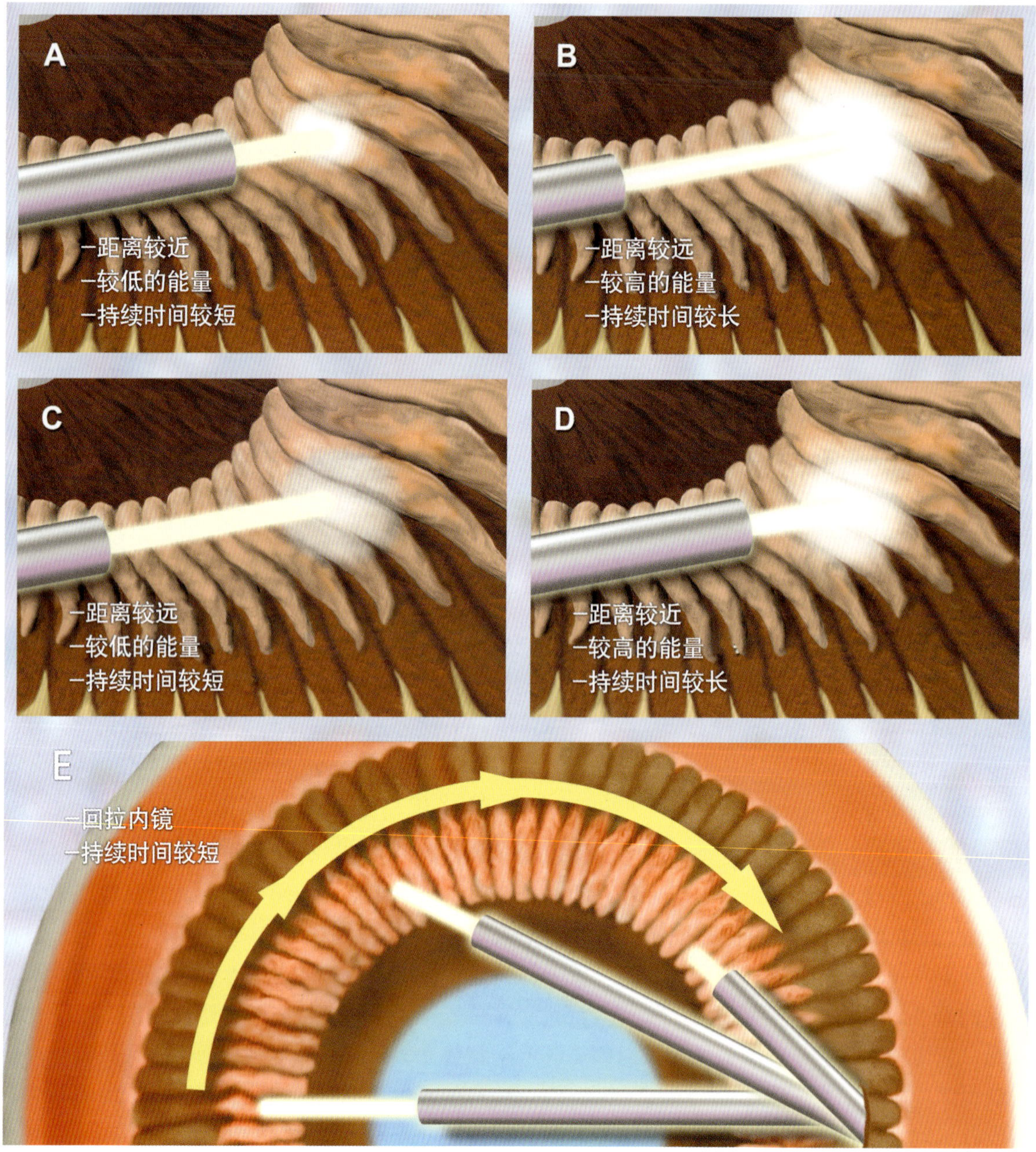

图5-30 激光能量设置，激光持续的时间和激光头与靶组织的距离具有决定激光能量强度的功能：A.较小的光斑。B.较大的光斑。C.低能量强度。D.高能量强度。

或后路法或二者联合，多个切口通常是有必要的。用直内镜，一个切口最大可以治疗180°范围的睫状突。如果需要扩大治疗的范围，需要在与第一个切口成90°～180°的位置再做第二个切口，这样就能治疗其他睫状突。切口的精确定位取决于多种因素，其中包括患眼的特殊结构和术者的喜好。如前所述，在复杂的情况下，需要做前部和后部多个切口，以便绕过有问题的结构到达足够多的睫状突，从而取得良好效果。

通过特定的切口，使用一些操作在某种程度上可以增大治疗范围。其中一个方法就是旋转激光内镜。当转动光纤内镜时，图像会倾斜，可能会使更多的睫状突被光凝。如果在治疗区域的两端这样做，可另外多光凝一个或两个钟点位的睫状突。另一个方法就是使眼球变软，低眼压可使睫状体塌陷，将增加相当多的睫状突进入视野。最后，经巩膜抵压睫状体，不仅可增加治疗范围，也轻度撑开了睫状突之间的间隙，可能会提高每个钟点位的光凝效率。

单个睫状突击射和多个睫状突扫射

一旦医生熟悉内镜成像、器械操作和激光传导后，有两种方法可用于影响治疗。一种方法是光凝所有的睫状突，每次击射一个，可以从上向下进行，当一个睫状突完全治疗后，再进行另一个。另一种方法是“扫射”组织，可以提高一点能量以补偿能量强度的变化，当激光内镜沿睫状体扫过时持续发射激光。采用这个方法，在几分钟之内，每个睫状突的重要部位都可以光凝，而且达到 180° 的范围（图 5–31）。通常需要重复扫射以覆盖睫状突绝大部分表面。这种方法看起来不如单个击射那么好控制，但二者的临床效果没有区别，根据医生爱好自己选择。

治疗的范围

治疗的范围是一个至关重要的问题，也是临床疗效的决定性因素。尽管关于经巩膜睫状突光凝的疗效有大量的文献报道，但在眼科内镜的应用中证明：如果把这些结果外推到内镜睫状体光凝，那么就会导致错误的结论。一项研究[3]表明，一些经巩膜睫状体光凝治疗失败后拟行进一步内镜睫状体光凝治疗的患眼，其睫状突破坏的实际范围远远小于术者的报道。虽然这将在以后详细讨论，但据报道有 20 名患者做 360° 范围的经巩膜睫状体光凝失败了，实际上，他们中没有一个光凝范围大于 120°，多数范围更小。有人争辩说，虽然这些失败了，但许多其他未被报道的成功了。这就使人们要问：我们究竟需要治疗多大范围？

回顾有关利用裂隙灯激光传递系统经瞳孔进行睫状体光凝的报道，它一般只能治疗光凝区内的一小部分睫状突组织，成功率很低[4~6]。

从这些研究中可以得出，如果对睫状突的实际光凝范围少于 120°，临床效果就不特别好。但是到底

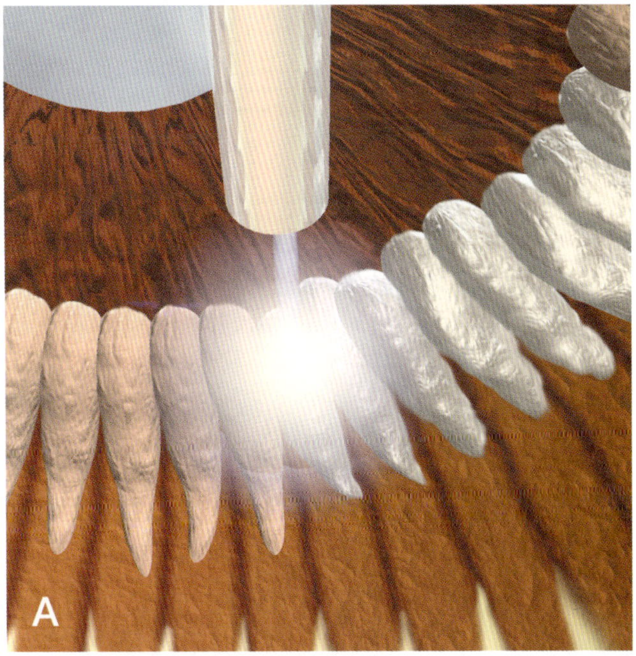

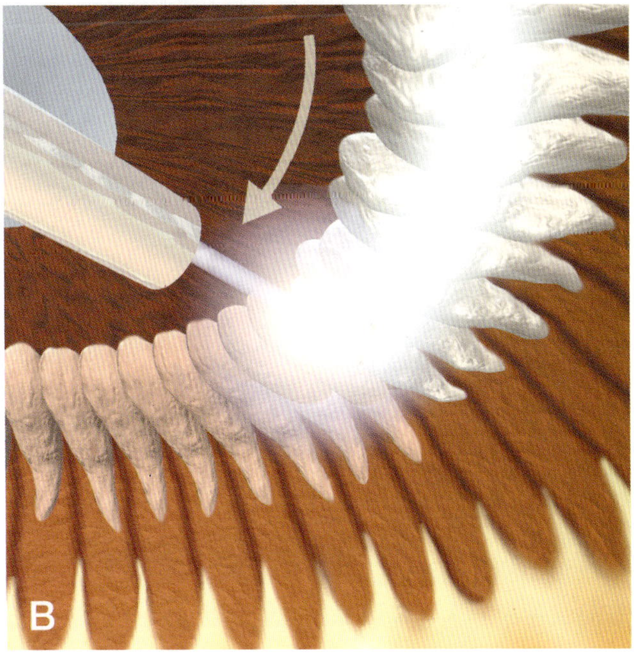

图5–31 治疗睫状突的两种方法。A.逐个睫状突完全激光光凝。B.用“扫射”技术一次光凝多个睫状突。

光凝多大的范围才会得到好的临床效果呢？理论上的推断是没有用的，因为对于每一个特定的眼，我们没有一个实际的测量房水生成的方法，只能测量房水的流出。解决办法就是逐渐增加治疗范围，并在术后监控其眼压情况及伴随的并发症。大多数早期治疗的患者有新生血管性青光眼，有些采用相对小范围的内镜

睫状体光凝（90° ~ 120°）就能取得较好的效果[2]。但这从另一方面误导了大家，因为“缺血”眼比“非缺血”眼对光凝的反应好。如果对相对“健康”的眼也用这样的治疗范围，结果常令人失望。毫无疑问，为了赢得显著的疗效，需要治疗数量更多的睫状突。虽然每种青光眼的发病机制均不同（我们将讨论这个问题），但为了取得较好的长期疗效，大多数眼需要180° ~ 360° 的治疗范围，少于这个范围一般疗效很小或没有什么临床疗效。

治疗的完全性

虽然我们的目的是完全光凝治疗范围内的每个睫状突，使其表面变白并收缩，但由于各种因素的影响，这实际上是不可能的。如果某个或一定范围内的睫状突有问题，更换位置比刻意在原位光凝好；大范围的不完全治疗也比为刻意追求完美而带来潜在并发症要好。如果再次手术，初学者会感到确实如此。内镜睫状体光凝过程中，人们可能认为所有的治疗参数都满意，但只有在接下来的手术中可发现很多睫状突的组成部分根本没有治疗。在很大程度上，完全光凝的组织总和决定了最终的眼压。例如，细心地进行 180° 范围的光凝与 360° 范围不完全的光凝其效果相似。一些医生更愿意选择后者。

失败滤过泡的内镜针刺术

有了内镜光凝方法，医生有机会从眼内查看并刺穿已封闭的失败滤过泡的内层，恢复滤过功能。这在有晶状体眼、人工晶状体眼或无晶状体眼前路法、无晶状体眼或前房人工晶状体眼后路法内镜光凝中都会碰到。直接将内镜头刺穿滤过泡内口的阻塞膜，重建房水外流到结膜下腔的通道（图 5–32）。也可在内镜上安装刀片，用它可以有效地处理此区域内的膜或粘连，重新开放滤过泡的内部通道。

内镜睫状体光凝应避免的情况

内镜睫状体光凝中很多应避免的情况已经讨论过，但还值得重复，现列于表 5–3 中。

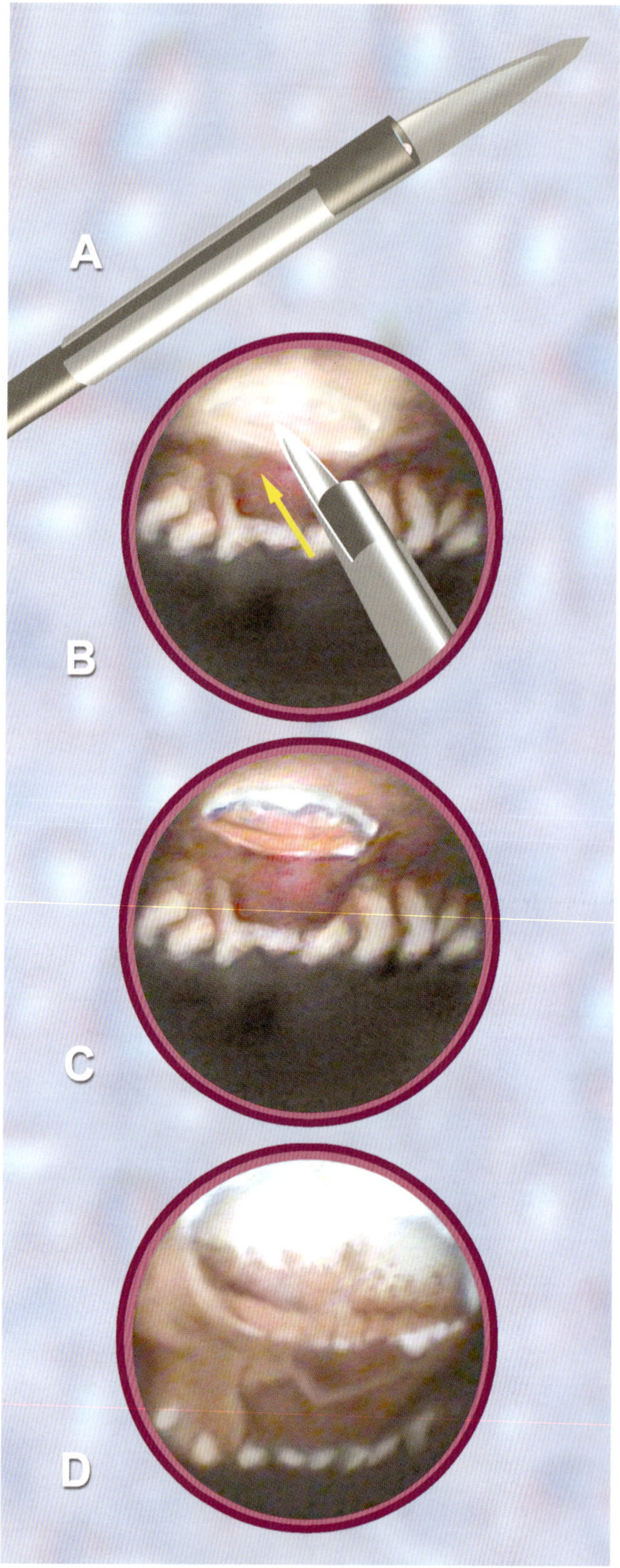

图5–32 内镜下针刺修复失效的滤过泡。A.内镜刀片。B.内镜刀划开滤过泡。C.内镜刀刺后开放的膜。D.滤过泡内口的放大图像。

组织爆破

组织爆破要特别提及。关于经巩膜睫状体光凝的文献都提到，组织爆破可作为理想的效果参考，至少表明激光治疗足够或达到阈值。这个观点很荒谬。当激光能量太强，引起气泡聚集时，就会发生组织爆破(图5−33)。还有另外一个错误的认识：组织爆破意味着睫状突部位组织已被光凝。组织爆破就是组织爆破，并不限定某种组织。第七章中有个试验，让术者在猪眼上实践内镜睫状体光凝和视网膜光凝，当明显提高激光能量时，不靠视觉而仅凭听觉和触觉来判断，就会明显感受到过度应用激光能量。在治疗过程中，如果重复多次出现这种情况，尤其是睫状体不在治疗范围内，其产生的并发症与经巩膜睫状体光凝相同，如出血、炎症、疼痛、囊样黄斑水肿和视力损失。如果避免组织爆破，这些并发症可以减少。

人体组织病理学与临床的联系

房水生成的组织病理学已经被研究得很透彻了。睫状突冷凝是破坏巩膜、睫状突和睫状上皮细胞。另外，由于操作的"盲目性"，睫状体的周围组织如虹膜和视网膜，也可能被一起破坏，邻近的神经和血管也可能被累及，形成炎症反应。细胞死亡有两种机制，一是细胞透明样变性、融解，另一是治疗区域微循环闭塞而引起组织缺血性坏死。

接触性或非接触性经巩膜睫状体光凝减少了细胞

表 5−3 内镜睫状体光凝需要避免的情况

- 绕开任何不能用黏弹剂分离的眼内组织，包括晶状体残留物和致密的虹膜晶状体囊粘连
- 避免经过任何眼内植入物进行光凝，如房水引流植入管或人工晶状体襻
- 避免机械压迫缝线固定的人工晶状体、半脱位晶状体或震颤的晶状体
- 避开新生血管组织
- 远离邻近功能性滤过泡的结膜组织
- 活动性葡萄膜炎禁用
- 避免组织爆破

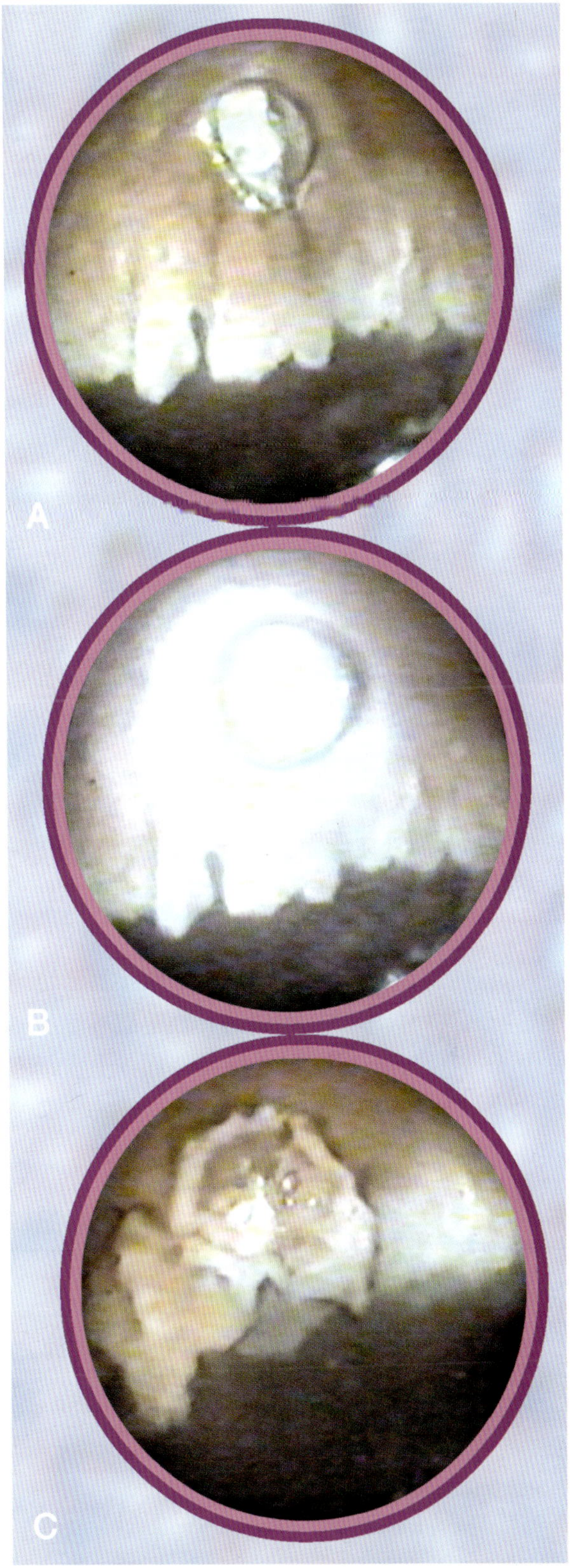

图5−33 内镜下激光过度击射的组织爆破的图像。A.早期气泡形成。B.由于蒸发的组织扩大到过度治疗区域，导致气泡扩大。C.激光爆破部位。

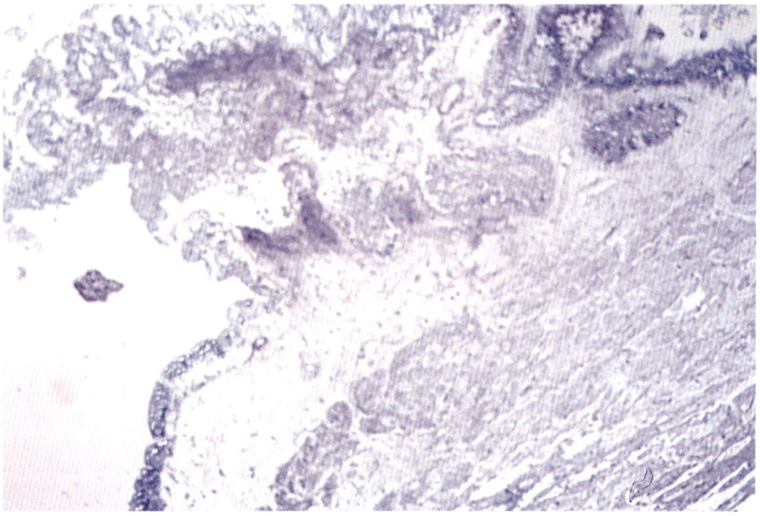

图5–34　内镜光凝组织病理学反应：可看到反应局限于睫状突上皮，而周围的组织未累及。

水平的紊乱，但仍然发生睫状上皮的凝固性坏死，轻者涉及睫状肌、少量巩膜。邻近的非睫状体组织如果在治疗区域也会有同样的反应。有人推测睫状体平坦部的光凝可能参与房水生成的减少。睫状体血管的破坏以及引起的慢性炎症反应也可能导致房水生成下降。已经证明增加葡萄膜巩膜外流也有助于术后眼压的下降。

人类对内镜睫状体光凝的组织病理学反应也研究得很透彻。这种技术被发现只选择性地破坏睫状体上皮（图 5–34），在治疗后的一段时间部分上皮细胞可以再生。睫状肌、巩膜、血管和神经则不会损伤。奇怪的是，尽管血 – 房水屏障被破坏了，却不会出现以细胞浸润为特征的炎症反应，因为激光光凝是在直视下进行的，对非房水产生组织的无意破坏在细胞水平上得到降低。

简单地说，内镜睫状体光凝与其他调节房水生成手术的区别在于：前者不是睫状体破坏手术，它高度选择性破坏产生房水的细胞，而且只针对上皮细胞（表 5–4）。

我们现在已经了解了内镜睫状体光凝的理论价

表 5–4　三种减少房水生成的主要手术对组织影响的比较

手术方式	细胞损伤				
	巩膜	肌肉	上皮细胞	邻近组织	治疗过度或不足
睫状体冷凝	+	+	+	+	+
经巩膜睫状体光凝（二极管激光或 Nd:YAG）	–	+	+	+	+
内镜睫状体光凝	–	–	+	–	–

值，也熟悉了在任何眼内情况下利用其实施有效治疗的方法和技巧。必须强调一点：内镜睫状体光凝可以在任何解剖条件下，对任何类型的青光眼有效而准确地控制组织反应。

这一特征是它的价值的实质。然而，没有任何手术技术可预期得到量化的临床效果。手术和疗效的分离现象是技术上成熟的抗青光眼手术最终被证明几乎无临床效果的原因。

（王卫群　张效房　译）

参考文献

1 Gayton JL.Traumatic aniridia during endoscopic laser cycloablation.*J Cataract Refract Surg*,1998,24:134~135

2 Uram M.Ophthalmic laser microendoscopy ciliary process ablation in the management of neovascular glaucoma.*Ophthalmology*,1992,99:1 823~1 828

3 Uram M.Endoscopic fluorescein angiography of the ciliary body in glaucoma management.*Ophthalmic Surg Lasers*,1996,27:174~178

4 Mochizuki M.Transpupillary cyclophotocoagulation in hemorrhagic glaucoma:a case report.*Jpn J Ophthalmol*,1975,19:191~198

5 Merritt JC.Transpupillary photocoagulation of the ciliary processes.*Ann Ophthalmol*,1976,8:325~328

6 Lee PF. Argon laser photocoagulation of the ciliary processes in cases of aphakic glaucoma.*Arch Ophthalmol*,1979,97:2 135~2 138

6

青光眼内镜睫状体光凝术：结果和并发症

在清楚地了解了对术眼进行内镜睫状体光凝的技术和各种操作后，我们应该进一步探讨在发病机制不同的各种青光眼中，内镜睫状体光凝术的结果和并发症。下面关于内镜睫状体光凝术后预期效果的介绍，可以作为对应用这种方法治疗的绝大部分患者进行术后处理的框架。

可靠性

通过内镜直视睫状体，直接观察每一次应用激光后的组织反应，术者可以按自己的意愿缓慢而又精确地控制激光释放。从组织反应上讲，内镜睫状体光凝是唯一一种治疗效果可以被术者高度控制的减少房水生成手术。这一优点不能被误解为该手术可以定量控制其临床效果。坦率地说，没有一种手术方式能够让术者衡量和控制青光眼手术的最终结果，我们能知道的是具有相似临床表现的患者对治疗效果的反应。从这一点上讲，我们最好去控制激光对组织的作用并且希望个体反应符合我们的预想。

术后处理

内镜睫状体光凝术与小梁切除术比较

对于眼科医生来说，小梁切除术的术后处理是最棘手的事情之一。我们知道小梁切除术本身仅仅是与自然伤口愈合过程的对抗开始，而最终的目标是要产生一个永久的房水引流区域，这就要求术后进行精心的随访。如果术后没有专业的跟踪处理，很多滤过手术将失败。

内镜睫状体光凝术的效应大不相同。治疗结束后，为获得良好治疗效果所需进行的术后处理很少。如果足够多的睫状体上皮被光凝，眼压将会降低；如果光凝不充分，就不会有理想的疗效。

采用内镜睫状体光凝术，我们不必过多考虑手术量和术后处理，这也许是很多医生不采用滤过手术的原因。

除了考虑手术后的常见问题（如出血、炎症、疼痛、眼压波动、感染等），青光眼手术前后还有一些相关的技术问题。表 6–1 比较了内镜睫状体光凝术与小梁切除术的不同。

表 6–1　围手术期相关技术问题：内镜睫状体光凝术与小梁切除术的比较

小梁切除术	内镜睫状体光凝术
手术中的抗代谢药物应用	均无
手术后的抗代谢药物应用	
巩膜瓣缝线的松解	
内瓣的调整	
拆除外部缝线	
巩膜瓣太小	
巩膜瓣太薄	
结膜瓣太小	
巩膜切除部位太靠后	
巩膜切除部位靠近巩膜瓣边缘的外界	
滤过泡失败	
玻璃体从巩膜切除处脱出	
巩膜切口处睫状突外露	
结膜的纽扣样孔	
结膜伤口漏	
浅前房	
晶状体与角膜接触	
脉络膜渗出	
低眼压性黄斑病变	
瞳孔阻滞	

处理常规

像大多数的内眼手术一样，青光眼光凝手术后其手术眼是要遮盖的，到第二天才打开。假如没有特殊情况，一般给患者应用睫状肌麻痹剂、抗生素和皮质类固醇。如果术后第二天的情况良好，一般在 1 ~ 2 周后让患者复查，复查时如果术后恢复仍保持良好，那么第三次的复查在术后 4 ~ 6 周。只要眼压在满意的范围内，超过 4 ~ 6 周后短期多次的复查是不需要的。当然，如果出现了一些并发症、眼压控制不理想和需要调整药物，多次的复查是必需的。术眼在术后应避免外伤和感染。一般不需要限制患者的活动。

眼压

如果对一组患者进行内镜睫状体光凝术并且随访数月，回顾性分析会显示：大多数患者在术后 2 ~ 8 周眼压达到稳定。随访数年，疗效不降低。因此，采

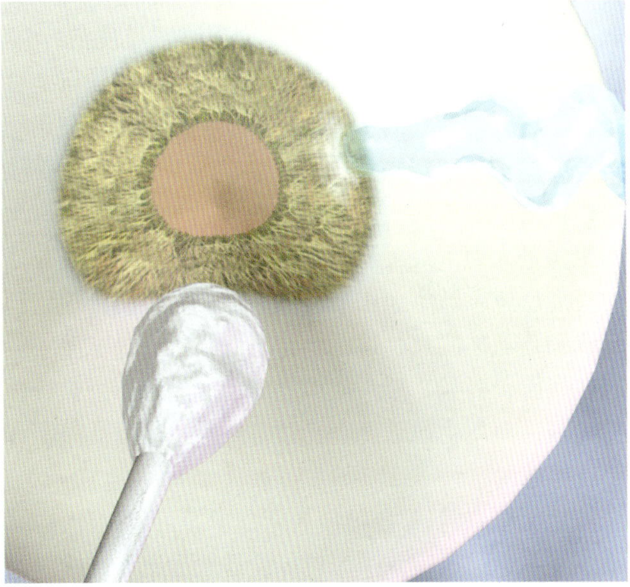

图6–1　术后通过手术时在透明角膜上所做的无缝线切口，可以使房水从前房流出。用棉签轻轻按压切口，可以迅速降低眼压。

用内镜睫状体光凝术，医生和患者可以在术后早期就知道手术的效果，而且，成功的效果会长期维持。

如果手术失败，也可以早期被发现并且采取进一步的治疗。内镜睫状体光凝术后 1 ～ 2 周的眼压值与预期的眼压值相关性很小；因此，术后 1 ～ 2 周的低眼压不必担心，这往往是由于睫状体休克造成的，常常在数天后自动恢复。

另一方面，如果术后出现明显的眼压升高则需引起重视，往往要应用局部或 / 和全身降眼压药物。另一种可以单独或联合应用药物的方法是房水引流。在内镜睫状体光凝术中，如果采取了透明角膜无缝线的切口，更可以考虑应用此法。用棉签轻轻按压切口的唇边，房水流出，眼压降低。如果需要可重复操作（图 6–1）。早期眼压的升高并不意味着手术的失败，术后立即出现的眼压升高是由于黏弹剂潴留在前房或睫状沟造成的，可以迅速应用药物或引流房水来处理。

总之，不同病因的青光眼通过内镜睫状体光凝术，90% 的眼压可以得到控制。这一令人惊奇的效果可能带来另一个没有预料到的并发症，就是长久的低眼压或眼球萎缩。因此，眼科医生不敢“过多”地光凝睫状体。通过反复试验证明：睫状体光凝术的治疗起始量为 180° 范围，而对于大多数患者，要得到满意而持久的手术效果要达到 270° ～ 360° 范围的睫状体光凝。试验证实：睫状体光凝术很难“过度治疗”；因此，除了很少情况下，低眼压或眼球萎缩的可能性可以忽略。以前我们认为这些并发症是由于对靶组织过分的损害而使房水生成减少造成的，这种想法可能是错误的，因为眼内图像显示的是：大量不产生房水的组织进入到了经巩膜睫状体光凝术的手术区域并产生炎症反应、脉络膜出血、眼前段血管损伤、睫状膜形成和睫状体脱离，这些也许是低眼压或眼球萎缩的潜在病因。而且，最常应用光凝治疗的是新生血管性青光眼，而新生血管性青光眼是最容易出现低眼压和眼球萎缩的。

手术结束时，眼压值应较低或中等（正常范围内），不能升高。通过房水引流可以容易地达到该目标。如果引流房水和把黏弹剂冲洗干净后仍不能使眼压降下来，这时应高度怀疑有脉络膜渗出和出血的可能。其处理方法将进行简短的讨论。

如果手术结束后眼球很软，在第一次复查前应停用所有术前应用的抗青光眼药物。复查时医生可以根据情况来决定是否重新应用部分或者全部术前药物。一般来说，如果眼压低于 10 mmHg 而且患者可以及时随诊（每周 1 次），则不必用药，可以在每次复查中决定是否重新用药。只要眼压在正常范围内，则不需要用药，如果眼压升高，则可应用药物治疗。

如果眼压在 10 ～ 19 mmHg，或者患者不能按时随诊，最好恢复所有的术前用药，同时在每一次的复查中调整用药情况。

应当提醒患者，术后 8 周是手术的恢复期，眼球正处在一个新的稳定状态。在这个阶段内，眼压是波动的，医生的责任在于控制眼压直至最终结果出现。

医生应该了解内镜睫状体光凝术后眼压的几种表现，这对于更有效地预测每只眼术后的个体反应非常有帮助。最理想的是术后眼压立即降低并且一直维持在低至正常的范围内（图 6–2），出现这种效果的可能原因是在稳定的前提下，内镜睫状体光凝术永久性地减少了房水生成和降低了房水流出障碍。在这种情况下，调整药物治疗是很简单的，而且可以告诉患者手术效果是成功和长久的。

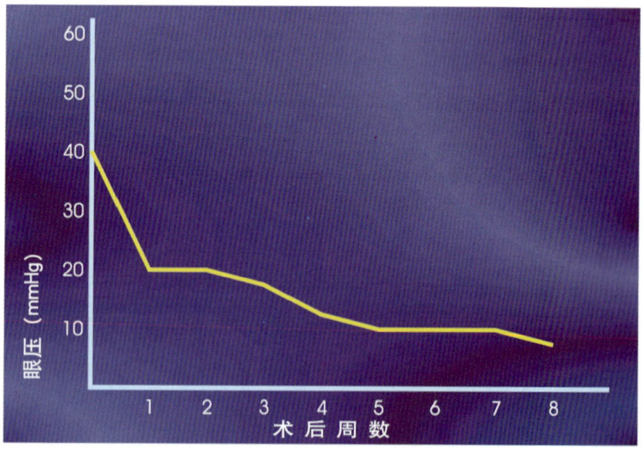

图6–2 内镜睫状体光凝术后眼压的变化。治疗后眼压立即降低并且一直维持在可接受的范围内。

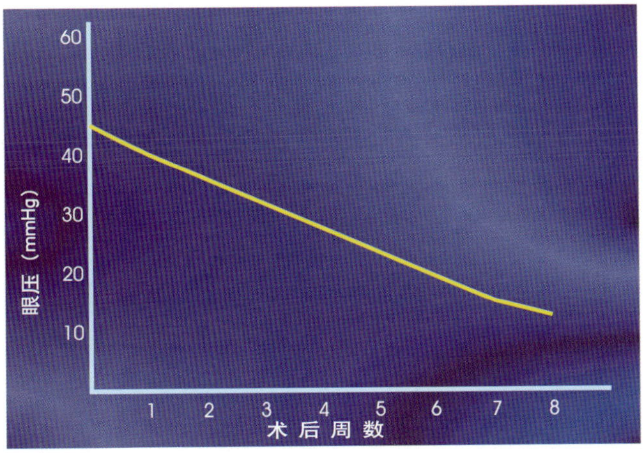

图6-3 内镜睫状体光凝术后眼压的变化。术后眼压缓慢但稳定地下降，最终达到一个稳定持久的可接受的范围。

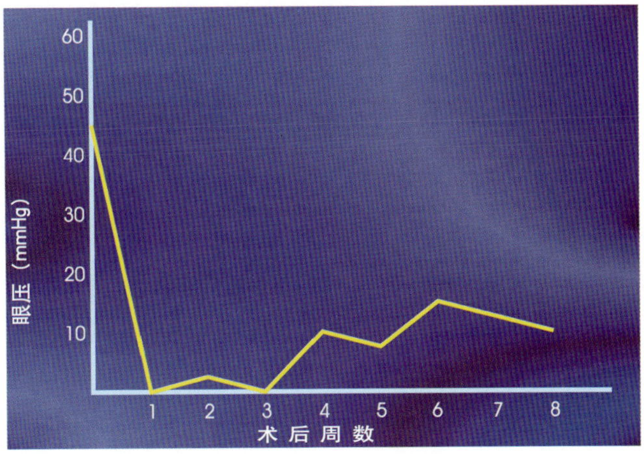

图6-5 眼压在术后早期降至最低点并维持在低眼压状态数周。这种表现是由于睫状体休克，房水生成停止造成的。这并不意味着永久的低眼压或眼球萎缩，在数周后会自行矫正。

第二种常见的情况是在术后8周内，眼压或多或少地缓慢下降（图6-3）。出现这种效果的原因可能是术后房水生成减少，而房水流出途径未改善。如果眼压持续下降，应该密切观察并应用药物使眼压持久维持稳定；总之，药物治疗由反应程度决定。一旦眼压达到稳定状态，可在该水平持续一段时期，因此，如果患眼眼压仍较高，应考虑做进一步的治疗。

另一个需要注意的眼压表现是术后眼压毫无规律地上下波动（图6-4）。只要波动的趋势是在可接受的范围，不必治疗，观察眼压变化直到眼压稳定。

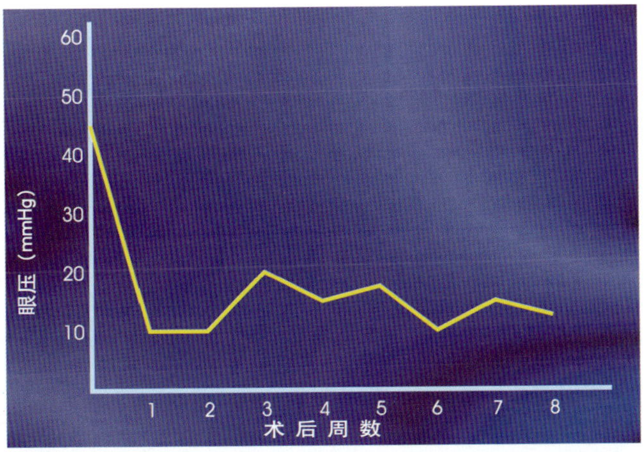

图6-4 内镜睫状体光凝术围手术期眼压的波动。只要眼压波动在可接受的范围，应密切观察病情。这种情况在一些难治性青光眼中可以见到，这种患者应在术后观察数月，以确定达到了治疗效果或者是否需要进一步的治疗。

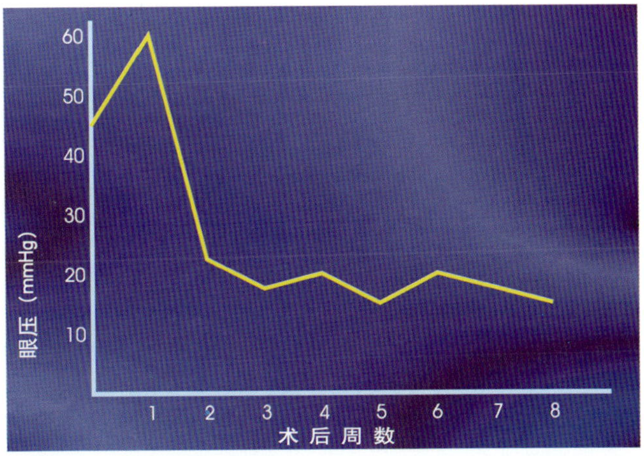

图6-6 术后眼压尖锋样上升一般是由于黏弹剂的潴留，这种情况会自行缓解，治疗是为了缓解疼痛和保护视神经。这不是手术失败的信号。

新生血管性青光眼术后早期尤其会出现眼压的波动，有时会维持在一个难以接受的高水平，这时不要试着去治疗，应该观察其眼压变化。一些患者在术后3～4个月才达到稳定的眼压水平，而非一般的2个月，虽然时间较长，但最终患者会得到一个成功的治疗效果。

一个比较麻烦的眼压表现是术后眼压立即降至最低点并一直维持低眼压状态数周（图6–5）。在外引流手术的患者可能会发生严重并发症，需要进行治疗以稳定眼压。对于内镜睫状体光凝术，术后眼压的这种变化可能原因是睫状体休克，常常能够自行缓解。这种情况下容易并发浆液性脉络膜渗出，但不需治疗，如果房水生成恢复，最终眼压会上升。甚至对于可能会发生眼球萎缩的病例，如新生血管性青光眼，经几周到几个月的低眼压而形成永久的眼球萎缩的可能性还是很小的。这种现象并非术后早期并发症。

术后眼压升高也不是手术失败的信号，术后眼压尖锋样上升一般是由于黏弹剂的潴留（图6–6）。这种情况几天后会得到改善。但是如果眼压相当高或术前已存在视野缺损并有继续损害的危险，应立即治疗。增高的眼压使患者感到疼痛，需要从角膜切口放出房水并联合药物治疗。

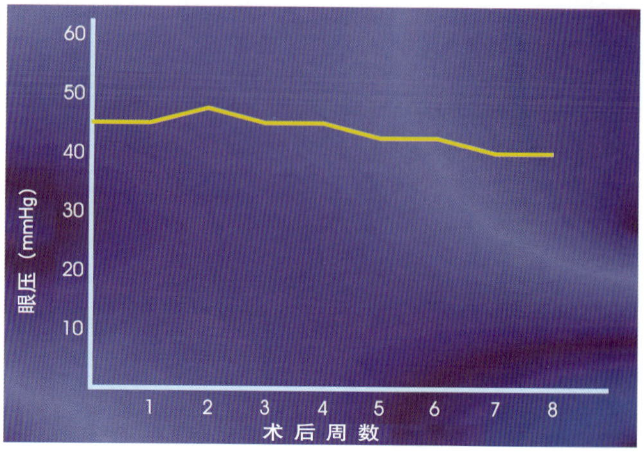

图6–8 手术失败的第一种表现：眼压徘徊在术前水平。这预示着内镜睫状体光凝术的失败，当这种表现更明显时，必须考虑再次手术治疗。

引起这种表现的其他常见原因是脉络膜出血和浆液性脉络膜渗出。术后眼压突然上升并维持一段时间，直到下一次手术才会缓解（图6–7）。这种情况即使可以自行缓解或者通过再次手术矫正，最终仍可能导致治疗失败或视力丧失。

有三种眼压变化肯定预示着手术失败：一是眼

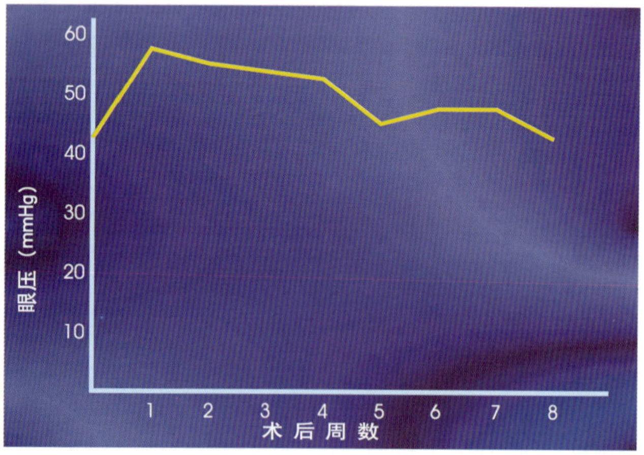

图6–7 术后眼压突然上升并维持一段时间是由于浆液性或血性的脉络膜渗出。需要局部用药或者手术治疗。尽管采取积极的治疗，但仍会预后不良。

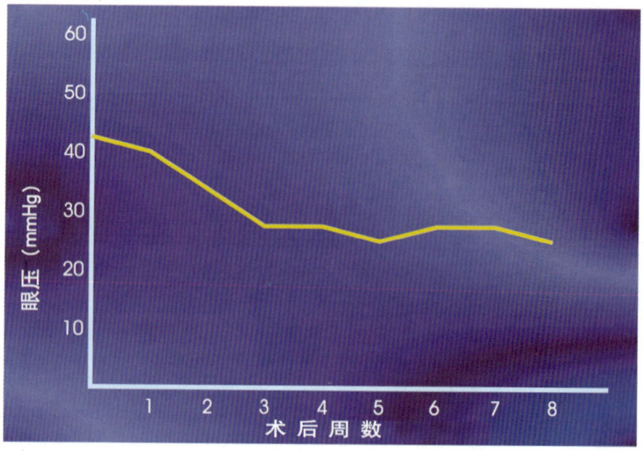

图6–9 手术失败的第二种表现：术后几周眼压下降，但不能降到理想的水平，并维持这一水平。这是术后一种新的平衡状态，这种情况唯一的治疗方法是再次行睫状体光凝术。

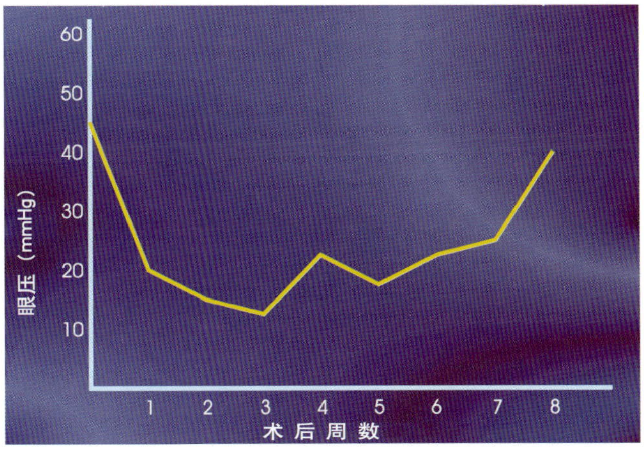

图6–10　手术失败的第三种表现：术后几天或几个月眼压好像反应良好，但随即恶化，眼压上升，需再次手术治疗。

压未受手术的影响，仍徘徊在术前水平甚至更高（图6–8）。可能的原因是对睫状体上皮的破坏不足，常在手术后第1～2个月表现明显，需再次手术治疗。

第二种失败的表现是术后几周眼压下降，但不能降到理想的水平（图6–9）。这是由于光凝的睫状突数量不足，需要进行第二次光凝术以达到理想效果。

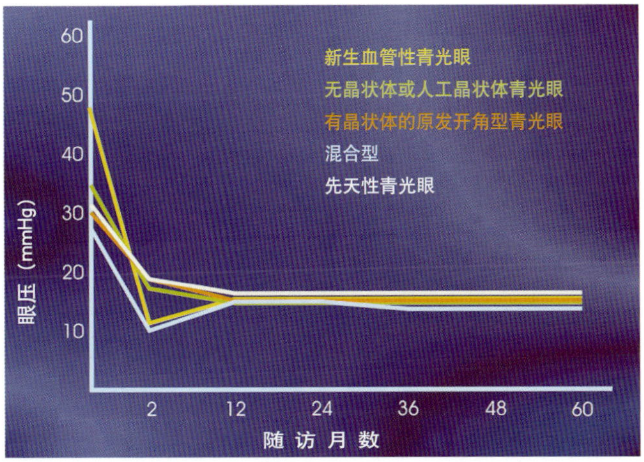

图6–11　不同发病机制的青光眼患者对内镜睫状体光凝术后的眼压反应。尽管眼压原发性上升的发病机制不同，但对光凝的反应是相似的：术后早期眼压下降并长期维持，无晚期的下降反应。

第三种表现更糟糕：术后早期眼压好像反应良好，但忽然或者缓慢地上升到难以接受的水平（图6–10），这预示着手术失败。早期眼压下降的原因可能是睫状体休克，之后房水生成更多，眼压升高。另一个原因是睫状体光凝术已经完全抑制了房水生成，但房水流出障碍加重逆转了早期低眼压趋势。这并不奇怪：如新生血管性青光眼，眼压很高，但只有一部分前房角损伤，如果在这时较早地进行睫状体光凝术，新生的毛细血管会进一步堵塞前房角，从而使本来应该成功的手术失败。这种情况发生在术后几周到几个月，需再次手术。

347例内镜睫状体光凝术，术前按发病机制不同分组，术后对几组患者的眼压进行一段时间的观察，发现了几个特点（图6–11），首要的就是术后眼压的反应与发病机制无关，这是与其他手术方式不同的地方。

大多数青光眼对内镜睫状体光凝术的反应是相似的：术后早期眼压下降并长期维持，无晚期的下降反应。这是一个独特且令人惊奇的结果。这充分证明：房水生成的过程并不受眼前段结构影响，而眼前段的结构异常却导致滤过的失败。因此，术者认为：应用内镜睫状体光凝术的难题不是青光眼的发病机制，而是睫状突附近特异的眼球解剖障碍。

药物治疗

前面已经提到过，内镜睫状体光凝术后，应根据眼压的情况调整用药。许多有关内镜睫状体光凝术的报道显示：术后局部或全身应用药物的量会减少，这在意料之中。药物的作用程度与青光眼的发病机制有一些相关，新生血管性青光眼术后需要长期局部或全身药物治疗的最少，而先天性青光眼则不然。一项研究显示：大约75%的患者术前全身应用碳酸酐酶抑制剂，术后只有10%需要继续用药（表6–2）。

视野损失

手术能够直接控制的只有眼压。应该知道降低眼压与阻止视野缺损之间的差别。患者和医生都应该清楚，控制眼压只是治疗的一个方面，“成功”地控制

表 6–2 内镜睫状体光凝术：术前和术后的用药情况

	局部		碳酸酐酶抑制剂	
疾病	术前	术后	术前	术后
新生血管性青光眼	3.6	0.8	74.1	9.1
无晶状体或人工晶状体青光眼	3.1	1.4	78.7	10.2
混合型	1.9	0.7	65.0	10.0
有晶状体的原发开角型青光眼	2.4	1.1	73.2	16.1
先天性青光眼	1.7	1.5	88.0	27.7

眼压常常但不总是能够阻止视野的损失。

接受青光眼手术的患者有两个出现视野损失的时间：一个是围手术期，与手术相关的病症如眼压迅速升高和脉络膜出血，如果眼压不能得到及时控制，有时会使病情严重的患者出现视野缺损；另一个是随着时间的发展，尽管是控制良好的眼压也会使视野受损，这与青光眼难以捉摸的更微妙的特性有关。

无论如何，围手术期视野进行性损害是不常见的，也是不可预测的。另一方面，在眼压控制良好的患者中，有超过 10% 的患者随着时间的延长而出现进行性的视野缺损。新生血管性青光眼是一个例外，大约 20% 眼压控制良好的新生血管性青光眼患者仍会出现视野缺损直到失明。这种现象提示我们，除了眼压，还有其他因素会影响视力，如视网膜或视神经缺血。

视力损害

在围手术期有许多原因使视力进一步受损，其中很多原因是自限性的。重要的是医生在手术当中应询问患者的视力情况，尤其是在较好的那只眼手术时。暂时的角膜水肿、后弹力膜的皱褶、前房出血、虹膜炎和玻璃体积血可以在术后中短期消退，因此内镜睫状体光凝术后视力下降不应该长期不恢复。

囊样黄斑水肿

任何内眼手术都会激发轻微的眼内炎症、近黄斑区的毛细血管渗漏从而导致囊样黄斑水肿。白内障术后囊样黄斑水肿的远期发生率是 2%。无论水肿是短期或是长期，它引起的视力下降对患者和术者来说都是一个难题。经巩膜睫状体光凝术易激发囊样黄斑水肿是出了名的，它导致 40% ~ 50% 的治疗眼视力受损。事实上，导致视力受损的倾向是该术式在青光眼治疗中得不到广泛应用的主要原因。只有当中心视力已经丧失且难以治疗时，才用该方法治疗。

这是最初内镜睫状体光凝术令人惊奇的一个方面。人们很自然地认为，既然经巩膜睫状体光凝术导致囊样黄斑水肿和视力损失如此普通，那么内镜睫状体光凝术也会导致相同的后果。事实并非如此。在大样本研究中，内镜睫状体光凝术后囊样黄斑水肿的发生率是 2%，小样本研究中未发现囊样黄斑水肿。睫状体光凝术后组织病理学也支持了这一事实。研究者认为睫状体光凝术并不引起炎症性细胞反应，后者是前列腺素合成的介质，也是发生囊样黄斑水肿的根源。与其他手术相比，睫状体光凝术后囊样黄斑水肿及其引起的视力受损的发生率并不高。这一结果增加了内镜睫状体光凝术作为中心视力良好的青光眼治疗方法的可能性。

从治疗的观点看，囊样黄斑水肿是难治的。大多数时间，医生的治疗选择是靠它自发地消退。白内障术后随访，囊样黄斑水肿的发生率达到 77%，但在术后的第二个月降到 2%，这就是为什么不治疗也会有好效果的原因。治疗慢性囊样黄斑水肿更麻烦，局部和眼周应用皮质类固醇与局部和全身应用非激素抗炎药都一样，效果不大。有人声称应用碳酸酐酶抑制剂的效果很好，但绝大多数的眼科医生认为这种努力并不奏效。

有一定效果的治疗方法是以一种特殊的方式全身应用皮质类固醇：强的松的起始治疗量为每天 40 ~ 60mg，饭后顿服或者分开服用，持续 2 周，如果主觉视力或临床表现不改善，治疗是无效果的，不要再继续治疗。如果患者的主觉视力和临床表现有所好转，减低用药量再维持 2 周，只要在每次为期 2 周的治疗中病情有所改善都应该继续治疗。一般的疗程为 6 ~ 8 周。一旦病情的好转达到了一个平台，应用 2 周小剂量的强的松（如 5mg）后停药。这样做的原因是有些患者在第一或第二疗程停药后发生了反跳。如果患者刚开始治疗有效，而后又无效，则需要增加剂量看是否能够再次有效。这种治疗的关键在于应用足量和长期的皮质类固醇来减少引起囊样黄斑水肿的生化刺激。

如果上述的治疗无效，剩下的唯一方法是平坦部玻璃体切除。这个方法对于有眼前段解剖结构紊乱，如玻璃体嵌顿在伤口或者虹膜玻璃体粘连、晶状体囊玻璃体粘连的患者有帮助。矫正这些结构紊乱比较简单而且有一定的治疗效果。如果眼球是安静的而且没有明显的解剖紊乱，则玻璃体切除的意义不大，并且在这种情况下也预后不良。

出血

同其他的内眼手术一样，内镜睫状体光凝术常发生出血。出血可发生在眼前段或后段，发生率在 3% ~ 10%。一般来说，出血不多时可以自然吸收，不需要手术治疗。最容易出血的部位在切口处、内镜操作造成的眼组织损伤处和睫状突过度光凝导致组织爆破部位。无论是否做内镜睫状体光凝术，新生血管性青光眼术后都容易发生出血。新生血管性青光眼内镜睫状体光凝后的前房出血很常见，这可能是由于在有异常血管且管壁非常薄处进行机械操作所引起。

与出血有关的最令人烦恼的是视力的下降或丧失。广泛的前房出血和玻璃体出血，即使是短暂的，也会使视力明显下降。术前，尤其是对较好的眼手术前，对患者讲明这种潜在的危险是很重要的。

如果术后一段时间眼内出血不吸收，必须再次手术。由于眼球的自身修复能力，即使是再次手术，效果也会比较满意。

炎症

对于减少房水生成手术，最大的问题之一是它们会引起眼前后段的炎症倾向。继之，会有一系列的问题产生并导致手术失败、不能保持患者原来的状态和一些不愉快的事情。经巩膜睫状体光凝术是一种难以控制的粗暴的减少房水生成的方法，因此应用时需要考虑。内镜睫状体光凝术引起炎症的可能性较小，但是，即使是能够精确控制的方法，只要有烧灼的过程，就会有引起炎症的可能性。虽然内镜睫状体光凝术破坏了血 – 房水屏障，但病理组织学显示没有炎症反应，临床上表现为裂隙灯下明显的房水闪光，而房水中却没有细胞。

表 6–3　内镜睫状体光凝术后引起炎症的主要原因

- 过强的内镜睫状体光凝
- 内镜操作引起眼组织机械性损伤
- 存在炎症易感性
- 内镜消毒残留的有毒物质

内镜睫状体光凝术后有几种情况容易诱发炎症反应，最常见的原因是过高强度的光凝引起虹膜炎。局部应用睫状肌麻痹剂和皮质类固醇可以治疗，发生中到重度的炎症反应而需要全身应用皮质类固醇的可能性不大。

另一个引起炎症反应的情况是光凝操作对眼球组织造成的机械损伤，尤其是眼部条件差而不易操作的时候。一般炎症反应轻微，局部应用皮质类固醇效果较好。

无论你技术多么熟练，操作多么精细，有些眼球还是有发生炎症的可能性。葡萄膜炎性青光眼、显著的葡萄膜炎病史、儿童都是高危因素。因此，有活动性炎症时最好不要手术，而应该先最大限度地控制炎症。不管怎样，都要在术前和术后考虑局部或全身应用皮质类固醇。

第三个原因是内镜的消毒。现在还没有可以高压消毒的眼科内镜，只有化学浸泡、冲洗或气体消毒的眼科内镜。目前还没有因上述方法消毒不好而导致内镜睫状体光凝术后感染性眼内炎的报道，但术者应保证内镜内没有残存的消毒物质进入眼内。这很容易做到，术者把内镜头部用湿纱布擦拭即可。如果这些消毒物质没有被完全清洗，就会导致严重的、难以控制的炎症。表 6–3 列出了内镜睫状体光凝术后引起炎症的原因。

当炎症局限在眼前段时，局部应用睫状肌麻痹剂和皮质类固醇，然后根据眼部情况调整用药，这类炎症对局部用药反应良好。内镜睫状体光凝术一般不会引起严重的炎症。如果发生了眼后段的炎症，单独局部用药效果不好。一些医生喜欢眼周注射皮质类固醇，但全身应用皮质类固醇效果会更好，并可根据情况调整剂量。强的松 60 mg/ 天，顿服或分次口服，1 周后调整药量。糖尿病患者如要应用皮质类固醇，应注意血糖的水平并告知其内科医生。皮质类固醇要逐渐减量，维持时间共数周。皮质类固醇对大多数炎症，甚至是严重的炎症，治疗效果都较好。

对于术后特殊的炎症，眼内注射皮质类固醇对治疗很有帮助，一般是手术结束时，0.1 ~ 0.5 ml 的地塞米松通过手术切口注射到眼内。这种治疗对控制炎症很有效，尤其是对术后经常有炎症倾向的青少年型青光眼疗效显著。

如果经过上述治疗炎症仍然难以控制，就应该考虑炎症的病因为感染性并采用眼内注射抗生素、玻璃体切除和全身用药。目前尚无内镜睫状体光凝术后出现感染性眼内炎等严重并发症的报道。

疼痛

内镜睫状体光凝术后出现疼痛者不常见，因此，如果术后疼痛，术者应考虑有其他原因，如眼压的波动、脉络膜出血和严重的炎症。炎症的诱发因素和术后眼压升高的病因是相联系的，它们与疼痛都有关系。局部应用睫状肌麻痹剂和皮质类固醇对炎症引起的疼痛治疗效果肯定，以前所述的控制眼压波动的方法也同样适用；如果效果不好，并排除其他病因，可以加用麻醉剂和麻醉止疼剂。需要注意的是，内镜睫状体光凝术后出现疼痛甚为少见，因此，术后一旦出现疼痛，术者应考虑有其他因素的存在。

浆液性脉络膜渗出

任何方式的青光眼手术后，令术者头痛的也许是浆液性脉络膜渗出。脉络膜渗出可发生在术后的任何时间，由于引起脉络膜渗出的原因不明，因此预防也无从谈起。脉络膜向眼球后段膨胀使眼压升高而导致疼痛和视力下降；同时，脉络膜渗出也可使眼压降低而导致视力下降，在滤过手术中导致手术失败。所幸在内镜睫状体光凝治疗中，这一问题与最终眼压结果关系不大。有脉络膜渗出时要密切随访、应用药物或再次手术。手术中的脉络膜渗出表现为浅前房、睫状突向前膨出，手术中出现低眼压、

表 6–4　脉络膜渗出手术的指征

- 持续严重的渗出
- 晶状体与角膜接触
- 药物治疗失败
- 渗出

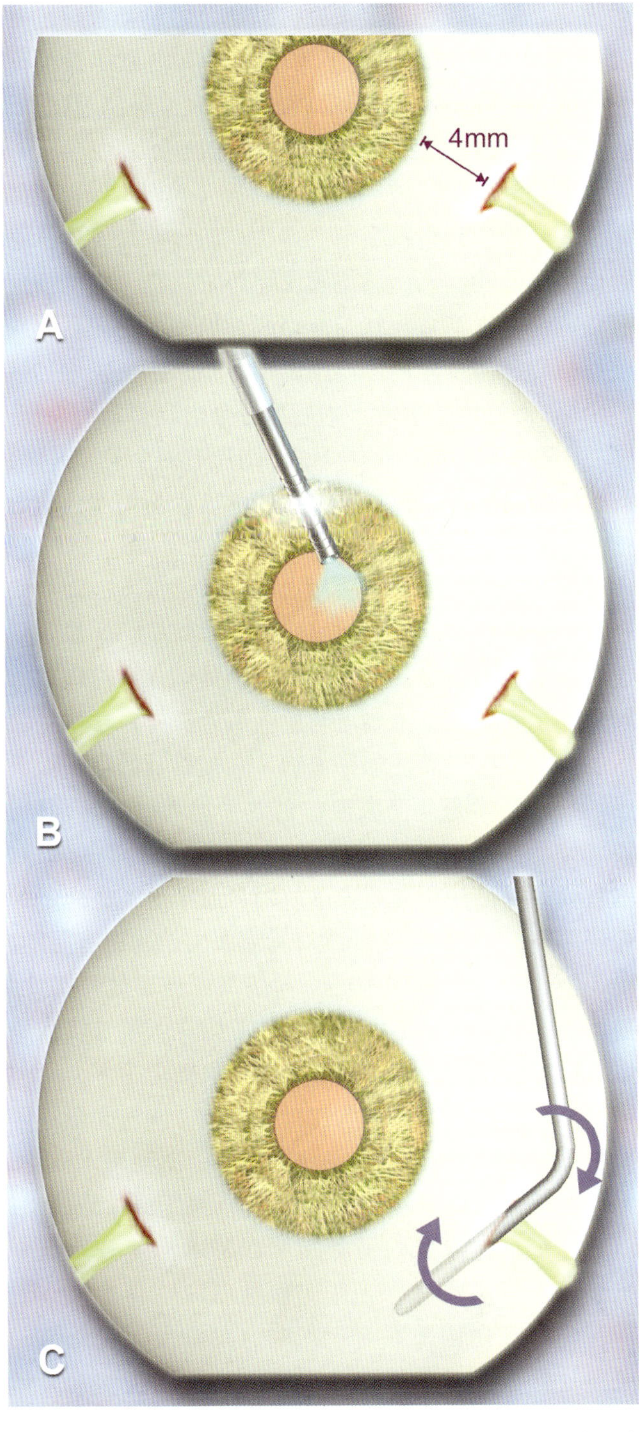

图6–12 脉络膜放液技术。A.在一个或两个下方象限做巩膜切口，距角膜缘4mm，渗出液一般会自动流出。B.应用22号针头或前房维持器向前房内注入平衡盐溶液维持前房。C.如果渗出液没有完全流出，将睫状体分离铲平行于角膜缘，从巩膜切口进入脉络膜上腔，轻轻抬起其前端或尾部轻压促使液体排出。

静脉性出血和炎症也许是脉络膜渗出的原因。当眼压降低后，房水循环的平衡建立在低眼压的状态下，房水生成减少和经葡萄膜巩膜途径的流出量增加，从而使眼压进一步降低，这种恶性循环很棘手。

脉络膜渗出一般在术后几天到几周自行缓解。如果病因是炎症，可全身应用中等剂量的强的松；如果治疗效果不好，可手术引流渗出液。表 6–4 列出了需要手术的指征。

术中不需特殊处理，但如果渗出发生突然而且严重，则要密切关注。

再次手术的目的就是要重建前房，吸出渗出液。做角膜穿刺口（或重新打开原来的手术口），前房内注入平衡盐溶液或黏弹剂，或者应用前房维持器灌注平衡盐溶液来维持前房。小心不要损伤虹膜和晶状体，然后通常在一个下方象限或有时在两个下方象限做巩膜切口，切口长约几毫米，距角膜缘 4mm，小心不要损伤葡萄膜。一旦切穿巩膜，渗出液就会立即流出，前房循环重新建立。如有必要，可再次手术放液。

手术有几个注意要点：术中要维持眼压，不要过低，否则会出现脉络膜出血，加重病情。用 22 号针头或前房维持器建立一持续性前房内灌注是简单而有效的避免这种并发症的方法。有些医生平行于角膜缘，将睫状体分离铲从巩膜切开处进入脉络膜上腔，用切口之外的铲尾轻压切口促使液体排出。手术后缝合结膜，而巩膜切口不缝合（图 6–12）。

脉络膜出血

青光眼手术有潜在的危险性，脉络膜出血是其

表 6–5 发生围手术期脉络膜出血的危险因素

- 无晶状体眼
- 玻璃体切除病史
- 术中难以控制的高血压
- 术中应用抗凝剂
- 术中低眼压

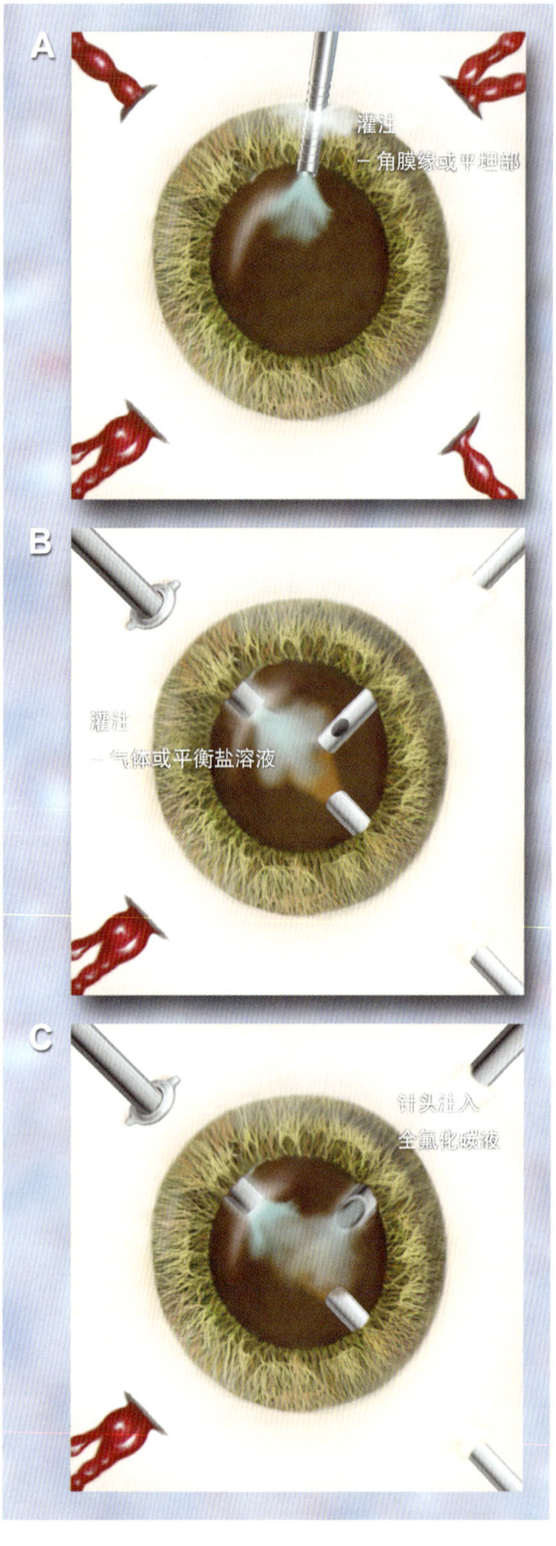

图6–13 脉络膜出血的治疗。A.做前房灌注。在受影响部位(常是4个象限)做巩膜切口。经平坦部玻璃体切除时所做的巩膜切口可以作为放液的部位。B.如果引流不充分，玻璃体腔内注入灌注液或气体迫使积血从切口处流出。C.如果B的效果不好，改用全氟化碳液压迫积血从切口处流出。

中之一。对患者和医生来说，它都是一种最严重的并发症。尽管青光眼滤过手术后脉络膜出血的发生率为 2%，内镜睫状体光凝术后却很少发生脉络膜出血，表 6–5 列出了发生脉络膜出血的危险因素。

无晶状体眼、玻璃体切除病史、术中难以控制的高血压、术中应用抗凝剂、术中低眼压都是发生脉络膜出血的危险因素。脉络膜出血可发生在手术的任何时候或围手术期，症状与脉络膜渗出相似，表现为浅前房、睫状体及眼后段向前膨出。如果术中发现脉络膜出血，最好停止手术。术后患者会出现严重的头痛、恶心、呕吐和明显的视力下降，眼压有时会急剧升高。有时轻微的脉络膜出血不会造成危害，不需要药物治疗。

但是，严重的脉络膜出血要做放液手术。凝血块在 1 ～ 2 周会溶解，这时是最佳手术时机。如果常规放液手术效果不好，应考虑做玻璃体切除。在玻璃体切除的手术中，基本要求与放液手术一样，要维持眼压的稳定，应用灌注加深前房，在被累及的象限做巩膜切口，通常是 4 个象限，再做平坦部玻璃体切除。玻璃体切除时所做的巩膜切口可以作为放液的部位，术者要确保灌注头在玻璃体腔内，而不是在平坦部的葡萄膜下。内镜的导光纤维对看清眼内结构很有帮助。由于膨出的脉络膜向中心、向前挤压玻璃体，因此，要切除的玻璃体量不大。玻璃体腔内注入灌注液或气体可以迫使积血从切口处流出。如果效果不好，则改用全氟化碳液压迫积血从切口处流出，同时光凝视网膜裂孔和视网膜脱离处（图 6 – 13）。即使手术成功，术后大部分患者仍会有视力低下、低眼压或眼球萎缩。

目前，在应用内镜睫状体光凝术治疗开角型青光眼、人工晶状体青光眼、假性剥脱性青光眼或进行青光眼和白内障联合手术时，没有发生过脉络膜出血。仔细的术前用药，严格的血压控制和光凝参数控制，避免具有高危因素眼，如无晶状体眼、玻璃体切除病史等出现术中低眼压是预防脉络膜出血的关键。

严重的并发症

严重的并发症对患者和医生的压力都很大。药物和手术对这些并发症的疗效很差。脉络膜出血上面已经说过，严重的脉络膜出血，尽管做了最大的挽救仍会预后不良，许多眼球最终形成眼球萎缩。对于难以控制的高眼压，手术是徒劳的，它只会导致并发症，最终以低眼压和失明结束，这种并发症是术者难于预测和扭转的。

尽管感染性眼内炎终归有可能发生，但尚无内镜睫状体光凝术后眼内炎的报道。眼内炎的发生率很低，滤过手术后每年眼内炎的发生率为 1%，而内镜睫状体光凝术的优点是较外引流手术术后眼内炎的发生率更低，因此，患者和医生不必过多担心。后面将会详细介绍眼内炎的处理。

许多人认为视网膜脱离是内眼手术后的严重并发症。目前，内镜睫状体光凝术后仅有两例儿童并发视网膜脱离的报道。这也许是因为大部分的患者是在做超声乳化时行睫状体光凝术，回顾这些病例，就会发现光凝操作区没有玻璃体，不易造成玻璃体牵引、视网膜裂孔或视网膜脱离。小梁切除术后视网膜脱离的发生率是 2% ~ 5%，单独做超声乳化后视网膜脱离的发生率为 1% ~ 3%；与此相比，内镜睫状体光凝术后发生视网膜脱离的可能性很小。与其他的视网膜脱离治疗一样，主要采用巩膜扣带术，80% 的患者可通过单一的手术而达到视网膜复位，联合其他手段可使 90% 的视网膜脱离复位，10% 的患者因手术失败而视力丧失。这些患者多是由于孔源性视网膜脱离而造成增生性视网膜玻璃体病变，必须再次行彻底的玻璃体视网膜手术，但视力预后差。

从理论上讲，晶状体和人工晶状体的脱位也是内镜睫状体光凝术后的另一并发症，尤其是在晶状体悬韧带和晶状体囊袋处被黏弹剂推向后方，在其附近进行器械操作及在晶状体悬韧带与睫状体附着处光凝时，这些机械压迫容易使其脱位。有趣的是，自从应用内镜睫状体光凝术后，还没有一例这类并发症的报道。其出现恐怕只是时间问题。但从统计学上讲，其发生率小于 1%。后面将会详细讨论晶状体脱位的治疗方法，主要是经平坦部玻璃体切除和晶状体粉碎术来矫正。尽管手术比较复杂，但预后良好。对人工晶状体脱位的治疗尚有争议，如果脱位的人工晶状体没有造成视力下降、视网膜出血、裂孔形成或黄斑水肿，就不必取出，只需再植入一枚新的人工晶状体。而在另一些情况下，最好经平坦部玻璃体切除，缝线或非缝线重新固定人工晶状体；或者把人工晶状体取出，再植入另一枚。尽管手术复杂，患者预后较好，对内镜睫状体光凝术后的眼压影响不大。

低眼压和眼球萎缩

对于患者和医生来说，低眼压和眼球萎缩是最严重的并发症。外引流手术中伤口渗漏、结膜漏和裂孔、脉络膜渗出等使滤过太强而导致低眼压和眼球萎缩。在经巩膜睫状体光凝或睫状体冷凝术后，如果低眼压不是由于术后炎症、手术操作、短暂的睫状体休克或脉络膜渗出所引起，那么预后极差。

内镜睫状体光凝术后不容易发生低眼压和眼球萎缩，但在有些情况下会发生。如新生血管性青光眼、儿童青光眼、无晶状体眼和玻璃体切除都是危险因素。发生低眼压和眼球萎缩后，治疗办法不多而且效果不好。首要的是去除危险因素，局部或全身应用皮质类固醇控制炎症，引流脉络膜渗出液和出血。如果因手术中不注意而造成睫状体剥离，应该找到剥离区并光凝（眼科内镜或裂隙灯下）、冷冻或缝合。成功地封闭剥离区并不意味着成功。严重的糖尿病视网膜病变或眼内硅油都会形成睫状膜，必须再次治疗。睫状膜在临床上不容易发现，但在眼科内镜下很容易确诊。手术切除收缩膜可以使睫状体重新贴附而产生房水（图 6–14）。如果最终睫状体没有功能，则预后很差，治疗也无效。表 6–6 给出了一些治疗办法，但这些办法效果并不理想，因为低眼压意味着睫状体已经“死亡”。

作为一个“死马当做活马医”的办法，对睫状体无功能的患者，可以进行玻璃体切除并注入硅油。充满硅油的眼常呈现低眼压，因此，这个办法效果不大。但也有一些患者维持了低眼压而没有形成眼球萎缩，这样至少保持了眼球的外观。即使该办法是“成功”的，患者的视力仍不提高，只是为了美容问题。

患者选择

内镜睫状体光凝术的技术难题不在于青光眼的严重程度和发病机制，而在于眼部的解剖情况。有三种

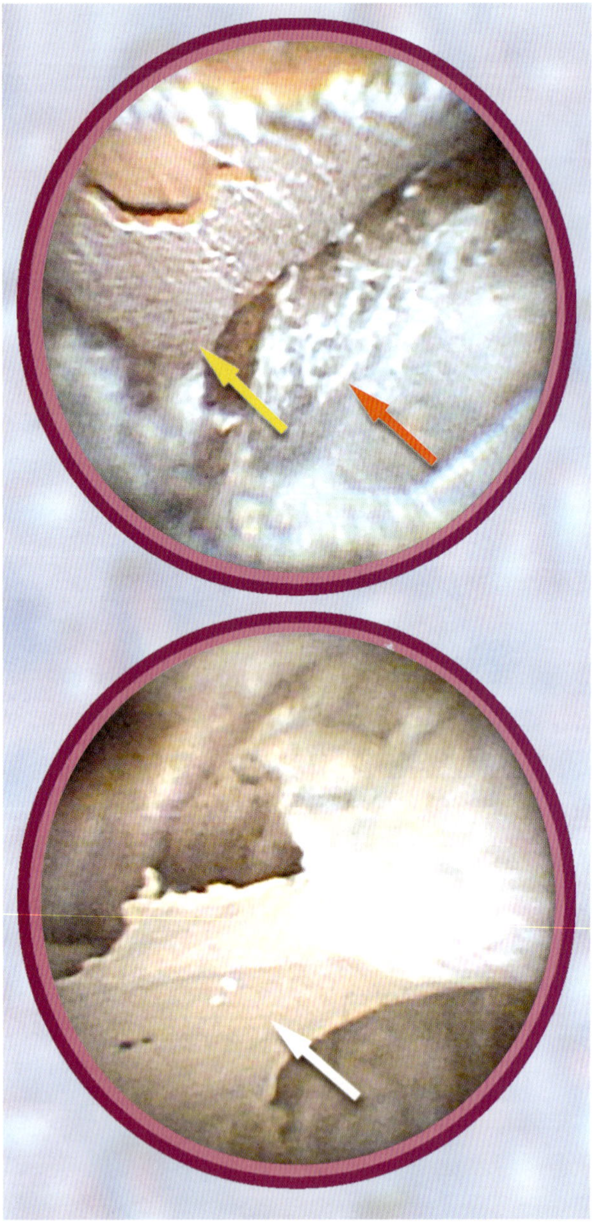

图6–14 睫状膜牵引导致睫状体脱离，需手术切除以复位睫状体。预后差。橘黄色箭头处显示周边视网膜和平坦部前膜。黄色箭头代表睫状体脱离，白色箭头代表睫状膜牵引睫状体脱离。

表 6–6 低眼压和眼球萎缩的原因

可挽救的
- 伤口漏渗
- 浆液性脉络膜渗出
- 出血性脉络膜渗出
- 前段或后段葡萄膜炎
- 睫状体解离
- 睫状膜牵引睫状体脱离

不可挽救的
- 睫状体死亡

情况需要注意：首先，最重要的是晶状体的情况；第二是术者采用前路或后路法；第三是在操作区是否有玻璃体。按照这三点，可以建立选择患者的准则，这对于初学者很重要。

最直接的办法是将白内障手术与内镜睫状体光凝术联合。白内障手术已经有较长的切口，术者有几种选择来做内镜睫状体光凝术。手术的安全度很高，这是因为操作区无玻璃体，虹膜和晶状体囊袋的空间可充分扩大。幸运的是内镜睫状体光凝术常与晶状体乳化手术联合。

第二种方法是在后房人工晶状体植入眼应用前路法进行睫状体光凝。这种情况下，操作空间很容易扩大，操作区无玻璃体而且无解剖障碍，但手术风险有所上升。术者应避免损伤人工晶状体和囊袋，注意有无晶状体不稳定的因素存在，在晶状体囊已切除时，应避免用黏弹剂过分扩大虹膜后面的区域以预防玻璃体疝。

已行玻璃体切除和人工晶状体植入眼，经平坦部切口治疗相当容易，不需要黏弹剂即可轻松地到达睫状突。由于采用了后路进入，而且内镜睫状体光凝术有时需联合巩膜抵压，有一定的操作难度，但大部分术者都很容易就掌握了这项技术。最后，手术中要进行灌注来保持眼压。

以前做过玻璃体切除的无晶状体眼的睫状体光凝术也比较简单，尽管有时需要进行巩膜抵压。从平坦部切口比从前路容易到达睫状突，但前路法还是相对简单易学。在这种情况下，弯曲内镜比较有效。为避免脉络膜出血，术前应了解其危险因素，同时术中需要灌注来保持眼压。

对曾经行玻璃体切除并植入前房人工晶状体的眼进行前路睫状体光凝术有一些技术难度：残余的晶状体皮质使囊袋结构不能清晰视及；操作的不便需要增加切口及巩膜抵压；如果玻璃体进入前房，

还要从眼前段或平坦部切除玻璃体；同时还要灌注维持眼压等。这些都增加了手术难度。

如前所述，最难的是有晶状体眼的睫状体光凝术。当要求进行玻璃体切除并推开晶状体到达睫状突时，难度会更大。

对于初学者，必须掌握筛选患者的适应证，从而才能有比较好的治疗效果。表 6–7 按照难易程度列出了患者的条件。大部分进行内镜睫状体光凝术的患者属于第一、二组，当术者技术熟练后，针对各种情况的患者都会比较容易地进行操作了。

最后，复习上述难易程度列表可以使人了解手术过程是否迅速完成。同时需要准备灌注和玻璃体切除器，当然，在常见的情况下，如内镜睫状体光凝术联合晶状体乳化或者应用前路法进行已植入人工晶状体眼的睫状体光凝术时，不必准备。

再次手术

对于新手来说，内镜睫状体光凝术后常面临眼压降低不足的情况。只要不出现眼部缺血，应尽可能进行大范围的内镜睫状体光凝以达到长期明显的降压效果。内镜睫状体光凝术的起始治疗量为 180°，许多眼要求 360°。刚开始做内镜睫状体光凝术时，很多术者的治疗较“轻”，这在掌握一些经验和获得信心前是不错的选择。必须注意的是：轻度的治疗往往达不到明显的降压效果。

即使是起始治疗量为 270° ～ 360°，许多患者仍未达到理想的治疗效果。也许有人会问：为什么 360° 的治疗量效果不大？原因是治疗后仍有功能性的睫状体上皮存活。如：同是采用 270° 的治疗量，第一组与第二组患者的治疗效果不一样，这是因为，同其他手术一样，初学时的耐心和实践操作训练将得到相应的回报。

眼科内镜与荧光素血管造影术的联合应用清晰地显示了上述的变化，在术者认为已经得到适度治疗的部位仍有部分未得到治疗，这些部位仍分泌房水，从而使治疗失败。

如果出现了上述情况，需要再次进行内镜睫状体光凝术，术者必须光凝足够的睫状体上皮才能保证手术成功（表 6–8）。

内镜睫状体光凝术的一个优点是大部分的失败发生在术后 8 周内。如果患者已被告知并有心理准备，则比较能理解短期内再次手术的原因。从技术上说再次手术有两个方面：一个是对已经光凝的睫状突再次手术。已经光凝的睫状突皱缩、色白，未光凝的睫状突能被清晰地辨别。在已光凝的睫状突内，未被光凝的部分为棕色，而已被光凝的部分变白、收缩。荧光

表 6–7 内镜睫状体光凝术的难易程度

组别	晶状体情况	方法	玻璃体	难度
1	联合手术	前路	有或无玻璃体切除史	小
2	后房人工晶状体	前路	有或无玻璃体切除史	小
3	后房人工晶状体	经平坦部	有玻璃体切除史	小
4	前房人工晶状体	经平坦部	有玻璃体切除史	小～中
5	无晶状体眼	经平坦部	有玻璃体切除史	小（要慎重）
6	前房人工晶状体	前路	有玻璃体切除史	小～中
7	无晶状体眼	前路	有玻璃体切除史	小～中（要慎重）
8	无晶状体眼	经平坦部	需要玻璃体切除	中
9	前房人工晶状体	前路	需要玻璃体切除	中
10	有晶状体眼	前路	无玻璃体切除	中～难
11	有晶状体眼	前路	需要玻璃体切除	难

表 6–8 不同发病机制的青光眼经内镜睫状体光凝术后再次手术的概率 *

青光眼类型	患眼数量	再次手术例数
新生血管性	143	12 (8%)
无晶状体眼和人工晶状体眼	108	19 (17.6%)
有晶状体眼原发开角型青光眼	56	7 (12.4%)
晶状体乳化联合人工晶状体植入、内镜睫状体光凝	20	3 (15%)
先天性	18	7 (34.4%)
早产儿视网膜病变	2	0 (0)
总数	347	48 (13.8%)

* 除了先天性青光眼，其他不同发病机制的青光眼再次手术的概率大致相同。

引自 Uram M.Endoscopic cyclophotocoagulation in glaucoma management:indications,results,and complications.*Ophthal Pract*,1995,13:172～185

素血管造影下二者很容易鉴别（图 6–15）。确认在上次手术区域中未得到充分光凝的睫状突后，再次光凝，使其皱缩和变白。如果上次光凝区域内睫状突的光凝量已很可观，只需少量补充光凝或不再补充光凝。

另一方面，如果首次治疗中，有小部分的睫状突未被光凝，术者可选择更大范围的光凝，最高达 360°。这取决于患者对第一次手术的反应。如：人工晶状体青光眼，做了 180° 的睫状体光凝术而眼压控制不好，内镜检查提示只有 120° 的睫状突得到光凝，那么，再次手术要求在未被光凝的部位增加 90° 的范

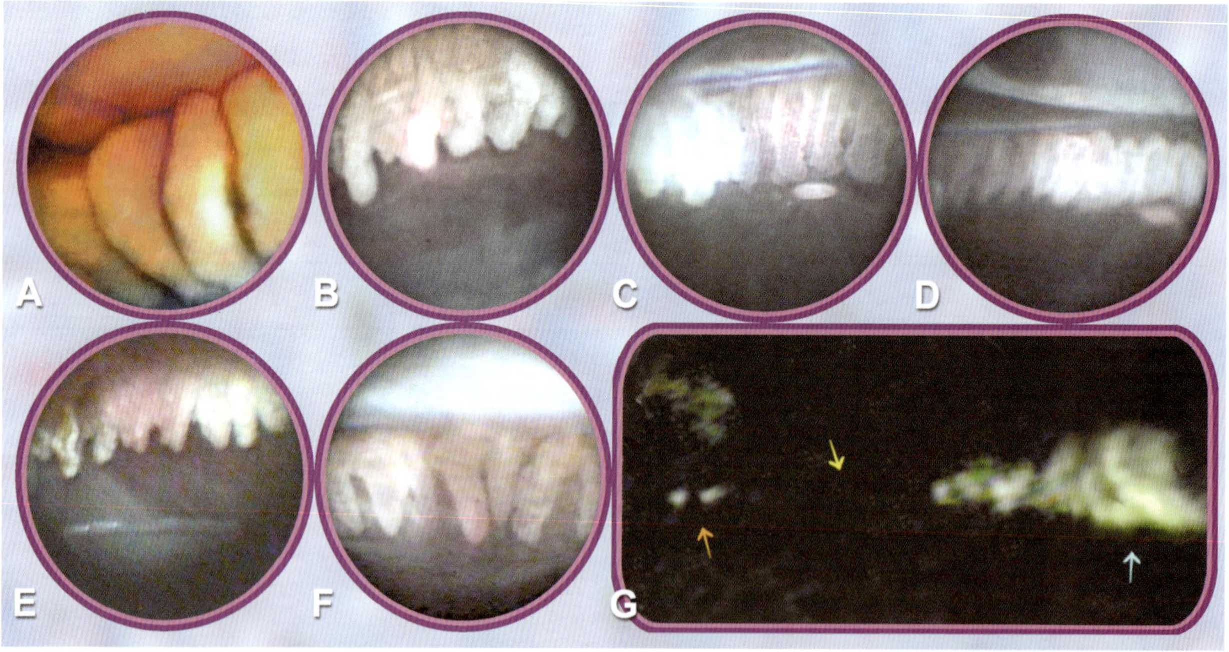

图6–15 对睫状突的不充分光凝和对睫状环的不完全光凝是导致内镜睫状体光凝术后眼压控制不良的原因。A、B.部分光凝的睫状突。C～F.被光凝的睫状突边缘和未被光凝的棕色区域。G.睫状体的荧光素血管造影术。黄色箭头代表被完全光凝的睫状突，橘黄色箭头代表被部分光凝的睫状突，蓝色箭头为非光凝区域，绿色高荧光代表从未治疗过的区域。

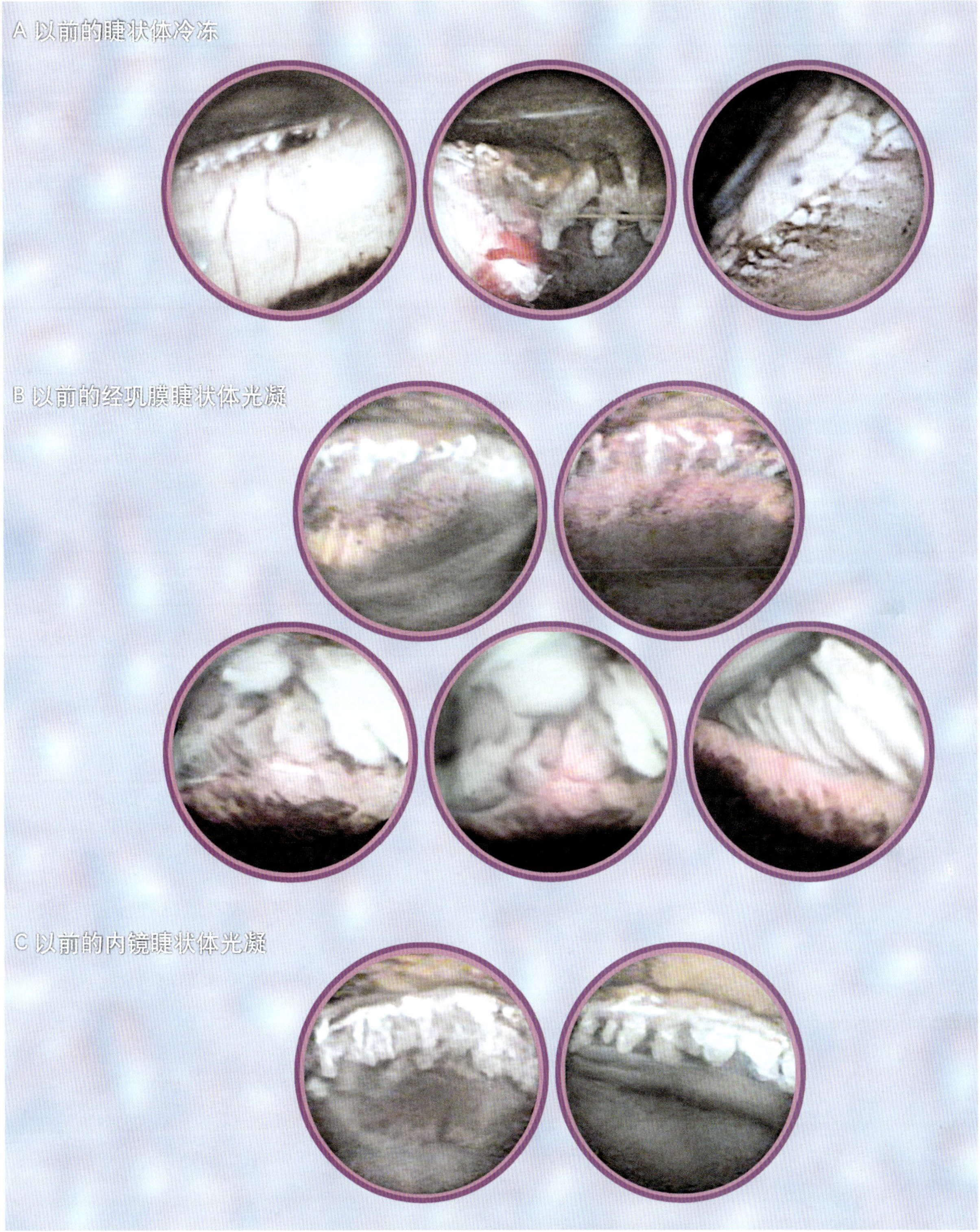

图6–16 对已经做过睫状体破坏的患眼进行内镜睫状体光凝术，以前手术的治疗区域与非治疗区域很容易辨别，可确定以前手术的范围。A.以前做过环形睫状体冷冻术，在睫状突和平坦部有大量破坏区。B.以前做过经巩膜睫状体光凝术，治疗范围过大，相邻的非房水生成组织也被光凝了。C.以前做过内镜睫状体光凝术，被光凝的睫状突变白、皱缩，相邻的平坦部和虹膜未被光凝。

表 6–9 不同术式青光眼手术疗效总结

术式	青光眼类型（%）							
	OAG	FS–OAG	CAGC	FS–CAGC	NVG	儿童青光眼	晶状体乳化和失败的青光眼手术	晶状体乳化和成功的青光眼手术
小梁切除	90	50	50	30	无	<50	70	无
引流阀	无	50～70	50～70	50～70	50～70	<50	无	无
经巩膜睫状体光凝术	无	无	30～50	30～50	30～50	<50	无	无
内镜睫状体光凝术	90	90	90	90	90	>50	90	>90

OAG：开角型青光眼
FS–OAG：手术失败的开角型青光眼
CAGC：慢性闭角型青光眼
FS–CAGC：手术失败的慢性闭角型青光眼
NVG：新生血管性青光眼

表 6–10 减少房水生成手术的效果

减少房水生成手术方式	并发症（%）				
	视力下降	疼痛	炎症	眼球萎缩	成功率
睫状体冷凝术	50	+	+	30	50
经巩膜睫状体光凝术（二极管激光或 Nd:YAG）	40	+	+	10	50 ～ 70
内镜睫状体光凝术	–	–	–	–	90

围，总量至少要 270° 的睫状突被光凝才能达到理想效果。

如果相似的患眼做了 300° 的睫状体光凝术，术后眼压控制在中等高度，再次手术时内镜检查发现手术区有大量未被光凝的部位，这时可以再次光凝第一次手术的 300° 区域，不需要扩大光凝的范围。

如果一个有经验的医生已做了 360° 的睫状体光凝术而眼压控制仍不理想，在平坦部做 180° ～ 360° 的散在光凝会有帮助。

对于以前做过经巩膜睫状体光凝和环形睫状体冷凝术的患者，以前的手术区域很容易辨别，把那些未被治疗和漏治区域再次手术即可（图 6–16，表 6–9，表 6–10）。

下面的章节将要介绍一些特殊类型的青光眼及内镜睫状体光凝术在治疗方面的应用。

（王卫群　万光明　金学民　张　震　译）

7

内镜睫状体光凝术的练习

内镜睫状体光凝术的操作可以在动物眼球上练习。用猪眼球既经济又实用。同其他手术比较，需要的手术器械少，除了眼科内镜和激光，仅需准备非消毒的手套、10 cm×10 cm 的纱布垫、刀和透明质酸钠（过期者亦可）。猪眼用的黏弹剂多，最好多准备几支。为了防止眼球条件不佳，每位术者应多备几个眼球。

开始

首先，连接好内镜和激光部件。如果应用一体机，光线的调节开关与激光的脚踏开关是同一个。采用舒适的位置坐着操作，把监视器摆放到合适位置。手拿内镜，找到合适的影像角度，然后应用脚踏开关调节光线的明暗。激光参数通常设为连续光 200 ~ 500mW。当你能随意控制光线的强度并建立激光参数后便可以开始练习了。

前路法

一手持纱布包裹的猪眼球，另一手沿周边角膜做切口。猪眼球的后弹力层很韧，要确认刀进入前房。切口的内外口至少长 2mm，否则，切口太“紧”，激光头进入时会被损伤。做好切口后，装有黏弹剂的针头进入前房，在虹膜下注入黏弹剂，你会看到虹膜向前移，瞳孔扩大，晶状体向后移。多用黏弹剂，你会容易地扩开操作区间，这种情况下你可以模拟最难的手术——有晶状体情况下的睫状体光凝术。黏弹剂的用量通常为 1 ~ 2 ml，当有足够的操作区域后，撤出针头，插入内镜。

内镜下第一眼看到的是前房、球形隆起的虹膜、睫状突和晶状体（图 7–1）。把瞄准光线照射到睫状突，在离它约 5 mm 处开始光凝。此时，一个视野下可看到 3 ~ 4 个睫状突，如果在几分之一秒内睫状突变白和皱缩，则降低激光的能量或离睫状突远一些。几秒

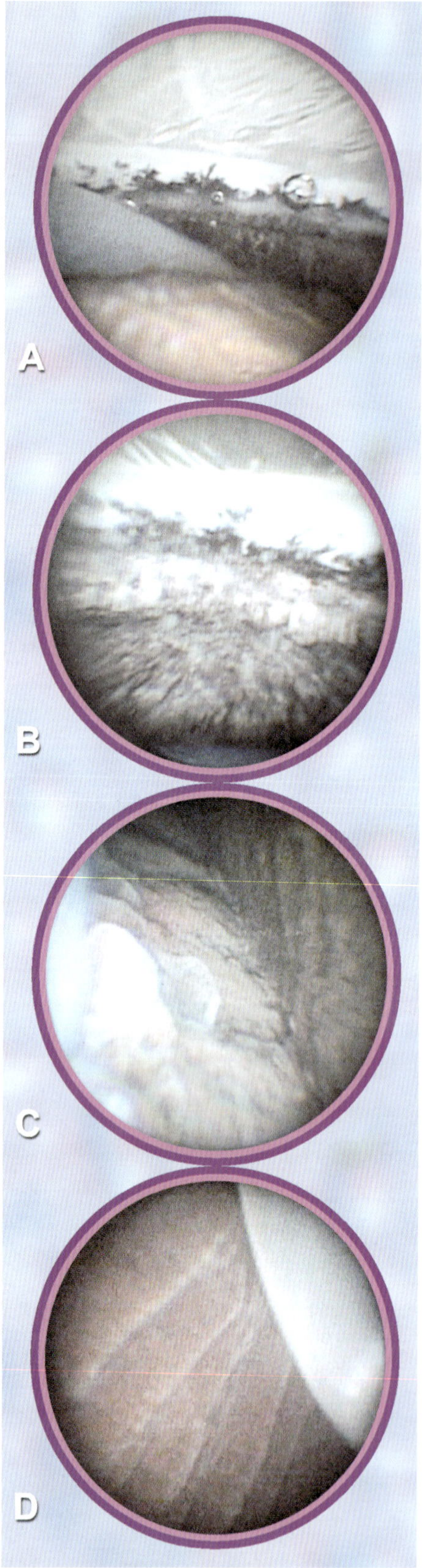

图7-1 A.内镜下的前房。B.虹膜。C.扩开的睫状沟。D.睫状突的“头”。

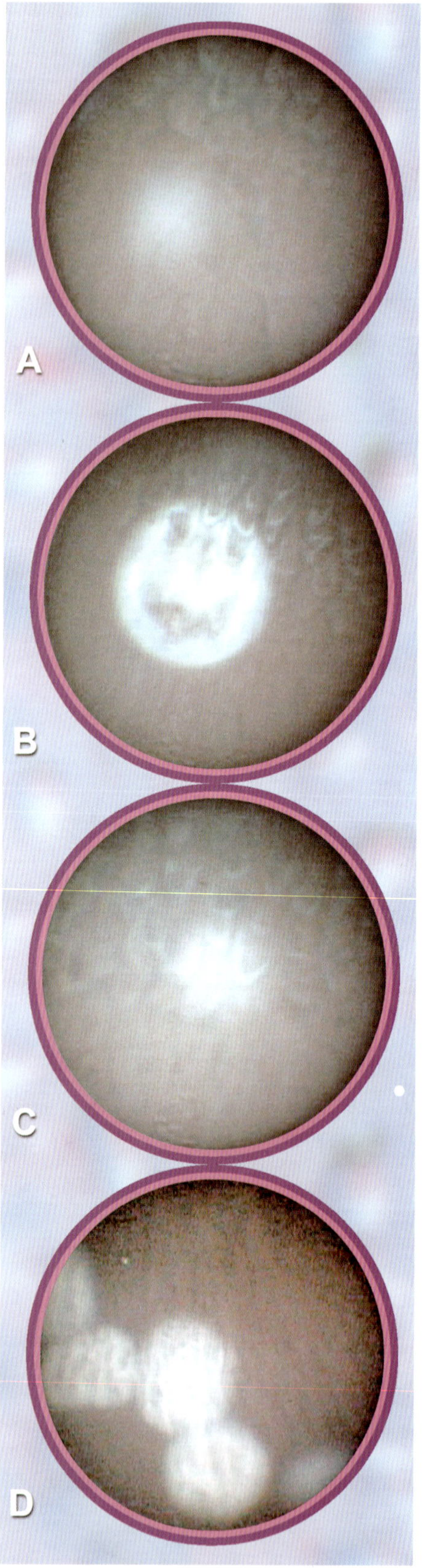

图7-2 内镜下应用不同的激光能量、作用时间和距离产生的不同反应。

钟内产生反应是比较好的，这样你可以学习控制激光反应的经验。治疗的目的是应用激光来光凝睫状突的全长，而这对于猪眼球是不可能的，因为猪的睫状突比人的要长得多而且向后延伸。沿着睫状环进行光凝，一次光凝一个睫状突。

第二步操作是练习如何掌握控制光凝程度（能量大小、作用时间和合适的操作距离），以产生不同能量的反应光斑：热光斑、很难辨别的光斑、快速和缓慢形成的光斑（图 7–2）。此练习的目的是掌握控制组织反应的程度。

当你掌握了一些操作技巧后，接着练习“涂绘”技术，把激光连续地从一个睫状突移向另一个睫状突，刚开始你会看到睫状突的反应是不均一的，这是由于睫状突是环形的，激光头与睫状突的距离较难保持一致，要想达到睫状突的反应均一，就需要灵巧地稍微调整工作距离。

很快，大多数医生都能够掌握操作技术，这时就可以进行临床治疗了。

后路法

严格地说，大多数眼前段医生不必要进行后路法练习，但通过后路法练习可以掌握一些新的技巧。

开始时，找到角膜缘与视神经连线的前 1/3 的部位，猪的该区域（平坦部）比人的要宽。找到无结膜的部位或者把结膜剪除，做内外切口。如果眼球较软，做切口时可以挤压眼球产生抵抗力。不必担心玻璃体脱出，玻璃体脱出时可以较容易地发现切口。

切口完成后，插入探头，不要进得太深，向前方倾斜。这时由于玻璃体存在而使内镜光散射，视野有点模糊。如果切口做得足够靠后，可以看到晶状体、睫状环、虹膜后面和外边透进瞳孔的光线。

然后把内镜指向后段，观察视网膜、视网膜血管和视神经（图 7–3）。把内镜移向视神经，沿着血管从后向前直到视网膜附着处，猪的该区域有血管环形包绕（图 7–4）。把内镜向前移，可以看到平坦部和睫状突，猪的睫状突比人的长而且向晶状体后延伸。光线充足时，可以看到连接睫状体与晶状体边缘的细线，即晶状体悬韧带（图 7–5）。

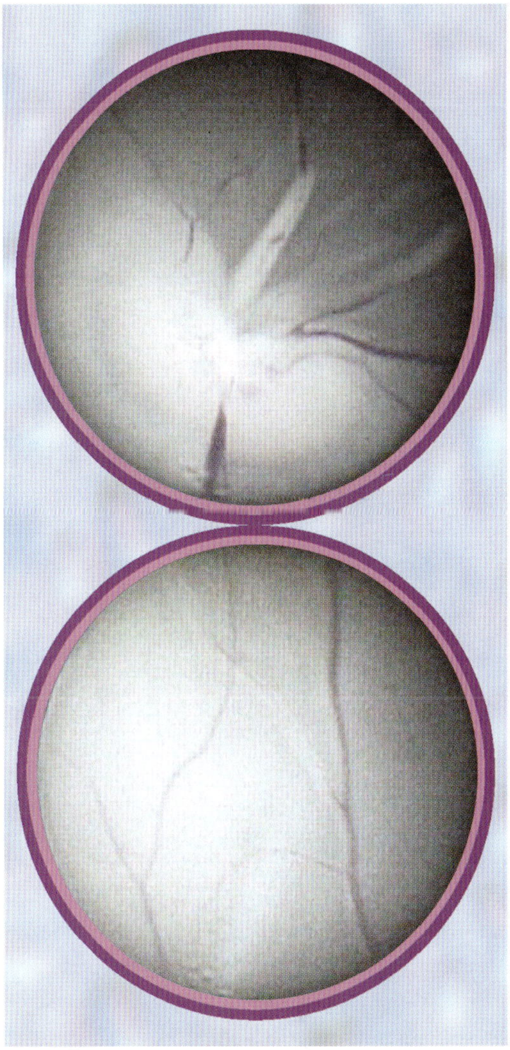

图7–3 内镜下的视神经、血管和视网膜。

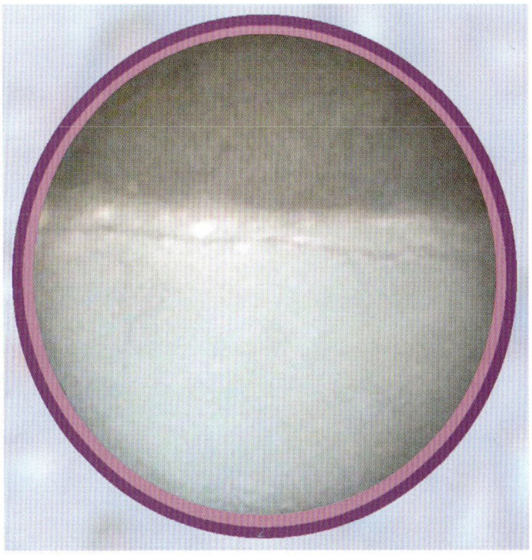

图7–4 内镜下平坦部的视网膜附着处。

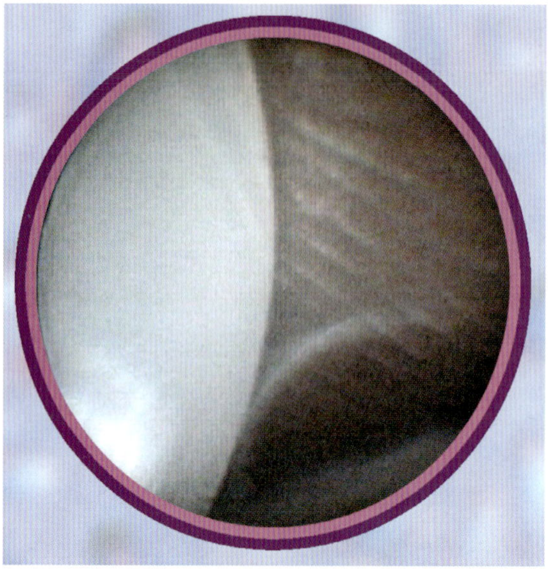

图7–5 内镜下的晶状体和晶状体悬韧带。

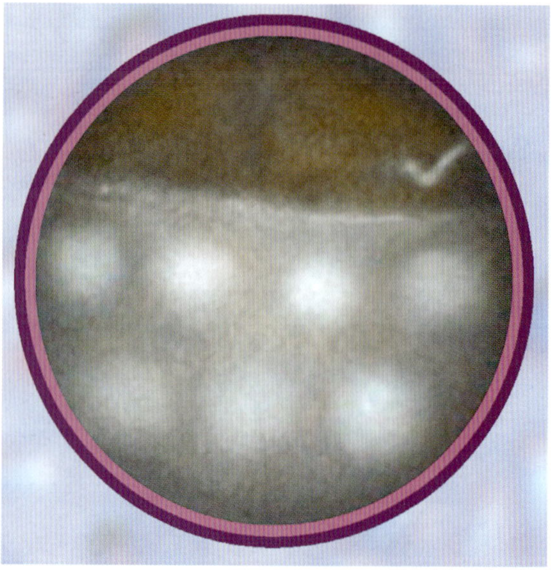

图7–6 内镜下周边视网膜光凝。

你可以像前路法那样就在这个部位进行睫状体光凝。

这也是练习周边视网膜光凝的好机会。激光的参数要调整：开始应用 810 nm 的二极管激光，能量为 500 ~ 700 mW，降低曝光时间，从连续波至 0.2 ~ 0.3 秒，根据具体情况调整光斑密度。然后以环形或放射状光凝做数排光凝斑（图 7–6）。开始，眼前段医生也许会觉得这样的练习没有必要，也许这种说法是对的，但事实上并非如此。如果用睫状体光凝术治疗视网膜缺血诱发的青光眼，这种疾病常需做完全的

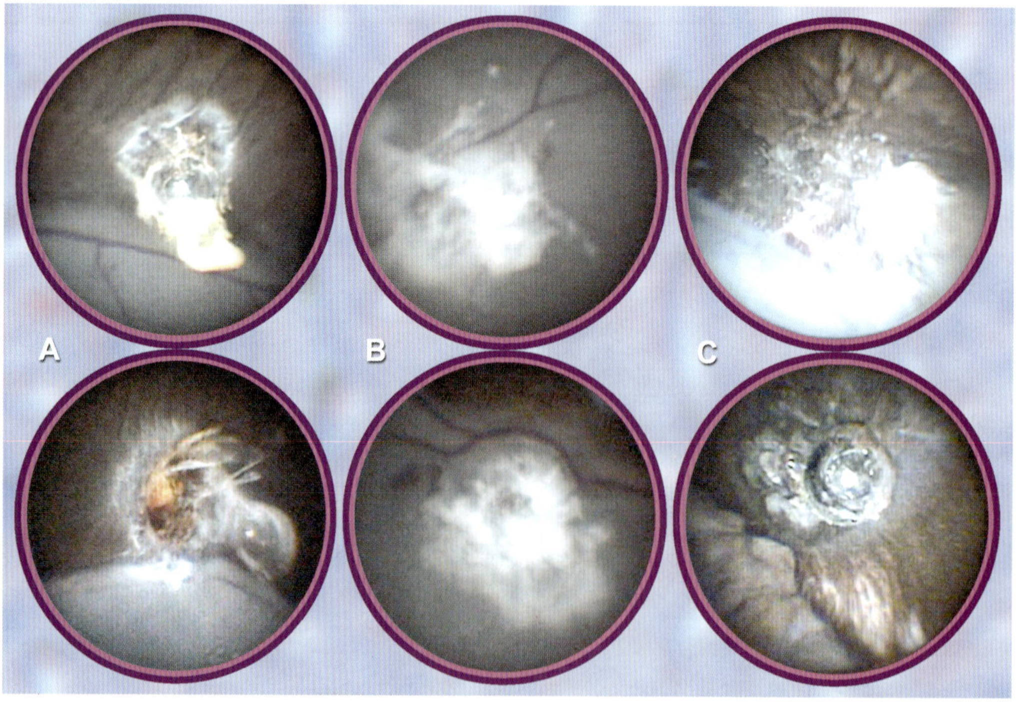

图7–7 A.内镜下爆破的睫状突。B.视网膜。C.虹膜。

周边视网膜光凝，这种练习对解决这样的问题很有帮助。

最后的练习是感觉“过度治疗”的概念，增加对激光能量上限的认识。把激光能量从 700 mW 提高到 1 000 mW，曝光时间为连续光。将内镜头部离睫状突约几毫米（不要太近，太近容易损伤仪器），发射激光观察快速灼烧反应。连续应用激光，你会突然感到爆破震动并听到“砰”的声音,这是组织的爆破。看到这样的反应，你就能体会到为什么经巩膜睫状体光凝术的损伤很大，并发症很多，而内镜睫状体光凝术不会如此。然后使内镜向后，体会视网膜同样的损伤，这时可能不得不增加激光的强度（图 7–7）。这样做的目的是想说明，虽然用很强的能量，组织爆破并不表示睫状突被凝固。用这种强度激光照射，任何眼内组织都会产生同样爆破的效果。而经巩膜睫状体光凝术中组织爆破引起的并发症是由于灼烧了非睫状突组织造成的。

在练习过程中或手术中，要注意用干纱布或其他东西擦内镜头，以保证影像的清晰和内镜不被损害。如果由于血液或碎片使影像模糊，在应用前要将头部取下进行清洗，否则会影响激光的输出，并且会作为热源灼烧内镜的头部而损伤仪器。

经过这样的练习，术者可以熟悉眼科内镜及睫状体光凝术的操作。掌握了这些技术即可治疗青光眼患者了。

（杨晓慧　万光明　马　静　译）

8

内镜睫状体光凝术治疗开角型青光眼

在了解了内镜睫状体光凝术的操作技术和它在不同解剖情况下的应用后，注意力要转向它在特殊临床情况下的应用。实现这一目的的方法是在应用内镜治疗不同类型青光眼的基础上评价其疗效和并发症。本章的内容不是更深一步地探讨青光眼的发病机制与治疗效果，而是要概述目前内镜睫状体光凝术在青光眼中的应用情况。

在本章中最常用到的统计学评价疗效的标准是Kaplan-Meier存活曲线，这个曲线原本是评价特殊事件发生的时间总量。在青光眼手术中，“存活”是指手术（内镜睫状体光凝术或小梁切除术）维持起作用的时间（存活期）。这种分析克服了现实中的一些困难，它把与设计不完全一致的事件包含在分析中。如：在观察结束前失去随诊。这种分析以图形显示出来，像一个阶梯：纵轴代表“存活”的百分比，最大是1.0（100%），最小是0（0%），横轴代表从治疗开始随访观察的时间。

我们也可以用Kaplan-Meier曲线将一种或多种治疗方法相比较。各种方法的不同显而易见(图8-1)。

很明显，医生最常见到的是开角型青光眼。为了讨论的需要，所选的患者都是有晶状体的。其他植入人工晶状体、无晶状体或以前滤过手术失败的患者将在以后讨论，因为这些因素在任何情况下都会影响预后，将他们同以前未做过手术的有晶状体的开角型青光眼患者相混合，会使资料缺乏可比性，影响结论。

当有晶状体眼的开角型青光眼眼压不能控制时，常选用滤过手术（用或不用抗代谢药物），成功率较高。尽管对手术时机、手术中和手术后长期的并发症有一些争议，多年来，滤过手术仍是眼科医生采用的标准治疗方法。长期疗效观察资料显示：小梁切除术后5～10年，40%～70%的患者眼压在正常范围内，尽管眼压控制良好，但在这些患者中，30%～60%的患者视力仍在下降。术后白内障的发生率为20%～40%。尽管滤过手术应用广泛，但大多数眼科医生还是会谨慎选择它的适应证，这并不是基于滤过手术的技术本身或最后的效果，而是基于术后或多或少需要精细处理的并发症。对条件好的开角型青光眼进行滤过手术，即使尽了最大努力其治疗效果也不肯定，这使许多眼科医生放弃了滤过手术。

以前我们讨论过，一些情况如发病机制、前房角情况、以往的手术与手术失败次数、结膜情况和

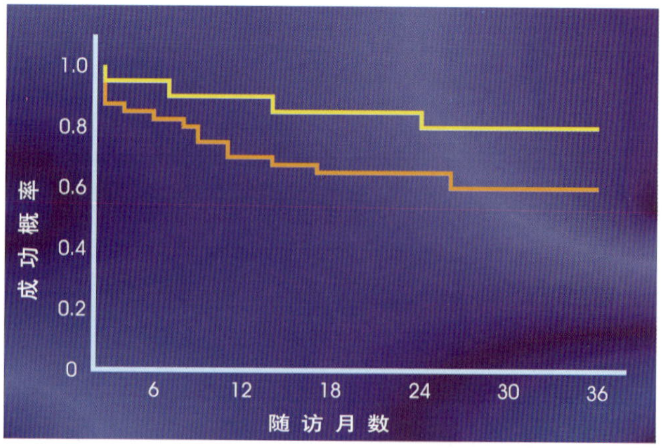

图8-1 两种手术方式Kaplan-Meier曲线的比较。

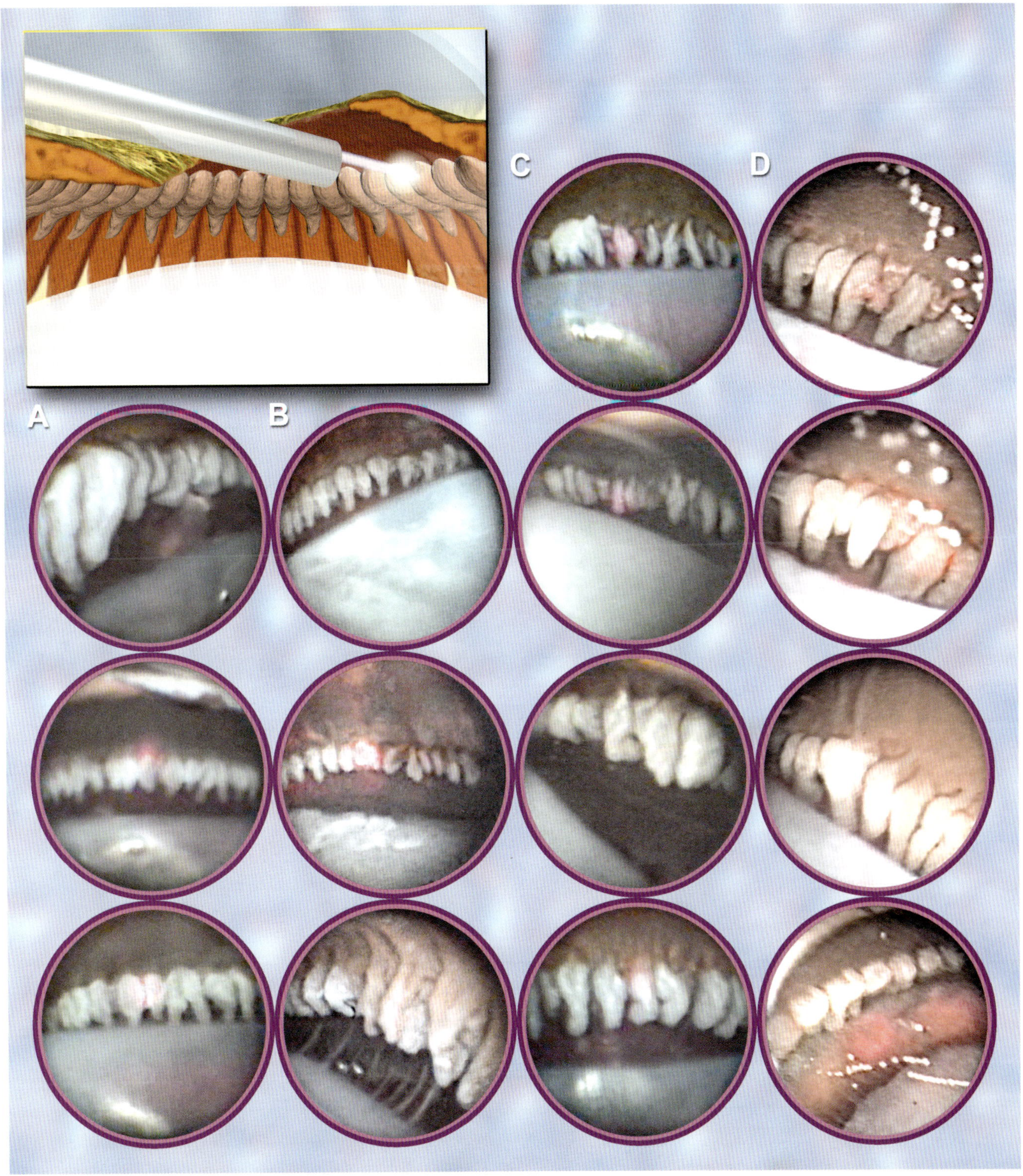

图8–2 有晶状体开角型青光眼的内镜睫状体光凝术。A～D.4个有晶状体眼的治疗。

其他许多参数都增加了滤过手术的难度并限制了它的成功率。而内镜睫状体光凝术的技术挑战在于晶状体的情况和术者选择的手术方式。最难的是有晶状体眼的手术，因为这种情况下只有一种选择（图 8-2）。它要求术者能运用技巧使晶状体后移和虹膜前移以形成较大的空间进行内镜操作，同时不损伤晶状体；而在无晶状体或人工晶状体眼经玻璃体到达睫状突时，这些因素都不再重要。另外，对其他方面都“健康”的开角型青光眼，为了达到治疗效果，要求做 270° ~ 360° 的光凝（通常要做两个切口）。这时就会出现一个矛盾的现象，即那些做过多次手术、有明显解剖异常、滤过手术效果差的眼，比解剖结构正常、晶状体透明、滤过手术效果好的开角型青光眼更容易进行内镜睫状体光凝术。这也是做内镜睫状体光凝术所要考虑的情况。

在有晶状体开角型青光眼做内镜睫状体光凝术的最初报道中[1]，56 例眼术前平均眼压 29.8mmHg，进行 270° ~ 360° 光凝术后，眼压为 16mmHg，下降了 46.3%；术前局部药物的数量是 2.4，术后是 1.1；全身碳酸酐酶抑制剂的应用从 73.2% 下降到末次随访时的 16.1%。尽管术后 1 年时，8.9% 的患者有视野缺损，但在围手术期间无视野的损伤。

有 12.4% 的患者进行了第二次内镜睫状体光凝术，最终有 88% 的患者眼压在 22mmHg 以下。无晶状体脱位、囊样黄斑水肿、眼球萎缩或眼内炎发生。手术后没有立即出现白内障，但在术后随访时，有 14.3% 的患者发生了白内障。这是一个有中期随访的大样本回顾性调查，随访时间 6 ~ 33 个月，平均 21 个月。

在另一个研究中[2]，16 例开角型青光眼，最大量的药物治疗失败后采用内镜睫状体光凝术，术前平均眼压 21.3mmHg，术后平均 15.6mmHg（P=0.000 1）。随访 13 个月，90% 的患者眼压控制良好，没有并发症的发生，这些结果与其他的研究结果一致。

对有关青光眼资料最有争议的是：大部分的资料是无法控制、回顾性的和没有可比性的，样本小、随访时间短，这对于研究是很困难的。有晶状体眼的内镜睫状体光凝术同小梁切除术的随机可比性前瞻研究正在进行中[3]。该项研究完成后，我们才有可能进行内镜睫状体光凝术同小梁切除术的比较（表 8-1）。

然而，把有晶状体眼行内镜睫状体光凝术和滤过手术比较，等于是把滤过手术的最好疗效组同内镜睫状体光凝术的最差疗效组相比较。白内障是内镜睫状体光凝术后最常见的并发症，尤其是对于年轻的、术前晶状体透明的患者，并发症限制了该手术方式的应用。但我们应看到，小梁切除术后有超过 20% 的可能发生白内障，而且术后处理很麻烦，并存在远期并

表 8-1　内镜睫状体光凝术和传统的小梁切除术比较

手术方式	眼压降低	成功控制眼压		术后处理	视野损失			白内障	严重并发症	特点
		2 年	5 年		围手术期	1 年	5 年			
小梁切除术	50%	80%	30%~ 60%	很多	少	10%	30%~ 60%	20%~ 40%	5%~ 10%	眼内炎发生率每年 1%
内镜睫状体光凝术	40%	90%	80%	少	0	10%	30%	20%~ 30%	0	难以达到 5 ~ 10mmHg 的眼压范围

发症（如每年眼内炎的发生率为 1%），而内镜睫状体光凝术则没有这些并发症。

最后，还未见到有晶状体开角型青光眼内镜光凝术后眼球萎缩、低眼压或其他严重并发症的发生。因此从理论上反对以减少房水生成手术治疗青光眼是无实际意义的。

（杨晓慧 译）

参考文献

1 Uram M.Endoscopic cyclophotocoagulation in glaucoma management.*Current Opinion in Ophthalmology*,1995,11:19~29

2 Chen J,Cohn RA,Lin SC,et al.Endoscopic photocoagulation of the ciliary body for treatment of refractory glaucomas.*Ophthalmol*,1997,124:787~796

3 ECP Study Group.In progress.Unpublished data

9

无晶状体青光眼与人工晶状体青光眼的内镜睫状体光凝术

无晶状体和人工晶状体均为增加青光眼治疗难度的因素。无晶状体眼或人工晶状体眼发生青光眼时，前房角可以开放，也可以存在无血管化的粘连性前房角关闭或二者混合存在。小梁切除术往往是首先被考虑的一线手术治疗方案。遗憾的是，这一方法对无晶状体或人工晶状体青光眼的治疗效果往往并不像滤过性手术对有晶状体眼的开角型青光眼那样有效。特别是在接受小梁切除术的无晶状体眼的患者中，在术后 3 年内大约有 30% 的患者因病情不能控制而需要进一步的手术治疗。原有的失败的滤过手术则使这种情况更加严重。在此种条件下，获短期疗效者的患眼中的比例不足 50%，然而发生各种并发症的风险却显著增加。

也许有人提出在此种治疗方案中联合应用抗代谢药物能增加成功的机会，然而事实并非如此。已经证实，5- 氟尿嘧啶与丝裂霉素 C 均不能改善此种方法对青光眼的治疗效果，反而增加了发生更严重并发症的危险。

同样重要并值得提出的是，无晶状体玻璃体切除眼是发生爆发性或迟发性脉络膜出血的最高危险组。

作为另一种选择，也许有人会考虑导管植入术。这种方法在某种意义上对控制青光眼相对较为有效，通常经过治疗的患眼有 50% ~ 70%可以获得良好的眼压控制效果。但这种方法所需要的技术，术后的处理以及发生严重并发症的可能等因素使其缺乏吸引力。

尽管多次的经巩膜睫状体光凝术也可使 50% ~ 70% 的患眼眼压获得满意控制，但其破坏性及其导致视力丧失与其他严重并发症的危险限制了此方法的应用。这一方法当然不应被建议用于仍有有用中心视力的静止眼，而许多患眼均属此类情况。

实际情况中，许多患者属于不能控制的无晶状体或人工晶状体青光眼。客观地讲，尽管有关此问题的文献很多，但多数眼科医生并未按常规对其进行滤过手术、小梁的重复手术、导管植入术或任何形式的睫状体破坏手术，也不宜用抗代谢药物。

另一方面，从技术角度上讲，即使存在功能性或已失败的滤过泡、导管植入物、原有的经巩膜睫状体破坏术或其他结构的障碍，经角膜缘或睫状体平坦部途径对无晶状体眼或人工晶状体眼进行内镜睫状体光凝术都是简单易行的（图 9-1 至图 9-6）。事实上，因为具有相对简单的解剖学特点，所以即使在术者刚开始掌握内镜睫状体光凝技术时这些病例也均为合适的类型。一旦术者对此技术掌握熟练之后，整个过程在几分钟内即可完成，从而减少术后炎症反应。多数应用内镜睫状体光凝治疗此类青光眼的眼科医生在治疗区内光凝 270° ~ 360° 范围的睫状突组织。

许多将内镜睫状体光凝应用于此种情况的报道已经出现。其中一个研究 [1] 报道，经角膜缘途径对 108 例无晶状体眼和人工晶状体眼进行 270° ~ 360° 范围的内镜睫状体光凝治疗。术前平均眼压为 34.6mmHg，而术后为 15.2mmHg，绝对降低程度为 56.1%。在这些患眼中眼压被成功控制的比例达 89%，视力下降和围手术期视野缺损均未发生，但 8.3% 的患眼在术后 1 年发生了进行性的视野缺损。在接受内镜睫状体光凝前，这些患者平均应用 3.1 种局部药物，而手术后末次随访平均应用 1.4 种药物。全身应用碳酸酐酶抑制剂的比例从 78.7% 减少至 10.2%。临床或造影检查均未见囊样黄斑水肿的表

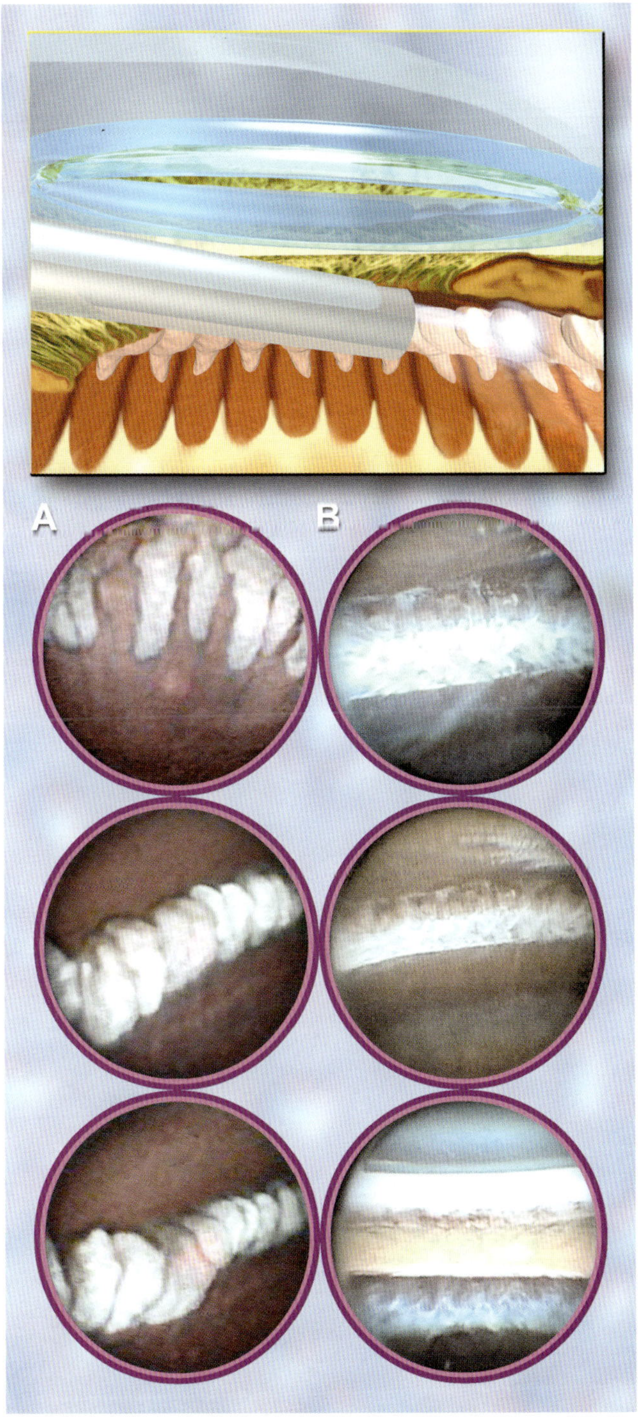

图9–1　经角膜缘途径对前房人工晶状体眼行内镜睫状体光凝术。A.先行角膜缘穿刺，之后将激光内镜直接置于前房人工晶状体和虹膜下，从而可进行成像观察及光凝。人工晶状体的前表面可置一些黏弹剂以保护角膜内皮。B.经此种治疗的6只眼的图像。睫状突的外观变异较大。最下方右侧图是在瞳孔水平拍摄的。由上至下，照片中所见结构分别为前房人工晶状体的光学部、前房与前房角、瞳孔缘、变白的睫状突与平坦部。

现。17.6% 的患者进行了再次手术。随访时间 6 ~ 50 个月不等，平均为 35 个月。

另一关于应用内镜睫状体光凝治疗无晶状体或人工晶状体青光眼的报道与上述结果相互印证。在这一报道中，对 10 例经最大量药物和手术治疗均未获得成功的顽固性患者进行了内镜睫状体光凝术[2]。术前平均眼压为 24.7mmHg，而术后为 16.2mmHg（P=0.004），其中 90% 获得了 ≤ 21mmHg 的眼压，并且无严重并发症发生。

表 9–1 列出了将不同方法应用于无晶状体和人工晶状体青光眼的治疗所获效果的一些历史资料。应该指出的是，来自儿童的资料被排除在外，这是因为尽管它们具有类似的发病机制但儿童资料还包括另一类更具挑战性的情况。

最近，一个以社区眼科医生为基础的，多中心随机设计的，关于内镜睫状体光凝术与小梁切除术对具有或不具有既往失败滤过泡的无晶状体与人工晶状体者青光眼疗效的对比研究正在进行（表 9–2）。在未经抗青光眼手术组中，对 25 例接受小梁切除术的患者与 25 例接受内镜睫状体光凝术（270° ~ 360°）的患者进行了比较。迄今得到的数据显示，平均随访时间为 25 个月（8 ~ 41 个月），88% 的接受内镜睫状体光凝术的患者眼压得到控制（≤ 22mmHg），而采用小梁切除术治疗的患者中仅 44% 得到眼压控制（P=0.05）。视力下降者的比例在内镜睫状体光凝组中为 0，而在小梁切除术组中为 12%（P=0.05）。最终对进行性视野缺损的评估显示在内镜睫状体光凝组中为 20%，而在小梁切除术组中为 64%（P=0.01）。对囊样黄斑水肿以及轻微或严重并发症的发生率等其他指标进行比较，显示两组间差异无统计学意义。

在另一组具有至少一个失败滤过泡的无晶状体与人工晶状体青光眼患者中，25 例再次采用滤过手术治疗，另 25 例则接受内镜睫状体光凝（270° ~ 360°）治疗。平均随访时间为 23 个月（6 ~ 47 个月）。在这种情况下，84% 的接受内镜睫状体光凝治疗的患者眼压得到控制，而接受小梁切除术的患者仅 44% 眼压得到控制（P=0.05）。在内镜睫状体光凝组中未发现视力下降者，而在小梁切除术组中为 72%（P=0.01）。内镜睫状体光凝组有 28% 而小梁切除术组有 80%患者发生进行性视野损失（P=0.05）。严重

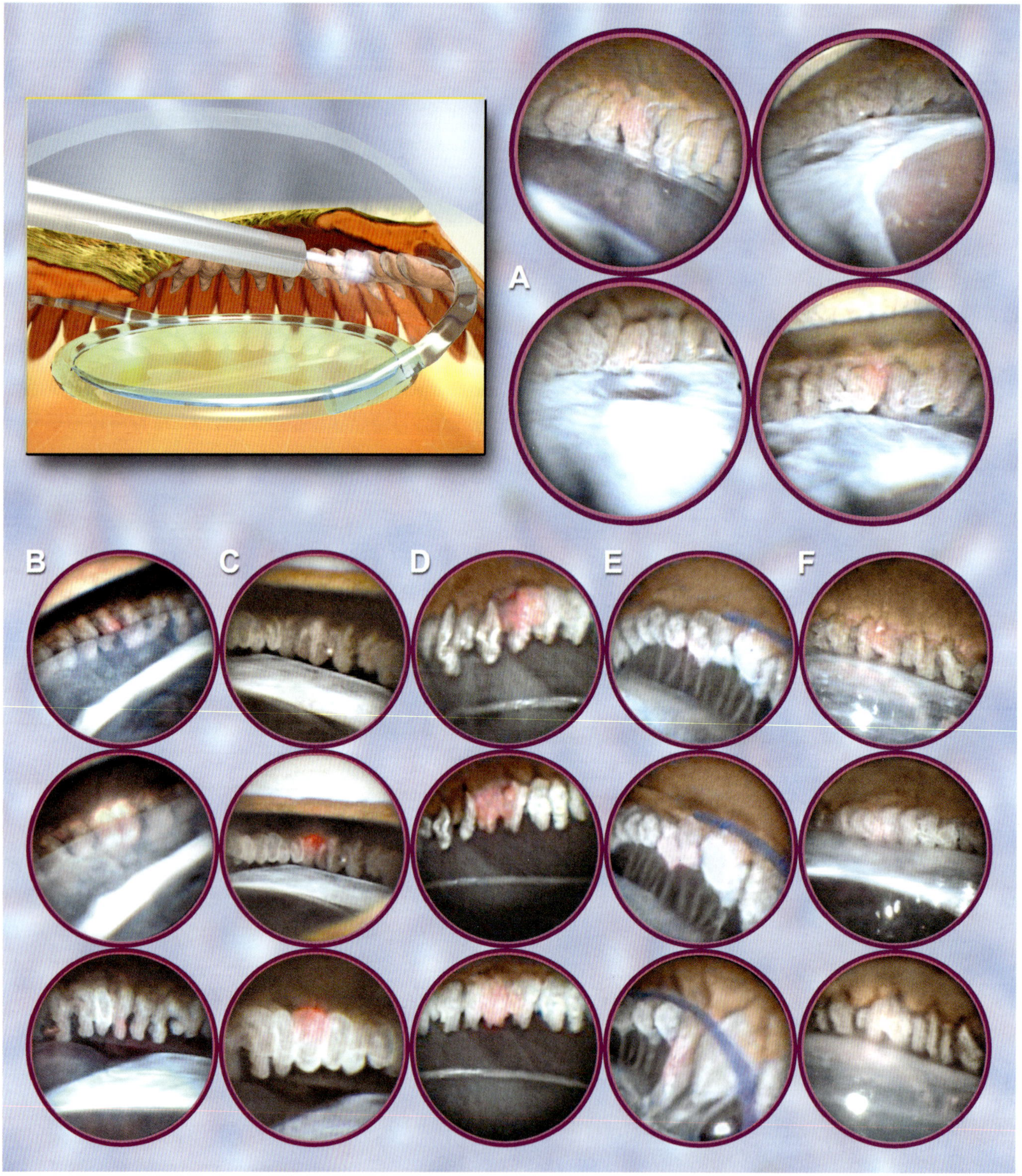
A
B
C
D
E
F

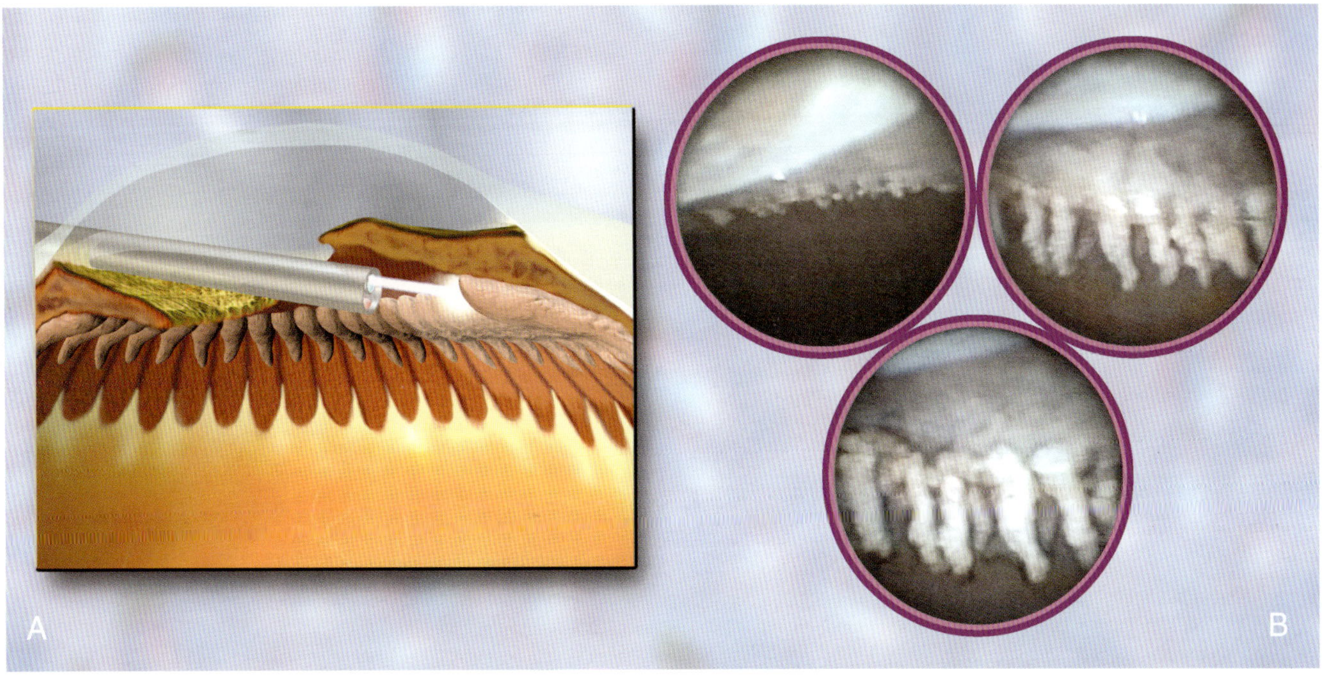

图9-3　经角膜缘对无晶状体眼进行内镜睫状体光凝术。A.先行角膜缘穿刺，然后激光内镜经瞳孔区伸入并接近睫状突开始进行激光光凝。值得注意的是残留的晶状体物质、浑浊的残留囊袋、机化膜以及其他的障碍物均可妨碍内镜接近睫状突，从而增加在这些病例中进行内镜睫状体光凝的技术难度。另一重要的问题是防止眼压的持续降低，这种情况可增加脉络膜下腔出血的危险。B.无晶状体眼的睫状突图像。部分睫状突向前卷缩而成为进行充分内镜睫状体光凝操作的障碍。术者用另一手压迫巩膜或应用弯头内镜可以解决这一问题。

←

图9-2　经角膜缘对后房人工晶状体眼行内镜睫状体光凝术：先行角膜缘穿刺，之后用黏弹剂扩张睫状沟以分离虹膜与晶状体囊袋间的大部分粘连并使后房人工晶状体与囊袋后移。然后置入激光内镜头进行睫状突的观察与光凝。A.植入了闭合襻型硅胶人工晶状体眼的睫状突图像。注意定位孔周围囊袋的纤维化改变。B.由上至下为在该眼进行内镜睫状体光凝的过程。由于睫状沟未被充分扩张因而光凝经过囊袋进行。白线是撕开的囊袋的边缘。底部的图像显示该眼的睫状沟完全得到扩张，使得睫状突的成像与光凝变得简单。左下角半透明的白色区域为囊袋内残留的晶状体皮质。C.睫状沟充分扩张使得内镜睫状体光凝简单易行(光凝前、后及特写图)。D.在此眼中，睫状沟被充分扩张，可以看到囊袋内人工晶状体的襻。晶状体襻离睫状突相对较远，不会进入治疗区从而避免其成为术后炎症的刺激源。E.充分后移的后房人工晶状体与囊袋，可见紧张但完整的晶状体悬韧带。晶状体襻脱出于囊袋外位于睫状沟中。应注意避免对晶状体襻的直接光凝，而对邻近的睫状体上皮则可进行治疗。F.进行内镜睫状体光凝时，睫状沟的一部分仅能中度扩张(上两图)，而同一眼的另一区域则可暴露得更宽(底部图)。

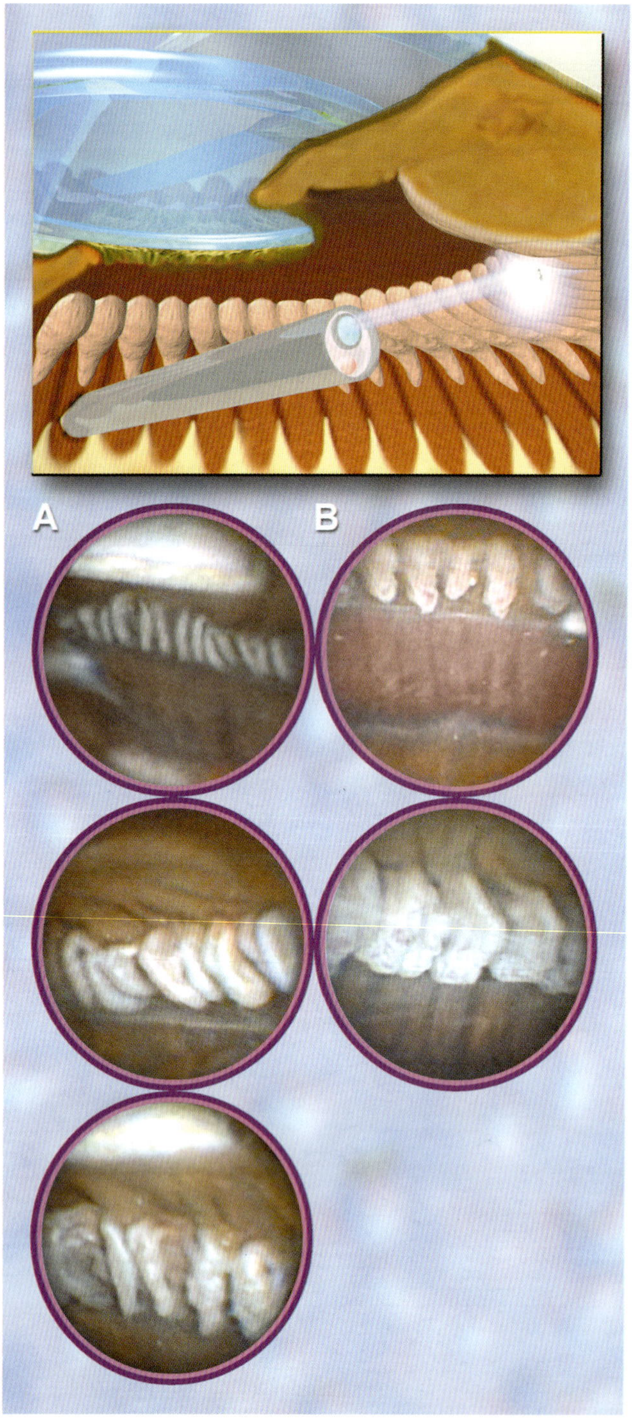

图9–4 经睫状体平坦部抵达无晶状体及人工晶状体青光眼患眼的睫状突。A.此途径在距角膜缘4mm处置入激光内镜，操作十分简单。这一工具经过玻璃体腔并稍微向前方倾斜。如果睫状突向前卷缩，术者用另一手行巩膜抵压或应用弯头内镜可克服这一困难从而进行内镜睫状体光凝术。在行内镜睫状体光凝前应至少切除前部的玻璃体以避免玻璃体视网膜间的牵引及由此造成的并发症。B.从睫状体平坦部途径进入无晶状体眼或人工晶状体眼所见睫状突的典型外观。

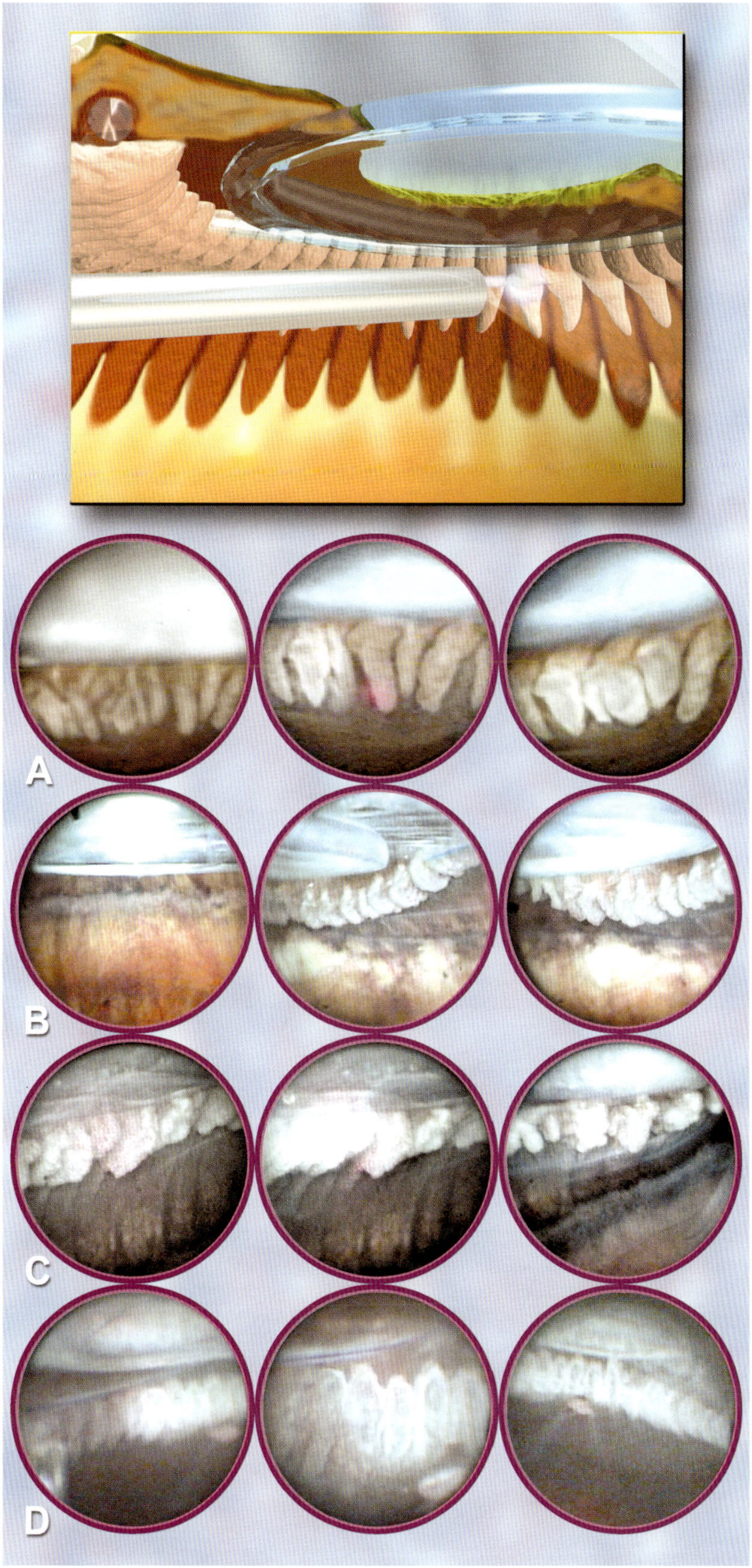

图9–5 经睫状体平坦部进入后房人工晶状体青光眼患眼。激光内镜在距角膜缘4mm处进入眼球，然后向前经玻璃体腔对睫状突进行摄像与光凝。在行内镜睫状体光凝前应切除前段玻璃体。A.此种情况下所显示的睫状突的典型表现。B.睫状突比预期的位置靠前。通过压迫巩膜可进行完全的内镜睫状体光凝。C.与睫状突足够接近以直接行内镜睫状体光凝。D.晶状体襻位于睫状突的上方。内镜睫状体光凝成功完成，而晶状体襻与治疗区之间无接触从而降低术后发生炎症反应的危险。

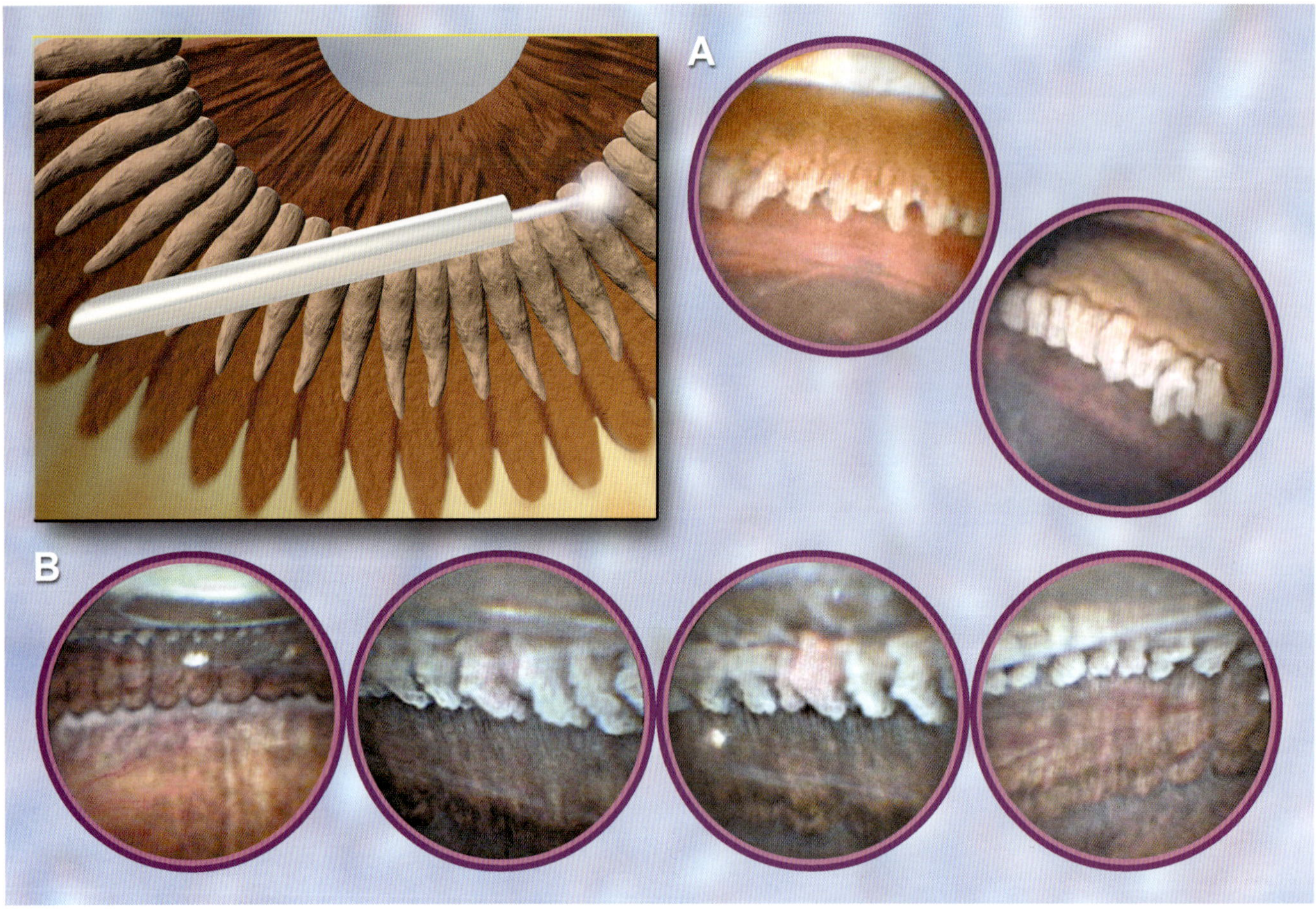

图9–6 无晶状体青光眼经睫状体平坦部进路。激光内镜从睫状体平坦部巩膜切口进入眼内进行内镜睫状体光凝。此区域内的玻璃体必须在内镜操作前切除。A.在此两眼中均无残留的晶状体物质或其他遮挡睫状突的障碍物，所以内镜睫状体光凝非常简单。在治疗前放置灌注以防止低眼压是很重要的。B.正在接受经睫状体平坦部行内镜睫状体光凝术的4例无晶状体青光眼。

表 9–1 无晶状体及人工晶状体青光眼* 的不同治疗方法的疗效对比

技术方法	成功率（%）	严重并发症发生率（%）	手术时间	术后处理
小梁切除术	50 ~ 70	10 ~ 20	长	复杂
导管植入术	50 ~ 70	30	长	复杂
经巩膜睫状体光凝术	50 ~ 70	40 ~ 50	短	简单
内镜睫状体光凝术	80 ~ 90	<1	短	简单

* 不包含儿童的数据，因为尽管他们具有类似的发病机制但儿童的情况更复杂。

表 9–2 内镜睫状体光凝术与小梁切除术对无晶状体及人工晶状体青光眼的疗效对比

	眼压控制	视力下降	视野损失	囊样黄斑水肿	轻微并发症	严重并发症
未经滤过手术治疗组						
内镜睫状体光凝术（n=25）	88%（P=0.05）	0（P=0.5）	24%（P=0.01）	0	4%	0
小梁切除术（n=25）	44%	12%	64%	0	4%	0
经滤过手术失败组						
内镜睫状体光凝术（n=25）	84%（P=0.05）	0（P=0.01）	28%（P=0.05）	0	8%	0
小梁切除术（n=25）	24%	72%	80%	0	8%	12%（P=0.05）

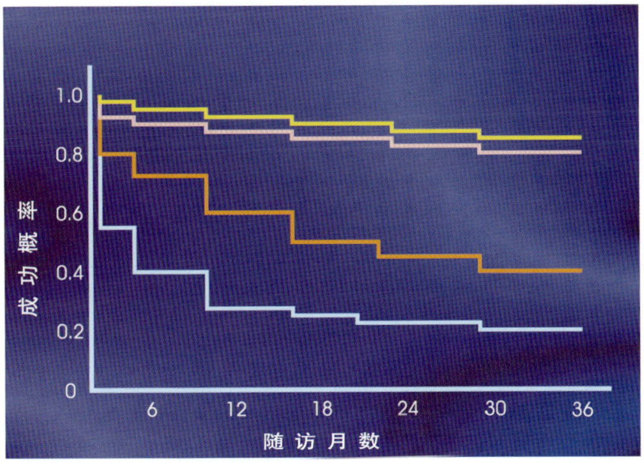

图9-7 内镜睫状体光凝术与小梁切除术治疗无晶状体及人工晶状体青光眼疗效的对比研究。Kaplan-Meier 存活曲线分析显示眼压在治疗后的36周内获得良好控制。最上方黄线代表未经滤过手术治疗而直接采用内镜睫状体光凝治疗的患者。粉红线代表经至少1次失败的滤过手术后再接受内镜睫状体光凝的患者。橘黄色线代表未曾接受滤过手术的患者。蓝线代表曾经接受滤过手术失败后再次接受滤过手术治疗的患者。这些数据显示，无论患者是否经历过失败的滤过手术，也无论是作为最初治疗方案还是再次治疗方案，内镜睫状体光凝术均比滤过手术具有更满意的长期疗效。

并发症在内镜睫状体光凝组中未见而在小梁切除术组中达 12%（$P=0.05$）。

Kaplan-Meier 存活曲线分析（图 9-7）显示出以下两点：

(1) 不考虑原来失败的滤过手术，内镜睫状体光凝术对无晶状体及人工晶状体者闭角型青光眼的治疗效果无显著差异。

(2) 内镜睫状体光凝术在这些情况下疗效优于小梁切除术。

尽管将随访从中期继续到长期并对得到的数据进一步分析十分重要，但目前这些对比研究的数据反映了非对比研究的经验性报道的结果。

（张 震 译）

参考文献

1 Uram M. Endoscopic cyclophotocoagulation in glaucoma treatment. *Curr Opin Ophthalmol*,1995,11:19~29

2 Chen J, Cohn RA, Lin SC, et al. Endoscopic photocoagulation of the ciliary body for treatment of refractory glaucomas. *Ophthalmology*,1997,124:787~796

10

剥脱综合征的内镜睫状体光凝术

当剥脱综合征对药物或激光等治疗无效时则需行手术治疗。尽管对这些病例还未进行深入的研究，但滤过手术对此类青光眼的治疗效果似乎与开角型青光眼相同甚至更好。虽然晶状体摘出对剥脱综合征的影响并不清楚，但它对解决此类问题可能并无影响。

通过内镜观察可见剥脱综合征的一些特征性改变。第一，虹膜后表面可见薄片状的白色物质，这些物质可延续至睫状沟、晶状体前表面或晶状体囊袋以及悬韧带。第二，许多此类患眼的悬韧带显著粗于正常眼，这些悬韧带及其与睫状体或晶状体囊袋的连接部看起来均不显得“薄弱”，在内镜手术操作过程中被黏弹剂伸展时不会断裂。尽管在通常情况下悬韧带上仅有少量的白色物质，但有时悬韧带也可被积聚起来的致密的白色物质完全包裹。这种情况同样也发生于虹膜的后表面（图 10–1）。最后，在对无剥脱综合征病史的人工晶状体青光眼进行内镜睫状体光凝时这种白色物质并不少见，这一发现提示有一部分剥脱综合征可能被漏诊（图 10–2）。

实践发现，一些剥脱综合征患眼中存在另一特殊的现象，即内镜睫状体光凝过程中其组织对激光似乎无反应。于是术者自然地升高激光能量，但组织仍然无反应。当能量进一步升高时，就突然发生了组织爆破。在一定能量水平时组织无反应但能量继续小幅提高即导致过度治疗（图 10–3），此种现象令人十分费解。由于剥脱综合征患眼的睫状突在内镜睫状体光凝过程中往往并不变白和收缩，因此以逐步增高的方式确定合适的治疗能量较为困难。最佳的方法是将激光能量升高至足够的水平以形成 1 ～ 2 个爆破点从而确定过度治疗的阈值，然后稍稍降低能量，此后治疗应按照通常的方式进行。尽管术者在手术过程中不能直观地看到组织的反应，但内镜睫状体光凝通常可达到预期的效果。

根据此种情况可得出一个推论，如果术者确定激光可靠运行，在未见假性剥脱物质而组织对激光不发生预期反应时应考虑其原因可能为剥脱综合征，即使物证已经被清除，比如白内障手术。

一些研究已经肯定了应用内镜睫状体光凝治疗此种类型青光眼的方法。一个小型研究 [1] 结果如下：对 5 例应用最大剂量药物和手术治疗均不能控制的患者进行 180° ～ 300° 内镜睫状体光凝，术前眼压平均为 29.2mmHg，而术后为 15.2mmHg（P=0.058），其中 90% 患者的眼压在平均 13 个月的随访过程中等于或低于 21mmHg 。无严重并发症发生。

另一研究 [2] 如下：26 例剥脱综合征合并白内障的患眼接受超声乳化联合 180° ～ 300° 范围的内镜睫状体光凝治疗，术前最高眼压平均为 20.4mmHg ±4.45mmHg，术后第一天眼压为 19.9mmHg±9.3mmHg，术后 1 个月为 17.4mmHg±2.6mmHg，术后两个月为 19.1mmHg±3.2mmHg。术前最佳矫正视力为 0.33±0.03，术后为 0.5±0.09。术前应用药物的种类平均为 1.68±0.95，术后为 0.63±0.7。无显著的并发症发生。

此种情况下，所有患者的视力均获得提高。内镜睫状体光凝有效地减少了为控制眼压而使用的抗青光眼药物的数量，同时可能提高患者的依从性和生活质量。实际上，作者建议采用更有力的内镜睫状体光凝方式，光凝 300° ～ 360° 范围的睫状突，以更好地控制眼压并减少抗青光眼药物的应用以及与此相关的费用负担。

虽然根据这些研究尚不能得出定论，但其结果与

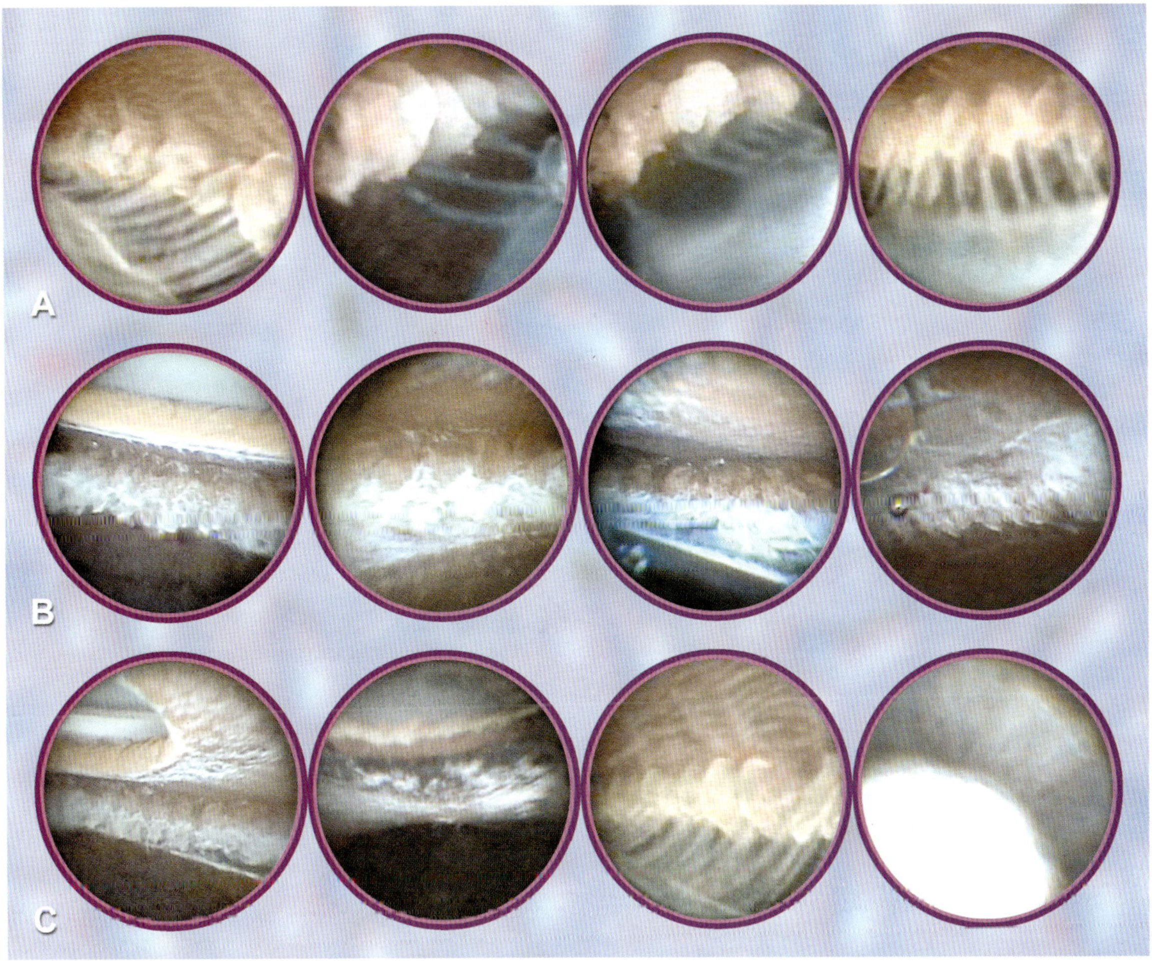

图10-1 内镜下剥脱综合征的表现。A.悬韧带显著粗于正常眼并显得松弛。B.睫状突表面常常有散在的白色碎屑，这些物质可积蓄得十分致密。C.虹膜后表面也可见不同程度的白色物质。

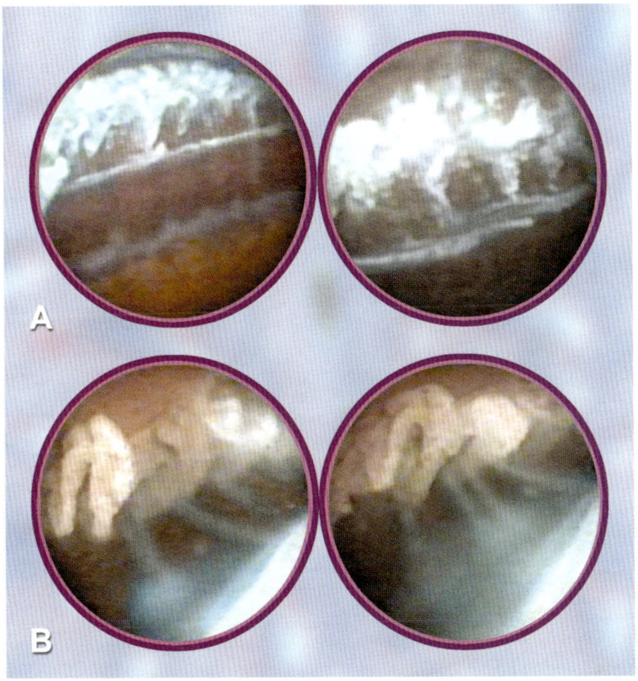

图10-2 A.白色物质有时十分致密以致内镜睫状体光凝过程中睫状突变白而不可见。B.睫状突常常看起来对激光具有抵抗性，既不变白也不萎缩。虽然如此，除了缺乏可见的光凝反应外，内镜睫状体光凝对这些眼同样有效。

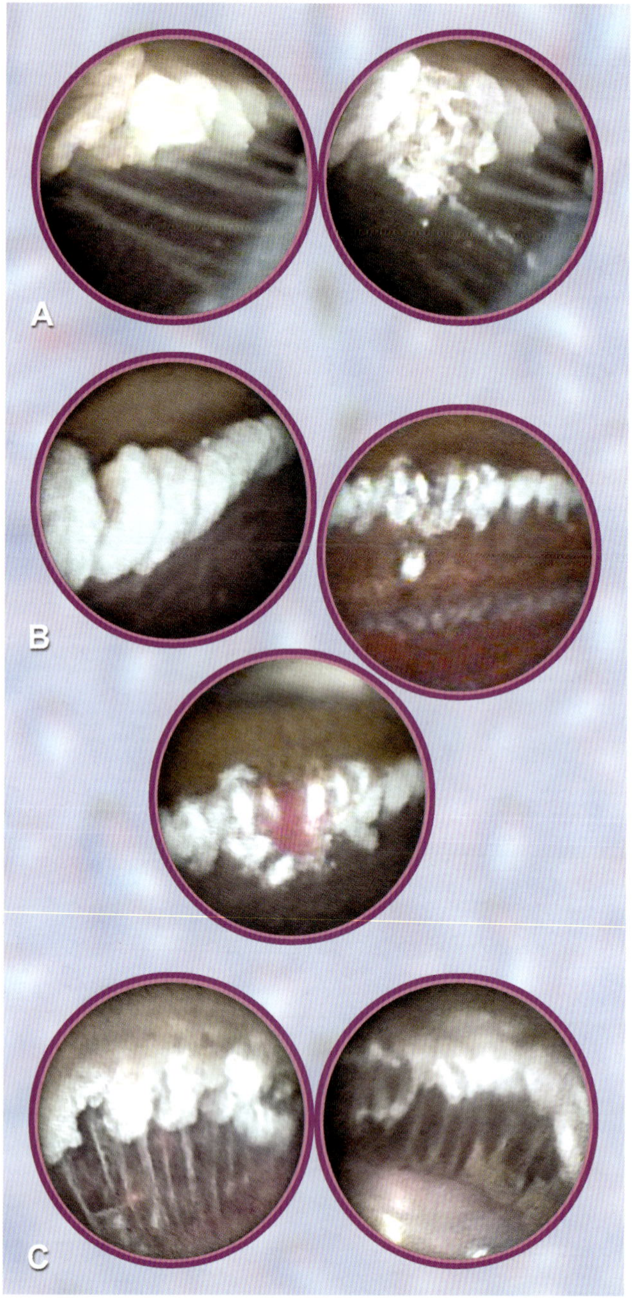

图10-3 内镜睫状体光凝术在剥脱综合征中过度治疗的结果。A.剥脱综合征的典型表现，即显著增厚的悬韧带和“无反应”的睫状突。当升高激光能量以获得“足够”治疗水平时，发生组织爆破。此种情况下，降低激光能量并对剩余的睫状突进行治疗，不管它们是否变白或萎缩。B.应用相对较高的激光能量以使睫状突变白，组织爆破仍然发生，几分钟后此处开始出血。C.具有增粗的悬韧带的剥脱综合征患眼。一个睫状突被爆破，色素沿悬韧带弥散分布，终止于睫状突与晶状体囊袋的连接处。注意悬韧带的弹性，即使在此种情况下，它们也不断裂。

其他更为深入的针对不同类型青光眼的大样本研究相符。

综上所述，采用内镜睫状体光凝术治疗剥脱综合征，除了组织对激光的反应较特殊外，发生并发症的风险并不比其他类型的青光眼高，而其疗效相当。

（张　震　译）

参考文献

1 Chen J,Cohn RA,Lin SC, et al. Endoscopic photocoagulation of the ciliary body for treatment of refractory glaucomas. *Ophthalmology*,1997,124:787~796

2 Berke SJ, Cohen AJ, Sturm RT, Nelson, DB. Endoscopic cyclophotocoagualtion and phacoemulsification in the treatment of medically controlled primary open-angle glaucoma. *J Glaucoma*,2000,9:129

11

新生血管性青光眼的内镜睫状体光凝术

新生血管性青光眼的治疗首先要求术者明确治疗的目的。治疗是仅为控制疼痛，还是保留有用视力甚至恢复良好的视功能——在达到以上目的的同时获得较低并且稳定的眼压？许多因素均可影响患眼的预后，特别是新生血管性青光眼的发病原因。

促使新生血管性青光眼形成的最常见疾病是糖尿病性视网膜病变。广泛而及时的视网膜光凝（可消除缺血因素的影响从而使虹膜新生血管化停止进展或消退）联合快速控制眼压（可制止视神经损伤并可能增加血管灌注）可能非常有效。对一部分此类患眼不仅可以解除疼痛还可获得较好的外观甚至可以恢复很好的视功能。

第二个最常见的病因为视网膜中央静脉阻塞（图11-1）。在这些患者中，在任何情况下仅中心视力的恢复可能性都很小。通过视网膜光凝预防新生血管性青光眼的发生是治疗此类疾病的常规措施，即使患者已经出现新生血管性青光眼，此种治疗也适宜。由于对此组患者最主要的治疗目的是保持眼球的完整性或尽可能地保留一些有用的周边视力，所以眼压的控制甚为重要。不管发病原因是什么，对于长期的新生血管性青光眼，恢复有用视力一般不是治疗的目的，治疗的主要目的是降低眼压以控制疼痛和改善外观。

新生血管性青光眼对标准的青光眼治疗方法反应较差。小梁切除术仅有30%的成功率，大多在术后早期即失败。联合应用抗代谢药物的价值不大，并且导致滤过失败、眼压控制不良、光感丧失以及眼球萎缩的风险极高。引流物植入的疗效变化较大，但整体上来说它对控制眼压具有一定的效果，但其引起的眼球萎缩及光感丧失等并发症并不少见。

另一种治疗新生血管性青光眼的方法是减少房水的生成。睫状体冷凝术控制眼压获得了一定的效果，但此种方法破坏性大且严重并发症的发生率很高。经

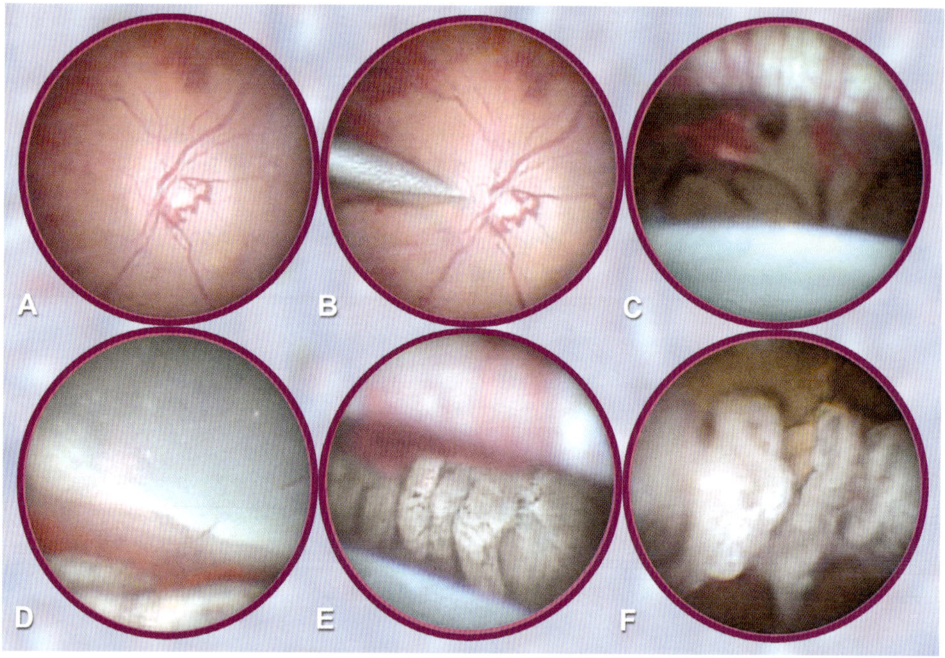

图11－1 继发于缺血性视网膜中央静脉阻塞的新生血管性青光眼。A.注意睫状侧支血管。B.用巩膜穿刺刀放射状切开视神经。C.广泛虹膜新生血管中的出血"滴"向后方的睫状沟区域。注意晶状体的前囊。D.存在积血和血管的前房角。E.内镜睫状体光凝术及前段出血向后流动。F.内镜睫状体光凝。

巩膜的激光睫状体光凝术治疗新生血管性青光眼也获得了一定的成功率，但它仍然导致与睫状体冷凝术相同的并发症，尽管相对较少。在这些并发症中较突出的有 11% ~ 29% 的眼球萎缩和 40% ~ 56% 的视力丧失。因此这些方法一般仅限用于视力预后不良的患眼。无论应用何种类型的激光，经巩膜的睫状体光凝术不能直视观察，也不能准确地将激光能量作用于睫状突的上皮，这就决定了该技术的失败。治疗过程中损伤与房水生成无关的组织也是产生显著并发症的原因。手术中应用荧光素血管造影术研究经一次或多次经巩膜睫状体光凝术后均无反应的患眼的睫状突，发现多数患者的睫状突被破坏的程度远远达不到术者所期望的水平 [1]。这种不利因素可通过内镜睫状体光凝术而避免。

客观地说，治疗新生血管性青光眼的各种标准方法疗效均较差或仅有中等疗效，同时其技术难度大并且与一系列严重并发症相关。大多数眼科医生不能彻底解决这一问题，典型的患者一般由青光眼专家进行治疗。

最先报道 [2] 内镜睫状体光凝治疗新生血管性青光眼的小样本研究显示其较高的疗效与安全性。有关的大规模回顾性研究也已有报道 [3]。一个长期的前瞻性的关于内镜睫状体光凝、经巩膜睫状体光凝术和导管植入术疗效对比的研究正在进行。

眼压

约 90% 经内镜睫状体光凝治疗的新生血管性青光眼患者在治疗后的前 8 周内可获得较低的眼压。此结果与目前所有关于内镜睫状体光凝的试验结果相符，与在其他类型青光眼中所见的眼压反应也相同，也与晶状体和玻璃体切除后以巩膜抵压法在手术显微镜直视下对睫状突进行光凝的结果一致。应用此方法预期可使眼压绝对下降 60% ~ 70%。

当采用前路法时，高达 25% 的患者中可见早期的眼压上升。此种情况主要发生于术后第一天，这无疑是残留的黏弹剂所导致的结果。当采用睫状体平坦部进路时眼压骤升的现象较少见。

迟发性的眼压升高非常少见。绝大多数患者在长期的随访过程中一直保持较低的眼压。对导管植入，联合使用或未使用抗代谢药物的新生血管性青光眼患者长期随访，显示有相当程度的失代偿[4, 5]。相似的结果也见于经巩膜睫状体破坏术的患者。

低眼压和眼球萎缩在任何关于经玻璃体睫状体光凝术的研究和报道中均未见到。与他人交流中有少数患者曾不幸发生这一问题，但整体上的发生率远远低于 1%。这一突出的发现显示了经巩膜睫状体破坏术与内镜睫状体光凝之间重要的不同之处。当睫状突的上皮可以在直视下应用准确的激光能量进行光凝而不损伤非睫状突组织或植入物时，过度治疗的危险即显著降低。从临床角度上看，这一优点使安全阈增宽，最大程度地减少了低眼压与眼球萎缩这样的并发症。

抗青光眼药物

经内镜睫状体光凝治疗后的新生血管性青光眼患者，抗青光眼药物的局部和全身应用均显著减少。通常对于有可能恢复有用视力的患者，应该保留手术前的治疗方案，直至获得 15mmHg 左右的眼压。此后，只要眼压持续保持在可接受水平，可停用这些药物。如果眼压不能达到这一目标，那么术前药物应继续应用。通常观察到术后第 8 周，如果最终的结果是有限的成功甚至失败，可以考虑再次手术治疗。如果治疗的目的为控制疼痛，则目标被设定在较低的水平，那么略高于 20 或 30mmHg 的眼压也可接受。最好能应用尽可能少的药物将眼压维持在这一水平。

视力

新生血管性青光眼按视力情况分为 3 组：≥ 0.2 组，0.01 ~ 0.1 组，<0.01 组。前两组的治疗目的是获得有利于保持现有视力的眼压；对于第三组来说，控制疼痛和保持外观是最终目的。即使前两组的治疗已经“成功”，也应预先注意进行性的视力丧失可在高达 25% 的患者中发生。由新生血管性青光眼的潜在病因所导致的视网膜或视神经的灌注障碍是造成视力下降最可能的原因，并且应与进行性青光眼所造成的或由手术并发症所造成的视力下降相鉴别。内镜睫状体光凝术后的视力预后优于已报道的导管植入或经巩膜睫状突破坏术，后两种方法通常有 24% ~ 56% 的视力丧失发生率（表 11–1）。

广泛视网膜光凝

广泛视网膜光凝 (PRP) 用于消除缺血效应从而防止或延缓虹膜新生血管的进展。理想的结果是通过彻底的广泛视网膜光凝使虹膜新生血管消退（图 11–2）。遗憾的是，患者就诊时虹膜新生血管的程度与持续时间可有很大的差异。对那些具有角膜浑浊、前房积血、小瞳孔、致密白内障或玻璃体积血的患眼不能进行足够的视网膜光凝。实际上，由于观察障碍，不能进行广泛视网膜光凝的新生血管性青光眼患者可达一半之多。再则，考虑到疾病的晚期，在这些情况下要完成广泛视网膜光凝而做出巨大的努力可能是不实际的。如果治疗的目的为控制疼痛和保持可接受的外观，那就完全可行。

表 11–1 新生血管性青光眼以往治疗的效果（%）

效果	小梁切除术	小梁切除术 + 抗代谢药物	导管植入	睫状体冷凝术	经巩膜睫状体光凝术	内镜睫状体光凝术
成功（%）	30	30 ~ 50	50 ~ 70	50	50 ~ 70	90
视力丧失（%）	5 ~ 30	5 ~ 20	20	50	40	0 ~ 5
眼球萎缩（%）	5	5	10	30	10	0 ~ 2

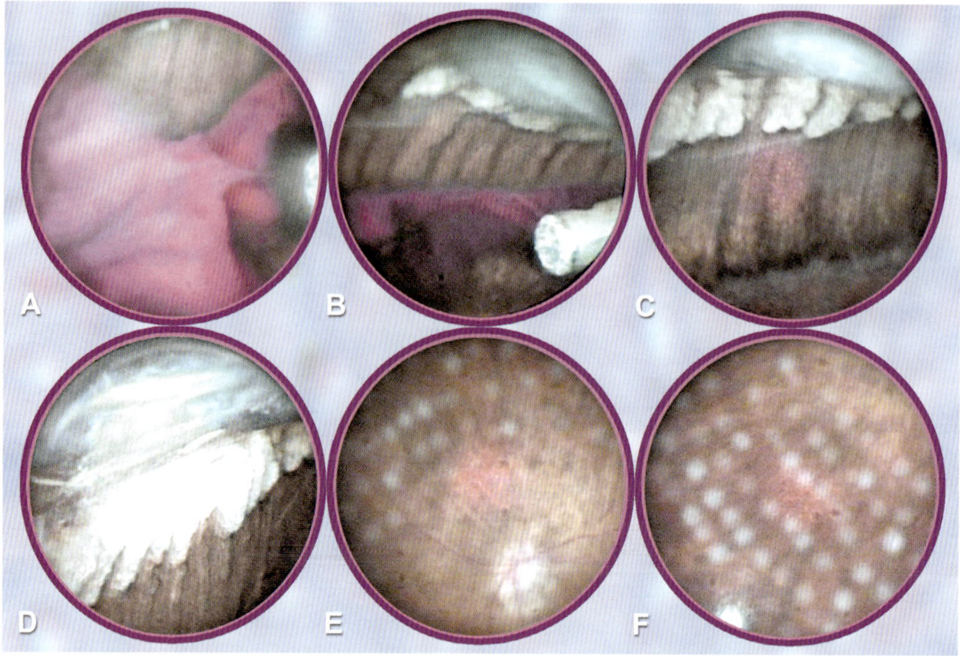

图11-2 新生血管性青光眼的彻底治疗。A.玻璃体出血掩盖周边视网膜、睫状体平坦部和睫状体。B.玻璃体切除去除障碍，使得治疗区可见。C.睫状突清晰可见。D.内镜睫状体光凝术。E.后部视网膜广泛视网膜光凝。F.全周边视网膜光凝。

广泛视网膜光凝并非通过内镜睫状体光凝获得良好眼压控制的先决条件。这里还应注意其他的两个问题：第一个是虹膜血管本身，第二个是它们所导致的后果，即不能控制的青光眼。视网膜光凝或许可以消除或阻止血管的生长，但如果青光眼已经发生则不能使之逆转。另一方面，内镜睫状体光凝可以降低眼压但却不能阻止虹膜新生血管发展或使其逆转。这些情况必须作为独立的问题考虑。例如，两种令人感兴趣的情况可同时存在。一个疼痛、失明并且有浓密虹膜新生血管、屈光间质浑浊的青光眼可以经内镜睫状体光凝治疗获得良好的眼压控制并且不再疼痛，但同时却要长期承受新生血管所导致的后果，如复发性的前房积血或玻璃体积血。由于患眼已经失明，这些问题无需处理，清除积血并光凝缺血的视网膜并不能提高

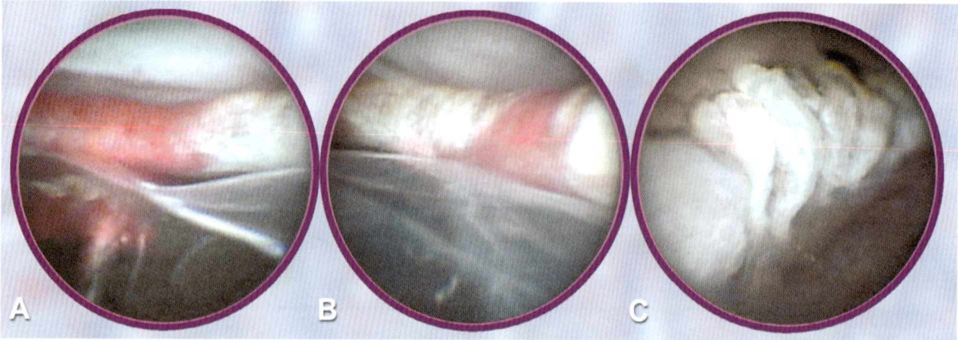

图11-3 新生血管性青光眼和前房积血。A.人工晶状体眼伴延伸到瞳孔缘的虹膜新生血管出血。B.放大的图像。C.正在进行内镜睫状体光凝术。

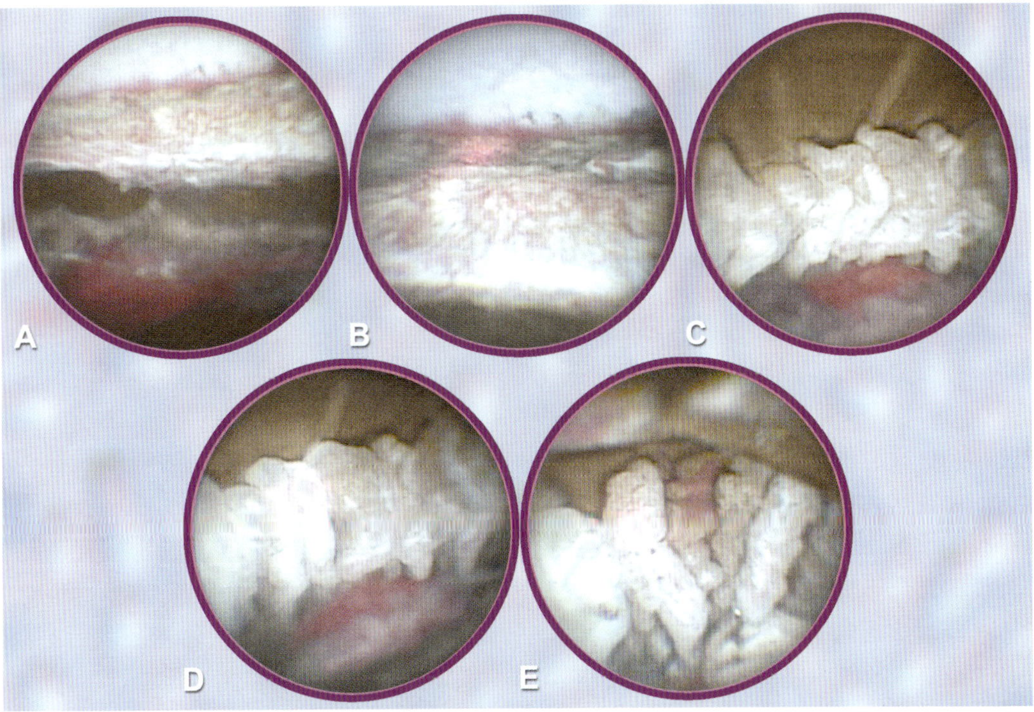

图11-4 新生血管性青光眼。A.在瞳孔水平的观察。注意前房角内的血管与严重的虹膜纤维血管性增生越过瞳孔缘向后延伸。可看到锯齿缘和一些玻璃体积血。B.以异常前房角作为背景的虹膜血管的放大图像。C.睫状突。D.治疗后与未治疗的睫状突。E.从玻璃体腔向前移行到睫状突表面的出血。

视功能，只有内镜睫状体光凝是需要的治疗。相反，对于一个具有 1.0 视力却发生急性新生血管性青光眼的糖尿病患者，在这种情况下进行重度的视网膜光凝与通过内镜睫状体光凝控制眼压同样极其重要。对永久的视力丧失、复发性眼内积血和继续恶化的青光眼需要加大治疗的力度。

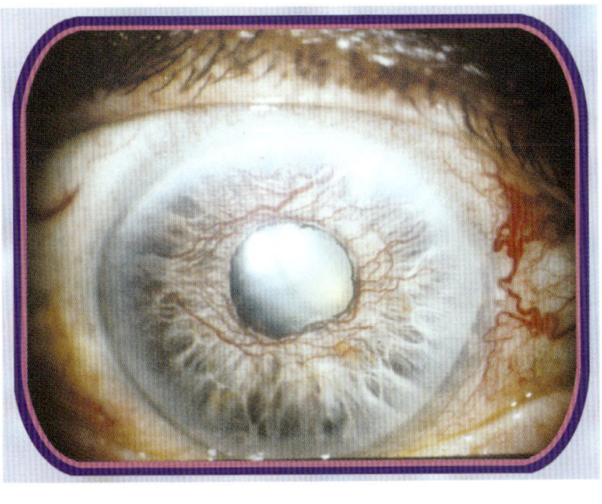

图11-5 正常眼压下的广泛虹膜血管化。

虹膜新生血管

显然，内镜睫状体光凝并不能影响虹膜新生血管的病程。通过视网膜光凝（糖尿病性视网膜病变或视网膜中央静脉阻塞）或增加眼血流灌注（对眼缺血综合征行颈动脉内膜切除术）治疗眼缺血综合征，在理论上可以减少眼缺血的问题，使眼内血管的增生活动消退。并不令人感到惊奇的是，半数新生血管性青光眼患者错过了及时进行视网膜光凝或恢复视力的机会，也不适宜处理虹膜新生血管。尽管如此，如果视网膜光凝可以无须诉诸于非常规的手段（玻璃体切除、晶状体切除或非直视下的广泛视网膜冷凝），对控制新生血管是有益的。正如 Ritch [6] 所说，视网膜疾病已经治愈的新生血管性青光眼患者对滤过性手术的反应远好于未经治疗者。同样，许多需要再次手术的内镜睫状体光凝治疗患者显示为持续的虹膜新生血管和不充分的视网膜治疗。迟发性前房积血在虹膜新生血管未治疗的患眼中常有发生，但在那些虹膜新生血管已经完全消退的患眼中并不常见（图 11-3 至

图 11–5)。视网膜光凝不充分但内镜睫状体光凝成功者可导致临床上显著的虹膜新生血管、透明角膜和正常眼压三者并存。

疼痛的控制

许多新生血管性青光眼患者，大概多达半数，主要是为控制疼痛而要求治疗。眼压长期保持在略高于 10mmHg 的概念在此组患者中并不重要。通常获得高于 20、30 或 40mmHg 的眼压足以控制疼痛和维持适宜的外观。即使在持续的虹膜新生血管继发的迟发性前房积血存在的情况下，疼痛复发者也不常见。由于通常中等程度的眼压下降即可满足治疗的需要，所以内镜睫状体光凝对实现这一目的非常有效。对这样的患者，进行 180° 范围的内镜睫状体光凝将极有可能达到期望的目的并且仅有极少的不良影响，因而建议其进行眼球摘出或其他破坏性的治疗方法是愚蠢的选择。

晶状体脱位

理论上晶状体脱位是这一手术所固有的风险，特别是当人们认为全部的手术操作均在一个由前方的虹膜、后方的晶状体或人工晶状体、侧面的睫状体所包围的狭小空间内进行。由于许多新生血管性青光眼为有晶状体眼，所以在此情况下这一点受到特别的关注。众所周知的是，这一眼前段与后段之间的晶状体屏障最好保留，因为理论上它可以阻止“血管生成因子”从缺血的视网膜向虹膜扩散；然而，这一问题还未曾遇见过。晶状体悬韧带非常富于弹性，它可以承受黏弹剂的伸展以及光凝时睫状突的牵拉力（图 11–6 至图 11–8)。

白内障形成

各种类型的青光眼内镜睫状体光凝术后第 2 年发生白内障的风险大约为 30%，这与有晶状体眼的小梁切除术（应用或不应用抗代谢药物）和玻璃体切除术的统计数据相当。Schuman [7] 报道用 Nd：YAG 激光经巩膜睫状体光凝术后，新生血管性青光眼的白内障发生率高于非新生血管性青光眼，或许可证明新生血管性青光眼具有发生晶状体浑浊的倾向。许多患者的白内障在内镜睫状体光凝后几周内即形成，这可能是因为在虹膜下操作内镜的过程中晶状体前囊被刺伤的缘故。这一技术问题通常可以通过应用足量的黏弹剂使晶状体适当后移以避免囊袋遭受外伤而得到解决。

炎症

经巩膜睫状体破坏术一个突出的特点是引起明显的炎症，而滤过性手术引起的炎症反应相对较轻。慢

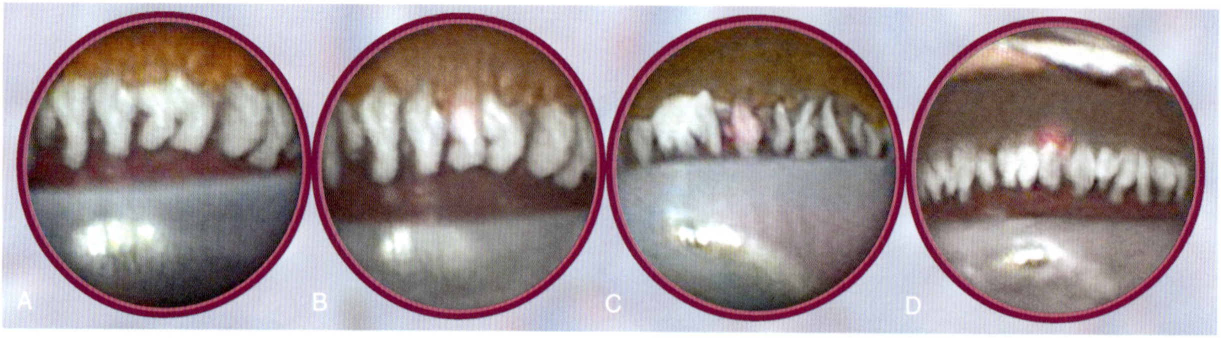

图11–6 新生血管性青光眼的内镜睫状体光凝术。A.在此有晶状体眼中，睫状沟被黏弹剂有效地扩张。B.激光的瞄准光束被置于睫状突的表面。C.内镜睫状体光凝开始，白色的睫状突已经被治疗而棕色的尚未被治疗。D.内镜睫状体光凝完成后的全景图像。

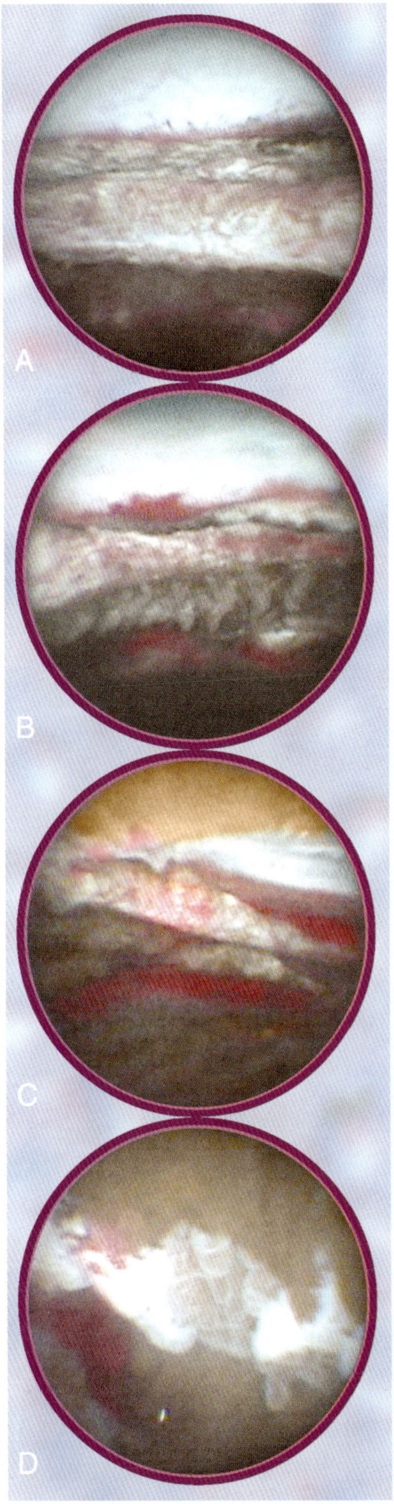

图11－7 新生血管性青光眼的内镜睫状体光凝术。A.具有广泛虹膜新生血管和前房角出血的眼前段图像。B.在瞳孔缘水平对同一区域的观察图像。该眼无晶状体。C.从虹膜后方观察同一区域，虽然虹膜的前表面存在严重的新生血管化，但其后表面显然没有类似的改变。D.内镜睫状体光凝中所见的可能由以往白内障手术造成的不常见的睫状突异常表现。

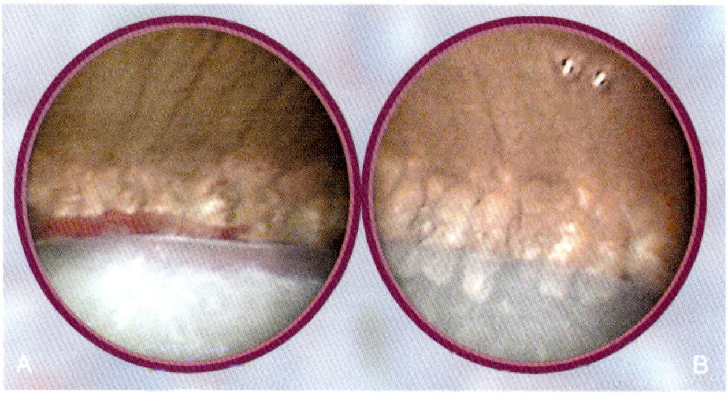

图11－8 新生血管性青光眼的内镜睫状体光凝术。A.后房人工晶状体眼睫状沟被显著扩张。虽然出血令睫状突的影像变得模糊但不妨碍内镜睫状体光凝。B.透过晶状体囊观察到的人工晶状体眼的睫状突的后面观。内镜睫状体光凝可以通过周边晶状体或晶状体囊进行而不损伤它们。

性炎症并不少见。内镜睫状体光凝在治疗新生血管性青光眼时基本无炎症反应。人组织病理学研究已经显示内镜睫状体光凝仅作用于睫状体的上皮细胞，因而不会引起任何细胞水平的炎症反应。与经巩膜睫状体破坏术不同，内镜睫状体光凝术由于避免了过度治疗，不涉及非房水生成组织或治疗区内的人工晶状体襻等植入物，从而进一步减少了发生炎症反应的可能。

不严重的并发症

任何类型的抗青光眼手术都会出现并发症，尽管其中许多是暂时性的。接受滤过手术后的患眼可以发生眼内出血、严重的脉络膜渗出反应、浅前房、过度滤过或滤过不足以及低眼压性黄斑病变等，因而术后应常规进行密切的护理。导管植入可以导致斜视、疼痛、阻塞以及角膜失代偿。经巩膜睫状体破坏术不仅疼痛并且可导致脉络膜渗出、出血和囊样黄斑水肿。与之相反，内镜睫状体光凝较少发生其他抗青光眼手术的并发症。最多是暂时性的玻璃体或前段出血（3% ～ 8%）及随后一到数天的疼痛（5%）[2]。脉络膜渗出反应、浅前房或囊样黄斑水肿从未见发生。需要处理这些并发症的复诊次数少于其他治疗方式（在手术后的最初 2 个月内大约 4 次）。尽管对这一问题并未经特别研究，但内镜睫状体光凝术后的处理工作强度明显低于其他抗青光眼手术。从效果上而言，不管在手术后最初的 8 周内内镜睫状体光凝是否有效，手术所引起的轻微并发症极少导致最终的治疗失败，并且它们的发生与新生血管性青光眼治疗之间的关系不像其他手术方式那样密切。

严重并发症

滤过手术、导管植入术和经巩膜睫状体破坏术最大的危险是其可能导致的严重并发症，尤其是严重的脉络膜出血、视网膜脱离、交感性眼炎、眼内炎、低眼压和眼球萎缩。新生血管性青光眼有时具有发生这些并发症的条件，这是因为这些患眼并非仅有因流出通道阻塞而产生的眼压升高，还有其他异常。

任何类型青光眼内镜睫状体光凝治疗之后的感染性眼内炎均未见报道，但在足够多的患者被治疗后，并不意味着不发生眼内炎。相比之下，滤过手术的累积风险为每年 1%。由此可以看出，迟发的与滤过泡相关的眼内炎或由缝线造成的感染不会发生于内镜睫状体光凝术，所以就此问题来说内镜睫状体光凝是一种安全的手术。

因为在有晶状体眼和后房人工晶状体眼的内镜睫状体光凝过程中并未涉及玻璃体，所以推测不会有因玻璃体操作而造成的视网膜脱离，迄今也从未见此种情况发生。在那些无晶状体眼或前房人工晶状体眼，前段玻璃体通常在此前的手术中或内镜睫状体光凝前已被切除，从而在理论和实践上减小了发生视网膜脱离的可能。内镜睫状体光凝后继发的视网膜脱离仅见 2 例报道，均发生于儿童青光眼。目前还不清楚其发病原因是否为孔源性。客观地讲，内镜睫状体光凝治疗新生血管性青光眼后继发视网膜脱离的情况非常少见，其发生率远远低于 1%。

经巩膜睫状体破坏术后继发脉络膜大出血的发生机制还未阐明；然而过度治疗致使脉络膜血管破裂的可能性应被考虑在内。同样，脉络膜血管在滤过手术过程中被切断或受到植入导管的机械性侵蚀可能也是这一并发症的原因。因为内镜睫状体光凝是在直视下操作并且激光的释放量更准确，因而过度治疗的可能较小；对睫状体组织不会有机械性损伤或人工植入物的侵蚀现象。此类问题在新生血管性青光眼的治疗中未见报道。

低眼压和眼球萎缩

低眼压和眼球萎缩是经巩膜睫状体破坏术的严重不良反应，对承担房水生成功能的睫状突组织的过度治疗可能是其发生机制。睫状体冷凝术发生此种并发症的概率（30%）高于经巩膜睫状体光凝术（11% ~ 29%）[8, 9]。

内镜与荧光素血管造影检查提示另外一种可能。在许多已进行过经巩膜术式治疗而未能获得适宜眼压的患眼中，大量的非睫状突组织被纳入了治疗区。尽管对萎缩的眼球还未进行此种方式的研究，但可以推测，对周边视网膜、睫状体平坦部和虹膜的冷凝治疗或激光治疗可导致眼前段缺血性病变、显著的炎症反应或睫状膜形成以及睫状体脱离，造成眼球萎缩。因此，它看起来并非是简单的消融“过多”睫状突的直接结果。对于新生血管性青光眼来说还应考虑另一种可能。事实上，对所有类型的慢性青光眼，均可假设房水平衡的流入方面可完全操控，而问题 100% 发生于流出障碍（这并不意味着平衡的流入方面不能控制）。然而对于新生血管性青光眼来说，已经证实在一些患眼中存在流入减少的因素。举一个简单的例子，一患眼可能仅有 40% 的睫状上皮功能（流入）和 20% 的未阻塞的引流系统（流出）。这种不平衡的结果导致相当高的眼压。如果此时 50% 的睫状上皮被消融（睫状体冷凝术、经巩膜睫状体光凝、内镜睫状体光凝、疾病导致的进行性缺血以及睫状体坏死），使原来已经减少的房水生成功能急剧下跌，眼压即显著下降。相比之下，对具有 100% 的功能性的睫状上皮和 20% 的引流功能的开角型青光眼，将其房水生成减少 50% 当然不会引起低眼压或眼球萎缩，甚至根本不降低眼压。如果能通过无创性的试验测定房水的生成情况，则可使决策变得简单，但这种技术并不存在。我们仅能根据临床经验行事，同时希望不要有太多的令人不愉快的意外。

另外，正如以往提及的那样，新生血管性青光眼的眼压具有一种“滑道”效应。眼压开始可能极高，然后可自发性地变得极低，这预示着眼球的“死亡”。手术干预因素进一步混杂其中。最终，似乎没有一个清楚的答案可以表明在某一患眼上，根据其眼压和其他特征应采取多大的治疗量。对大多数患者来说，180° 范围的内镜睫状体光凝似乎是初次治疗最安全的方法。如果房水生成在正常范围，这一最小的治疗量将不产生效果，显然需要进一步的手术。另一方面，如果房水生成在开始时即已降低，则 180° 的治疗将产生足够的眼压控制效果。大多数内镜睫状体光凝术后低眼压或眼球萎缩的新生血管性青光眼曾接受了大范围的治疗（270° ～ 360°）。从 180° 范围内镜睫状体光凝开始，虽然付出了可能需要再次手术的代价，但明显降低了这一不常见但却严重的并发症，并且这些患者最终被证实具有较为健全的房水生成功能。

再次手术

如果仅获得了不足的治疗反应，应行再次内镜睫状体光凝治疗。是否需要进一步手术治疗通常在手术后的早期决定，其根据为下列条件：初次内镜睫状体光凝后眼压反应较差；在最初的良好反应后，发生逆转；或在术后 8 周，治疗目的未能实现。迟发的失败确实曾有发生，但并不常见。总的来说，这些患眼中的20%需要再次治疗。当初次治疗后眼压反应不良时，可坚定地进行再次手术，因为此时已经清楚地知道患眼具有足够的房水生成功能，低眼压或眼球萎缩的危险变得很小。

眼内操作技术与经巩膜技术的比较

既然有了“非侵入性”手术（经巩膜睫状体光凝术或睫状体冷凝术），为何还采用另一种眼内手术（内镜睫状体光凝）呢？这一问题涉及手术风险。从以前的讨论可以清楚地看出，与侵入性手术比较，非侵入性手术具有更多的严重并发症。令人费解的是竟然有人认为盲目的外路法可以与内镜睫状体光凝相媲美。从激光被选择性地发射到睫状上皮进行治疗的事实上来看，术者可以选择被治疗的睫状突的数量，并且非睫状上皮组织可以被排除于治疗区外，因此内镜睫状体光凝可以避免经巩膜睫状体破坏术常见的严重并发症。正是这种治疗上的选择性使得内镜睫状体光凝成为一种无害的手术，而非侵入性的经巩膜方法则不是。

（张　震　张效房　译）

参考文献

1 Uram M. Endoscopic cyclophotocoagulation in glaucoma management. *Curr Opin Ophthalmol*,1995,11:19~29
2 Uram M. Endoscopic cyclophotocoagulation in glaucoma management: indications, results and complications. *Ophthalmic Pract*,1995,13:5
3 Uram M. Ophthalmic laser microendoscope endophotocoagulation. *Ophthalmology*,1992,99:1 829~1 832
4 Tsai JC, Feuer WJ, Parrish RK II, Grajewski AL. 5-Fluorouracil filtering glaucoma surgery and neovascular glaucoma: long-term follow-up of the original pilot study. *Ophthalmology*,1995, 102:887~893
5 Mermoud A, Salmon JF, Alexander P, et al. Molteno tube implantation for neovascular glaucoma: long-term results and factors influencing the outcome. *Ophthalmology,* 1993,100:897~902
6 Ritch R. 5-Fluorouracil filtering surgery and neovascular glaucoma. [Discussion] *Ophthalmology*,1995,106:892~893
7 Schuman JS, Puliafito CA, Allingham RR, et al. Contact transscleral continuous wave Nd:YAG laser cyclophotocoagulation. *Ophthalmology*,1990,97:571~580
8 Bellows AR. Cyclocryotherapy for glaucoma. *Int Ophthalmol Clin,* 1981,21:99~111
9 Krupin T,Mitchell K, Becker B. Cyclocryotherapy in neovascular glaucoma. *Am J Ophthalmol*, 1978,86:24~26

12

白内障手术联合内镜睫状体光凝术

白内障与青光眼都是眼科的常见疾病，二者同时发生的情况并不少见，接受白内障手术的患者中存在不同程度青光眼的比例达 1/3。尽管针对这一特殊适应证及其手术技术仍有较大的争议，但同时解决这两个问题的手术至少在理论上是一个合理的措施。当最大剂量的药物治疗仅获得临界性的疗效，或尽管眼压控制良好但存在不可接受的药物副作用，或者当存在显著的白内障而眼压不能控制时，多数人同意应认真考虑联合手术。进行手术的决定要依据多种因素，包括术者在治疗这些疾病时的能力及其对患者生活的影响。

对于此种联合手术的严格适应证存在不同的意见。一些人主张药物治疗失败即应考虑联合手术，而另一些人则认为应用两种或更多的抗青光眼药物才能维持适宜的眼压时可考虑联合手术。其他建议的适应证为视神经损伤严重以致不能耐受白内障手术后的眼压陡升者。

众所周知，白内障手术本身并无长期控制眼压的效果；另一方面，术后早期的眼压上升可以非常明显，而青光眼患眼白内障术后眼压上升的程度比非青光眼患眼可能更高。当一个曾经接受小梁切除术的患眼随后进行晶状体乳化术时，通常眼压不会下降，降眼压药物的需求也不会减少，而实际上眼压还可能上升。

最后，当术前存在严重的青光眼视野缺损时，高达 10% 的患者在白内障和青光眼手术后恶化。考虑到这种情况，进行联合手术前需要一些相关检查。

白内障手术联合滤过手术概述

白内障手术联合滤过手术与单独进行的白内障手术或滤过手术的不同之处主要表现在三个方面：创口闭合，视力下降和临床“成功”。

创口闭合

滤过手术联合白内障摘出和人工晶状体植入术是治疗由晶状体浑浊导致视力丧失的未控制青光眼的标准方法。增加房水流出以降低眼压，这样做与白内障手术创口闭合的要求是相矛盾的。应注意的是，白内障手术后期望创口无渗漏，然而一个“可控制”的创口渗漏则是滤过手术的预期结果。术后早期的并发症，如浅前房、脉络膜渗出 / 出血、低眼压和视力丧失等，都是这一矛盾的结果。

更复杂的是，每只患眼的滤过量是不能预测的。青光眼的发病机制、种族、既往的眼科手术和抗代谢药物的应用情况等多种因素均可对治疗结果产生显著的影响，因此术后滤过过强或滤过不足的现象是常见的。

滤过过强可以产生多种并发症，而滤过不足（切口闭合过“紧”）主要导致青光眼治疗的失败以及眼压陡升和进行性的视野缺损。

除了这一表面上的创口闭合的矛盾，为了使治疗获得成功，在这些对立的因素之间必须达到一种平衡，这是问题的关键所在。这些问题均在术者的控制之外，即使尽最大的努力并有很高的技巧仍难免发生。

视力恢复

另外，白内障手术联合滤过手术与单独进行的白内障手术相比，其术后视力恢复需要更长的时间。这一现象的产生有多种原因。第一，滤过过强导致的低眼压可以造成视力下降；第二，脉络膜渗出／出血、角膜水肿（特别是后弹力层皱褶）、浅前房和黄斑病变等均可发生，这些均可导致视力下降。

进行联合手术时发生一过性眼内出血的风险肯定上升。如果出血局限于玻璃体内，可能不会产生严重的症状。患者可能主诉弥漫性的视力模糊或眼前漂浮物。另一方面，前房积血，特别是弥漫性的，可以导致显著的视力下降。由于这些情况大多可以自行缓解，所以通常仅需暂时的关注和担心，但少数情况下手术治疗还是必要的。

手术成功

众所周知，与单纯白内障手术治疗的患眼相比，采用白内障手术与滤过手术联合治疗后的患眼需要较长的恢复时间，并且手术失败以及发生即刻和远期并发症或眼内炎的风险均较高。这两个手术分开进行，许多问题的发生率比同时进行时低。单纯滤过手术通常较联合手术的效果好。在联合滤过手术时白内障手术的技术对最终疗效影响不明显。

据报道，术后2年的随访证实，滤过手术与白内障手术联合可获得不同程度的眼压降低，范围5～10mmHg。

许多研究提出了在滤过手术联合白内障手术中应用抗代谢药物的问题。尽管这些研究对抗代谢药物应用价值的结果与结论互不相同，但看起来应用5-氟尿嘧啶与丝裂霉素C对联合手术远期成功率的提高并无特别的帮助，却可增加术后远期并发症的发生风险，如滤过泡的渗漏和眼内炎。

考虑到所有这些问题，大多数眼科医生避免进行联合手术就不令人奇怪了，这种手术最好少应用。

白内障手术联合减少房水生成手术

精细的眼内显微手术与破坏性极大的经巩膜睫状体破坏术联合进行是不可思议的，毫无疑问，这也是没有这样先例的原因。从概念上准确地讲，在内镜睫状体光凝术出现之前，没有关于白内障手术与降低房水生成的抗青光眼手术联合进行的报道。理论上讲，没有原因会使这种方法无效（除去已知的经巩膜睫状体光凝术、睫状体冷凝术和透热术的显著缺陷）。实际上这种方法可以避免目前所行的白内障手术和滤过手术的一些主要缺陷。内镜睫状体光凝术的有效性和安全性在难治性青光眼的治疗中得到了验证，这使得通过微创手术方式控制房水生成在理论上的可能性得到肯定，而这种微创手术可以与白内障显微手术联合进行。

晶状体乳化或囊外摘出术已经在两个广泛的领域内与内镜睫状体光凝术联合进行。第一是在“不能控制的”青光眼中，第二是药物可控制的青光眼为恢复视力而进行白内障手术时。

技术

内镜睫状体光凝术与白内障手术联合进行时可以采用的到达睫状突的路径有三种，并且在使用其中一种的同时并非要排除使用另外的途径。“囊袋上”技术可能是其中最为安全的。在这种情况下，晶状体囊袋内的皮质与核被清除并且将黏弹剂注射到前囊和虹膜之间。这样睫状沟区域即被扩张，同时使得晶状体囊袋塌陷并后移。激光内镜从白内障切口或侧切口进入眼内并光凝睫状突（图12-1）。这种方法的优点在于可以检查囊袋内残余的晶状体物质、囊袋撕裂部位或晶状体悬韧带断裂的情况。根据检查的结果可进行适宜的处理。最后，在内镜睫状体光凝之后再将人工晶状体植入则可避免理论上人工晶状体脱位的可能。

第二种技术是“经囊袋”途径，在此种方法中空

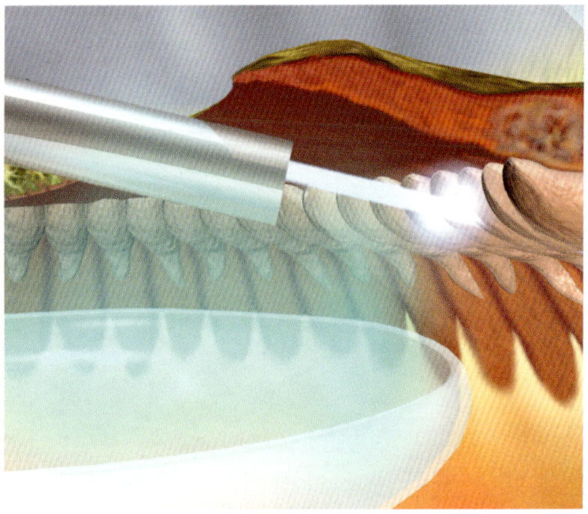

图12–1 “囊袋上”途径。

的囊袋先被黏弹剂填充扩张，再将激光内镜伸入囊袋内，然后激光透过囊袋作用于睫状突（图 12–2）。这种方法的优点是在植入人工晶状体之前可以检查囊袋是否有裂孔、破裂以及残余的皮质与核。这种方法仅需要较少的黏弹剂；另一个优点是巩膜抵压可以在此技术中配合应用，从而像 Francisco Lima 医生描述的那样（个人交流结果），可以使得相邻睫状突之间的“峡谷”得到扩张，使得睫状上皮的光凝进行得更为彻底。在内镜睫状体光凝之后再植入人工晶状体。理论上的安全性可能是术者选择这种方法的原因之一。

第三种技术是在完成白内障手术并植入后房人工晶状体及清除黏弹剂之后再进行内镜睫状体光凝。在这种“后房人工晶状体上”的方法中，黏弹剂被重新注入前囊与虹膜后表面之间使得激光内镜探入的区域被扩张（图 12–3）。为进行晶状体乳化－人工晶状体植入而注入的黏弹剂事先被清除的原因有两个。其中

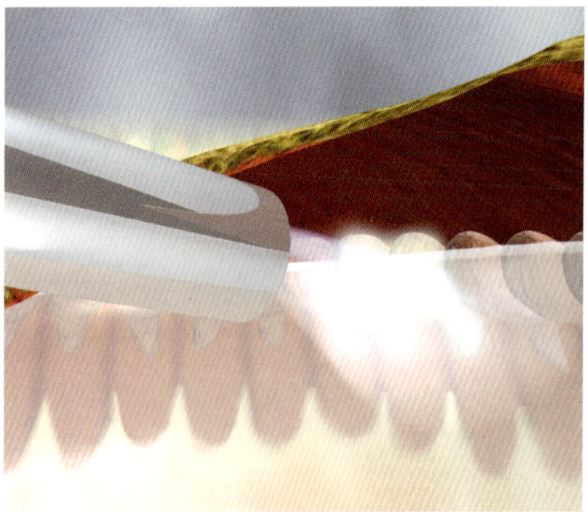

图12–2 “经囊袋”途径。

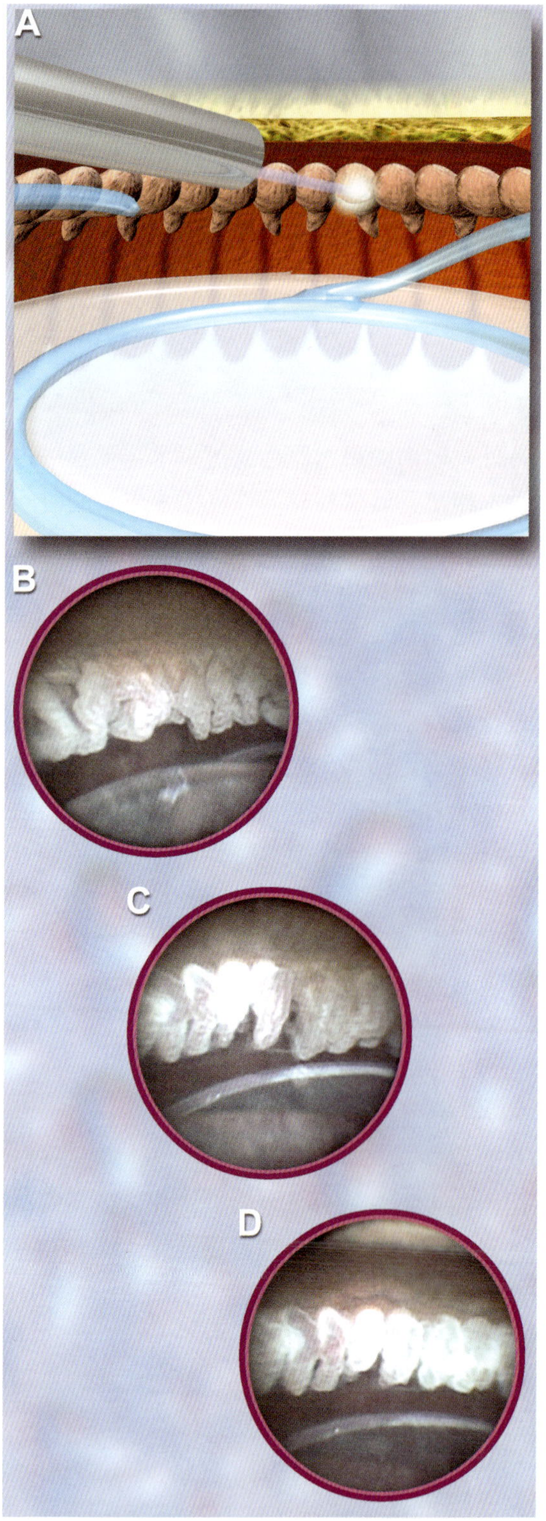

图12–3 “人工晶状体上途径”。A.在此图中，晶状体乳化的全过程、人工晶状体的植入、黏弹剂的清除均已完成，然后睫状沟被黏弹剂扩张的同时进行内镜光凝。B.人工晶状体被成功地植入囊袋同时睫状沟被扩张，最大限度地接近睫状突。C.开始内镜睫状体光凝。D.沿睫状环继续进行内镜睫状体光凝。

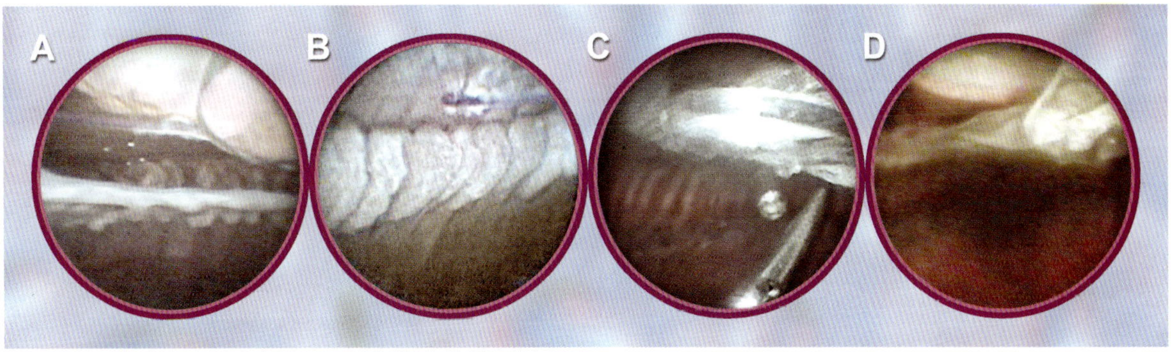

图12-4 囊袋破裂。A.囊袋破裂合并后囊收缩。置于睫状沟的人工晶状体异位。注意瞳孔区的边缘以及瞳孔区的后方无人工晶状体。B.后囊上被人工晶状体襻的尖端刺破的非常小的裂孔。C.接受了玻璃体切除术的患者几年后观察到的后囊的陈旧性破裂与收缩。D.前房人工晶状体眼的陈旧性囊袋撕裂带有卷曲边缘。

主要的目的是为内镜睫状体光凝获得最大程度扩张的睫状沟区域，囊袋内的残余物质可能妨碍内镜睫状体光凝的操作。另外，更彻底的黏弹剂清除似乎是手术过程中继续清除的结果。必须注意要避免将黏弹剂注射到囊袋内。如果发生这种情况，这当然并非一个严重的问题，但术者会无意中将“人工晶状体上”技术变为“经囊袋”技术，并且不得不增加最后从已经放置了人工晶状体的囊袋内清除黏弹剂的任务。虽然这一技术在理论上具有下面的缺点，即在人工晶状体植入之前无法检查残留的晶状体物质以及囊袋或悬韧带的损伤，然而至今仍是最常用的方法。这种方法通常最节省时间，并且囊袋、悬韧带和人工晶状体的并发症实际上极少遇到。

囊袋破裂并非白内障联合内镜睫状体光凝术的禁忌证。实际上，这一问题可能仅在应用内镜进行观察时才会发现。如果可能的话，术者应在内镜睫状体光凝之前对这一并发症进行处理，然后根据情况（图12-4）决定是否继续进行该手术的青光眼部分。

表 12-1 晶状体乳化、内镜睫状体光凝和后房人工晶状体植入联合术：术前和术后情况

	眼压（mmHg）		视力		局部药物		碳酸酐酶抑制剂		炎症		囊样黄斑水肿	视野缺损		人工晶状体脱位	视力下降	随访时间（月）
	术前	术后最终	术前	术后最终	术前	术后最终	术前	术后最终	术后1天	术后2个月	术后2个月	术后1个月	术后1年			
1	30	12	0.3	0.8	3	1	+	−	轻微	−	−	−	−	−	−	20
2	35	17	0.2	0.4	3	1	+	−	+1	−	−	−	−	−	NEMD	20
3	28	14	0.1	0.8	3	0	−	−	轻微	−	−	−	−	−		20
4	30	11	0.25	1.0	2	0	+	−	轻微	−	−	−	−	−	−	20
5	30	8	0.1	0.5	3	0	−	−	+1	−	−	−	−	−	NEMD	20
6	27	14	0.25	1.0	2	1	+	−	+1	−	−	−	−	−	−	20
7	34	10	CFs	0.8	4	0	+	−	+1	−	−	−	−	−	−	18
8	41	26	HMs	0.25	4	4	+	+	轻微	−	−	−	+	−	BRVO	18
9	28	15	0.3	0.5	2	1	−	−	轻微	−	−	−	−	−	NEMD	18
10	31	8	0.2	0.8	3	0	+	−	+1	−	−	−	−	−	−	18

NEMD：非渗出性黄斑变性；BRVO：视网膜分支静脉阻塞；CFs：数指；HMs：手动。

引自 Uram M. Combined phacoemulsification, endoscopic cyclophotocoagulation, and intraocular lens insertion in glaucoma management. *Ophthal Surg*, 1995, 26: 346 ~ 352

白内障手术联合内镜睫状体光凝术治疗不能控制的青光眼

第一个将这两种治疗方法联合应用的研究报道包括10位患者[1]。该研究对以下多个问题进行了探讨，包括术后最终眼压、术前与术后抗青光眼药物应用的变化、术后早期与后期的炎症、术后囊样黄斑水肿、术后1个月和1年视野的缺损、人工晶状体脱位及视力，同时也对轻微和严重的并发症进行了评估（表12−1）。

这一研究中，所有患者的眼压均下降，局部和全身应用抗青光眼药物的需求减少，同时视力均获提高；未见慢性炎症、囊样黄斑水肿、视野缺损、人工晶状体脱位或其他严重的并发症。这一早期报道清楚地显示了这种联合手术的安全性，另外从实践意义上提供了客观证据，减少房水生成的手术并不会对视力造成威胁。

在这一研究中，对术后视力未能达到预期水平的患者进行分析，其原因与原有疾病有关，特别是非渗出性黄斑变性和视网膜分支静脉阻塞。要知道，与其他类型的减少房水生成的手术（睫状体冷凝术、经巩膜睫状体光凝术、睫状体透热术）相联系的视力损失是由于这些操作的“盲目”性和手术量不能准确控制的结果，而并非减少房水生成手术的固有缺点。

与这一最早的研究相关的另一个问题需要探讨。白内障手术后慢性囊样黄斑水肿的发生率约为2%，这种情况让患者与医生均感到沮丧。当然，将任何一种可能增加囊样黄斑水肿发生风险的操作与白内障手术联合进行是不合适的。这一研究中，在手术后2个月（一过性的可自愈的囊样黄斑水肿与慢性的非自愈性的囊样黄斑水肿相区别的时间界限）查找发生囊样黄斑水肿的临床及造影证据，结果未见此类证据。更大规模的经此方式治疗的患者的研究结果也提出了这一问题并将进一步探讨。

需要特别关注的是内镜睫状体光凝手术过程中及术后悬韧带的完整性。悬韧带能够承受内镜睫状体光凝过程中所必须的操作并在此后保持足够的稳定性以支持人工晶状体植入吗？从这一研究及随后的报道中可以看出，悬韧带具有高度的弹性，黏弹剂注射、挤压以及红外激光的照射均不会导致悬韧带破裂。

大多数观察到的悬韧带断裂来源于两种特别的情况。第一种是眼内器械直接创伤的结果，如果晶状体乳化头或内镜从晶状体囊的赤道部推进或在采用“囊袋上”途径进

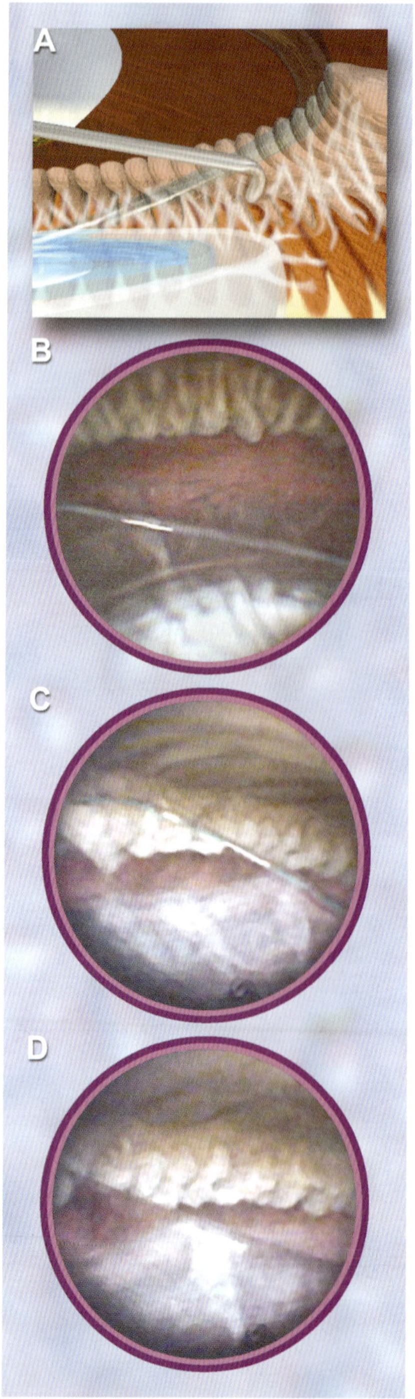

图12−5 悬韧带断裂。A.图示断裂的悬韧带。这种情况通常是由器械的机械损伤导致。B.囊袋撕裂的图像。注意人工晶状体−囊袋复合体向后移位及囊袋内残留的白色晶状体皮质。囊袋的边缘与睫状突之间宽阔的分隔是这种情况的表现。背景中可见周边视网膜。C.人工晶状体襻刺伤囊袋，手法复位导致邻近的悬韧带的断裂。D.现在晶状体襻在囊袋内。注意由于一些悬韧带仍保持完整（形成隆起）而邻近的其他悬韧带已经断裂，导致后囊呈现“V”形外观。

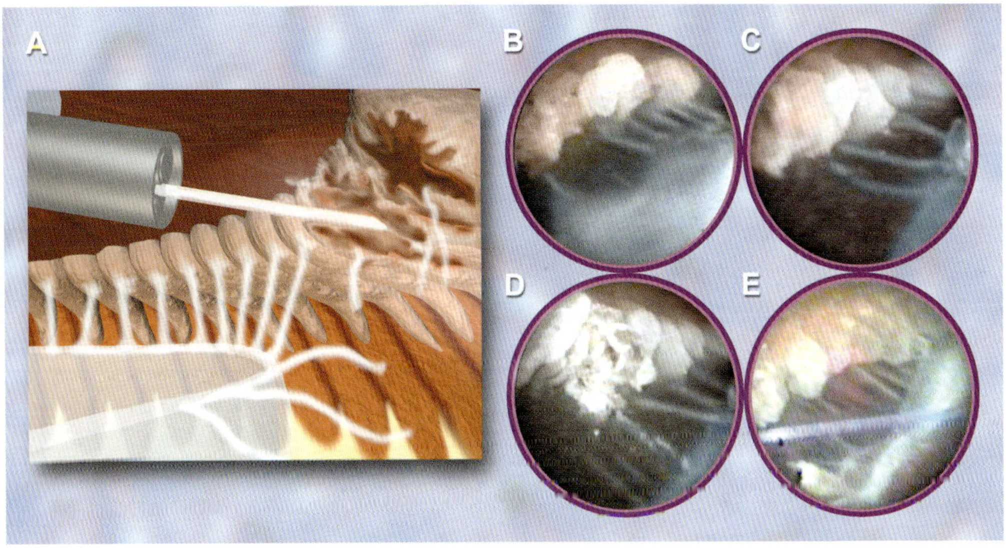

图12-6 激光导致的悬韧带断裂，通常是对睫状突过度光凝导致组织爆破从而将悬韧带从睫状突表面撕脱的结果。A.图示激光导致悬韧带断裂。B.过度光凝后悬韧带断裂。C.同样情况的又一实例。D.激光导致悬韧带断裂的第三个例子。E.在光凝过程中观察到的襻外伤导致的悬韧带破裂。

行内镜睫状体光凝的过程中穿过一行悬韧带将其拉伸的时候，不难想象悬韧带将被撕裂的情况。这种情况可造成严重的损伤，致使囊袋难以承担植入的人工晶状体(图 12–5)。如果认识到发生这一问题的可能性，那么在悬韧带附近操作时加以注意即可避免此种情况。

表 12–2 晶状体乳化联合内镜睫状体光凝治疗 20 只眼的统计资料

眼压	
术前	29.1mmHg
术后	14.3mmHg
绝对降低	50.1%
局部药物	
术前	1.9%
术后	0.7%
碳酸酐酶抑制剂	
术前	65%
术后	10%
视野缺损	
术后 1 个月	0
术后 1 年	10%
视力提高	100%
严重并发症	0

引自 Uram M.Endoscopic cyclophotocoagulation in glaucoma management.*Curr Opin Ophthalmol*,1995,11:19 ～ 29

第二个造成悬韧带断裂的可能原因是对睫状突上与悬韧带联结处的邻近区域进行过度的光凝，以至组织的爆破将悬韧带从睫状突上撕裂下来（图 12–6）。在这种情况下，通常只有少数悬韧带被累及，并且通常这种激光损伤多导致术者的警觉而不会造成妨碍后房人工晶状体植入的严重囊袋不稳定性改变。

在另一个研究[2]中，共有 20 位患者接受了这种治疗，并对术后平均 29 个月（6 ～ 40 个月）内的相关数据进行收集分析。结果表明这些患者的眼压控制得到改善并且未见显著并发症的发生，同时其视力

表 12–3 药物不能控制的青光眼合并白内障的内镜睫状体光凝治疗

n	12
随访	2 年
光凝范围	271°（±88°）
眼压	
术前	(27.0±13.7)mmHg
术后	(14.0±3.9)mmHg
成功控制	88%
视力提高	100%
严重并发症	0

引自 Chen J, Cohn RA, Lin SC, et al. Endoscopic photocoagulation of the ciliary body for treatment of refractory glaucomas.*Ophthalmology*,1997,124:787 ～ 796

表 12–4 晶状体乳化联合小梁切除术与晶状体乳化联合内镜睫状体光凝术治疗白内障合并药物不能控制的青光眼的随机对照研究

手术方式	不应用药物的眼压控制效果（%）	应用／不应用药物的眼压控制效果（%）	术后炎症	术后前房积血	术后处理（%）	严重并发症
晶状体乳化＋小梁切除术（n=29）	40	92	多	1 天 59% 1 周 26%	52	0
晶状体乳化＋内镜睫状体光凝术（n=29）	30	95	少	0	0	0

平均随访 2 年。

引自 Gayton JL.Combined cataract and glaucoma surgery:trabeculectomy vs.endoscopic laser cyclophotocoagulation.*J ASCRS*,1999,25:1 212 ～1 219

得到提高（表 12–2），从而再次证实了这种联合手术的安全性和有效性。大约 50% 的患者获得了“理想”的最大程度的视力恢复、良好控制的眼压并且不再需要使用抗青光眼药物。

在另一个报道 [3] 中，对不能控制的青光眼和白内障采用晶状体乳化与内镜睫状体光凝联合手术治疗。在这一研究中，12 位患者接受了平均 271° ± 88° 范围的睫状体光凝。平均眼压从 27.0mmHg ± 13.7mmHg 降低到 14.0mmHg ± 3.9mmHg（P=0.01）。其中 88% 的患者获得低于或等于 21mmHg 的眼压。抗青光眼药物的使用种类从 2.8 ± 0.6 减少至 2.2 ± 0.9（P=0.03）。所有患者的视力均获得提高，而且无严重并发症发生（表 12–3）。

这些结果看起来与其他关于对白内障与药物不能控制的青光眼进行晶状体乳化联合内镜睫状体光凝手术的报道相似。

特别令人感兴趣的是唯一的一项关于晶状体乳化联合内镜睫状体光凝术与晶状体乳化联合小梁切除术的随机对照研究结果 [4]。58 例平均随访 2 年的患者被随机分组，分别接受晶状体乳化联合内镜睫状体光凝术或晶状体乳化联合小梁切除术。29 例接受晶状体乳化联合内镜睫状体光凝术的患者在晶状体乳化并植入后房人工晶状体之后行 240° ～ 270° 范围的睫状体光凝；而另 29 例晶状体乳化联合小梁切除术按常规方式进行，并且其中 14 例同时应用了丝裂霉素 C。不能控制的青光眼的定义为眼压高于 30mmHg、进行性的视野缺损、进行性视杯扩大，或这些情况的任何组合。治疗成功的标准为眼压低于 19mmHg 且无进行性视杯扩大或视野缺损。

在晶状体乳化联合内镜睫状体光凝手术组中，95% 的患者获得成功并且其中 30% 不需要使用抗青光眼药物来控制眼压（表 12–4）。在晶状体乳化联合小梁切除术组中，正如预期的那样，使用抗代谢药物治疗的患者与未使用者之间无显著性差异。这些患者中获得成功的约占 92%，其中 40% 的患眼不再需要应用抗青光眼药物。两组患者中均未见严重的并发症。术后的炎症反应在晶状体乳化联合小梁切除术组中较晶状体乳化联合内镜睫状体光凝术组严重。另外，59% 的接受晶状体乳化联合小梁切除术的患眼在术后第 1 天发生前房积血并且 26% 的患眼持续 1 周。接受内镜睫状体光凝的患者中未发生前房积血。在晶状体乳化联合小梁切除术组的患者中，52% 需要行滤过泡穿刺以维持其功能。低眼压在所有患眼中均未见发生。

总体上来说，两种联合手术均可取得良好的眼压控制效果并且具有相近的成功率。然而晶状体乳化联合内镜睫状体光凝术后炎症与前房积血的发生率较低，同时术后较少需要进一步的处理，比如滤过泡的处理；另外，与晶状体乳化联合小梁切除术相比，晶状体乳化联合内镜睫状体光凝的技术较简单而且手术时间更短。

内镜睫状体光凝术后角膜曲率的改变在这一组联合手术中也进行了研究 [5]。术后 3 个月的随访期内角膜散光的改变与术前相比平均相差在 0.25D 以内。

关于轻微的并发症（一过性出血、炎症、疼痛、视物模糊），多数报道表明其发生率为 3% ～ 8%。这些并发症具有典型的自限性，常仅需很少的处理或不需处理。

从来未见晶状体乳化联合内镜睫状体光凝术发生严重并发症的报道（脉络膜出血、低眼压、眼球萎缩、眼内炎、眼球摘除）。尽管将减少房水生成的手术与白内障手术联合进行仍有理论上的异议，但实践已经证实了这种联合的安全性。

晶状体乳化联合内镜睫状体光凝术治疗药物可控制的青光眼

这一技术的应用最初看起来有些冒险，但目前已经成为眼科应用最广泛的减少房水生成的手术。在世界范围内这种手术已经进行了 10 000 余例。

多达 30% 的接受白内障手术的患者同时患有青光眼。药物可有效地进行治疗，但费用与患者的认同问题仍然存在。当药物治疗被证实不能产生足够效果时，几乎不会有人会对联合应用这些手术产生异议，尽管治疗的风险增大。另一方面，由于晶状体乳化联合小梁切除术的难度和相关的并发症，这一方法被认为不适用于白内障合并药物可以控制的青光眼患者的治疗。

假如有一种方法可以与白内障手术联合进行，又可以消除患者对抗青光眼药物的长期依赖，同时手术时间不明显延长，又不增加术后的处理与并发症，结果将会怎样？以往采用内镜睫状体光凝治疗难治性青光眼的经验已经显示了令人惊奇的安全记录，因此如果这种手术的效果确实如此，那么可以设想许多患者将从这两种方法的联合应用中受益。另外应当注意，许多眼科学家长期以来已有一种观念，即单纯白内障手术在一定程度上可以长期降低眼压。

Mackool 对晶状体乳化联合内镜睫状体光凝与单独晶状体乳化两种术式治疗白内障合并药物可控制的青光眼进行了随机对比研究（未发表的数据），其研究已经接近尾声。目前的数据分析显示了多个重要问题。这一研究中的患者在植入后房人工晶状体后通过晶状体乳化的切口进行了 180° 范围的内镜睫状体光凝，这使手术时间延长了几分钟。据观察，87% 的晶状体乳化联合内镜睫状体光凝组患者在术后青光眼系统观察中长期的眼压降低，而仅 9% 的单纯晶状体乳化组的患者获得同样的效果，差异是非常显著的。另外，61% 的晶状体乳化联合内镜睫状体光凝患眼在随访结束时不再需要抗青光眼药物，相比之下，单纯晶状体乳化组的患者中这一比例仅为 5%，差异也是显著的。研究中未见严重并发症、视力下降或囊样黄斑水肿。

内镜睫状体光凝研究组的一个机构（尚未发表的数据）拥有数量庞大的白内障合并药物可控制的青光眼患者，这些患者经随机分组后分别接受晶状体乳化

表 12–5 晶状体乳化联合内镜睫状体光凝术与单纯晶状体乳化治疗白内障合并药物可控制的青光眼：两组研究的比较

	内镜睫状体光凝术研究组[a]			Mackool[b]		
因素	内镜睫状体光凝术	对照	*P*	内镜睫状体光凝术	对照	*P*
n	512	501	—	24	22	—
平均随访时间（月）	24（10 ~ 62）	22(12 ~ 62)	—	24(16 ~ 36)	44(13 ~ 117)	—
平均眼压变化（mmHg）	−2.0	−1.8	0.48	−3.3	−2.4	0.48
药物（%）						
减少	80	14	0.001	87	9	0.01
不变	16	68	0.01	13	73	0.01
增加	4	18	0.01	0	18	0.001
无	54	9.4	0.01	61	5	0.01
囊样黄斑水肿（%）	2.8	2.2	0.56	0	0	—
主要并发症（%）	1.6	2.0	0.48	0	0	—

a：内镜睫状体光凝术研究组（未发表）；b：R.J.Mackool（未发表）。

表 12–6 晶状体乳化联合内镜睫状体光凝治疗白内障合并药物可控制的青光眼

n	26
随访时间	2 年
光凝范围	180° ～ 360°
眼压平均降低	15%
药物	
术前平均	1.68±0.95
术后平均	0.63±0.7(*P*=0.000 5)
平均减少	68%
术后视力损害	0
严重并发症	0

引自 Berke SJ, Cohen AJ, Sturm RT. Endoscopic cyclophotocoagulation and phacoemulsification in the treatment of medically controlled primary angle glaucoma. *J Glaucoma*, 2000, 9: 129

联合内镜睫状体光凝或单纯晶状体乳化治疗并对其进行前瞻性研究。这是一个计划平均进行 5 年随访的长期计划。目前的分析已经证实的结果与 Mackool 的结果（表 12–5）十分相似，特别是 80% 的晶状体乳化联合内镜睫状体光凝组患者至少获得一定程度的抗青光眼药物需求的下降，相对的仅有 14% 的单纯晶状体乳化组患者获得此结果。另外，54% 的晶状体乳化联合内镜睫状体光凝组患者长期不再需要应用抗青光眼药物，这与单纯晶状体乳化组 9% 的水平相比具有显著性的差异，而且无严重的并发症。另外，囊样黄斑水肿及主要并发症的发生率在两组之间的差异无统计学意义。

在 Berke 和他的同事进行的一个非对比性的研究[6]中，对药物可控制的青光眼在晶状体乳化的同时进行 180°～360° 范围的内镜睫状体光凝。其结果（表 12–6）与此前讨论过的对比性研究的结果相似，此研究再次证实，术后抗青光眼药物的应用明显减少了，并且术中与术后的并发症并未增多。

此外，他们支持采用 300°～360° 范围的更加积极的内镜睫状体光凝，以期获得更加满意的眼压控制与减少药物应用的效果。考虑到最初的研究选择 180° 的范围作为治疗区，因为这通常是通过一个切口所能达到的最大范围的睫状环，所以这是一个令人感兴趣的主张。随着弯头激光内镜的发展，通过一个切口可以达到 300° 范围的睫状突，这种方法的简单性（无须附加切口）可以得到保持，而更彻底的治疗得以实现。

决策

决定是否进行滤过手术联合白内障手术是一个复杂的问题，不仅要考虑到技术与解剖学等方面的多种因素，还要权衡利用此方法可获得的益处与潜在的风险。内镜睫状体光凝术与白内障手术的联合应用就没有这样的负担。解剖变异并不影响此种手术操作，并且也不会发生滤过手术所增加的并发症。这一技术显然在控制青光眼与减少抗青光眼药物使用方面均十分有效。最后，单纯白内障手术显然仅能偶然获得长期改善眼压或减少抗青光眼药物应用的效果。

鉴于以上原因，作出定论的过程并不困难。因为内镜睫状体光凝术并不显著增加白内障手术的风险，眼科医生从而获得了应用一种简单有效而且低风险的方式在治疗白内障的同时处理青光眼。

（张　震　张效房　译）

参考文献

1 Uram M. Combined phacoemulsification, endoscopic cyclophotocoagulation, and intraocular lens insertion in glaucoma management. *Ophthalmic Surg*, 1995, 26: 346~352

2 Uram M. Endoscopic cyclophotocoagulation in glaucoma management. *Curr Opin Ophthalmol*, 1995, 11: 19~29

3 Chen J, Cohn RA, Lin SC, et al. Endoscopic photocoagulation of the ciliary body for treatment of refractory glaucomas. *Ophthalmology*, 1997, 124: 787~796

4 Gayton JL. Combined cataract and glaucoma surgery: Trabeculectomy vs. endoscopic laser cyclophotocoagulation. *Journal of the American Society on Cataract & Refractive Surgery*, 1999, 25: 1 212~1 219

5 Gayton J. Combined surgery with an endoscopic laser. In: *Maximizing results: strategies in refractive, corneal, cataract and glaucoma surgery*. Thorofare, NJ: Slack, 1996, 224~234

6 Berke SJ, Cohen AJ, Sturm RT. Endoscopic cyclophotocoagulation and phacoemulsification in the treatment of medically controlled primary angle glaucoma. *J Glaucoma*, 2000, 9: 129

13

儿童青光眼的内镜治疗

治疗的选择

儿童青光眼的治疗富有挑战性乃基于一系列的因素，包括眼球结构发育不全，获得性疾病导致的眼内结构异常以及手术造成的解剖异常。对这些患眼难以采用常规的手术治疗，并且没有一种单纯的方法能对所有或大多数病例有效。治疗的方法从应用于成年人青光眼的正规治疗方法到试图得到最佳治疗效果的小规模尝试的手术方法。这些选择包括小梁切除术、小梁切开术、导管植入术、经巩膜睫状体光凝术、标准或内镜前房角切开术以及内镜睫状体光凝术。

以前房角结构异常为特征的原发性先天性青光眼可以通过前房角切开术或小梁切开术得到有效控制。本组患者可选择前房角切开术。通常先将前房角镜放置在眼表面以观察前房角，然后采用前房角切开刀切割阻碍房水流向前房角的异常膜结构。多数情况下，切割范围达 4 ~ 5 个钟点，结果非常好。90% 的患者在生后第 1 年中经一次或多次手术治疗后可获良好的疗效。

在小梁切开术中，以外路方法进入 Schlemm 管，小梁切开刀采用此种方式进行切开并进入前房，造成永久性沟通。以往报道的这种手术成功率在 70% ~ 100% 之间 [1,2]。这种方法的一个优点是即使在角膜浑浊的情况下也可应用。

考虑到这些技术相对简单和疗效良好，它们显然是原发性先天性青光眼初次治疗的选择方案。

继发性青光眼的情况则不同。可以发生于无晶状体眼、无虹膜、Sturge-Weber 综合征或前段发育不全等情况下。据报道，5% ~ 41% 的先天性白内障患者术后发生青光眼。前段发育不全是神经脊胚细胞异常移行的结果，可以产生一系列眼科异常，包括角膜后青年环、Axenfeld-Reiger 综合征、后方圆锥角膜和 Peter 病。这些患者中发生青光眼的比例高于 50%。无虹膜有多种临床表现，包括虹膜异常、黄斑和视神经发育不良、眼球震颤和角膜变性。这是一个双侧性病变，青光眼在 50% ~ 75% 的患者中发生。Sturge-Weber 综合征是一种斑痣性错构瘤病，多数情况下表现为面部焰色痣（通常累及上睑或结膜）以及其他异常，如结膜、表层巩膜、脉络膜或视网膜的血管瘤。这些患者中 30% 发生青光眼。

当前房角切开或小梁切开术失败后，先天性青光眼可以被看做难治性青光眼。它以及无晶状体者青光眼等形式的继发性儿童青光眼，可以考虑应用小梁切除术、导管植入术或内镜睫状体光凝术进行治疗。

在上述情况下，小梁切开术效果较差，远期失败率高。这些令人失望的结果是由多种因素导致的，包括厚的眼球筋膜囊、过强的伤口愈合反应等问题。联合应用丝裂霉素 C 可以加强滤过效果，多数报道在术后 1 ~ 2 年成功率达 40% ~ 50% [3 ~ 5]。不幸的是，这种成功的代价是多种严重并发症发生率的上升，如视力丧失（10%）、滤过泡相关的眼内炎（8%）和创口渗漏（12%）。毫无疑问，这些问题的发生率都会随着无血管滤泡壁的进行性变薄而增加。

导管植入对这些患者具有理论上的好处；然而大多数研究显示在术后第1年中其成功率为30% ~ 40%[6~8]，但此后下降。常见的主要的并发症有斜视、视网膜脱离、低眼压、角膜失代偿以及导管移位或侵蚀等。多达32%的儿童患者发生视力下降，一些病例甚至持续进展到无光感[7]。在一组研究对象中[6]，仅有44%的患者在手术第2年后保持适宜的眼压。在这个共有18只眼的研究中，随访过程中共发生69种轻微和严重的并发症。

看来对这些患者来说，针对流出途径的手术仅有较差到中等的疗效，并且发生严重或轻微并发症的风险较高。

睫状体破坏手术，特别是睫状体冷凝术和经巩膜睫状体光凝术，对原发性及继发性儿童青光眼的治疗仅有有限的疗效。在多数研究中，20% ~ 40%的患者经3 ~ 7次治疗后获得成功的眼压控制。白内障、视网膜脱离、低眼压及眼球萎缩是这些手术的常见并发症，据报道在1/3的患者中有并发症发生。实际上，这些患眼最终有10%发生眼球萎缩。视力丧失常见，通常占40% ~ 60%。既往资料显示，针对房水生成的手术与针对流出途径的手术疗效相当，控制眼压的效果从较差到中等程度，并且存在发生严重并发症的风险，这至少不是一个好的办法。

内镜睫状体光凝术

关于内镜睫状体光凝治疗先天性青光眼的第一次报道，包括18例曾经接受下列多种手术但最终失败的患者：前房角切开术、小梁切开术、小梁切除术、导管植入术和经巩膜睫状体光凝术[9]。在此组患者中，40%有角膜浑浊。所有患者的初次治疗范围为180° ~ 240°，相关数据见表13–1。

实际上所有的患者均已进行了经巩膜睫状体光凝术，其范围为270° ~ 360°。事实上发现这种方法对睫状突并无真正的治疗效果。在所有的病例中，睫状突部位都被漏掉了。许多患眼中显示了错误的睫状突定位，多数位置过于靠前，看起来就像在虹膜的后表面。即使在透照法引导下进行经巩膜睫状体光凝术，

表13–1 有关内镜睫状体光凝治疗难治性先天性青光眼的第一次报道的结果

n	18
随访时间	17个月（6 ~ 28个月）
眼压	
术前（mmHg）	31.5±11.2
术后（mmHg）	15.8±6.8[a]
绝对降低	49.8%
成功控制（≤ 2mmHg）	55.5%
局部用药	
术前	1.7
术后	1.5[b]
碳酸酐酶抑制剂	
术前	88.8%
术后	27.7%[c]
严重并发症	11.1%[d]
低眼压／眼球萎缩	0
再次手术	34.4%

a：P=0.01；b：P=0.57；c：P=0.05；d：两个患者发生出血性脉络膜渗出。

引自Uram M.Endoscopic cyclophotocoagulation in glaucoma management. *Curr Opin Ophthalmol*, 1995, 11:19 ~ 29

术者也不可能准确地放置经巩膜睫状体光凝术探头，从而获得有效的治疗。作为持不同意见者，明白此研究中的患眼均为此前治疗失败的病例非常重要；故没

表13–2 应用内镜睫状体光凝术治疗的难治性儿童青光眼病例的特征

n	36
双侧治疗	24%
以往接受过手术的患眼	94%
以往手术的平均次数	2.75±2.39(0 ~ 11)
以往接受过抗青光眼手术的患眼	50%
以往抗青光眼手术的平均次数	1.89±2.45(0 ~ 8)
以往进行过经巩膜睫状体光凝者	11%

引自Neeley DE, Plager DA.Endocyclophotocoagulation for the management of difficult pediatric glaucomas.*Journal of American Academy of Pediatric Ophthalmolgy & Strabismus*, 2001, 5:221 ~ 229

表 13–3 内镜睫状体光凝术治疗难治性儿童青光眼的结果：治疗成功与不成功的对比

	成功	不成功	*P*
n	15	20	
随访时间（月）	30.19±24.44	11.97±9.05	0.013 7
眼压			
术前（mmHg）	32.53±7.83	36.42±8.68	0.180 4
最终（mmHg）	16.67±3.44	28.85±11.98	0.000 3
降低（mmHg）	15.87±8.17	7.68±15.38	0.056 2
绝对降低（%）	46.54±15.18	15.57±41.371	0.006 0
内镜睫状体光凝术治疗			
手术次数	1.20±0.041	1.60±1.10	0.146 7
治疗范围（°）	248±62	268±56	0.320 4
用药种类			
术前	1.53±0.64	1.60±0.82	0.788 9
最终	0.60±0.83	1.30±1.03	0.033 0

引自 Neely DE, Plager DA. Endocyclophotocoagulation for the management of difficult pediatric glaucomas. *Journal of American Academy of Pediatric Ophthalmolgy & Strabismus*, 2001, 5:221～229

有必要对经巩膜睫状体光凝术治疗成功的病例进行进一步的评估。

在另一个对难治性成年及儿童青光眼的研究中[10]，12 个儿童患者接受了 300° 范围的内镜睫状体光凝。术前平均眼压为 30.1mmHg，而术后为 20.3mmHg(P=0.001)。未见严重的并发症。

Neeley 和 Plager 的报道或许是此领域中最出色的工作[11]（表 13–2，表 13–3）。在这一研究中，顽固性的原发性先天性青光眼、无晶状体性青光眼以及继发性的儿童青光眼均应用内镜睫状体光凝进行治疗。其累计的成功率为 43%，结果显示平均经 1.2 次治疗可获得成功的中期眼压控制。并发症很少，未见炎症或囊样黄斑水肿。4 个患者发生了显著的并发症。其情况简要列于表 13–4 中。

Neeley 和 Plager 对内镜睫状体光凝的疗效进行了随访观察，本组难治性的患者中仅 1 例发生了低眼

表 13–4 内镜睫状体光凝术治疗难治性儿童青光眼的并发症

青光眼诊断	既往抗青光眼手术次数	并发症	相关数据
先天性	8	视网膜脱离 视力下降到 0.05 至光感	无晶状体 既往做过经巩膜睫状体光凝
前段发育不良	0	低眼压	无晶状体 晶状体切除并穿透性角膜移植
先天性	4	视力从手动下降到无光感	无晶状体 术前眼压 40mmHg
无晶状体眼	0	视网膜脱离	无晶状体 Marshall 综合征 视网膜脱离高风险

引自 Neeley DE, Plager DA. Eendocyclophotocoagulation for the management of difficult pediatric glaucomas. *Journal of American Academy of Pediatric Ophthalmolgy & Strabismus*, 2001, 5:221～229

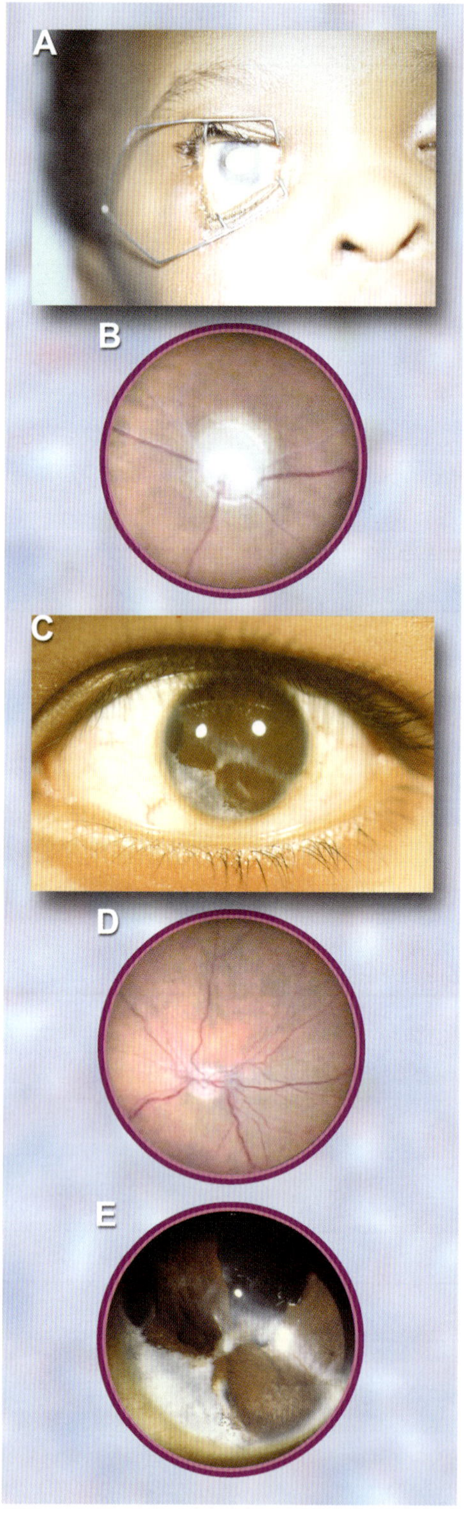

图13–1 A.Peter病发育异常的浑浊的眼前段。B.内镜观察到的深度凹陷与萎缩的视神经，提示进一步的前段手术将无效。C.一个10岁儿童愈合后的角膜裂伤，同时瞳孔闭锁。D.诊断性的内镜观察显示视盘与视网膜具有正常的外观。E.该眼虹膜节段切除后视力0.3（A和C图来自Norman Medow医生）。

压。结合他们的数据及以往的世界范围内的文献报道，内镜睫状体光凝术后低眼压或眼球萎缩的发生率低于1%。鉴于低眼压或眼球萎缩作为并发症在睫状体冷凝或经巩膜睫状体光凝患者中的发生率分别高达34%与10%，1%是一个引人瞩目的结果。

有晶状体眼患者行内镜睫状体光凝时晶状体的情况受到关注，未发现白内障或悬韧带减弱等现象。

另一个问题是，内镜睫状体光凝是否会像睫状体冷凝和经巩膜睫状体光凝一样引起慢性炎症。根据内镜睫状体光凝的组织学特点，可以判定这一问题并非像想象中那样发生。正如以前解释的那样，这一技术仅特异性地作用于睫状体的上皮，而不累及邻近的其他组织，并不发生组织细胞的炎症反应。其临床表现为裂隙灯下观察到一过性的房水闪光。

儿童内眼手术一个特殊的令人烦恼的问题是术后发生的严重炎症，尽管并不常见，但治疗却很麻烦。频繁地应用皮质类固醇滴眼液或眼膏至少令人感到厌烦并且经常无效。全身应用皮质类固醇较困难。如果术者担心术后发生此问题，眼内注射地塞米松（Decadron 0.1 ~ 1.0ml）在多数情况下可使术眼不发生炎症。

Medow 和 Sauer [12] 是最早将内镜用于治疗儿童眼病的人。在许多研究还在进行中时，他们已经阐明了这一技术的适用领域。

少数情况下，对于任何年龄的儿童有浑浊角膜或其他眼前段异常妨碍眼后段检查，而超声检查正常者，特别是在青光眼患者中，诊断性的内镜观察具有重要的价值。内镜通过一个切口即可对眼球内部进行观察评价。如果发现视盘萎缩或深度凹陷（或其他的重要异常），可不做进一步的复杂手术治疗（图 13–1）。另一方面，如果视网膜和视神经看起来至少具有一些功能，术者可以进一步采取更积极的治疗以尽可能地挽救视力。在青光眼患眼中，内镜睫状体光凝术在此种情况下可以应用。

内镜前房角切开术

妨碍前房角切开术顺利进行的一个显著因素，是不能控制的眼压伴有浑浊的角膜。只要可以看到前房

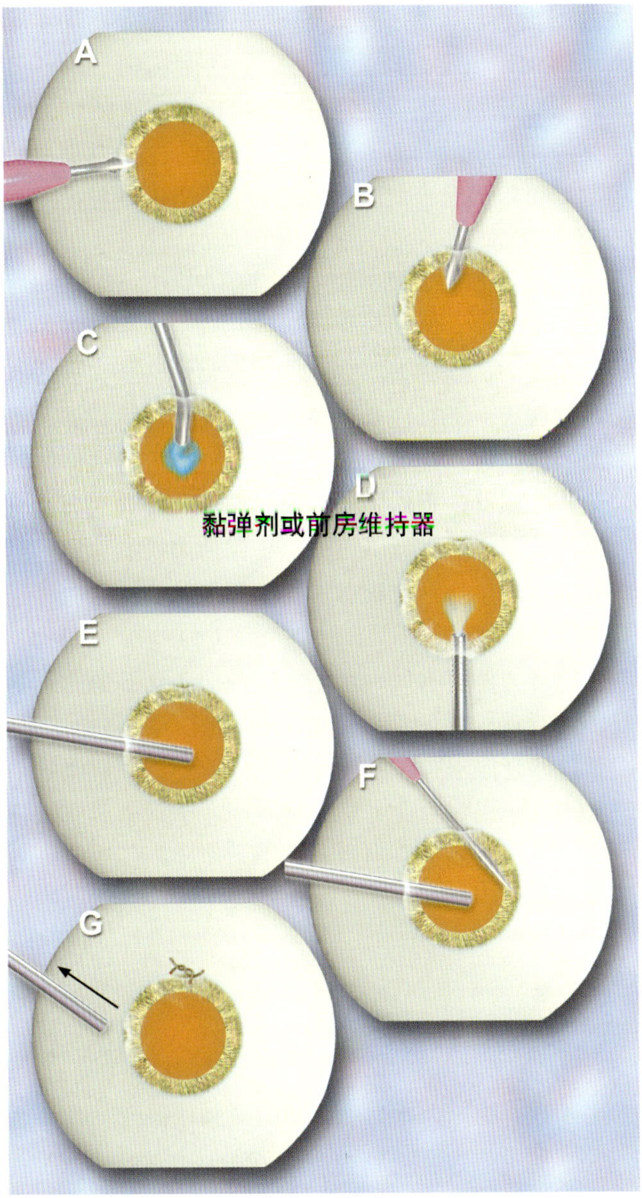

图13-2 内镜下前房角切开术：双手操作技术。A.做透明角膜切口。B.在距第一个切口约90°处做第二个透明角膜切口。C.前房内填充黏弹剂。D.另一种方法，前房维持器植入（第三个切口）以维持前房深度。E.术者或助手将内镜伸入并保持对拟手术区域的观察。F.术者伸入刀并在内镜观察下进行前房角切开。G.所有器械退出，黏弹剂被清除，缝合切口。

角结构就可直接进行前房角切开术。正是由于不能在直视下监视手术过程而导致治疗不充分和并发症的发生。内镜对这一手术非常适合，它可满足从眼球外进入眼内进行观察的需要。

内镜前房角切开术可以用单手或双手的操作方式

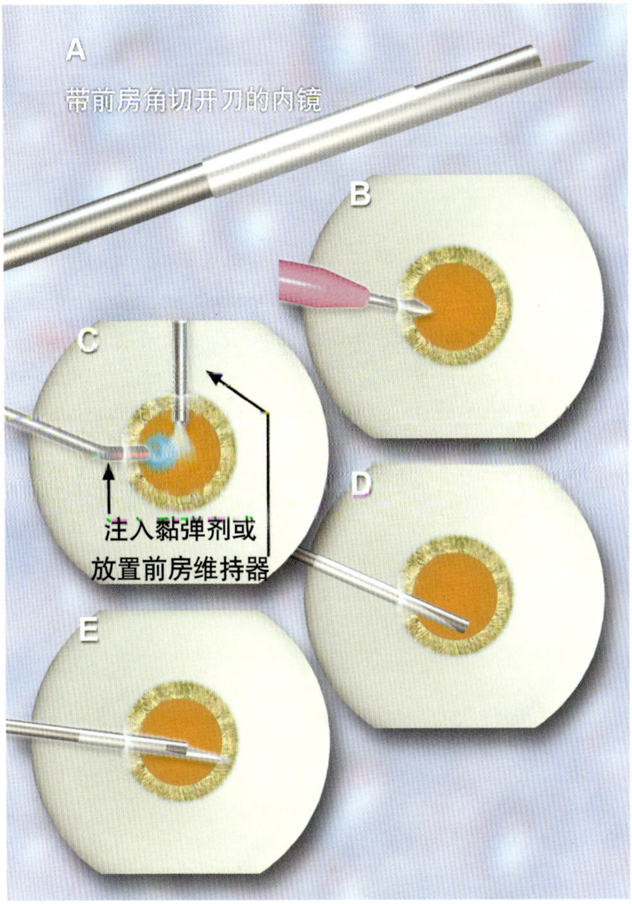

图13-3 内镜下前房角切开术：单手操作技术。A.前房角切开刀在内镜杆上滑动并可向手柄方向缩回，从而刀刃可不伸出于内镜的头部。B.做倾斜的透明角膜切口。C.注射黏弹剂或放置前房维持器。D.带刀的内镜被导入前房，刀向前移动从而伸出于内镜的头部。E.器械向前移动直到刀刃接触靶组织，然后在内镜观察下进行前房角切开。

进行。首先，在透明角膜上做一个非水密性的倾斜切口。这样可保证进行操作时内镜和其他器械可以顺畅地移动。儿童的眼在有开放性切口时易于塌陷，因此必须采取一些措施以保持前房的稳定性和深度。这可通过前房维持器灌注或在前房内注入黏弹剂而实现。如果选择双手操作的方式（图13-2），内镜由术者或助手导入前房，不管角膜有何种形式的浑浊，通过内镜均可在一定的位置对手术的过程进行监控。然后术者将前房角切开刀（或其他刀）通过与第一个透明角膜切口相隔大约90°的另一透明角膜切口伸入前房。术者一边看着监视屏幕，一边运刀至前房角区域，在直视下进行所需要的切开操作（图13-4）。器械从

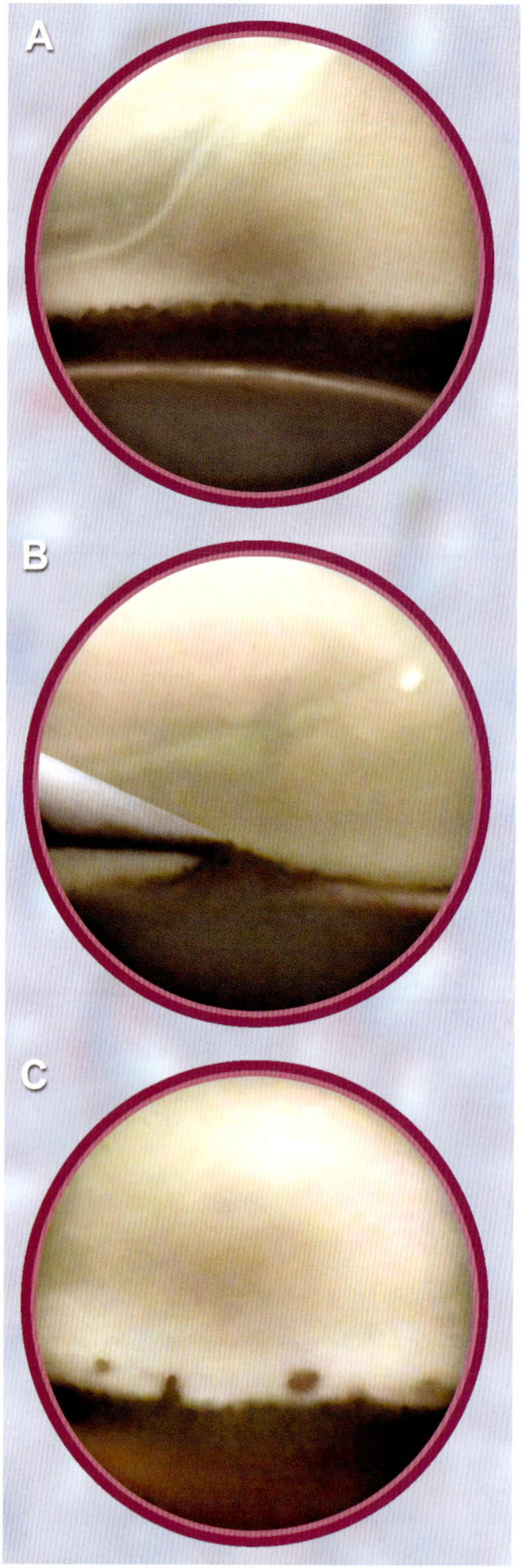

图13–4 A.内镜前房角切开术。B.刀刃接触组织。C.前房角结构前的组织被分离后的同一区域的图像。

眼内退出后清除黏弹剂。缝合切口非常重要。在成人患眼中，由于眼球具有一定的硬度和切口的几何学特征，这可能并不必要。而在儿童，这些切口易发生渗漏，进而产生一系列我们始终在努力避免的问题。可用于缝合的材料很多，包括 10–0 尼龙线及 10–0 可吸收线。

另一种方法为单手操作法（图 13–3，图 13–4）。在这种方法中，前房角切开刀可在内镜上滑动并向手柄方向缩回。这样刀不会突出于内镜的头部。先做透明角膜切口，然后注入黏弹剂或放置前房维持器。将带刀的内镜伸入前房，然后前房角切开刀沿内镜的轴向前移动以伸出于内镜的头部。内镜向前移动直至刀刃接触靶组织。术者可用另一手保持内镜的稳定。当充分的前房角切开完成后，器械和黏弹剂从眼内移出并对切口进行缝合。

这种方法可有效地用于实现前房角切开的物理学目的。对难治性的病例此方法可能具有特别的优势。由于这些患眼中存在的观察障碍，治疗这些病例的困难并不在于患眼对此方法的反应而在于术者具有充分地完成手术的能力，当然需要手术经验以保证这一方法的效果。

结论

在儿童青光眼病例中，内镜睫状体光凝是一种后备方案。人们也许会对此方法在何处适用意见不一。在成年青光眼患者中，不管发病机制与病情的严重性如何，内镜睫状体光凝可使 90% 患者的眼压得到控制，而在儿童患者中仅有中等的成功率，严重的并发症极少见，再次手术的比例也低于经巩膜睫状体光凝术。另外，使用或不使用丝裂霉素 C 的滤过手术近期与远期的风险以及与导管植入相关的困难均可避免。内镜睫状体光凝手术的微创特点显然具有益处。虽然前房角切开术和小梁切除术对原发性先天性青光眼是最适合的，但对顽固性患者或那些继发性的或无晶状体的药物不能控制的青光眼考虑使用经巩膜睫状体光凝术是不合理的。或许将来的实践会确定到底是导管植入还是内镜睫状体光凝更适用。无论术者对儿童青光眼的治疗方案的选择中有哪些顺序，在治疗那些对任何治疗都根本不可能产生效果的青光眼时，像内镜睫状体光凝那样的新型和有效的方法是极其宝贵的。

最后，人们也许会推测联合应用一种针对房水流出的手术，如导管植入术，与房水生成减少的手术，特别是内镜睫状体光凝术，可能对更难治的儿童青光眼病例有效。然而，在特定的患眼中恢复房水生成与流出的平衡并非一个基于科学定量的操作，它更多地依靠术者的实践和经验以及运气。这种联合术式可能成为研究的重点。

（张　震　马　静　译）

参考文献

1 deLuise VP, Anderson DR. Primary infantile glaucoma. *Surv Ophthalmol*,1983,28:1~23

2 McPherson SD Jr. Results of external trabeculotomy. *Am J Ophthalmol*,1973,76:918~922

3 Freedman SF, McCormick M, Cox TA. Mitomycin-C augmented trabeculectomy in postoperative wound modulation in pediatric glaucoma. *Journal of American Academy of Pediatric Ophthalmolgy & Strabismus*,1999,3:117~124

4 Mandal AK, Walton DS, John T, Jayagandan A. Mitomycin-C augmented trabeculectomy in refractory congenital glaucoma. *Ophthalmology*,1997,104:996~1 001

5 Susanna R, Oltrogge EW, Carani JCE, et al. Mitomycin as adjunct chemotherapy with trabeculectomy in congenital and developmental glaucomas. *J Glaucoma*,1995,4:15~17

6 Coleman AL, Smyth RJ, Wilson MR, Tam M. Initial clinical experience with the Ahmed glaucoma valve implant in pediatric patients. *Arch Ophthalmol*,1997,115:186~191

7 Eid TE, Katz JL, Spaeth GL, Augsburger JJ. Long-term effects of tube-shunt procedures on management of refractory childhood glaucomas. *Ophthalmology*,1997,104:1 101~1 106

8 Wallace DK, Plager DA, Snyder SK, et al. Surgical results of secondary glaucomas in childhood. *Ophthalmology*,1998,105,101~111

9 Uram M. Endoscopic cyclophotocoagulation in glaucoma management. *Curr Opin Ophthalmol*,1995,11:19~29

10 Chen J, Cohn RA, Lin SC, et al. Endoscopic photocoagulation of the ciliary body for treatment of refractory glaucomas. *Ophth-almology*,1997,124:787~796

11 Neeley DE, Plager DA. Endocyclophotocoagulation for the management of difficult pediatric glaucomas. *JAAPOS*,2001,5:221~229

12 Medow NB, Sauer HL. Goniotomy for congenital glaucoma. *J Pediatr Ophthalmol Strabismus*,1997,34:258~259

14

穿透性角膜移植术后继发性青光眼的内镜睫状体光凝治疗

多种原因可导致角膜移植术后早期及晚期的继发性青光眼。眼压显著升高或植片排斥反应所致，最终均导致严重的视力下降；因此确定其潜在的原因具有重要的意义。

病因学

如果青光眼发生于术后早期，必须考虑到任何形式眼内手术后常见的眼压升高原因，包括一过性的炎症、皮质类固醇反应、瞳孔阻滞和眼内出血。其他一些机制也被认为与这些患者的眼压上升相关，如手术操作压迫前房角结构或后弹力膜切开后发生的由于支持结构丧失所导致的小梁网塌陷或扭曲。据报道，这一问题的整体发生率为 9% ~ 31%。

另一方面，角膜移植术后晚期可能发生显著的慢性眼压上升。这种穿透性角膜移植术后的继发性青光眼是这里所要探讨的主要内容。

多种原因可能导致穿透性角膜移植术后的青光眼，据报道其发生率在 18% ~ 29% [1 ~ 3]。其中一些潜在的原因列于表 14-1 中。

周边虹膜前粘连的形成是穿透性角膜移植术后青光眼发生与进展最常见的原因。由于难以到达前房角，因而直接促进房水引流的治疗常常失败。如果周边虹膜前粘连是新近形成的，激光或机械松解通常可使功能恢复正常，如果周边虹膜前粘连已经长期存在，那么就必须应用其他降低眼压的方法。

角膜植片或视神经受到威胁通常需要手术治疗。小梁切除术在此种情况下疗效不明显，不但眼压成功控制的概率极低，同时具有发生慢性植片失败的危险。另外，发生即刻或晚期脉络膜出血的危险相当高。

导管植入术效果较好，至少对于控制眼压是这样的。通过一次或多次手术，大约 70% 的患者获得了成功。这一结果的获得代价仍然高昂，因为这些患眼发生急性排斥反应的比例为 35% ~ 41%，发生慢性排斥反应的比例为 23% ~ 42%。据报道，在导管植入的患眼中发生其他严重并发症的危险也相当高，达 30% [4 ~ 7]。

经巩膜睫状体光凝术可以多次进行以更好地控制眼压。50% ~ 70% 的患眼最终可获得眼压控制；然而植片排斥反应的发生率很高，据报道高达 44%，同时可伴发多种严重的并发症，其中 40% ~ 50% 发生视力丧失，10% 发生眼球萎缩 [2,8 ~ 10]。

显然过去对此问题的治疗没有满意的选择。

技术

穿透性角膜移植术后的继发性青光眼可以采用内镜睫状体光凝术治疗，手术可经角膜缘或平坦部的进

表 14–1 穿透性角膜移植术后早期和晚期继发性青光眼的病因学特征

早期（9% ~ 31%）
- 炎症
- 皮质类固醇反应
- 瞳孔阻滞
- 出血
- 房角压迫
- 小梁网扭曲 / 塌陷

晚期（18% ~ 29%）
- 慢性植片排斥
- 皮质类固醇反应
- 周边前粘连
- 色素播散
- 玻璃体前界面完整的无晶状体眼的穿透性角膜移植
- 上皮内生
- 无晶状体眼已存在青光眼
- 穿透性角膜移植联合白内障手术
- 再次穿透性角膜移植术
- 早期脉络膜脱离和低眼压（导致前房角关闭和迟发性青光眼）

路进行，这样效率更高。如果前房、虹膜 / 晶状体或虹膜晶状体囊结构有显著的破坏，经平坦部切口或经前段和后段的多个进路进行彻底治疗在一些情况下更为有效（图 14–1）。

结果

Chen 和他的同事[11]报道了一组穿透性角膜移植术后继发性青光眼的病例，共 16 位患者，其平均随访时间为（15.4±6.1）个月（7.8 ~ 25.8 个月）。此组患者中的 90% 获得了成功的眼压控制（≤ 21mmHg），没有发生严重的并发症或视力损害。16 位患者中的 1 位（6%）出现了急性植片排斥反应的

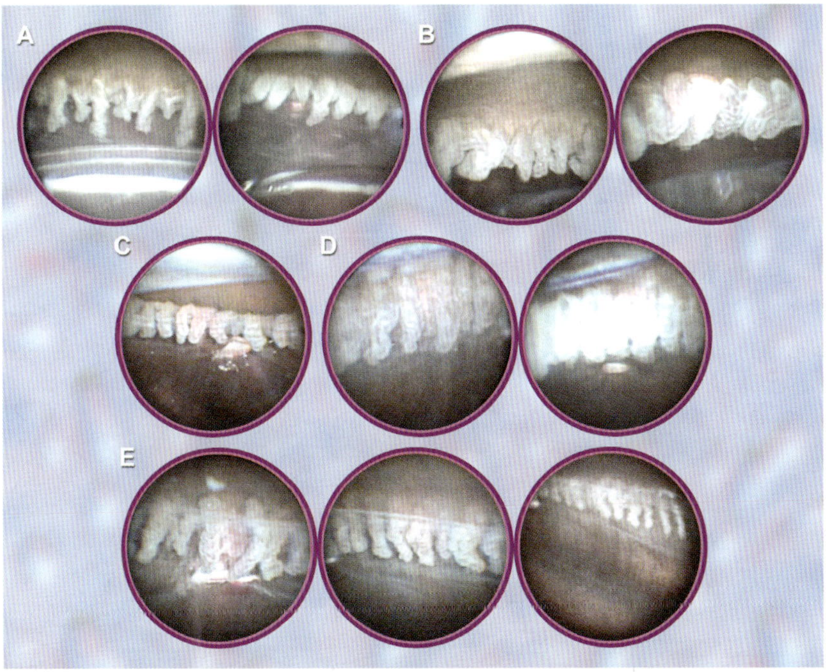

图14–1 内镜睫状体光凝术治疗穿透性角膜移植术后青光眼。A.后房人工晶状体眼术前眼压为46mmHg，经360° 内镜睫状体光凝后最终眼压为17mmHg。B.后房人工晶状体眼术前眼压为33mmHg，经300° 内镜睫状体光凝后最终眼压为20mmHg。C.后房人工晶状体眼，平坦部进路进行300° 内镜睫状体光凝，术前眼压为40mmHg，最终眼压为12mmHg。D.后房人工晶状体眼，平坦部进路进行300° 内镜睫状体光凝，术前眼压为29mmHg，最终眼压为19mmHg。E.前房人工晶状体眼，平坦部进路进行270° 内镜睫状体光凝，术前眼压为40mmHg，最终眼压为20mmHg。

表14–2 不同手术方式的成功率和慢性角膜植片排斥反应发生率的比较

手术	眼压控制成功率（%）	慢性植片排斥反应发生率（%）
小梁切除术	25	30
导管植入术	70	30 ~ 42
经巩膜睫状体光凝术	50 ~ 70	44
内镜睫状体光凝术	90	0

表现，在10天内消退。引人注目的是没有人发生慢性排斥反应。

虽然对这组数量相对较小的内镜睫状体光凝患者并未进行对比性研究，但仍然显示了极高的成功率，同时并发症较少，并且避免了角膜植片受到损害（图14–1）。为获得满意的疗效，穿透性角膜移植术后的青光眼患者需要行300° ~ 360° 范围的内镜睫状体光凝治疗。

下一步的研究将考虑进行再次移植手术的患者。在第一次穿透性角膜移植术后，他们或者对皮质类固醇过敏或者发生继发性青光眼而需要手术治疗。这些患者需要进行预防性的内镜睫状体光凝吗？一个试验性的研究正在进行以评估这一方法的价值。

尽管对于穿透性角膜移植术后继发性青光眼的治疗仍需进一步的研究，但相关数据已经非常清楚地显示出内镜睫状体光凝可能是最具希望的方法，最有可能获得控制眼压的效果并达到一个最主要的治疗目的——挽救角膜植片。这一方面正是传统药物、激光和手术等治疗方法失败的领域。

（张　震　译）

参考文献

1 Simmons RB, Stern RA, Teekhasaenee C, Kenyon KR. Elevated intraocular pressure following penetrating keratoplasty. *Trans Am Ophthalmol Soc,* 1989,87:79~91

2 Wheatcroft S, Singh A, Casey T, McAllister J. Treatment of glaucoma following penetrating keratoplasty with transscleral YAG cyclophotocoagulation. *Int Ophthalmol*,1992,16:397~400

3 Foulks GN. Glaucoma associated with penetrating keratoplasty. *Ophthalmology*,1987,94:871~874

4 Fellenbaum PS, Almeida AR, Minckler DS, et al. Krupin disc implantation for complication glaucomas. *Ophthalmology*,1994, 101:1 178~1 182

5 McDonnell PJ, Robin JB, Schanzlin DJ, et al. Molteno implant for control of glaucoma in eyes with penetrating keratoplasty. *Ophthalmology*,1988,95:364~369

6 Sherwood MB, Smith MF, Driebe WT Jr, et al. Drainage tube implants in the treatment of glaucoma following penetrating keratoplasty. *Ophthalmic Surg*,1993,24:185~189

7 Sidoti PA, Baerveldt G. Glaucoma drainage implants. *Curr Opin* Ophthalmol,1994,11:85~91

8 Cohen EJ, Schwartz LW, Luskind RD, et al. Neodymium:YAG laser transscleral cyclophotocoagulation for glaucoma after penetrating keratoplasty. *Ophthalmic Surg*,1989,20:713~716

9 Noureddin BN, Wilson-Holt N, Lavin M, et al. Advanced uncontrolled glaucoma: Nd:YAG cyclophotocoagulation or tube surgery. *Ophthalmology*,1992,99:430~437

10 Shields MB, Shields SE. Non-contact transscleral Nd:YAG cyclophotocoagulation: a long-term follow-up of 500 patients. *Trans Am Ophthalmol Soc*,1994,92:271~278

11 Chen J, Cohn RA, Lin SC, et al. Endoscopic photocoagulation of the ciliary body for treatment of refractory glaucomas. *Ophthalmology*,1997,124:787~796

15

人工角膜继发青光眼的内镜睫状体光凝治疗

人工角膜

幸运的是需要移植人工角膜的情况很少，我们中的大多数人不一定会遇到这样的患者或要去解决他们的困难。尽管如此，此类患眼经常发生严重的青光眼并且其诊断与治疗非常棘手。

大多数需行此种极端手术的患眼具有一些共同的原因。需行人工角膜移植的最常见的问题是碱烧伤和较轻的酸烧伤导致的眼球表面结构的破坏；比较少见的还有瘢痕性眼球类天疱疮、Stevens-Johnson 综合征、外伤或那些具有不可逆的反复失败的角膜移植的患眼。

人工角膜有多种类型，其几何学、光学设计及组成是目前研究的焦点。这种装置的植入方式主要有两种：一种是将假体固定于角膜，另一种是将其植入永久性融合的眼睑。许多术中和术后并发症均可继发于这些装置（表 15-1）。

角膜固定的人工角膜

在此讨论的焦点是这些患眼的青光眼。开始，人们容易设想角膜固定的人工角膜将比植入眼睑者具有更多青光眼治疗的机会。因为，第一，具有到达眼球表面的途径；第二，可进行多种抗青光眼药物的治疗试验以改善情况。这些努力失败后，在理论上可以尝试经巩膜睫状体光凝术以控制升高的眼压而无须进行切开眼球的手术。然而，在可供参考的所有文献中尚未见这样的报道。既然最初的病因是眼球表面的严重破坏，滤过手术最终将注定失败。据报道，导管植入术具有很好的疗效。一项研究[1]描述了 55 只人工角膜植入眼，其中 36 只（64%）发生了青光眼。所有患眼均进行了导管植入术；81% 的患者眼压得到控制，25% 的患者需要加用药物治疗，14% 最终发生进行性的青光眼损害。

植入眼睑的人工角膜

对于眼睑植入人工角膜的患者，即使要发现青光眼显然也是困难的。患者视功能的下降往往是存在问题的唯一征兆。眼压的测量通常采用指压法，视神经的情况要用直接检眼镜通过人工角膜进行观察。

从治疗的角度来看，由于不能到达眼球表面，局部药物治疗、滤过手术、导管植入或经巩膜睫状体光凝均不可行。理论上需要进行大范围的手术以获得足够的眼球表面区域，满足进行小梁切除术或植入引流导管的需要，但是在手术后无法对这些区域进行观察。更重要的是，没有可以适用于这一情况的治疗方法。而内镜睫状体光凝术似乎是理想的方法，仅需 1 个或 2 个小巩膜切口即可完成手术，并且术后无须观察手术部位。

表 15–1 与人工角膜相关的并发症

术中脉络膜下爆发性出血
低眼压
脱出
视网膜脱离
人工角膜后膜
再次手术
玻璃体炎
光学柱镜周围眼睑坏死
眼内炎
房水渗漏瘘道
眼睑蜂窝组织炎
黄斑水肿
玻璃体积血
脉络膜渗出
青光眼

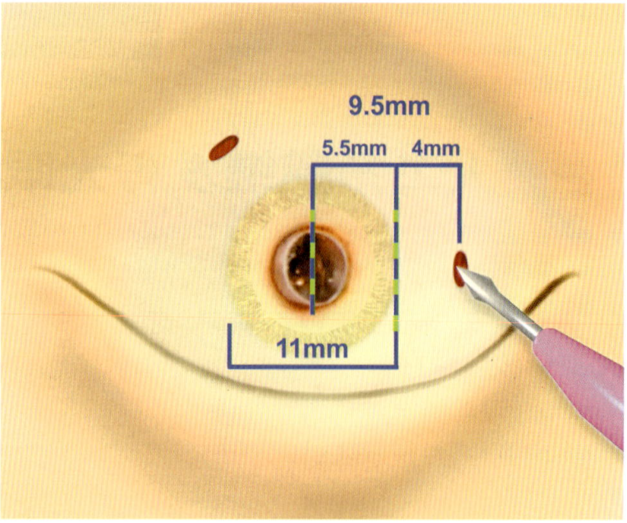

图15–1 在眼睑固定的人工角膜患眼上测定内镜睫状体光凝的切口位置。

一项研究已经报道了应用内镜睫状体光凝术治疗 6 例植入眼睑的人工角膜眼继发的难治性青光眼[2]。除 1 例外，导致前段破坏的原因均为接触碱性物质，另外 1 例为 Stevens–Johnson 综合征。

内镜睫状体光凝术

技术

内镜睫状体光凝技术相当简单，尽管为进行这一操作需要两个假设：人工角膜位于中心，而且睫状体平坦部的位置与正常眼相同。

正如这些假设暗示的那样，进入这些患眼的唯一路径为推测中的睫状体平坦部的位置。假设人工角膜位于直径为 11mm 的角膜的中心，设计的进入眼球的部位距角膜缘 3.5 ~ 4.5mm，则术者应在距人工角膜中心 9 ~ 10mm（角膜半径 5.5mm 再加上 3.5 ~ 4.5mm）的位置做切口（图 15–1）。

按此距离在眼睑皮肤上进行标记，然后用 15 号刀（或术者自行选择）切开皮肤直至下方的巩膜。实际操作比描述的困难。一旦到达巩膜，最好不要继续切开而应更多地进行分离，从而暴露足够的巩膜以便此后能对其进行缝合。手术完成后令巩膜切口仍然保持开放状态的建议是错误的；另一方面，在手术中当眼球仍然开放的时候决定试图暴露更多的巩膜以完成缝合的难度更大。

一旦巩膜被切开，即可伸入激光内镜。因为平坦部在睫状突“下方”，内镜必须向“上”倾斜以抵达靶组织。如果人工角膜具有长圆顶，它将向后延伸进入玻璃体腔。最好不要反复碰撞它。一些人工角膜具有较短的光学圆顶，不会妨碍抵达睫状突的途径。通常不需行玻璃体切除术。

人工角膜继发青光眼的睫状体

在前面提到的那组患者中，除 1 例以外其余眼球表面均因接触碱性物质而遭破坏[2]。当观察这些患眼的睫状突时，可见不同程度的以色素破坏和胶质增生为特征的眼内损伤。另外，睫状突看似发生“融化”，它们正常凸起的外观变平（图 15–2）。从效果上来讲，睫状体似乎被进行了冷凝。必须寻找“存活”的睫状突，术者在决定进行内镜睫状体光凝范围之前应事先估计睫状体破坏的程度。克服相关困难可能需要做第二个巩膜切口；或者，仅通过一个切口应用弯曲内镜

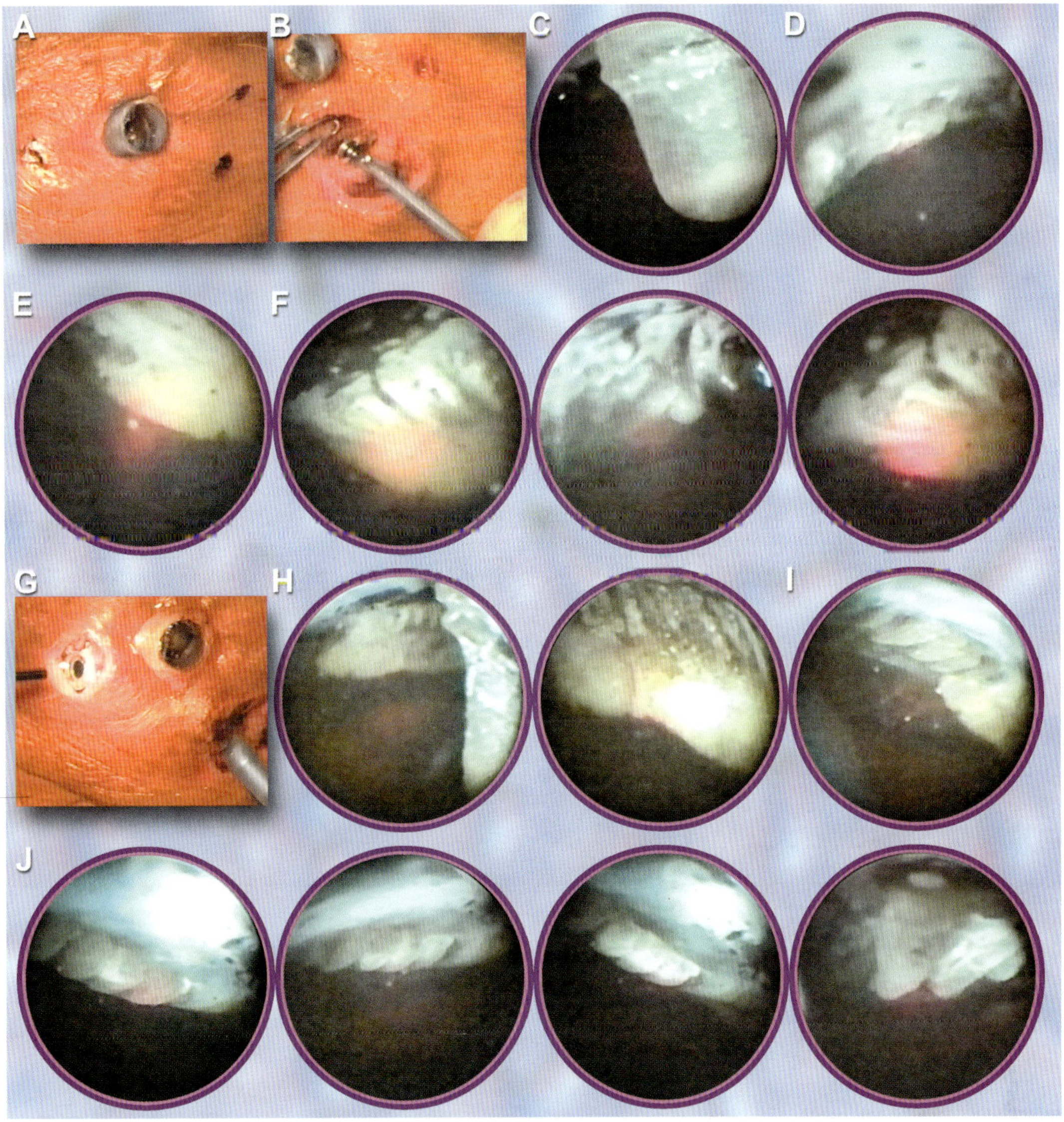

图15-2 眼球表面碱烧伤造成的睫状突和平坦部破坏的图像。A.眼睑固定的人工角膜的外观，其上有3处切开位置的标记。B.经安置于巩膜切开处的套管导入激光内镜。C.后房内人工角膜长圆顶的外观。D.湮没的虹膜睫状体后面的图像可能是（假定是）由于前段操作损伤及其继发炎症的反应所致。E.被深度破坏的睫状体平坦部外观类似于睫状体冷凝后。F.碱烧伤及其炎症反应破坏了大面积的睫状突。G.因为在此侧仅有极少的睫状突组织需要光凝，激光内镜从第一个位置移开并以一个灌注管代替。因此应用套管系统具有很大的帮助作用，因为在这种情况下缝灌注管相对较困难。做第二个巩膜切口导入激光内镜。H.观察人工角膜的周围，这一全景图像显示了此前这半边眼球睫状体的损伤。I.一些存活的睫状突得到定位，然后进行内镜睫状体光凝。可见以往损伤的睫状突/平坦部和未被累及的组织之间的界限。J.对存活的睫状突组织进行内镜睫状体光凝。

以达到较宽的区域，如果它不被人工角膜的位置所影响的话。

最初，人们设想人工角膜青光眼患眼应类似于那些穿透性角膜移植后的青光眼，即需要深度的内镜睫状体光凝才能获得适当的反应。这种想法似乎是正确的。然而，直到第一例人工角膜患者的睫状体被观察后，才明白这些患眼的表现可能更类似于新生血管性青光眼，对睫状体光凝非常敏感，这可能是由于一部分睫状体已经丧失功能，不再生成房水。在这种情况下，在治疗开始之前判定已破坏（无功能）睫状体的范围非常重要。比如一个病例中，如果通过一个巩膜切口观察到 180° 范围内的睫状体而其中大多数睫状突已经被破坏，那么仅需进行小量的内镜睫状体光凝。在这一病例中，另一半睫状体也极可能被广泛累及，因此可以预期仅需非常少量的睫状体光凝即可获得满意的效果。

在 Stevens–Johnson 综合征中观察到与此相反的情况。在该病例中，正如人们推测的那样，睫状体的外观正常，因此进行几乎 360° 范围的内镜睫状体光凝才能获得好的效果。

一旦完成内镜睫状体光凝，内镜即从眼内移出。此时，术者可选择在玻璃体腔内注射抗生素，如万古霉素 500 ~ 1 000 μm，以及 0.1 ~ 0.3ml 地塞米松作为一种预防措施。注意，手术完成后将不再有机会在眼球内或局部用药。然后关闭巩膜与皮肤的切口。

结果

就眼压来说，所有这些患者均至少获得一定程度的眼压降低。事实上，在所提到的那一组中，除 1 例外其他眼球术后均获得较软的指测眼压。不幸的是，6 例中 1 例发生眼球萎缩。67% 的患者获得“成功”的眼压控制。另外，除 1 例以外其他患者均不再继续全身应用碳酸酐酶抑制剂，此药是这些患者唯一可用的抗青光眼药物。未见手术前后视野缺损的现象。

尽管获得了“良好”的疗效，但这些患者具有许多恶化的迹象。在术后至少 1 年进行随访，33% 的患者出现进行性视野损失。显然，尽管成功地控制了眼

表 15–2 内镜睫状体光凝治疗人工角膜青光眼

	患者						
	1	2	3	4	5	6	成功率（%）
病因	碱	碱	SJS	碱	碱	碱	
眼压（指测）							
术前	硬	硬	硬	硬	硬	硬	
术后	软	软	软	中等	软～中等	眼球萎缩	67
全身应用碳酸酐酶抑制剂							
术前	有	有	无	有	有	有	83
术后	无	无	无	有	无	无	17
视野缺损							
手术近期	无	无	无	无	无	无	0
术后 1 年	无	无	无	有	无	有	33
再次手术	无	无	无	有	有	无	33
视力损失	无	无	无	有	无	有	33
轻微并发症	无	有[a]	有[a]	无	有[a]	无	50
严重并发症[b]	无	无	无	无	无	无	0

a：玻璃体出血；b：除眼球萎缩外；SJS：Stevens–Johnson 综合征。

引自 Uram M. Endoscopic cyclophotocoagulation in the management of keratoprosthesis glaucoma (*in press*)

表 15–3 内镜睫状体光凝治疗人工角膜青光眼的优点

- 眼睑内植入型人工角膜的唯一选择
- 角膜固定型人工角膜的另一种治疗选择
- 术中术后并发症远少于导管引流术
- 潜在的预防价值

压，这些患眼中的破坏力术后仍在继续。视力下降在33% 的患者中被发现，这可能与视野损害的原因相同，没有其他的发现可以解释这一观察结果。一过性玻璃体积血在 50% 的患者中发现，这无疑是由于巩膜切开部位或器械在眼内操作所造成的，自行恢复是其规律。除了眼球萎缩，没有发生其他严重的并发症。最终，33% 的患者需要再次手术以获得这种结果（表 15–2）。

总之，内镜睫状体光凝似乎是眼睑内植入人工角膜后青光眼唯一可行的治疗方法（表 15–3）。它对角膜固定的人工角膜后青光眼的治疗同样有价值，尽管这些患者具有更多的选择（药物、导管植入）。在这种情况下，内镜睫状体光凝被证实比导管植入具有明显较低的失败率和更好效果的可能。最后，对这些极可能发生致盲性青光眼的人工角膜患者进行预防性的内镜睫状体光凝可能有益。只有进一步的实践才可对此问题作出回答。

（张 震 译）

参考文献

1 Netland PA, Terada H, Dohlman CH. Glaucoma associated with keratoprosthesis. *Ophthalmology*,1998,105:751~757

2 Uram M. Endoscopic cyclophotocoagulation in the management of keratoprosthesis glaucoma (*in press*)

16

内镜下后段玻璃体切除和观察技术

基本概念

内镜联合眼内激光睫状体光凝，即内镜睫状体光凝术，尽管不难掌握，但对青光眼术者来讲，却是较大的转变；和以往的治疗相比，这需要掌握新技术、新方法以及并发症的处理。对玻璃体视网膜医生来说，这种转变相对容易接受。

优点

眼内镜技术的价值集中于两个基本的优点，其中一点是，当眼前段改变妨碍眼后段观察时，内镜仍能进行观察。角膜浑浊、浅前房或前房积血、小瞳孔、晶状体或晶状体囊浑浊，以及睫状膜存在等很多可能的异常都会遇到。而显示在内镜监视器上的图像是由内镜头产生的。经睫状体平坦部插入内镜头，可以绕过这些障碍。正如下文将要简要讨论的，过分强调这些前段情况也许有或者说没有必要。

第二个关于内镜技术的优势是它能够显示其他方法不能接近的眼解剖图像。对于手术眼，传统的方法不能看到虹膜后表面、睫状沟以及睫状体，睫状体平坦部和周边视网膜的观察通常也存在问题。

对大多数玻璃体切除手术医生来说，达到手术目的的最大障碍是图像不够清晰，使手术无法进行。在这种情况下，眼科内镜的应用将十分有效。

何时使用

我们已经进行过关于何时应用内镜技术的讨论，也许恰当的回答是它适应于每一例玻璃体切除患者。首先，在术者看不到的部位，很难知道什么被遗漏。一个典型的例子是，在手术显微镜下行“单纯”玻璃体积血切除后，插入内镜可以发现很多残留的玻璃体和玻璃体积血。也许可以争辩说这些残留物对手术效果并不重要，但事实并非如此。事实上，如此多的生物组织残留眼内说明常规成像技术不能完全显示每一眼的解剖状况，在增生活跃的患者，这些残留物可能是最终手术失败的关键因素。

此外，内镜下玻璃体切除技术很难掌握。而且除非术者适应内镜影像，否则很难或者不可能达到理想目的。例如，由于没有立体感，内镜下膜切除就比较棘手。术者需要凭良好的“感觉”感知器械在眼内的确切部位，因此，不是轻易可以掌握的。

正如将要讨论的，另外一些玻璃体切除技术应用内镜成像非常容易操作。周边视网膜眼内光凝和气液交换就属这一类。内镜下，完成这些操作的技术水平要求不高，初学者可由此开始。在手术显微镜观察困难时，内镜下操作能节约很多时间，减少失败。

立体视和大视野二者的交替使用在以前的章节中已有讨论，但在内镜玻璃体切除术中更为重要。在某些情况下，如黄斑皱褶，立体视对成功操作至关重要；而在其他许多眼后段疾病时其作用就不明显，如用玻切头进行玻璃体切除、视网膜切开或切除、视网膜远周边部的剥膜、晶状体皮质切除、眼内光凝或透热、气液交换、硅油注入等，立体视就不再那么重要。事实上，在很多情况下，需要的是术者的洞察能力以判断操作部位与周围组织的关系，而不是小范围的立体视操作。

除非玻璃体手术时间短，多数情况下，随手术时间延长，屈光间质（角膜）的透光性下降，影响常规手术中的立体视觉。在很多情况下，非接触广角成像系统不能提供高质量的立体图像，而接触镜宽视野观察系统使用困难而且笨重。在接近周边部操作时，尤其是中等瞳孔或更小的情况下，手术显微镜观察，即使有立体视，也非常有限。巩膜抵压使情况变得更为复杂。

在行眼后段玻璃体切除时，内镜技术还有一些其他的小优点，可以很容易地观察巩膜切口，尤其是灌注针头切口的位置。在对增生性玻璃体视网膜病变眼和前部视网膜牵引、脉络膜出血或渗出、严重玻璃体积血或碎屑开始手术时，内镜技术也有帮助。在打开灌注之前，术者可以很容易地判断灌注针头是否在玻璃体腔内，避免进入脉络膜或视网膜下（图 16–1）。

手术结束时，尤其是无晶状体眼或人工晶状体眼

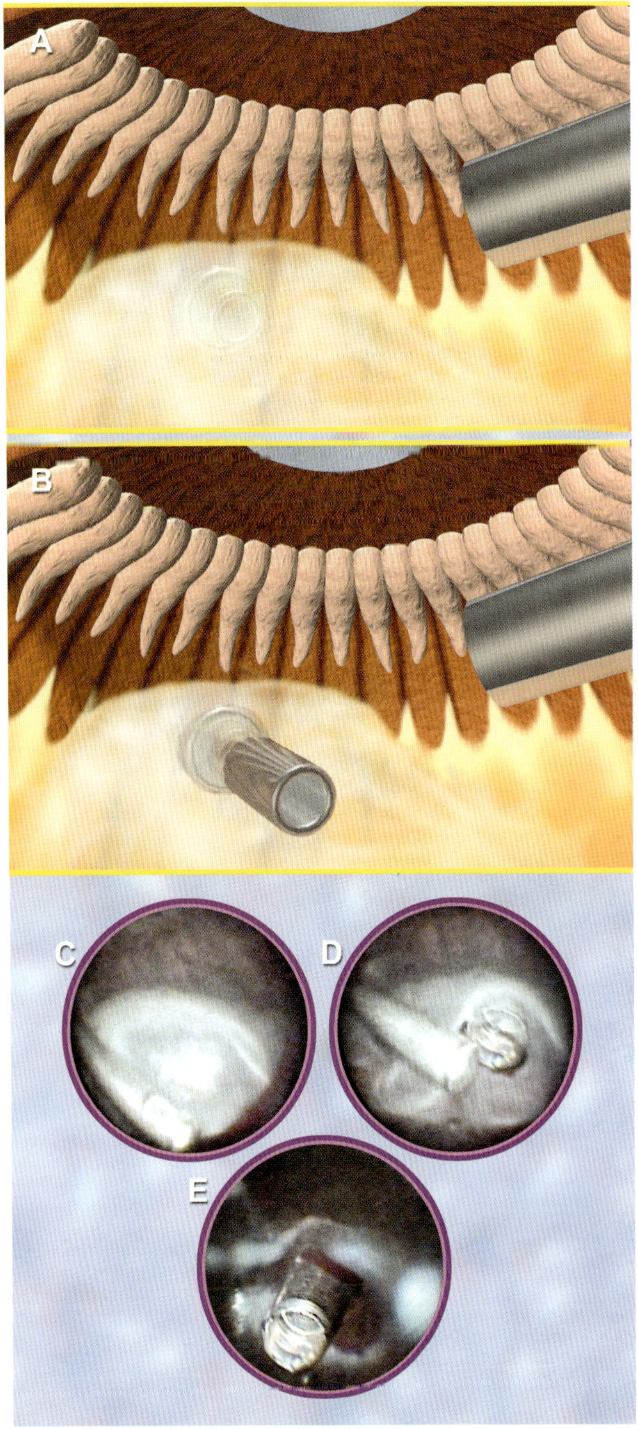

图16–1 灌注头意外地放到视网膜下后将其退回。A.灌注头位于视网膜下。B.视网膜切开使灌注头凸入玻璃体腔进行灌注。C.灌注头位于视网膜下，开启灌注时，其上方的视网膜脱离更明显。D.用玻切头行视网膜切开。E.灌注头在玻璃体腔内灌注，视网膜切口边缘已被光凝。

手术，不需要借助间接检眼镜和巩膜抵压就能快速检查周边视网膜以及巩膜切口。在这点上，术者需要记住的是，在灌注液灌注状态下，视网膜裂孔或其他病变比气体（或在一定程度上较硅油或全氟化碳）填充时更明显。

最后，内镜技术不是一种信仰，不能由医生随意决定用与不用，不经常结合手术显微镜观察也是幼稚的。内镜头的大小基本上和通常的眼内导光纤维一样，然而可以拥有 2 ~ 3 种功能。由于典型的眼科内镜需要氙或金属卤素光源，其眼内照明较商业提供的玻璃体切除器的光源好。如果术者很容易通过手术显微镜观察，就可以忽视内镜图像。但是，当由外向内观察困难时，术者只要求助于内镜图像，手术便可安全地进行。

教学

在玻璃体视网膜手术技术教学中，内镜技术给有关临床医生带来很多便利。即使手术显微镜上装有摄像机，一些参加过许多次手术的住院医生、访问学者、护士以及技术员也可能只是看到很少的手术操作。即使一位熟练的手术助手，观察眼内的解剖结构，尤其是周边视网膜或睫状体部位，也是很新鲜的事。另外，一旦他们熟悉了这种成像技术，他们不仅可以观察手术过程，还可以预测术者的需要，更好地配合手术。

观察技术

术者的位置

通常，玻璃体手术医生坐在手术床的前面。内镜系统的电视监视器放在离术者约 1m 距离的范围，以利观察。真正合适的位置要根据术者的习惯和其他手术器械的摆放而定。如果内镜系统和监视器放得太远，会使医生难以观察图像的细节。很多人认为，安装于手术显微镜上的小的视频监视器或 LCD 显示器，容易分散注意力而且不能提供手术所需的清晰度，很难解决手术中的问题。

客观地说，大多数进行内镜下玻璃体切除的医生，以类似晶状体乳化联合内镜睫状体光凝术者摆放设备的方法放置设备，即内镜放在助手和其他设备对侧，距术者和助手一臂之内的距离。尽管术者通常坐在患者前部行玻璃体切除，坐在颞侧可能有同样的好处。此问题将于下一章进行讨论。

巩膜切口部位

大多数医生应用三切口技术，即颞上、颞下和鼻上象限巩膜切口。多数情况下这种选择是好的，然而，根据眼内病变的部位，选择其他部位可能更方便。

通常情况下，如果眼内病变局限在 1 或 2 个象限内，把内镜和玻切头（或其他器械）的巩膜切口选在离病变较近的部位，以便接近病变。对有晶状体眼，如果需要在周边部和前部进行玻璃体操作，这种选择更有利于避免晶状体的损伤。

一个很好的例子是，当有晶状体眼合并增生性玻璃体视网膜病变且病灶主要集中于下方玻璃体腔时，如果巩膜切口选在 3 点和 9 点或更低的部位，既可很容易接近周边视网膜和睫状体平坦部，还能有效地避免晶状体损伤（图 16–2）。

同样，如果病灶位于鼻侧半球，术者坐于颞侧，加上更直接的巩膜切口，可以最大限度地接近病变最严重部位，而这对术者来说，只是很简单的位置调整。

显然，巩膜切口的多少也不是固定不变的。只要通过改变器械进入方位可以获得很多便利，就应考虑这样做。这些操作很快捷，尤其是用套管针系统做巩膜切口时。

图像大小与照明

眼内镜技术中，一个重要而简单的概念是，内镜头离组织越近，组织图像越大，可见范围越小；相反，内镜头离组织越远，图像越小，但可见范围增大。同样，内镜头接近玻璃体切除部位时，所需亮度减弱，远离切除部位时，所需亮度增强（图 16–3）。

在内镜头与靶组织的远近选择上，没有明确的对与错。有些医生习惯大图像，而另一些则强调可见范围。显然，最好的选择是根据情况来定。如果在一个特定的病变区域，例如要去除纤维条索，就需要移近

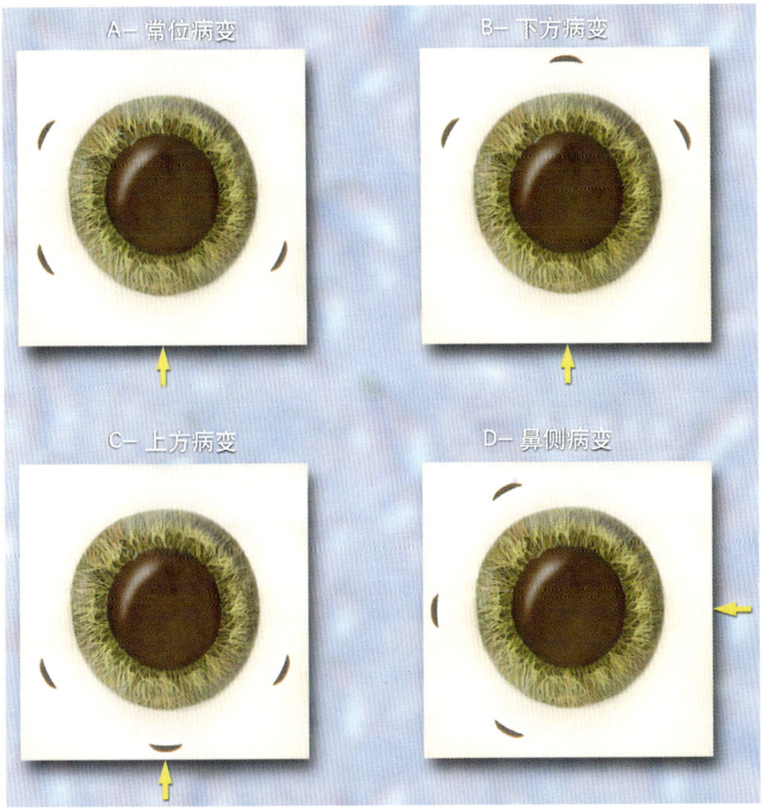

图16-2 反常的巩膜切口有助于处理局限于1或2个象限的病灶，尤其容易接近周边部，避免损伤晶状体。黄色箭头指术者位置。A. “标准”的切口位置。B.下方病变。巩膜切口移到水平径线下。C.上方病变。巩膜切口移到水平径线上。D.鼻侧病变。术者坐于颞侧，巩膜切口改在鼻侧及垂直径线。这些方法不仅可以使器械易于接近病灶，也减少了和晶状体接触的危险性，因此从周边视网膜进行膜分离时，可能不需要晶状体切除。

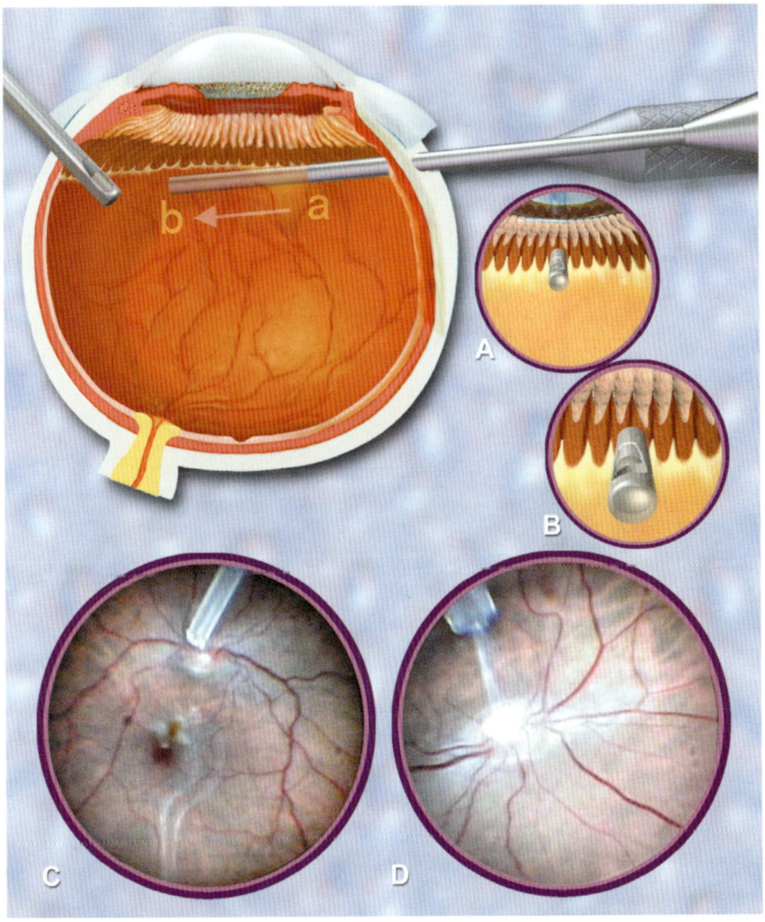

图16-3 放大倍数、视野以及照明需求依内镜头与靶组织的距离而改变。A.距离增加，图像放大倍数减小，视野增大，所需照明亮度增加。B.内镜头接近靶组织，图像放大，视野减小，调低亮度。C.从视盘表面吸玻璃体时大视野下的小图像。D.同样情况小视野下的放大图像。

内镜头，以看清其详细结构，便于去除或分离；相反，气液交换时，在大视野下更易操作，而了解细微解剖结构的用处不大。

成像

刚开始将内镜插入玻璃体腔时，不要进入太深，但亮度要高。调整成像方向使虹膜和晶状体位于图像的“上部”，眼后极部位于“下部”。这样便于确定经其他切口进入眼内的器械，及时调整眼内操作。

随着内镜向玻璃体腔推进，其接近部位的解剖结构渐清晰，照明的亮度可能需要调整。当获得满意的视野和亮度后，保持内镜的位置，然后如同经过手术显微镜成像一样进行其他操作。玻璃体腔内病变，如

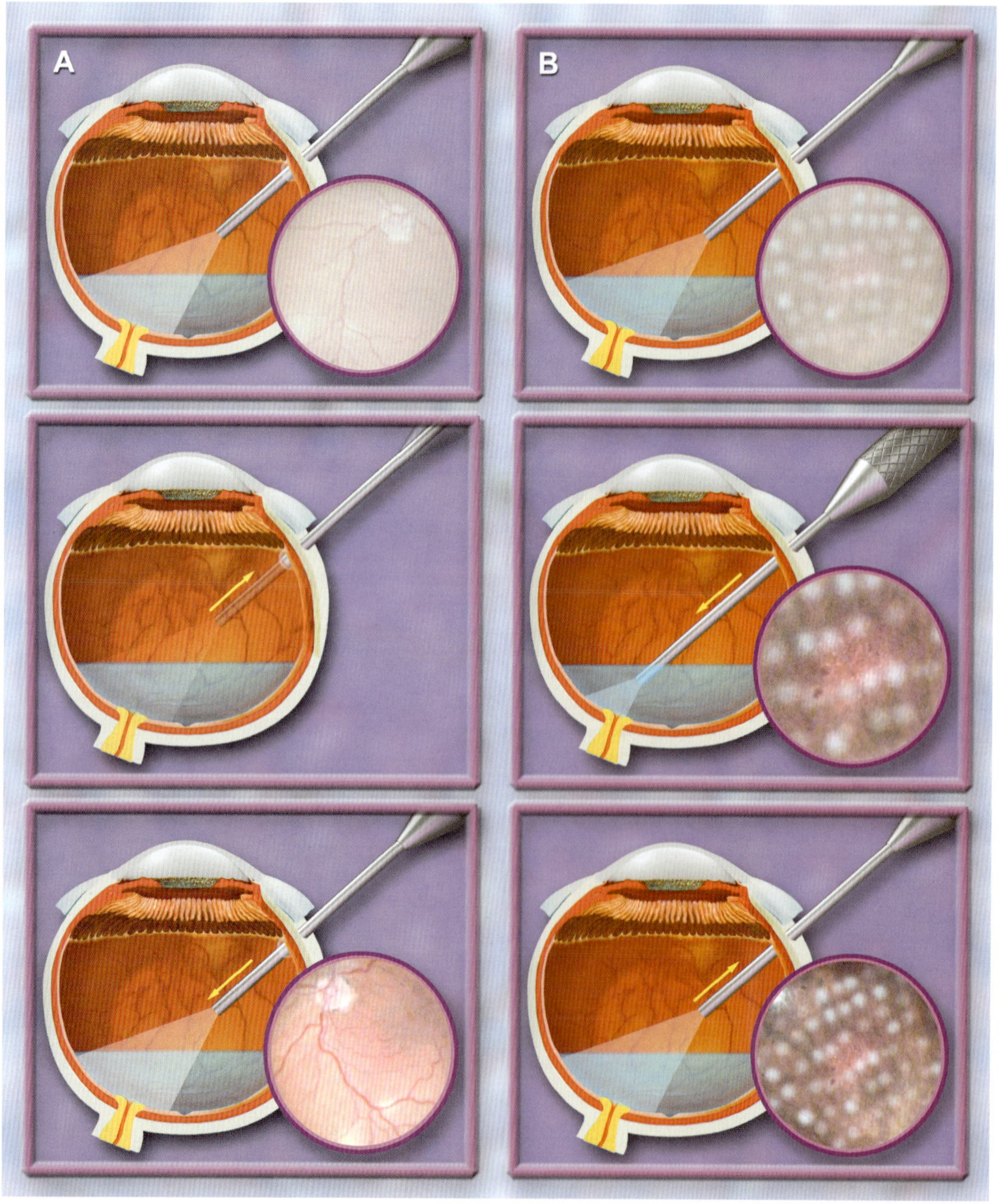

图16-4 清除雾视图像的方法。A.将内镜头退到巩膜切口处，有效清除。B.内镜头浸入残存的眼内液体，使图像清晰。

积血或碎片，容易在大视野下处理，而用视网膜钩去除视网膜前膜时，近距离下更能看清病变结构。

最初，很多操作可能都很困难。如果这样，可以把内镜仅当做眼内导光纤维用，通过手术显微镜进行观察，间断观察内镜监视器的图像，以判断哪个更为优良。用这种方式可以熟悉内镜技术，树立信心，术者将发现，运用眼内镜技术很快变成一种习惯。一些医生发现，许多眼内操作，即使手术显微镜下能够看清，也可以用内镜技术替代。

雾视

在内镜手术中，可能很快发生图像模糊或雾视，但这很容易得到解决。这种问题几乎在所有体腔内镜

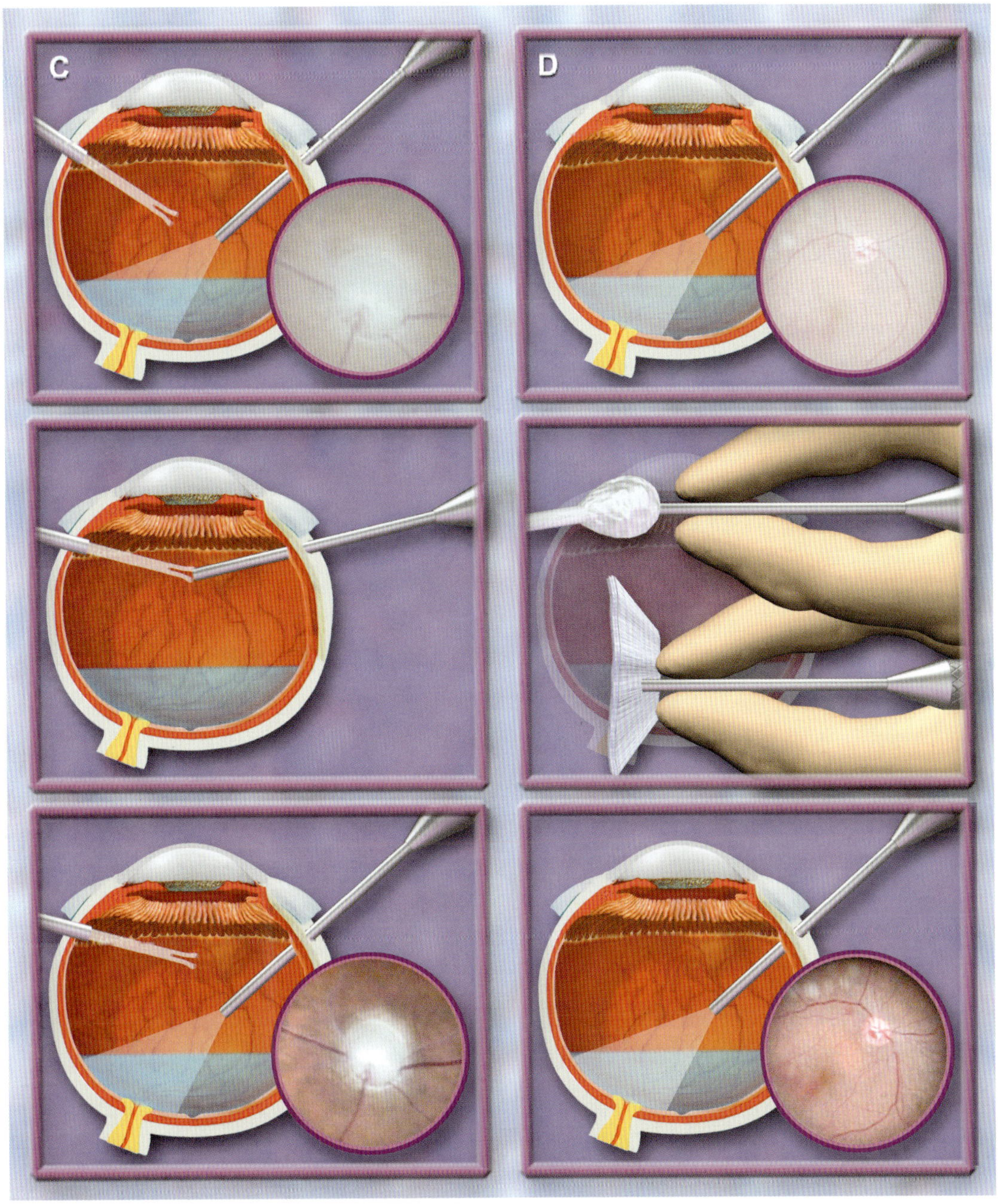

图16–4 (续) C.用另一种软头器械擦拭内镜头。D.将内镜头退出擦拭后再插入。

手术中都能遇到，并非眼科所独有。

最常见的雾视现象是在气液交换过程中。眼内“温”的平衡盐溶液被“冷”的室内空气或气体所替换，正如相同情况下的人工晶状体后表面改变一样，内镜头部出现水珠。雾视现象也可发生在眼内有严重活动性出血时，偶尔也可见于与感染性眼内炎有关的浓厚渗出。

不管什么原因引起的雾视，有几种解决办法供术者选择（图 16–4）。最常用而且又实用的办法是将内镜头退到巩膜入口附近，常可见少量的液体覆盖在成像头表面，将其清除。可以重复几次以消除雾视。

如果上述方法无效，另外一种方法是将内镜头插入眼内残留的液体内（如果有的话），雾视现象立即消失，但是，当内镜头离开液平面时，雾视现象往往重新出现。这种方法也可以根据需要重复使用。

第三种方法是利用一些眼内器械的软头，如刷子或软头笛针。此时，两种器械相向运动，运用软头像风挡刮水器一样擦除内镜头部的水珠或碎屑。

最后，如果上述方法都失败或不能奏效，需将内镜头退出眼外，用干纱布、棉球或海绵擦洗头部。不过，这种情况很少遇到，多数情况下，前几种方法都可以解决问题。

手术技巧

每一位术者都知道，玻璃体切除后，最好能检查一下巩膜切口内面的情况。事实上大家也都知道，这通常是不可能的。很多有关的文章都画有切口内可能存在潜在问题的示意图，但从无照片显示。显然，内镜技术的最大好处之一是能够完全细致地检查既往和现在巩膜切口的状况，提供解决问题的方法。

玻璃体嵌顿

在很多巩膜切口，都能看到玻璃体嵌顿，呈“V”形楔状粘连于切口处。尽管有些医生认为切除巩膜外口突出的玻璃体可以解决玻璃体嵌顿，但内镜检查清楚地表明并非如此。事实上，切除切口外部的玻璃体，并不能解决内侧玻璃体的嵌顿。

解决玻璃体嵌顿的唯一方法是用玻切头分离和切除粘连在眼内壁的玻璃体，这种操作在常规手术时是很困难或不能实现的。玻璃体基底部可以非常浓厚，粘连牢固，超过玻切头的分离和吸引能力。另外，玻切头开口必须朝向要切除的玻璃体，这常常要接近眼球壁；因此，切除玻璃体不可避免地会撕裂睫状体平坦部，引起出血。如发生出血，提高灌注压，结合玻切头直接压迫止血数分钟，多能解决问题。令人惊奇的是，即使这样，玻璃体仍可能粘连在切口处。

从玻璃体切除手术的高成功率看，多数情况下，玻璃体嵌顿并不影响手术效果。但是，在一些增生性疾病，由于沿着残留玻璃体的支架增生，前部收缩以及继发性视网膜脱离、睫状体平坦部和睫状体脱离，增加了视网膜再脱离的潜在危险。因此，事先从后部黏附处和视网膜处分离嵌顿的玻璃体非常重要。为达到此目的，有时需要行远周边视网膜切除。一些医生会惊奇地发现，在增生性玻璃体视网膜病变的视网膜脱离再手术中，手术难度部分或全部在于这种附着于巩膜切口处的前部视网膜牵引。手术显微镜下，很难对此进行诊断和处理；庆幸的是，应用内镜和相关技术，不仅容易发现，而且容易治疗（图 16–5）。

出血

偶尔，巩膜切口内面发生出血并持续整个手术过程。盲目烧灼切口边缘或升高眼压并不一定能够解决问题，而内镜下很容易检查这些部位。直接透热，用器械头压迫止血，或者提高灌注压通常足以控制出血（图 16–6）。

灌注头放入视网膜下

如以前所提到的，增生性玻璃体视网膜病变的视网膜脱离合并前部睫状体或虹膜后牵引时，很难正确放置灌注头。如果将其放入视网膜或脉络膜下，虽然由眼球外表面判断放置是正确的，打开灌注时，将导致视网膜或脉络膜球形脱离，使情况更复杂。玻璃体切除术是一种无情的手术，眼科医生们不要开启这个不幸的事故之门而破坏自己的优势。如果在睫状体平坦部没有合适的进入内镜的位置，就应从前段进入。

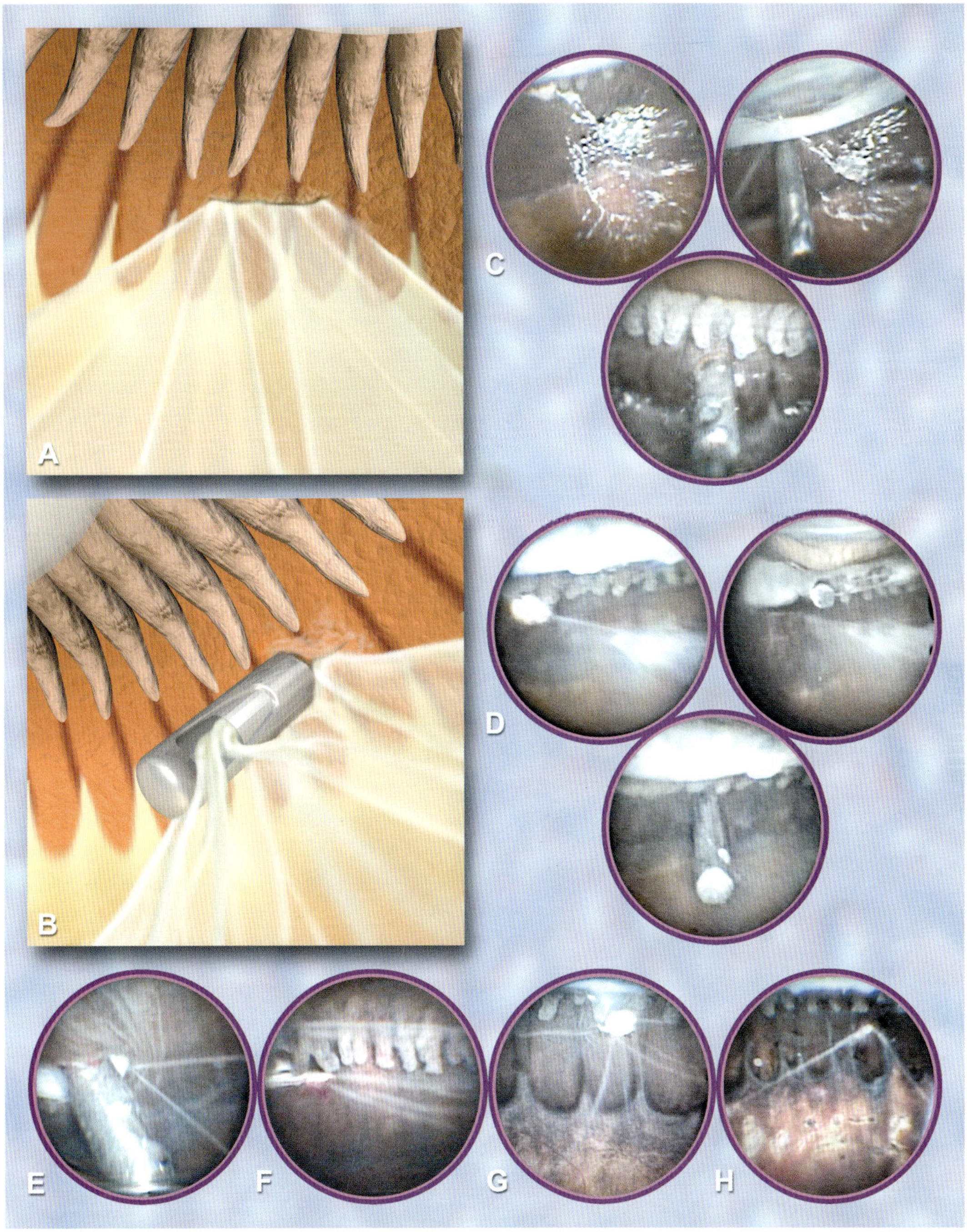

图16–5 玻璃体嵌顿于巩膜切口。A.玻璃体粘连于巩膜切口内侧面。B.玻切头切除嵌顿的玻璃体。C.玻璃体及玻璃体皮质粘连于巩膜切口。用玻切头从巩膜切口处将其切除。D.同样情况的另一例。切除嵌顿的玻璃体，解除视网膜牵引，消除增生支架。E.巩膜切口处玻璃体嵌顿。尽管做了最大努力，仍然很难切除。F.残留的嵌顿玻璃体外观。G.玻璃体切除术后发生的来自多个方向的玻璃体粘连。H.增生性糖尿病性视网膜病变玻璃体切除口处嵌顿玻璃体。尽管这种情况理论上显示有并发症的危险性，但事实证明却无危险。

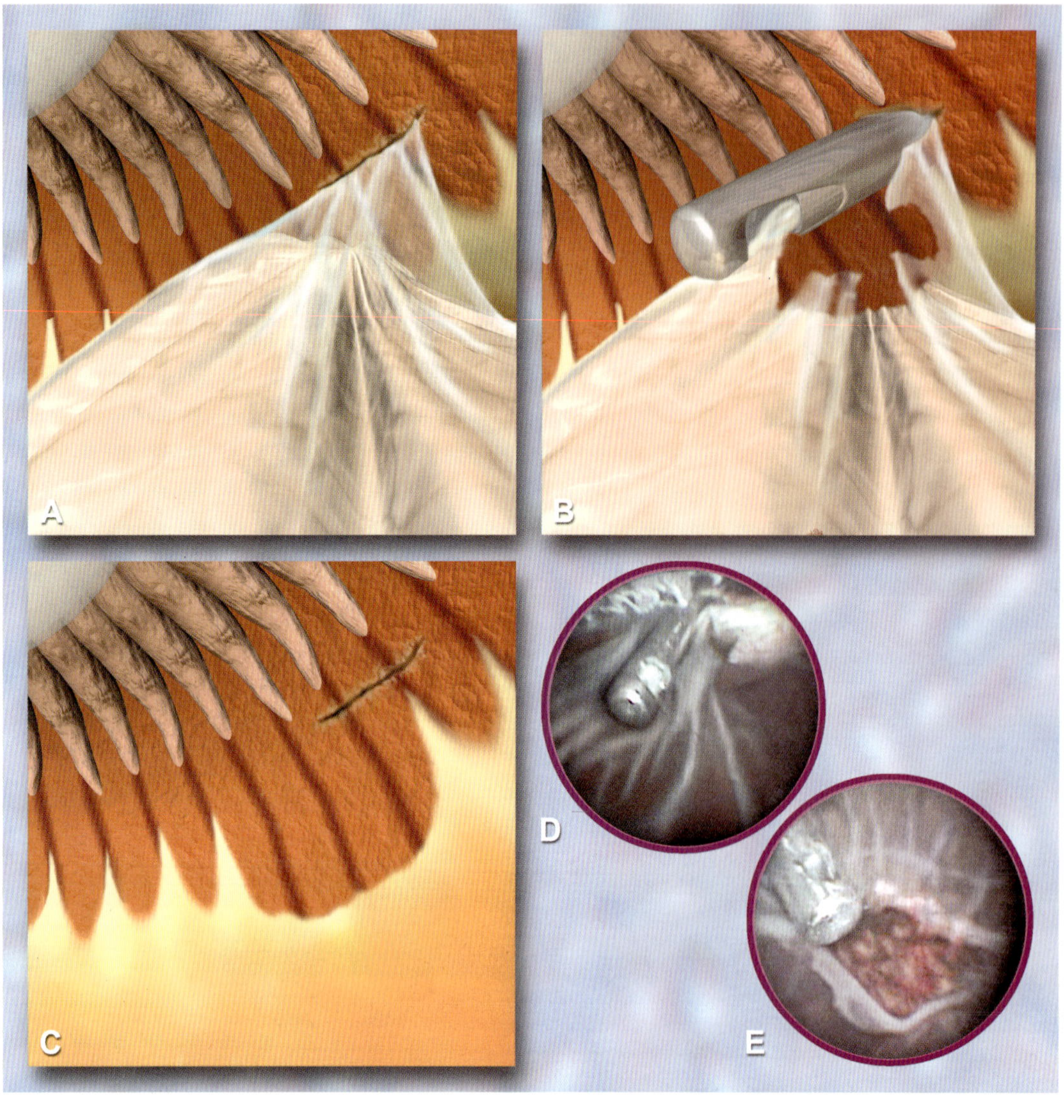

图16-6 A.玻璃体嵌顿于巩膜切口和与嵌顿有关的牵引性视网膜脱离。B.玻切头切除该部位的玻璃体和视网膜。C.切除后外观。D.巩膜切口处的玻璃体切除/视网膜切除内镜图像。E.从牵引中游离的视网膜，很容易被光凝。

在打开灌注前，必须能清楚地看到灌注头；否则，就用刀、剪或玻切头将其表面的组织切开。即使有时候会造成周边视网膜裂孔，多数情况下容易处理。如果这些操作仍不能解决问题，就应取出灌注头，从其他部位重新放置（图 16-7）。

巩膜切口引起的视网膜脱离

有时，在顺利的玻璃体切除术后数天或数周，会出乎意料地发生孔源性视网膜脱离。这可能与做巩膜切口时锯齿缘部被切断有关；常规检查很难发现和处理，而巩膜抵压下间接检眼镜检查却容易掩盖实情。内镜检查可以很容易发现这种远周边视网膜裂孔，同时行眼内光凝，解决问题（图 16-8）。

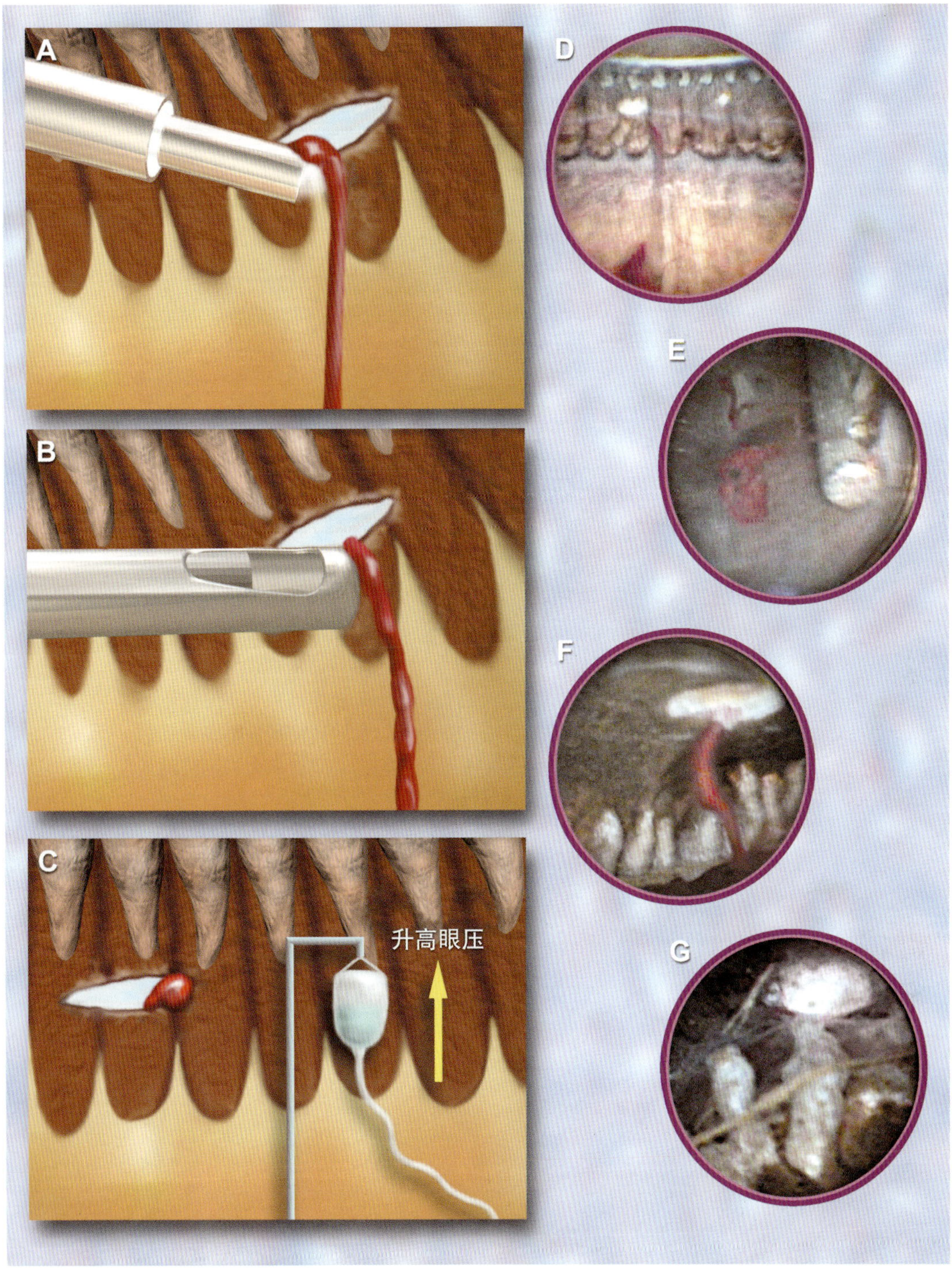

图16–7 巩膜内切口出血。A.以眼内水下烧灼法进行治疗。B.玻切头直接压迫治疗。C.通过提高灌注压治疗。D.巩膜切口处出血。E.玻切头移到相应位置压迫止血并吸除出血。F.巩膜切口出血点。G.提高灌注压后的同一位置。升高的灌注压控制了出血。

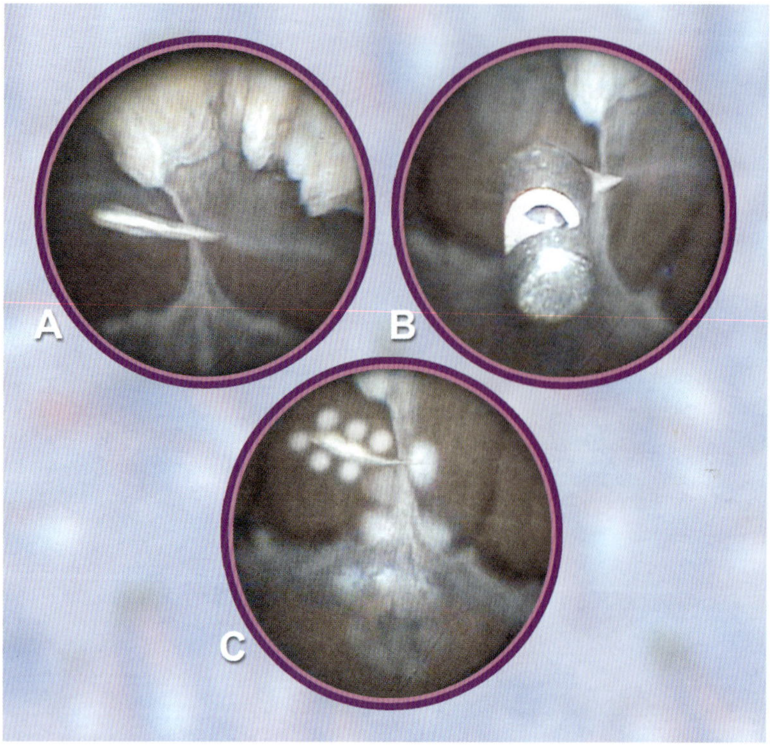

图16–8 行巩膜切口时意外切伤异常锯齿。A.巩膜切口位置正好位于睫状体平坦部中部，但巩膜穿刺刀切断了附着点异常的视网膜。B.经此切口进入器械和手术，增加了视网膜下液体积聚。C.内镜下行激光视网膜粘连术，确保不因此切口而形成孔源性视网膜脱离。

（金学民　张效房　译）

17

内镜下玻璃体切除技术

巩膜抵压

在诊断和治疗一些视网膜疾病时，玻璃体视网膜医生常依赖巩膜抵压联合间接检眼镜检查。这种技术的所有优势也同样适用于内镜下玻璃体切除。巩膜抵压可以使视网膜裂孔瓣翘起或小的视网膜裂孔盖突出，提示有需要引起重视的重要病变。和内镜技术结合时，这种手法特别简单。

有时候，视网膜下积液位于医生想做眼内光凝的部位。抵压拟做视网膜光凝处的巩膜使视网膜下液移走，内镜激光就容易将能量传导给变平的视网膜。这种方法通常很有效（图 17–1，图 17–2）。

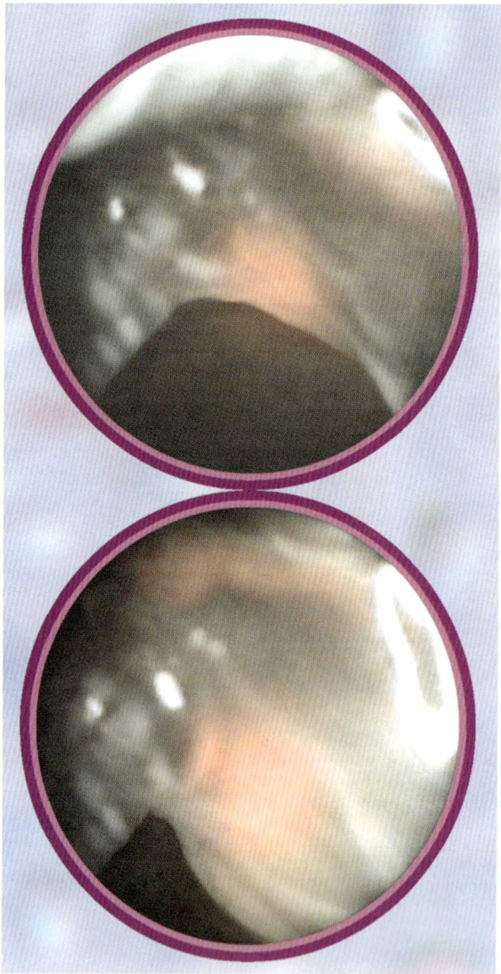

图17–1 视网膜下残存有液体时，巩膜抵压和不抵压时的视网膜外观。巩膜抵压赶走液体，因此可以在该处光凝。

偶尔，即使内镜下也有一些不易接近的病变部位，这可能和解剖异常有关，也可能和巩膜切口不理想或其他因素有关。应用巩膜抵压将其压入视野内不仅便于操作，而且节省时间（图 17–3）。

在内镜术中，显示出巩膜抵压的缺点，处理增生性玻璃体视网膜病变时更明显。增生性玻璃体视网膜病变存在时，通常在周边视网膜和睫状体、虹膜后部或晶状体后囊之间存在粘连。巩膜抵压松解了它们之间的牵引，病变反而变得不明显。即使能够通过手术显微镜看到（通常看不到），抵压也会使牵引变得不明显。眼内成像不使正常或病理结构变形，因此，胶质组织和其附着点的关系一目了然。

最后，也许是最显而易见的，有些眼不能耐受任何不必要的机械压力，巩膜抵压列于应避免操作之首。例如，一眼晶状体乳化术后 2 天感染眼内炎，当需要玻璃体切除时，相对“开放”的手术切口影响巩膜抵压。这同样见于眼球穿孔伤或眼内异物玻璃体切除眼。在不能通过手术显微镜进行观察时，内镜检查通常可以在相对无损伤的情况下全面评价眼内状况，开展玻璃体切除及相关操作。

玻璃体切除

掌握内镜下后部玻璃体切除是必要的，该技术容易掌握，但需要实践。

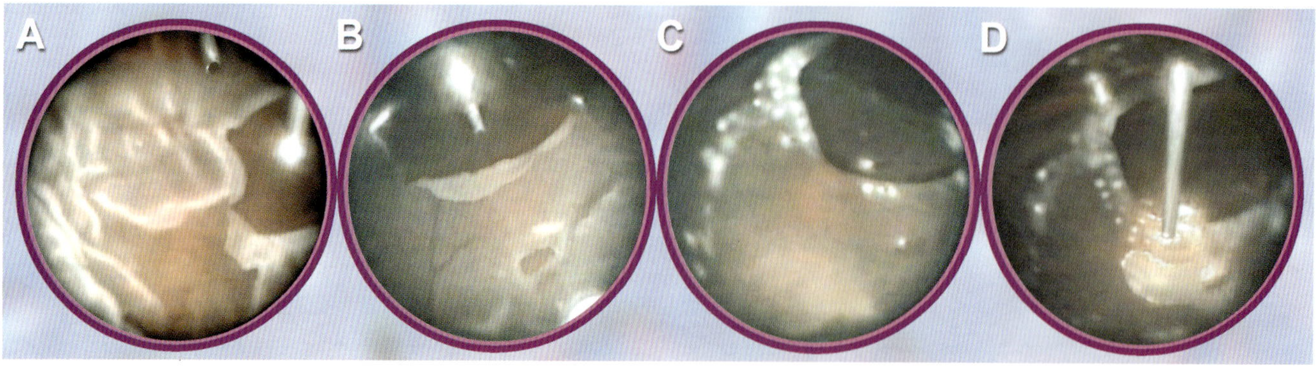

图17–2 巩膜抵压赶走视网膜下的液体和气体。A.视网膜下液体被排除，视网膜变平。B.气–液交换排除液体。C.视网膜下残存的液体和气体限制激光应用，所以需要巩膜抵压。D.现在可以完成激光视网膜粘连术。

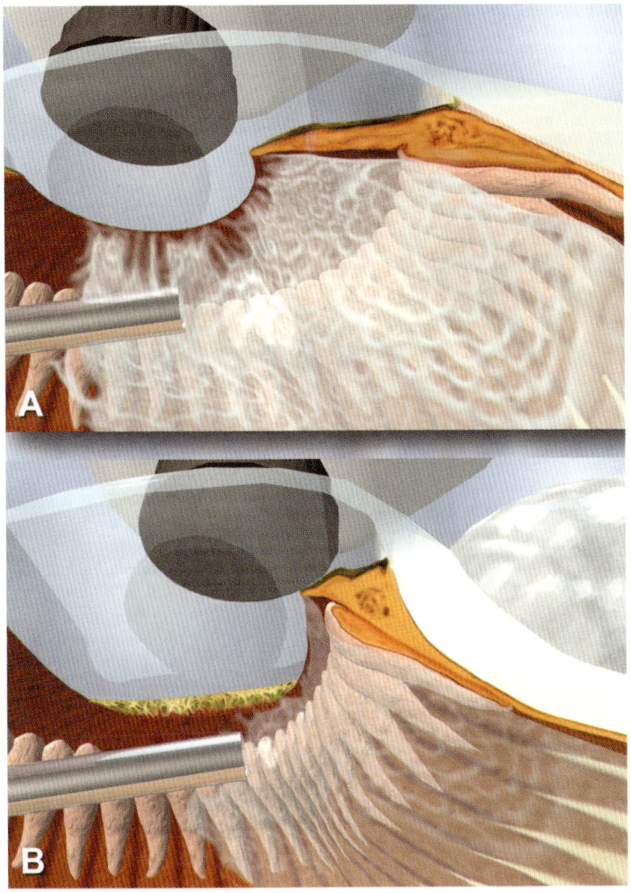

图17–3 巩膜抵压使两点之间的牵引被松解，以致原有的胶质粘连不明显。

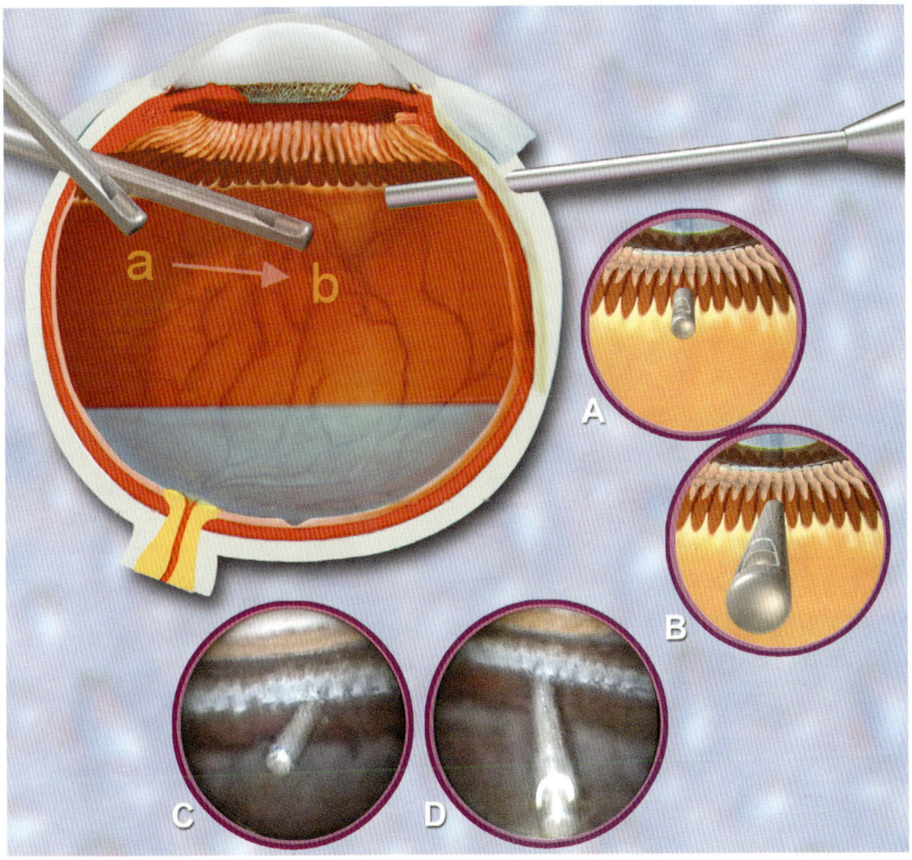

图17–4 内镜头与玻切头的关系。在向内镜处推进玻切头时，术者应将内镜保持在全景注视下。A.开始，玻切头远离内镜。低倍放大及全景观察。B.随着玻切头移近内镜头，图像变大，视野变小。C.玻切头进入眼内并开始切除玻璃体。D.随着玻璃体切除的进行，玻切头移向内镜。

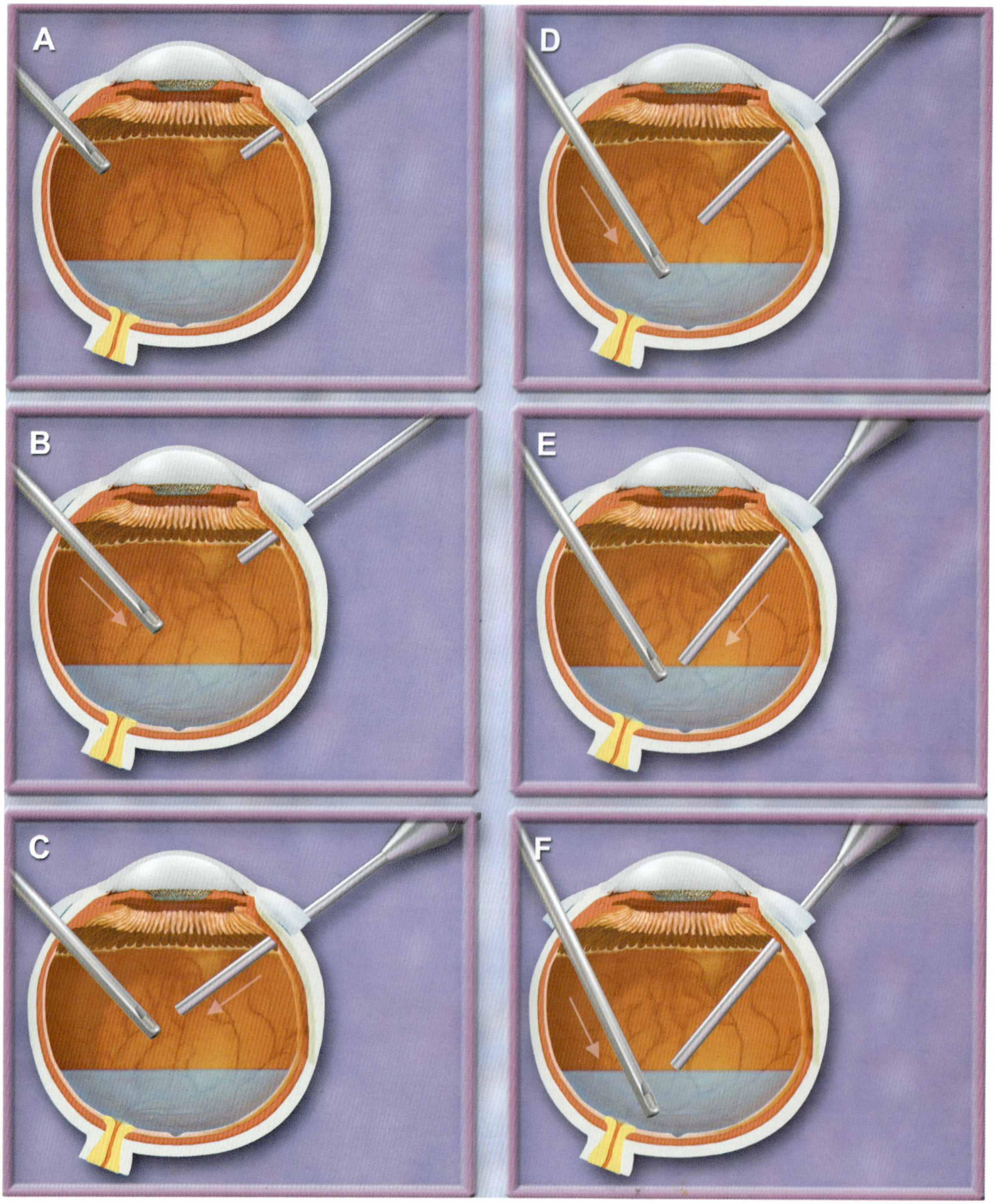

图17-5 靠近视网膜操作。术者必须先把内镜移向视网膜，然后用玻切头跟进。这些操作必须分小步重复进行，直至安全到达视网膜表面，手术器械到达工作的合适位置。A.两种器械均在前段周边部工作。B.内镜保持不动的情况下向前推进玻切头。C.所有的切除物被去除后，再推进内镜。D.玻切头指向更后方，形成全景注视工作区。E、F.这一部位的玻璃体被切除后，重复推进内镜头和玻切头，进入新的工作区。

内镜插入玻璃体内并保持全景观察，由对侧巩膜口进入玻切头，达中部玻璃体腔后开始切除。尽可能使内镜不动以保持视野不变。内镜照明下，眼内玻璃体图像呈白色浑浊。玻璃体被切除后，视野变清晰。

随着切除范围扩大，玻切头逐渐靠近内镜头，图像变大。由于这种方法便于术者掌握三维方向，所以倍受喜爱。如果玻切头在A区，内镜头在B区，不可能误切相关组织（图17–4）。

尽可能切除玻璃体，直到看起来没有玻璃体残留。从单一巩膜入口很难完全切除玻璃体，因此手术过程中，通常需要交换玻切头和内镜头入口。

对初学者，经手术显微镜切除玻璃体后，常残留很多玻璃体。由于内镜下的白色效应可以清楚地显示玻璃体存在，能够更彻底地切除玻璃体，消除很多玻璃体残留现象。

术者的初次手术最好避开有晶状体眼，以免意外损伤晶状体；选择较简单的玻璃体切除手术，如慢性玻璃体积血，常较为理想。

需要接近视网膜表面行玻璃体切除时，先移近内镜头，再移近玻切头进行切除。根据情况随时调整，直至术者感觉玻切头位置适中，图像清晰为止。用这种方法，即使在视网膜表面做精细分离，也可安全有效地进行（图17–5）。

不论内镜成像下或是手术显微镜注视下，玻璃体切除都应遵循共同的原则，即越靠近视网膜，玻璃体切除频率越快，抽吸力越小，这样可以最大限度地控制要切除的组织。掌握了这种总体与精细的玻璃体切除技术，象征着掌握了其他内镜下眼内操作，只是稍微变化而已。

让我们再强调一下有晶状体眼的注意事项。在内镜下全神贯注地进行玻璃体切除术中，尤其是周边部切除时，常常造成晶状体损伤。了解其潜在危险可降低晶状体损伤的可能。最后，在任何情况下，术者都没有理由不承认手术显微镜下玻璃体切除的好处。对大多数玻璃体切除眼，手术显微镜下能更准确地判断手术器械的位置和眼内情况。只有手术显微镜看不到时，内镜的优越性才显现出来。这时术者可以继续手术，并对手术获得预期效果充满信心。如果术者还没有掌握内镜玻璃体切除技术，就不能安全有效地用内镜下的手段进行玻璃体切除。

总之，熟练掌握内镜技术的唯一方法是多用，并且将其作为手术显微镜的辅助措施。当情况复杂而且没有其他选择时，术者就可以胜任内镜手术并有效地开展工作。

视网膜前膜切除

到目前为止，内镜下要求最高的操作是去除视网

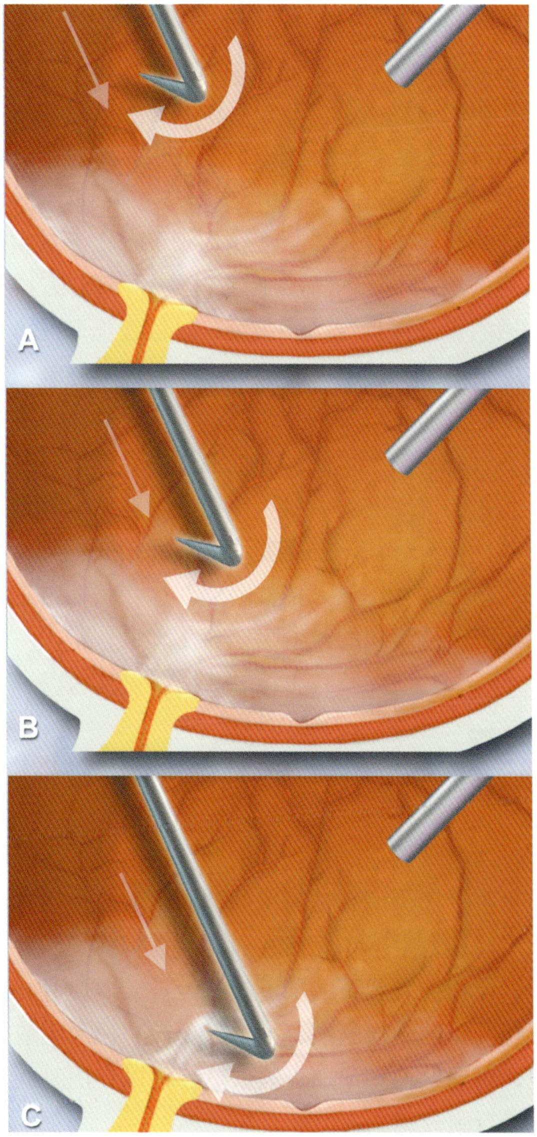

图17–6 术者必须让器械头部靠近膜的边缘，根据需要重复操作直到安全地钩起。

膜表面或视网膜下胶质组织。如果说有什么地方需要立体视的话，这是需要之处。在内镜的二维图像下，仍然能够很好地完成膜切除。也许唯一的例外是黄斑部精细的膜剥离，由于此处损伤将带来严重的后果，一般不主张在内镜下进行黄斑部皱褶手术。从视盘或周边视网膜表面切除视网膜前膜，如增生性糖尿病性玻璃体视网膜病变，则是另外一回事。行该类玻璃体切除所需的技术已刚讨论过。手术器械的头端(如钩、膜爪、巩膜穿刺刀等）靠近要切除部位后，推进内镜头以获得近距离观察。如果能够显示膜的边缘，可用这些器械将其“提起”。

值得注意的是,内镜下手术不同于显微镜下手术，即使观察同一个病变部位，从一个巩膜切口处获得的图像可能好于或不如其他巩膜切口。例如，当内镜由鼻侧巩膜切口进入眼内时，视网膜前膜的边缘可能较颞侧切口进入更清晰。这些调整要根据术者的判断而定。

即使没有立体视，只要稍加训练，大多数情况下抓取视网膜前膜（尤其是周边部）并不困难。首先，将器械的头部接近视网膜前膜，以假设抓取的方式操作（图 17-6)。这样，术者可以感觉到器械与组织的实际距离，而且只要需要可以多次重复操作，以至刚刚抓到组织。抓到组织后的处理同常规操作。

内镜的优点之一就是可以很方便地改变视野和放大倍数。接近组织，视野变小，放大倍数提高；远离组织，视野扩大，放大倍数降低。这在膜切除中要想准确了解附近组织的改变时，非常有用。

整膜剥离

以增生性糖尿病性视网膜病变中玻璃体视网膜新生血管膜剥离为例。暂时保留玻璃体的完整性和原先的前后牵引，手术中直接往后寻找血管膜的后界，将微型铲或刀插入膜下，随着膜边缘被缓慢提起，其与下方视网膜的粘连断裂分离。只要没有视网膜或血管撕裂，可连续地剥离血管膜。这样可以在短时间内很好地进行膜分离。

开始时，内镜头必须接近血管膜以便看清其边缘而插入器械。血管膜被分离后，后退内镜头扩大视野以更好地显示操作对附近和远处组织的牵引程度，如果不需要再插入膜切除器械就可以继续进行剥离，这种方法颇为有效（图 17-7)。

因为放大倍数和视野都需要调节，所以在手术显微镜下进行整块膜分离很难。如果对提起膜的连续性有怀疑或因为膜 - 视网膜粘连需要停止剥离时，可以推进内镜头，在更近、放大倍数更高的条件下观察该部位。如果粘连牢固，则需要膜分层、分割或其他技术。通常，膜切除时由前到后（由外到内）进行。如果没有明显粘连，则继续进行膜剥离。正是内镜这种由特写的高倍放大到大视野的低倍放大之间重复转变功能，才使其在膜剥离中如此有用。通过手术显微镜进行完整膜剥离时相当麻烦，因为放大倍数和手术野都需要变换。在屈光间质足够透明和瞳孔也足够大的情况下，尽管手术显微镜下也能达到同样目的，但重复成像和调焦给手术增加相当多的时间和难度。

作为这种方法的附带优点，如果在整块膜剥离或膜切除中应用激光内镜，一旦术中意外发生视网膜撕裂，可即时应用激光标记撕裂处，以便将来治疗。

运用整膜剥离技术，可以剥离大部分视网膜或视盘前纤维膜并通过玻切头切除。手术前后的视网膜外观差别非常大。最棘手的问题是当粘连牢固时，过分的牵拉有可能形成视网膜撕裂或血管破裂，所以，遇到顽固粘连时，最好采用局部膜分割或分层技术。

膜分割

不同于整膜剥离时的开始时保持玻璃体于原位以形成前后牵引，膜分割时常需先松解视网膜牵引，尤其是厚而且粘连牢固的机化膜牵引，包括尽可能切除玻璃体，用垂直剪分解或分割视网膜前膜。

波及后极部时，典型的处理方法是先在颞侧垂直切开，然后鼻侧切开，最后绕视盘切开。完成上述步骤后，以放射状或接近放射状由后向前（由内向外）切除。膜分离可以单手进行，或借助带有钩套的内镜头帮助提起以便双手处理血管膜（图 17-8)。通常这种技术需要较高程度的立体视，这是内镜下的难处。如果这种方法是唯一的选择，最好尽可能把内镜头贴近病灶使局部图像放大，寻找膜边缘后插入剪刀，剪

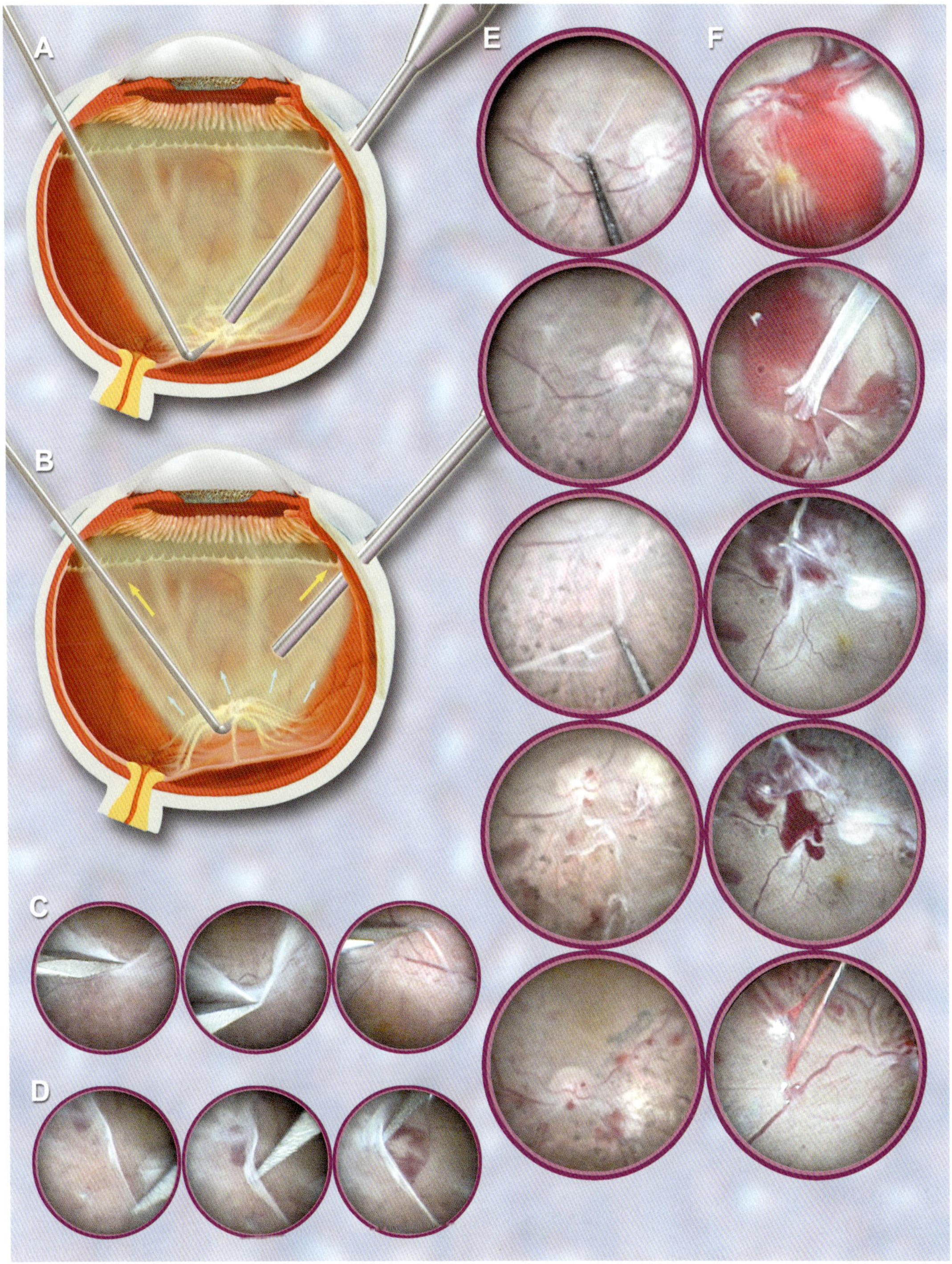

图17-7 内镜下整膜剥离。A.内镜头放置在接近机化膜边缘处以提高放大倍数，观察玻璃体视网膜界面和器械（如铲）插入点。B.机化膜边缘被提起并且和视网膜分离后，后退内镜头到达视野更宽阔的观察位置，以便进一步分离机化膜，同时监视分离对附近视网膜和玻璃体的影响。C、D.临床示例。在内镜头离机化膜较近、放大倍数高时提起机化膜边缘。之后退后内镜，以便更大视野地观察。E、F.内镜下整膜剥离图像。

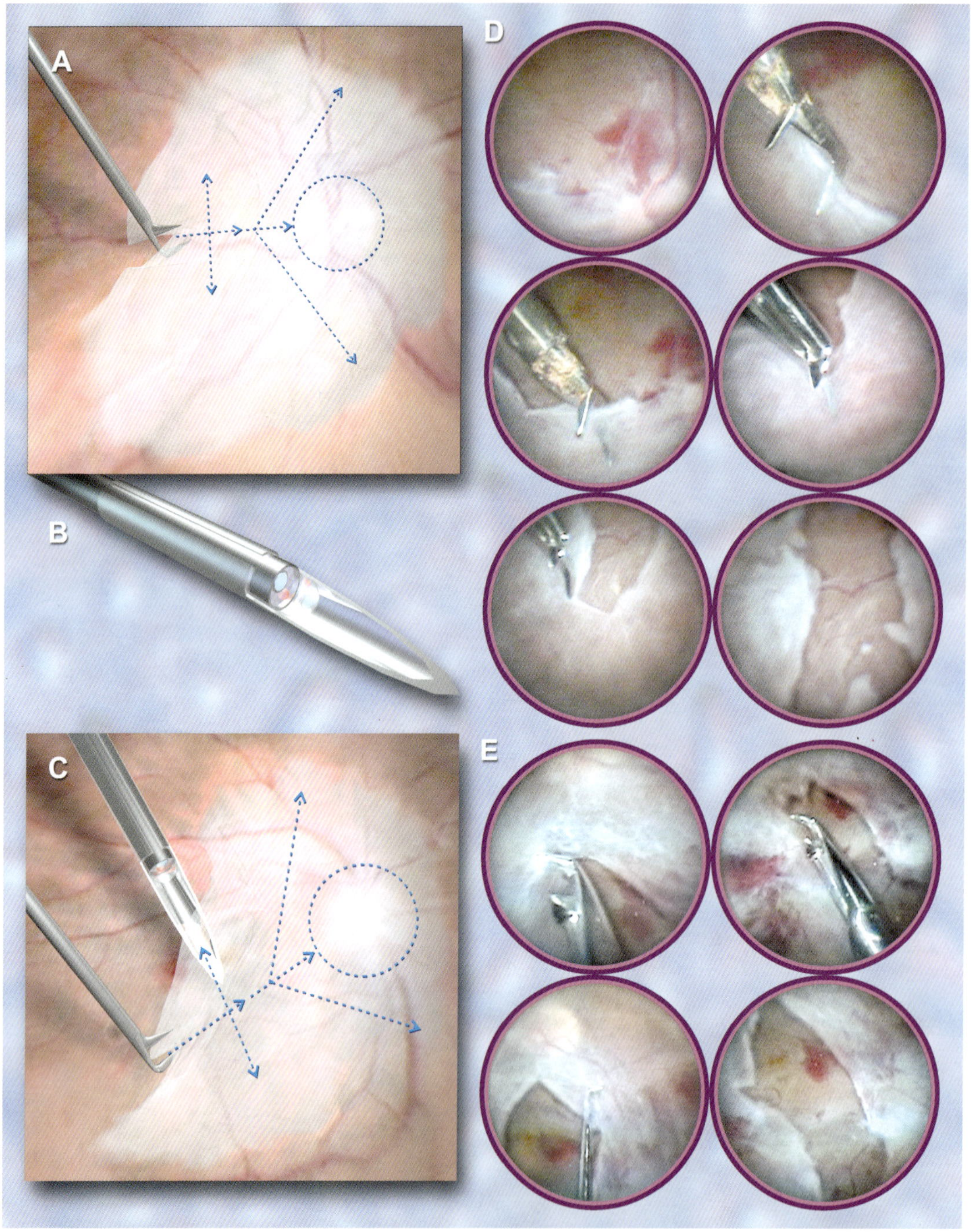

图17—8 内镜下膜分割。A.典型的用垂直剪切开膜的方法。B.内镜钩套。C.借助带有钩套的内镜进行膜分割图像。D、E.内镜下膜分割图像。

刀到位后，后退内镜头，全视野下分割机化膜。术中若有出血可通过提高灌注压或内透热控制。

在膜分割中，大约 1/3 的眼会产生医源性视网膜裂孔。其他部位玻璃体视网膜手术的原则在这里也同样适用。所有的牵引因素都应该去除，通过眼内光凝封闭视网膜裂孔周围。如果应用激光内镜进行膜分割，就可以直接进行眼内光凝，而没有必要先行标记后来再行处理。最后，行气体或硅油填充。

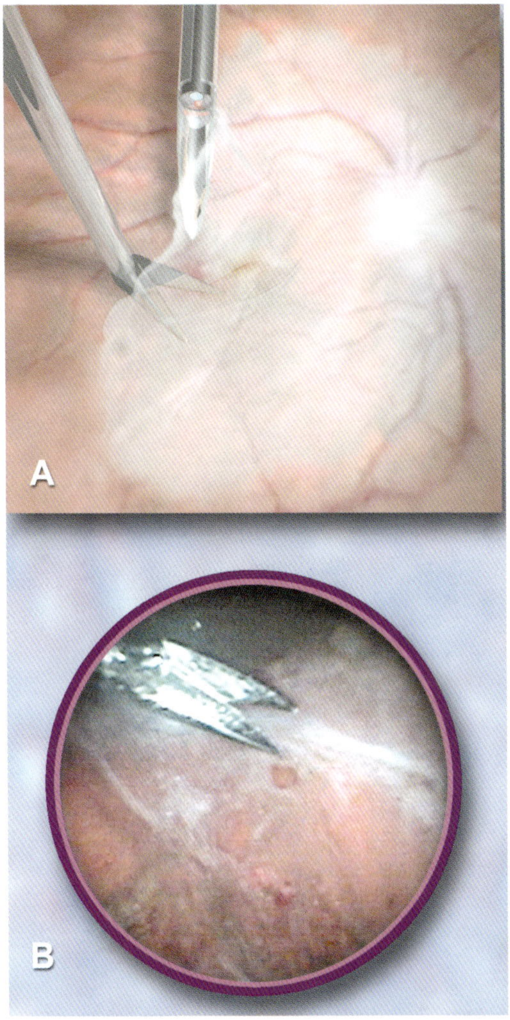

图17–9 内镜下膜分层。A.内镜钩提起膜边缘，便于水平剪切开粘连。B.内镜下膜分层图。

膜分层

去除厚而粘连广泛的视网膜前膜的另一种方法需要双手操作技术，即膜分层技术。这时需要借助带钩套的内镜头以成像、照明、提起和固定增生膜，用水平剪剪开机化膜。

首先切除大部分玻璃体，然后用内镜上的钩套钩起机化膜边缘，同时另一手用剪刀切开机化膜粘连。再次强调，分离最好从中央部开始，然后连续切向周边。出血和医源性视网膜裂孔是最常见的危险因素。在一定程度上，膜分层较膜分割更困难些。由于内镜头的钩套需要一直靠近剪刀，对正在分离的组织边缘起控制作用，因此，就不能全景观察（图 17–9）；所以就没有立体视，也不能转换到全景观察。

视网膜星状皱褶的膜切除

尽管只是上述几种方法的变化，视网膜星状皱褶的切除仍需认真对待。几种打开这些皱褶的方法在内镜下操作时都相对简单(图 17–10)。最常用的方法是：一手持弯尖的针头、钩、刮铲或膜爪，另一手置内镜于中等距离成像，用器械的头部在视网膜表面轻轻地扫扒以便提起机化膜。也可用带有钩套的内镜头以类似的方法完成这项工作，但为单手操作。在中等距离内镜监视下，可用钻石粉粒膜耙、软头笛针、视网膜刷在视网膜表面扫扒去除机化膜同时伸展视网膜。仅用钻石包被的 20 号显微镊抓住机化膜，在内镜监视下向玻璃体腔中央撕除也非常有效。用黏弹剂或全氟化碳液进行膜分离似乎不太有用。

未成熟视网膜前膜的去除

未成熟视网膜前膜，即早期增生性玻璃体视网膜病变，表现为视网膜表面外观改变、脱离的视网膜活动度下降以及视网膜表面色素沉着。通常的膜剥离或分解厚的视网膜前膜的器械对这些未成熟膜并非一样有效，因为这并不是从视网膜表面去除胶质组织，而是要花大量的精力处理很小的病变。而带有软头可以扫刮的器械，如钻石粉粒膜耙，可以将薄而广泛的未成熟膜和色素细胞从视网膜表面扫除，增加视网膜的活动度，去除进一步增生的因素。这种操作在内镜下容易进行而且确实是一种较手术显微镜更容易的方法。通常，在中、宽度视野下进行较好，此时容易评价这种方法大范围清除未成熟视网膜前膜的效果（图 17–11）。

视网膜下膜切除

通常情况下，视网膜下神经胶质组织增生不是视

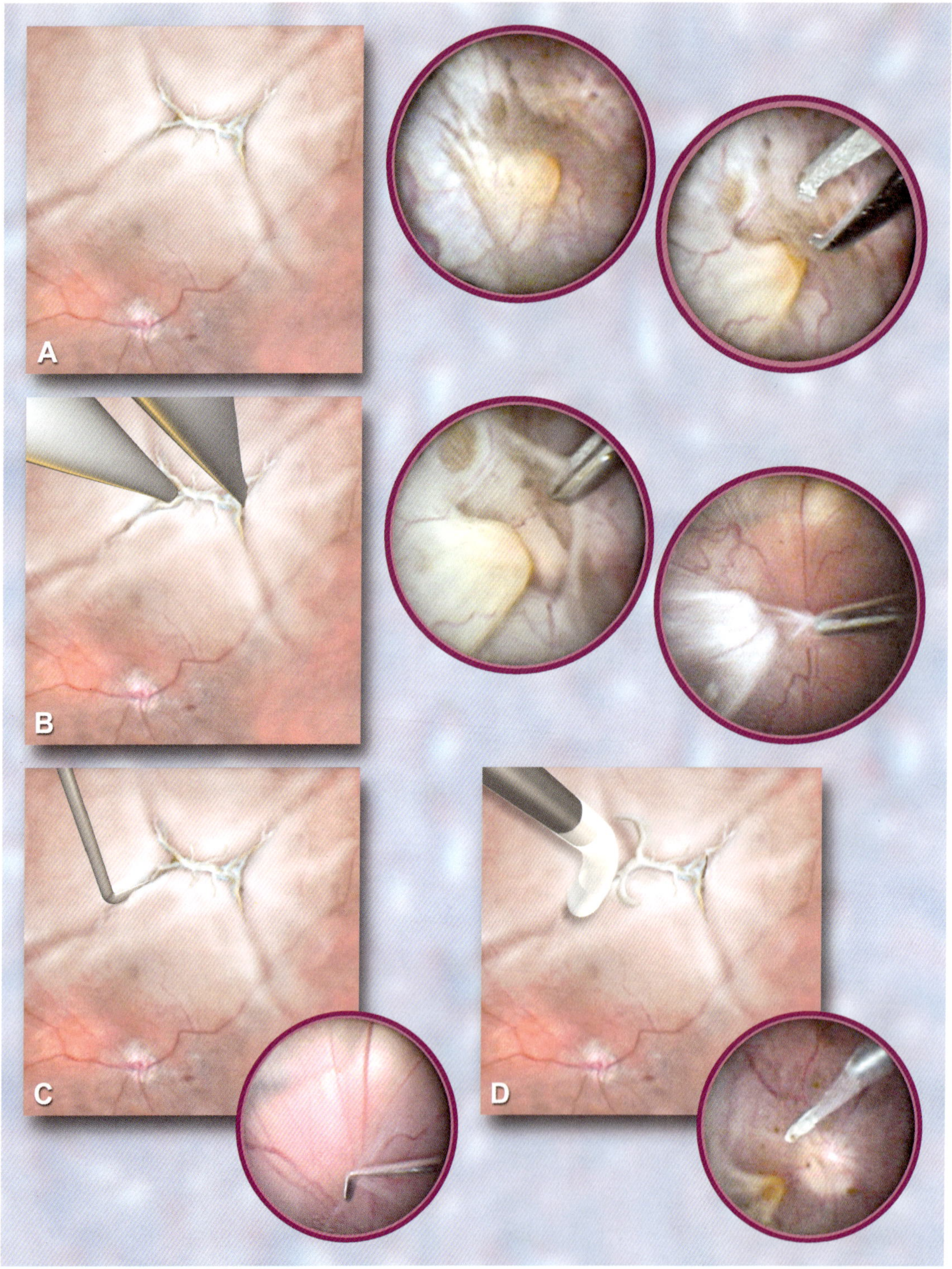

图17-10 内镜下视网膜星状皱褶的膜切除。A.星状皱褶。B.视网膜镊在皱褶中央抓住机化膜并撕离视网膜表面。C.视网膜钩钩取胶质组织撕离视网膜表面。D.钻石粉粒膜耙去除机化膜。

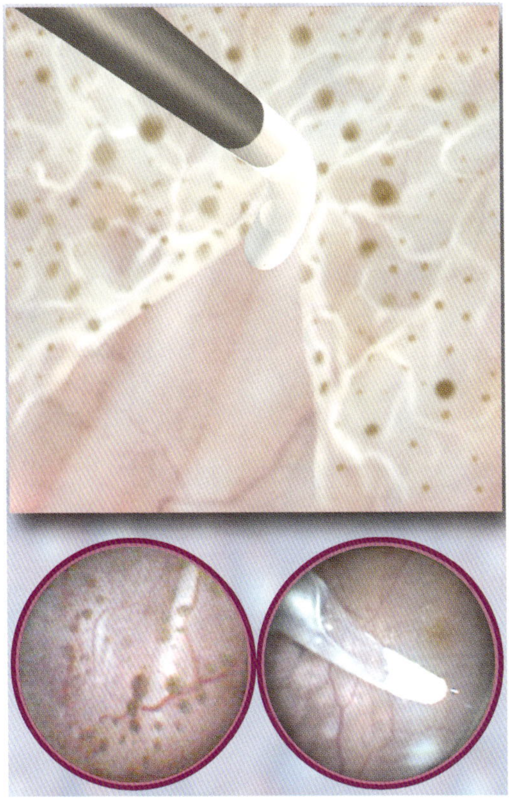

图17–11 内镜下去除未成熟增生膜。宽视野下监视钻石粉粒膜耙“清扫”视网膜未成熟膜和色素细胞。用常规器械操作和观察很难或不可能完成。

网膜脱离的原因，所以不需要手术处理。另一方面，在某些情况下，视网膜下增生在视网膜脱离中则起着重要的作用，此时，需要手术干预。尽管大部分视网膜下增生能够在手术显微镜下视及，但内镜下观察和切除则更为简单，而且视网膜下内镜观察还能发现原未发现的增生并进行处理。

对视网膜下机化条索，方法是切开其上面的视网膜并用镊子夹出。如果术者既可以通过后部视网膜小切口接近机化条索，也可以通过周边视网膜大切口接近机化条索时，选择周边部切口较好。有大面积视网膜下增生时，也是周边部切口好，用膜耙或其他刮匙一类的器械去除。内镜的最大价值是观察距离近、放大倍数高、结构更清晰，这些是手术显微镜不能达到的。更重要的是，可以从视网膜下观察视网膜后表面(图 17–12)。

气–液交换

在玻璃体切除即将结束时，尤其是耗时长或复杂的手术，因显微镜图像差而困扰术者的情况并不少见。角膜或晶状体透明度下降、瞳孔缩小等。气 – 液交换时，进入眼内的气体改变眼的屈光，如果患者是有晶状体眼或人工晶状体眼，需要借助角膜接触镜观察，则手术显微镜下成像观察更为困难。另外，人工晶状体后表面水珠形成也影响观察而且不易清除。这些因素使原本顺利的手术变得复杂，也是初学者难以克服的困难。在内镜下操作，进行气液交换、视网膜下液排出时就不再存在难以看清的问题。

开始气 – 液交换后，由一侧巩膜切口插入带硅胶管的笛针或刷，排出眼内液体。由对侧巩膜切口插入内镜，保持大视野和高亮度。本操作在“顶部”和“底部”解剖位置正确摆放时非常简单，可看到气泡进入眼内以及气 – 液交界处的半月形界面。保持内镜头不动，笛针随液平面的降低推进，并保持在液平面下继续吸引。这是内镜头最易形成雾视的时候。

清洗内镜成像头的方法已在以前介绍过。不管用何种方法，通常情况下最有效的处理方法是将内镜镜头退到巩膜切口处。此处的液体在内镜镜头上弥散，以使图像清晰。有时，这种方法可能需要重复几次。随着液平面更低，吸引头随液平面向后推进更多。内镜镜头也可根据需要推进，但以宽视野较好。最后，很少量的液体聚积在视盘表面，很容易被吸出。笛针的硅胶头较软，即使在视网膜或视盘表面操作，只要术者动作轻柔，也不会对其造成损伤。由于硅胶头具有弹性，所以允许有一定的误差幅度，即使内镜下不经意触及上述组织时也较安全。

视网膜下液体的内引流

作为上述方法衍变出来的另一种方法，气 – 液交换时还可以通过原有视网膜裂孔或为引流做的视网膜切口，在内镜下主动或被动地排出视网膜下液体(内引流)。在很多情况下，这种简单的方法非常有效。

首先，用上一节所描述的方法尽可能充分地进行气 – 液交换。玻璃体腔内的液体排出后，如果有视

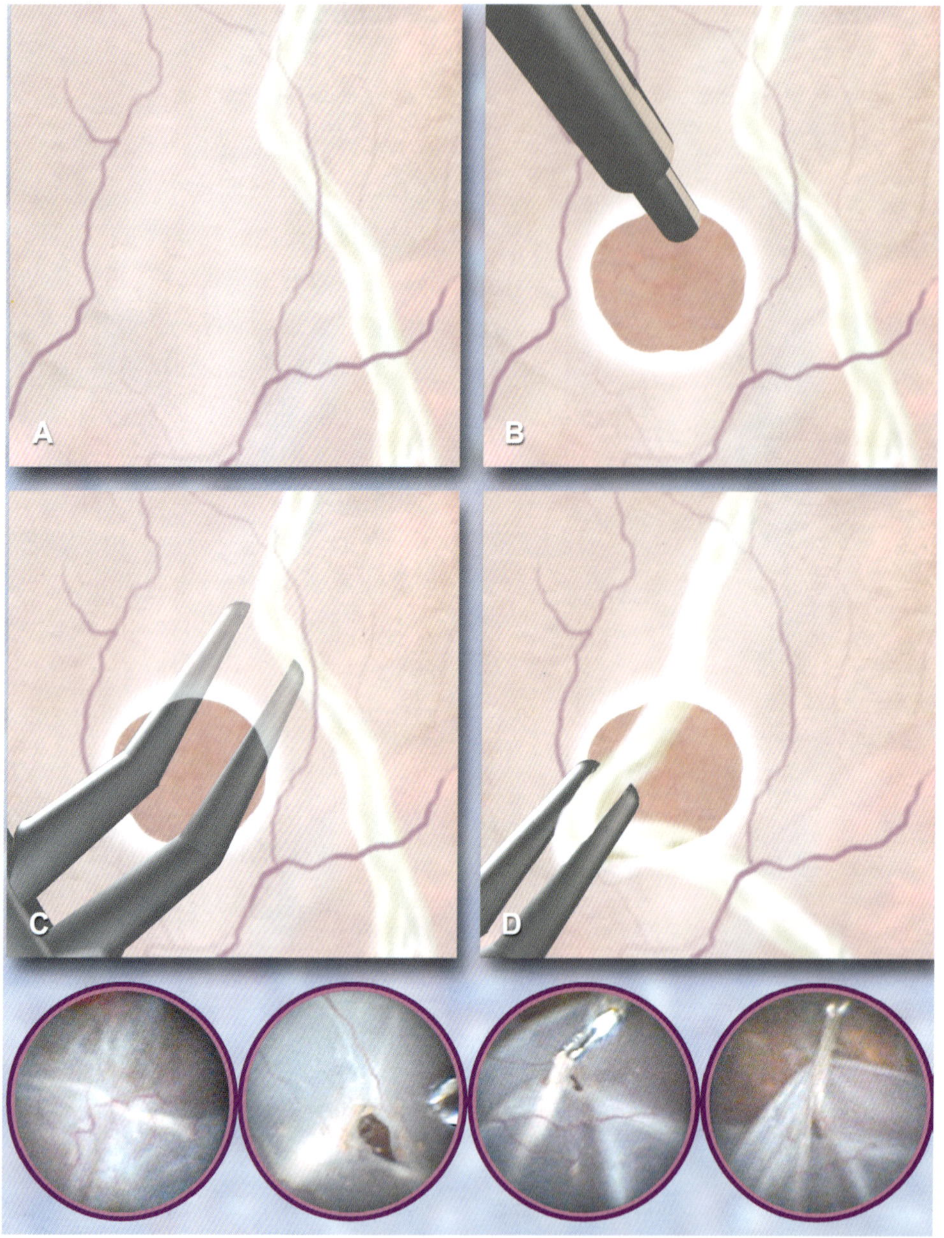

图17-12 内镜下视网膜下增生的切除。A.视网膜下膜。B.在胶质条索上做水下透热、切开视网膜。C.从视网膜切开处伸入视网膜镊到视网膜下腔。D.抓住条索并拉至玻璃体腔。

网膜下液体存在，导致局部视网膜球形隆起，使视网膜脱离更突出和广泛。下一步是接近视网膜裂孔。如果可以发现已有的视网膜裂孔，则将笛针硅胶管伸到裂孔边缘进行吸引。可以看到视网膜下液体进入管内，隆起的视网膜变平。继续吸引直到视网膜完全平复，之后行眼内光凝。如果不能发现已有的裂孔或难以接近裂孔，则在没有牵引的部位行内透热和视网膜切开，排出视网膜下液体。视网膜必须完全平复。偶尔，尽管没有明显的残膜或视网膜皱褶，仍可有明显的袋状视网膜下液体积存。此时，可做第二个视网膜切口以便进一步排出视网膜下液体，使视网膜完全平复。

当通过巩膜垫压嵴上或垫压嵴附近的视网膜裂孔

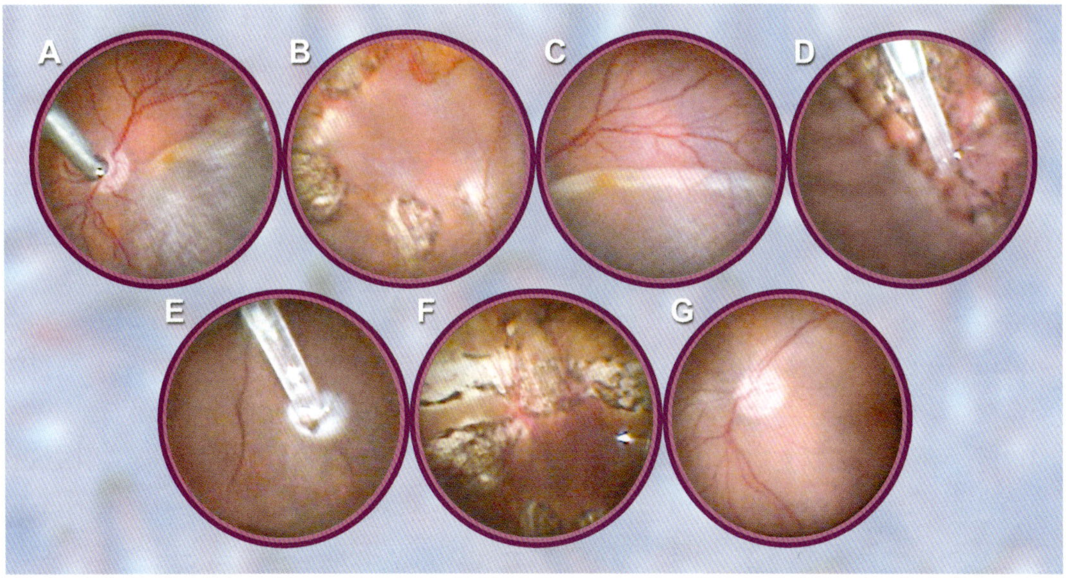

图17–13 内镜下视网膜下液体内引流。A.视网膜脱离波及黄斑部。B.周边视网膜裂孔。C.黄斑脱离边缘皱褶。D.气–液交换后，通过已存在的视网膜裂孔或引流切口插入笛针的软头进行吸引，球形隆起的视网膜将变平。E.有巩膜扣带存在时，内引流可能成为难题。如果视网膜贴于扣带上，则影响其后方的内引流，需做一位置更靠后的视网膜切口才能完成引流。F.周边视网膜裂孔平复于巩膜扣带上，裂孔边缘似乎消失。G.完全排出视网膜下液体后，黄斑复位。

排液时，液体有时很难完全排出。视网膜贴附过紧或离垫压嵴太近，使远离此处的视网膜下液体排出困难。出现这种情况，可通过其他裂孔或视网膜切开排液（图17–13）。

内镜在排出视网膜下液体中的最大好处是显而易见的。根据术者需要，轻轻移动内镜镜头，眼内图像就可以从部分或全部充满气体的眼内由前到后、由宽视野低倍放大到近距离高倍放大转变，而且不受眼前段改变的影响，也不需要助手的帮助。显然，除非在理想的条件下，通过手术显微镜进行这些操作和观察是不可能的。这一进展的重要性在讨论人工晶状体眼视网膜脱离和增生性玻璃体视网膜病变处理时更加明显。

视网膜切除

复杂的玻璃体视网膜手术，如果膜剥离不能有效增加视网膜的活动度使视网膜平复，视网膜切除便成为必要。致密而局限性的膜增生，如一些眼球穿孔伤中所见，由于非常坚韧，即使使用有效的方法，也不能将其去除，将归于视网膜切除范畴。在这些情况下，切除视网膜可能比广泛分离来增加视网膜活动度更有效。视网膜切除的适应证将在以后讨论，这里主要介绍视网膜切除技术。

表 17–1 视网膜切除注意事项

- 尽可能去除视网膜前膜
- 透热的范围大于要切除的视网膜范围
- 周边定位
- 靠周边较靠后好
- 切除周边视网膜裙边
- 气 – 液交换
- 视网膜下液内引流
- 眼内光凝
- 气体或硅油填充

视网膜切除的手术要点见表 17-1。环形的切除能更好地解除牵引，而且越靠近周边部效果越好。手术技术如下：先在病灶的周围做一排或多排内透热止血。然后用切除头或剪刀切除视网膜，切除的范围要大于牵引的范围。用玻切头切除周边视网膜裙边。用气体或硅油行眼内填充，光凝剩余视网膜的边缘。在治疗增生性玻璃体视网膜病变和糖尿病性牵引性视网膜脱离时，视网膜切除能起到帮助作用。有代表性的方法是用内镜提供宽视野观察。通常情况下，一旦牵引解除，视网膜即变平复。由于多数视网膜切除的范围大且位于周边部，而手术显微镜常常不能提供足够的周边观察，因此很难完成这项工作。所有的操作，如内透热、玻璃体切除、气－液交换、硅油填充以及眼内光凝，在内镜下操作都比较简单，并且不需要立体视。

由环形视网膜切除衍变而来的一种方法是更局限性的视网膜切除，主要治疗如眼球穿孔伤所见到的局限性致密胶质增生。手术原则和内镜成像方法都是一样的。首先透热要切除部位，然后用剪刀或玻切头切除视网膜。气－液交换后游离的视网膜复位，但活动度相对较差的胶质组织不能复位，接着可以将其切除。眼内光凝封闭视网膜切除边缘，气体或硅油填充（图 17-14）。

视网膜切除时有以下几点需要注意：通常，切除的部位越靠后，越难以操作，这是需要考虑的因素；残存的视网膜前膜能导致视网膜切口裂开和扩大，增

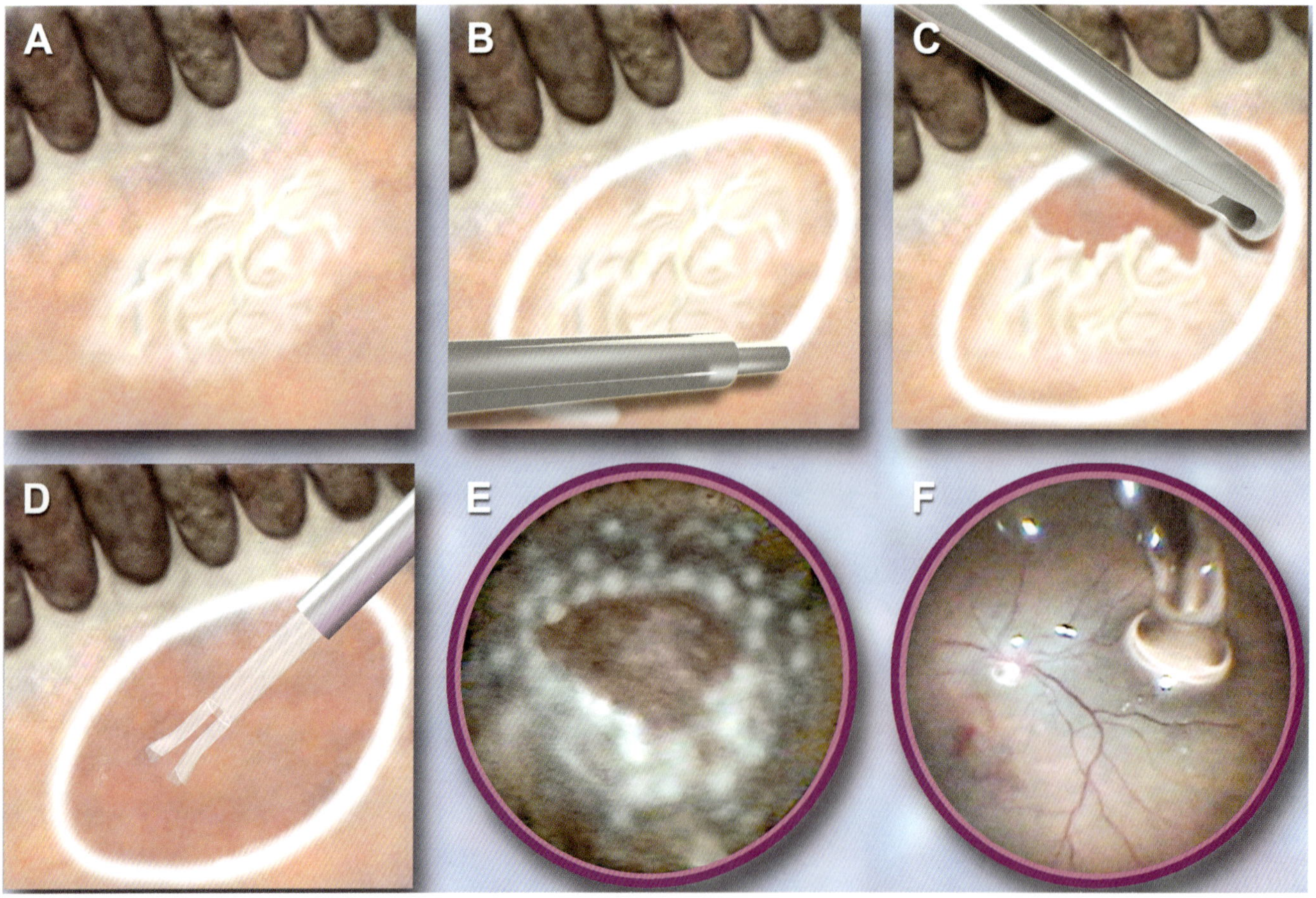

图17-14 内镜下视网膜切除。A.一个致密视网膜胶质区被发现。B.在大视野观察下，内透热施行于比预计切除区更大范围的视网膜。C.用玻切头切除视网膜。D.气－液交换和视网膜下液体内引流。E.沿切除区进行眼内光凝。F.气体或硅油填充是需要的。

加手术的难度，不利于视网膜复位，视网膜切开前应尽可能剥离视网膜前膜；周边视网膜张力产生的前后牵引有利于后部的分离操作，如果手术早期就切除周边视网膜，视网膜切除后这种优势便消失，故最好最后再做视网膜切除；最后，放射状视网膜切除存在视网膜切口向后扩大的问题，背离了切除的目的，而且在视网膜复位中往往起不到明显作用，应尽可能避免应用。

眼内光凝

通过眼内探头将激光能量传导至眼组织是玻璃体视网膜手术的重大进展之一。如果视网膜粘连和视网膜光凝是视网膜医生常用的方法，那么，不借助裂隙灯传递系统就可完成操作则是一大进步。在此，就其特定的应用和技术变化进行讨论和评价。

手术显微镜下治疗时，往往需要双手操作，即一手持激光手柄，另一手持照明手柄。将激光和照明组合在一个手柄，有其优点，也有局限性。当视野清晰而且治疗部位靠后时，这种标准的治疗方法是可行的。当治疗部位靠前时，双手操作的眼内光凝就很困难。

几乎不可能进行双手操作的典型范例是眼内睫状体光凝。正如前文有关技术方面的讨论，满意的手术显微镜观察是进行任何操作的前提。手术显微镜图像丧失，术者的工作条件也丧失。通常情况下，眼内光凝既需要术者的操作、成像和激光光凝所需要的足够透明的屈光间质，以及能够调整手术显微镜光学系统以便充分观察治疗部位的技能，同时，术者必须能够观察到眼内光凝探头，并能操纵眼内照明以充分照亮视野区。内镜激光传递系统则不受这些条件的制约。客观地说，将激光内镜指向手术区便同时拥有成像、照明、激光传递三种功能。激光内镜的优势，尤其是在手术条件不理想的情况下，变得更为明显。

基本概念

波长

任何波长的能被光纤传导的激光，都可以通过激光内镜用于眼内光凝。然而，在实际应用中，绿光（532 nm）和半导体发射的近红外线（810 nm）应用最多。尽管二者的物理特性有很大的不同，但在眼内光凝时，其组织效应近似。

以前的章节已经提到，在内镜睫状体光凝时，810 nm 激光优于 532 nm 激光，但在视网膜光凝时，二者的差别不大。其原因有以下几点：独特和强有力的内镜睫状体光凝功能在于 810 nm 激光属不可见光，具有低能量长脉冲功能，因此光凝过程中术者可以亲眼监视组织改变，以达到理想的治疗效果，避免了光凝过重或不足，以及对周围的非房水产生组织及人工材料的损伤。810 nm 激光对组织的特异性选择作用，在增加成功率的同时，又减少了潜在的并发症，这些很难通过可见光激光获得。532 nm 激光发射时，闪光影响术者观察组织反应，而且睫状体对这种波长激光的吸收特性无疑与 810 nm 激光存在差别。

至于眼内视网膜光凝，这些特性就不再重要。在进行视网膜光凝时，由于不同视网膜组织的吸光特点，可以说 532 nm 激光略优于 810 nm 激光。还有一点，在治疗黄斑部微血管瘤时，810 nm 激光也不如 532 nm 激光。在通过裂隙灯或玻璃体切除术中应用上述方法之一做以上治疗时，可能存在差别；而眼内光凝的主要适应证是视网膜光凝和视网膜粘连术，在这点上，二者的差别不再明显。裂隙灯下治疗眼后段疾病时，810 nm 激光会产生疼痛，需要球后麻醉，532 nm 激光治疗没有疼痛。玻璃体切除术中，已应用麻醉，所以，无所谓疼痛差别。相反，实践表明，两种激光间不仅没有差别，而且每种都很适合治疗。

光斑大小

不同于裂隙灯激光传递系统，其光斑大小的选择空间很大；在相同的能量下，眼内光凝时光斑的大小却受很大限制。光斑的大小主要取决于激光内镜光纤的直径和数值孔径。大多数标准眼内光凝用的光纤直径约 200 μm，数值孔径为 0.22 或更小，这就意味着用这种光纤产生的绝大多数光斑的最小直径为 200 μm。

一些因素可以改变光斑的大小。532 nm 激光的相干性好，因此，光纤头部与光凝处视网膜的距离对光斑的大小影响不大。相反，810 nm 激光具有一定的发散性，因此，光纤头距靶组织越远，光斑越大。另一种增加光斑大小的方法是增加光凝强度同时增加（或不增加）光凝时间。可以看到最初的光斑变大。这种情况下 810nm 激光的作用更明显。其副作用是局部光凝过强可能导致组织爆破，表现为产生爆破声或有震动感。光凝过强时，任何眼内组织都可产生组织爆破，视网膜或睫状体处更易产生，所以，应多加注意，避免其产生。

应用 200μm 光纤，也可产生小于 200μm 的光凝斑（如光凝黄斑微血管瘤）。要使光纤头相对接近视网膜，减少光束发散，光凝时间要短，这时，只有部分光斑形成。通过练习，可以获得 50μm 或 100μm 的光斑。

组织效应

选择合适的激光波长、能量、光凝时间以及激光内镜头与靶组织的距离，可以达到理想的光斑大小和强度，但不同激光之间存在差异。光斑大小和强度与靶组织的部位以及激光波长有关。绿光对视网膜的作用较“表浅”而且呈白色外观，通常光凝时间短，由于光的相干性和其他因素，光斑的大小趋于一致。相反，红外激光，根据组织的吸光特性、光凝时间以及其他特点，光斑间的外观变化很大，产生改变的时间也较长，并且可较光纤的直径扩大很多。在相同的条件下，用 532nm 激光时，没有一种因素会引起如此大的改变。最后，用 810nm 激光进行视网膜光凝时，低能量的视网膜损伤呈灰色，中等能量呈米黄色，高能量呈白色。

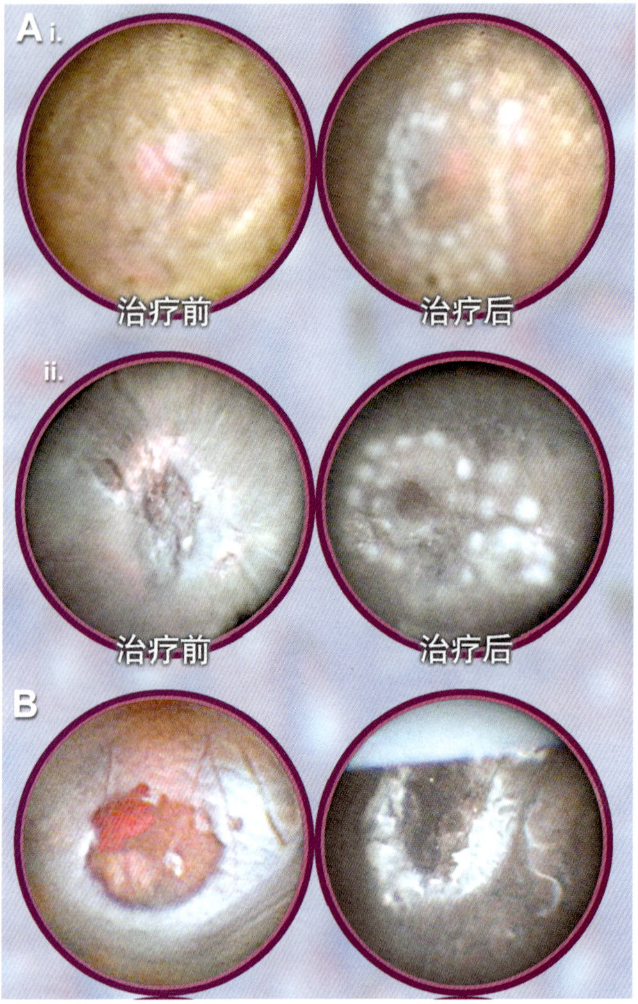

图17–15 二极管激光涂绘技术应用。A(i和ii).视网膜裂孔周围数排散在激光斑。B.用连续波激光以不间断的形式治疗视网膜裂孔。

组织涂绘

了解激光的变量以及组织效应后，术者可以选择另外一种光凝方法凝固视网膜或睫状体。此方法被称为“涂绘”技术，需要用连续波激光而不是我们熟悉的脉冲波激光完成。用 532nm 激光难以进行组织涂绘，除其能量主要被相对表浅的视网膜组织吸收外，更重要的是当可见光激光发射时，直到光凝结束才能观察到治疗效果。然而 810nm 激光则是理想的选择。首先此激光发射的波长是不可见光，另外，手术显微镜或内镜上的滤光片透明，不影响或改变我们观察的组织特点，术者可连续应用激光到靶组织并亲眼观察激光的组织效应。例如，在激光封闭视网膜裂孔边缘时，可以在裂孔周围做数排光凝斑，也可在连续波模式下行连续环形光凝（图 17–15）。

眼内介质

在玻璃体视网膜手术中，由于各种原因可能随时需要眼内光凝。眼内充填的介质可以是平衡盐溶液、气体、全氟化碳液或硅油，因此，激光的能量、光凝时间、距离等参数也需相应的调整。通常，气体下需要降低能量，硅油内需要增加能量。这些调整都很容易进行，并不存在什么难题。

然而，在有晶状体或人工晶状体眼玻璃体切除术中，常常遇到一种很麻烦的情况。气－液交换后，眼的屈光发生改变，需要调整手术显微镜配套的接触镜。即使使用非接触广角成像系统和显微镜，也必须进行光学调节。如果这些耗时的调整能够换来足够的放大倍数、视野以及立体视的清晰图像的话，还算满意，但事实通常并不如此，主要表现为“小视野”、立体视差和图像不清。如果瞳孔变小，或晶状体表面有水珠，或角膜失代偿出现上皮水肿或内弹力层皱褶，视野更差甚至完全丧失。这些问题使手术受挫，妨碍眼内光凝，降低手术成功率。

内镜下眼内光凝绕开了这些问题。利用此技术，术者可以适时地进行眼内光凝，而且不受这些物理因素的制约。事实上，即使有清晰的显微镜图像可以应用，很多人仍认为用内镜进行眼内光凝更简便和有效。

最后，在气体填充眼，术者可以很方便地在眼前段和眼后段之间变换注视部位而又不失去图像的清晰性；也可通过轻微变换内镜镜头的位置调整放大倍数和视野。这些操作都是手术显微镜下难以实现的，在需要通过手术处理的玻璃体视网膜疾病的治疗中起到很大的作用。

眼内光凝技术

斑点眼内光凝

相当一部分视网膜疾病的激光治疗属斑点光凝。首先确定治疗的范围，先围绕病变区边缘光凝，之后直接光凝病变区。光凝强度依情况而定，开始时以轻度或中度损伤为宜，最终目的是在整个病变区形成融合的光凝斑。

在玻璃体视网膜手术中，常见的需要光凝治疗的病变是血管性的（如视网膜动脉瘤引起的玻璃体积血）。激光治疗时，应避免过量光凝，否则会导致血管破裂或血管阻塞。理想的治疗是用低或中等强度的光凝斑覆盖整个血管瘤。最终，治疗的强度和范围很大程度上依赖于术者对所需治疗范围的估计而不是术前已制订的参数“处方”。

至于内镜下斑点视网膜光凝，尤其是用 810nm 激光治疗时，激光内镜头与靶组织越近，光斑越具体，内镜图像的放大倍数较高，视野小。采用低能量、长时间光凝模式，光凝的效果更易掌握。激光内镜头与靶组织间距离的变化也能更好地控制组织反应。用 532 nm 激光治疗时，由于其光束的发散性小以及组织吸收特点，很难实现这些不同的操作。此时，需要更准确地调节控制面板上的激光能量和光凝时间。

激光视网膜粘连术

总的说来，激光视网膜粘连术有两种，而且内镜下均易完成。事实上，即使能在手术显微镜下进行，很多医生仍认为内镜下治疗更简单。内镜下治疗时，以近或中距离为宜。同手术显微镜下眼内光凝一样，此技术可用于气体、平衡盐溶液、全氟化碳液及硅油填充眼。

最常用的方法是在视网膜裂孔或局限性脱离或变性区周围做数排几乎相连的中等强度的光凝斑。除非存在有异常的牵引力，如增生性玻璃体视网膜病变时，一般仅需很轻微的光凝即可达到理想的效果。另一种方法是围绕视网膜裂孔、格子样变性区或局限性脱离区周围划一光凝环（图 17–16）。如前所述，用可见光激光很难完成此操作，用红外激光则非常有效。将激光放置于连续波模式，通过调整激光能量和内镜头与视网膜的距离找到激光反应阈值，之后开始光凝，可以快速有效地光凝大片病变区视网膜。

黄斑部格栅样视网膜光凝

在玻璃体切除治疗玻璃体积血中，起码一部分病变会涉及黄斑部视网膜疾病，如视网膜分支静脉阻塞引起的黄斑水肿或周边视网膜新生血管化，这些情况并不少见。此时，完全有必要在手术中应用格栅样视网膜光凝治疗黄斑病变（图 17–17）。与其他部位的光凝相比，黄斑部治疗要求更精确。激光内镜下治疗时，应在较近距离进行，这样便于观察局部的组织结构，而且光凝斑也具体。用“松散”或中等“密度”的形式光凝水肿或出血区，避开中心凹，至少要远离中心凹 500 μm 以上，光凝程度以轻度或中度为宜，避免过强光凝。

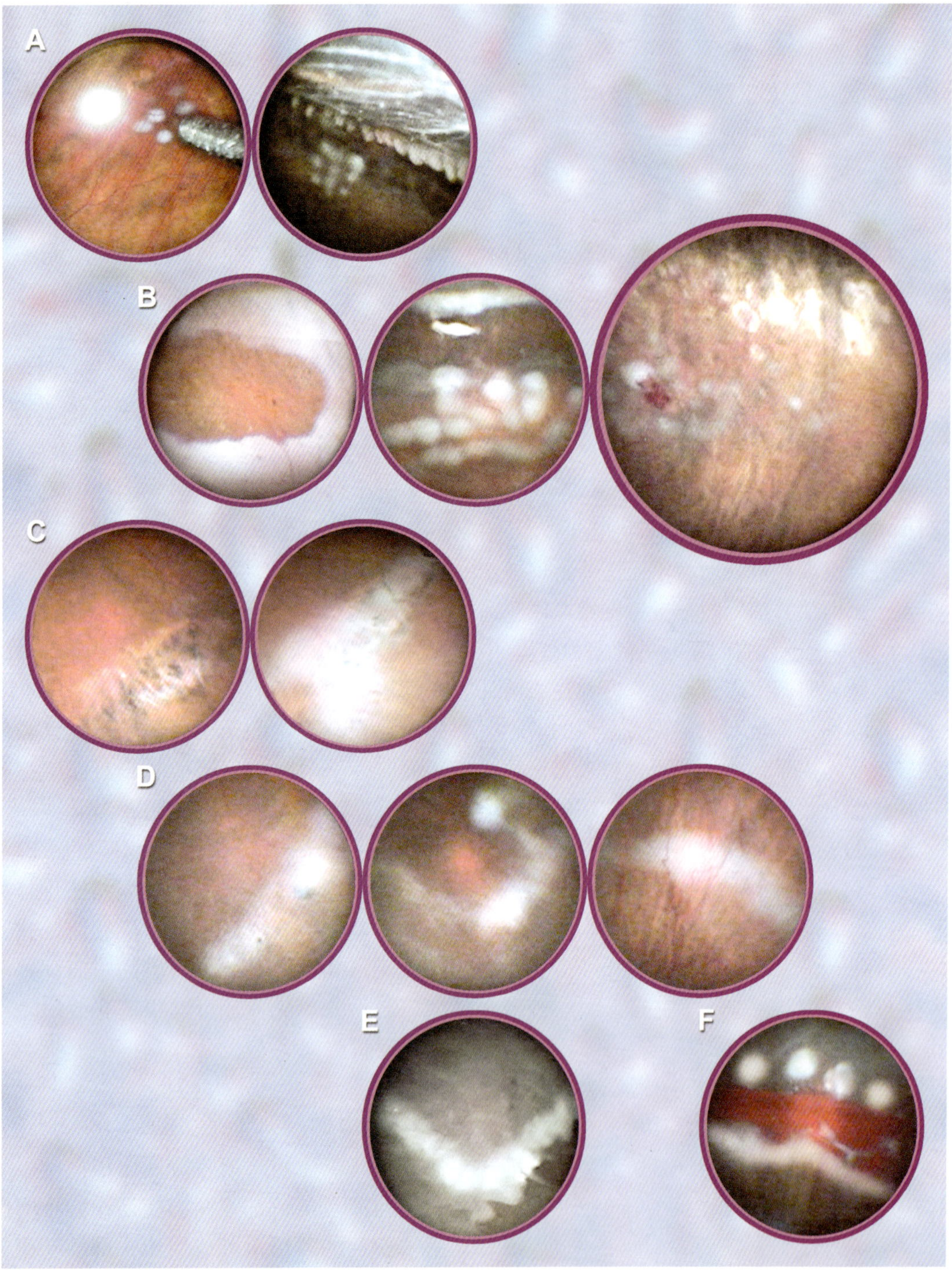

图17–16　内镜下激光视网膜粘连术。A.病变周围散在的圆形光斑。B.二极管激光连续视网膜粘连术形成融合性激光环。C.连续光凝治疗格子样变性。光凝前(左)和光凝后(右)。D.连续光凝行视网膜粘连术。E.连续光凝治疗视网膜切除的边缘。F.散在和连续光凝联合应用的视网膜粘连术。

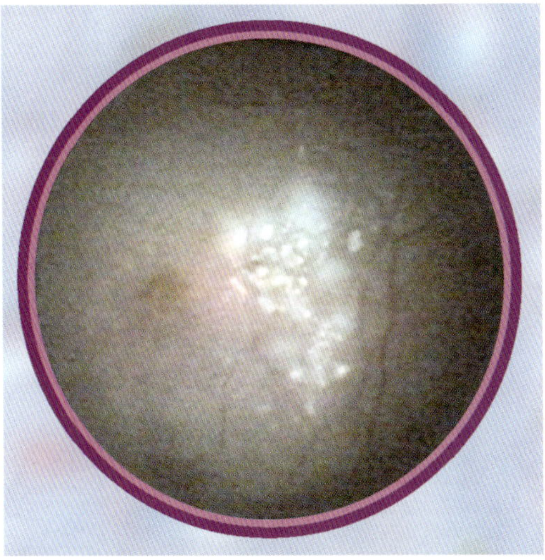

图17-17 内镜下治疗视网膜静脉阻塞区域后黄斑部格栅样眼内光凝。疏密度适中、中等强度散在光凝斑。

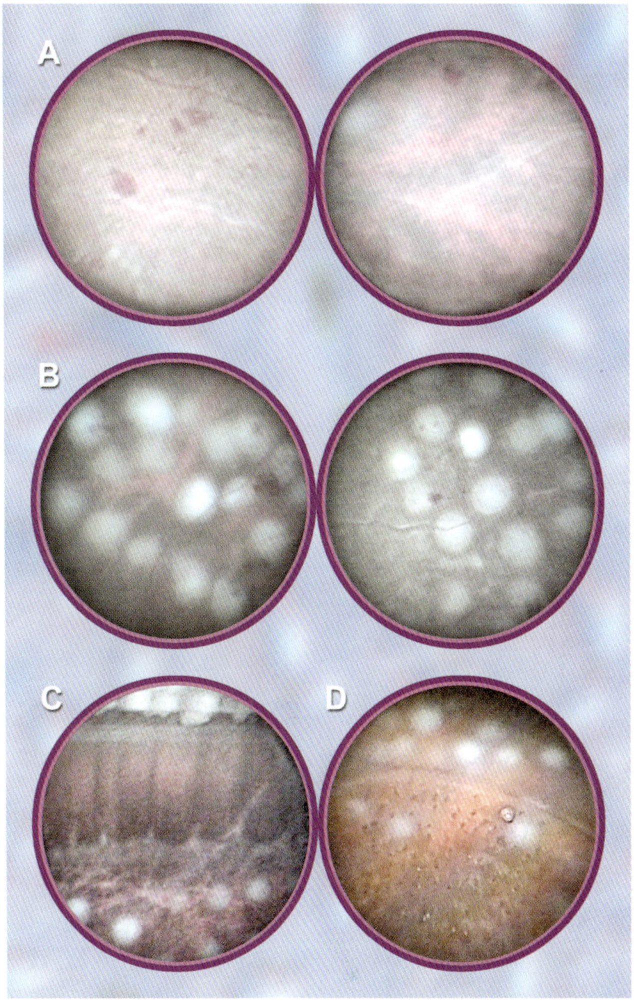

图17-18 内镜下部分视网膜光凝。用中等或强度散在光斑光凝一个象限或半球视网膜，治疗视网膜缺血。最好在激光内镜镜头离视网膜中等距离处进行，用810nm激光时更是如此。A.视网膜分支静脉阻塞引起的象限性视网膜缺血。B.同一区域部分视网膜光凝后。C.如果可能，光凝到锯齿缘。D.周边视网膜光凝。后部是已愈合激光斑，前部是治疗远周边视网膜缺血所做的新激光斑。

节段视网膜光凝

节段视网膜光凝主要用于各种原因引起的象限性或半球视网膜缺血疾病。在治疗一些复杂的视网膜脱离时，也可应用视网膜光凝的粘连作用。这种情况下，很多术者也认为内镜下治疗比手术显微镜下治疗更简便。眼内有气体填充时，更是如此。

通常，以中等强度的光斑行病变区散在光凝。根据情况，光凝强度也可以从轻到重。将激光内镜头置于中等距离处光凝靶组织（图 17-18）。在更广的视野下光凝，尤其是用发散性较强的激光时，产生的光斑较大。在对缺血区视网膜进行光凝时，这种效果并非缺点。了解了此点，激光内镜镜头与视网膜的距离就视术者的习惯而定了。

广泛视网膜光凝

这是大多数眼科医生熟悉的技术，而且适应证广泛。光凝的目的是破坏缺血的视网膜或产生广泛的视网膜粘连。内镜下操作非常容易，很多医生都可根据需要随时应用。根据临床情况，光凝的强度可轻可重，以散在中等强度为宜（图 17-19）。光斑的数目可以数百个，也可上千个。激光内镜镜头与视网膜的距离由术者的习惯而定，多数是用中等的距离。内镜下治疗的最大优点在于不仅很快可以完成全视网膜光凝，甚至平坦部光凝也很容易，且不受眼前段以及眼内气体的影响。在视网膜缺血眼，这种优点减少了虹膜新

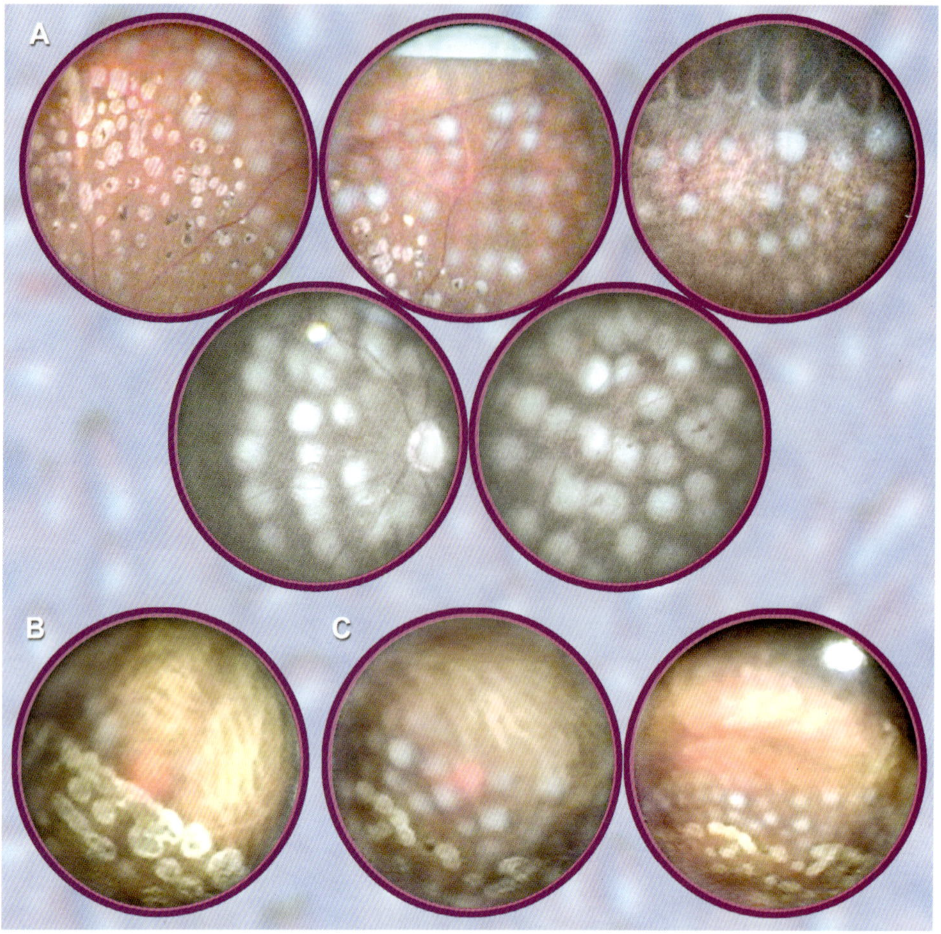

图17-19 内镜下广泛眼内视网膜光凝。A.疏密不等的散在中等强度光凝斑。B.以前留下未治疗的周边视网膜。C.此部位被重新补充治疗。

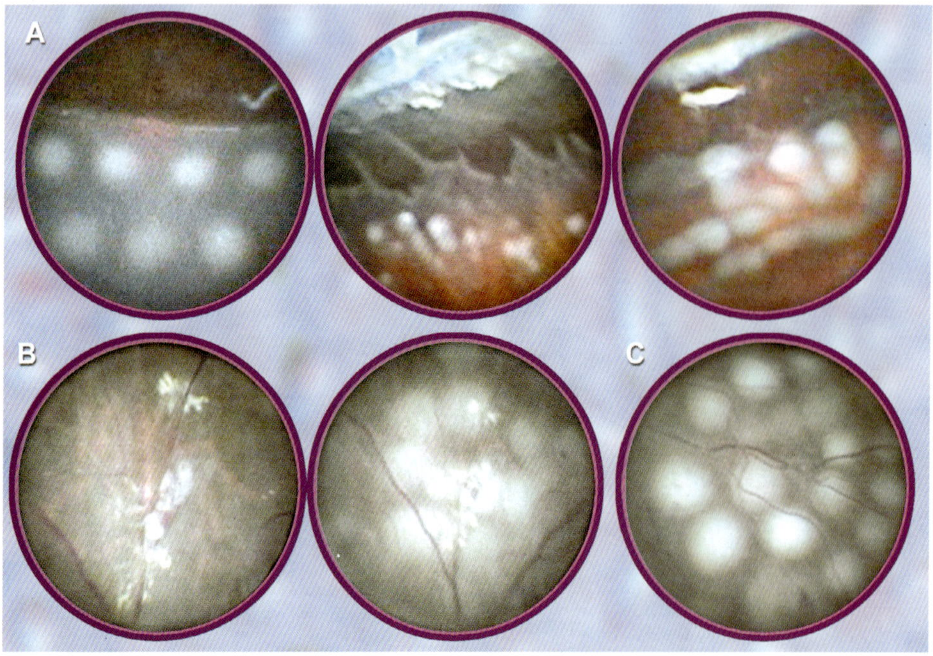

图17-20 内镜下周边视网膜光凝。A.确定灌注和无灌注区视网膜边界，在接近此部位健康视网膜上做两排散在光凝，之后用由低到高强度的散在光斑治疗周边部。B.Eales病周边视网膜新生血管。治疗前(左)和治疗后(右)。C.视网膜光凝后的镰刀病周边视网膜新生血管。

生血管及其他术后并发症的危险性，增加术者信心。需要行广泛视网膜粘连光凝时，术者同样可以利用激光内镜的特性有计划地开展治疗而不受其他因素的影响。对严重视网膜缺血眼，用 810 nm 激光的连续波模式，以涂绘式光凝更快捷而有效。

周边视网膜光凝及剥离术

一些视网膜疾病可导致周边视网膜缺血。缺血的范围可以局限，也可累及中周部及周边部 360° 视网膜。缺血引起纤维血管增生，继而导致玻璃体积血或牵引性视网膜脱离，有时需要行玻璃体视网膜手术。眼内光凝是常用的治疗手段。

内镜下视网膜光凝的原则同部分视网膜光凝。纤维血管增生多从无灌注区与灌注区交界处开始，以此为标记，先在增生的前缘做两排光凝，然后光凝周边部，光凝强度由轻至重。根据病变范围，可以是局部光凝，也可是 360° 光凝（图 17-20）。

挛缩视网膜的处理

膜切除的目的是为了增加视网膜的活动度，使之平复于眼球壁。理论上讲，切除所有视网膜前膜及视网膜下膜之后，视网膜即可平复于眼球壁。然而，临床上可遇到这样的情况，虽然已完成膜切除，但气－液交换时却出现视网膜下积气。这时，应立即停止气－液交换，首先应考虑有残存膜未剥离，如果不能发现残存膜，则应考虑是视网膜挛缩，导致视网膜过短或僵硬而不能贴附。解决的办法是视网膜切开，松解视网膜使其平复于眼球壁。内镜下很容易发现和诊断视网膜挛缩并进行处理。气－液交换过程中，用全视野很容易观察周边视网膜。一旦有视网膜下积气，很容易被术者发现。即使应用宽视野成像系统，所需治疗的区域往往也超出手术显微镜的观察范围，而全景内镜观察可以覆盖整个治疗区域以及周围组织，更能有效地进行视网膜切除。

有视网膜挛缩存在时，首先行眼内透热，在挛缩的视网膜周围做 1 ~ 2 排连续透热以便止血，然后用玻切头或视网膜剪切开透热后的视网膜。通常情况下，挛缩的视网膜被切开后，视网膜平复，眼内激光光凝视网膜边缘，之后行眼内气体或硅油填充（图 17-21）。

经平坦部晶状体切除

借助内镜，术者轻轻转动其手柄，就可以把图像从黄斑部移到虹膜后或从虹膜后转到黄斑部。在晶状体切除时，其前部操作可以在手术显微镜下进行，后方的晶状体核和皮质碎屑以及晶状体囊切除可以在内

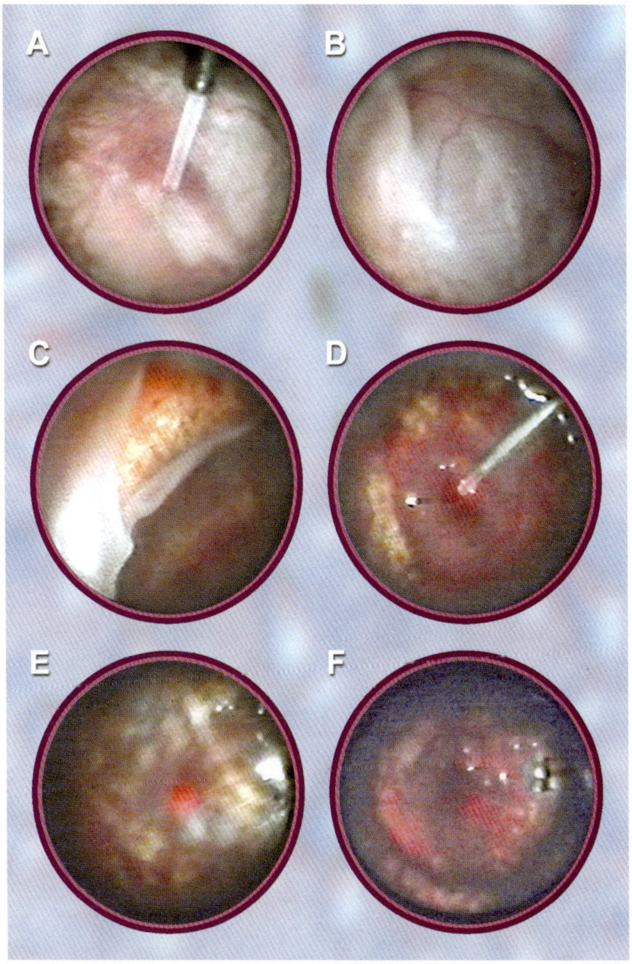

图17-21 内镜下挛缩视网膜的处理。A. 宽视野下显示异常僵硬的视网膜。B. 近距离观。C. 玻切头进行视网膜切除和周边视网膜裙边切除。D. 气-液交换和视网膜下液体内引流，视网膜变平复。E. 为切除边缘行内镜下眼内光凝。F. 宽视野下所示复位视网膜。

镜观察下进行。这样可以避免单纯用手术显微镜观察时晶状体成分在眼内的遗留。通常采用全视野检查眼后段情况以及寻找散落的晶状体碎块。有散落的晶状体碎块存在时，可推进乳化头将其吸出。一旦碎块远离视网膜，就可以进行吸引或碎解。根据需要，可以反复进行，直至将碎块清除。有大的碎块存在时，在乳化前最好分解成小块。

眼内晶状体的残留物，大的团块，不论在前房或后房，都容易发现。内镜下经常可以见到手术显微镜下不易发现的小的晶状体碎块散落在眼后段，尤其是睫状沟或玻璃体基底部。多数情况下，这些残留物并不影响手术后视力恢复，但有时会有眼压升高、眼内炎症反应或明显影响视力等想象不到的事情发生。此时，需要再次手术。内镜联合晶状体超声粉碎和玻璃体切除能够发现所有的晶状体残块，阻止上述情况发生。发现晶状体残块时，术者可以决定是将其清除或是留在眼内。

如果晶状体碎块在黄斑部视网膜表面，在取出时要格外小心。通常，内镜头保持在离视网膜中等或近距离处，乳化头接近视网膜但注意不要触及视网膜，然后开启吸引，将碎块吸到乳化口内，之后先后退内镜头和乳化头。术者可选择单独连续吸引或借助乳化吸出碎块。任何情况下，都应安全地将晶状体碎块移离视网膜表面，在玻璃体腔中央进行处理，避免与任何重要的组织接触。

全景观察，在捕捉晶状体碎块的同时，还可以了解视网膜情况，也有助于检查有无医源性视网膜裂孔发生。如有裂孔发生，可以及时处理。

晶状体囊切除

根据实际需要，术者可以选择如何处理残留的晶状体囊。尽管可以用玻切头部分或全部切除晶状体后囊，但理想的方法是内镜下用镊子夹住后囊边缘，缓慢的将其从眼内完整撕出（图 17–22）。这样可以很容易且快速地将晶状体囊完整去除，避免纤维组织增生支架留于眼内。

还有另外一些情况，即尽管已做过白内障手术，仍有部分或全部晶状体囊留于眼内，妨碍接近睫状体或成为一种不期望有的增生支架。如前所述，这些组织可以在内镜下用镊子和 / 或玻切头去除。通常在中等或宽视野下操作。用常规的手术显微镜观察技术不能观察到这些组织，更不用说治疗了。

硅油注入

多数情况下硅油注入并不算是最难的操作，而内镜下注入则更为容易。对空气填充眼，内镜可以提供宽视野观察，可以观察到硅油注射针头的位置。注入过程中，可看到硅油向后落到视盘和黄斑表面以及缓慢地充满眼内（图 17–23）。

和手术显微镜下硅油注入相比，内镜下手术有两大优势。首先，内镜下可以全程了解硅油填充的程度，而手术显微镜下则不能。硅油注入中，当硅油平面超过眼赤道部视网膜后，就不能依赖手术显微镜观察来提供极周边部及虹膜后情况，更不要说其他操作。进一步的硅油填充只能凭医生的经验和估计。内镜下，可以清楚地看到眼内任何部位的气 – 油界面，更准

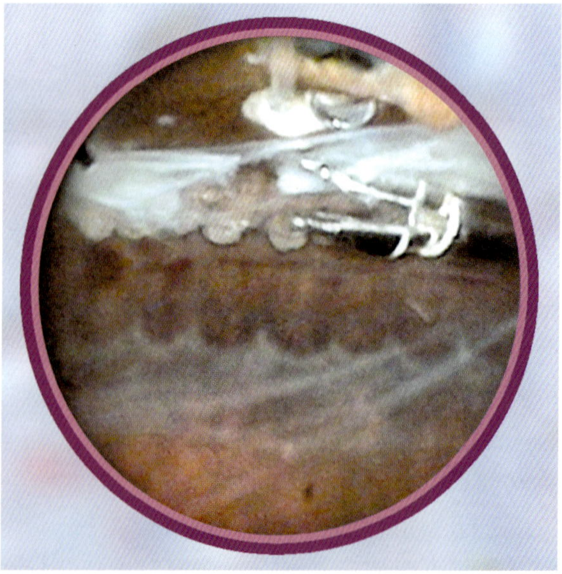

图17–22 内镜下晶状体囊切除。用末端镊夹住囊轻轻地从眼内将其完整拉出。

确地控制填充量。

内镜下硅油注入的另一好处是，如果有硅油进入视网膜下，可以及时发现。如果硅油进入视网膜下在早期就能被发现，帮助则更大。从视网膜下取出硅油是困难和费时的事，注入很多后才被发现更是如此。内镜下，可以很容易地观察到硅油注入的全过程。

硅油丝毫不降低内镜的图像质量，而只是稍微减弱激光的传导；因此，所有在液体填充状态下可以进行的眼内操作，都可以应用于硅油填充眼。

全氟化碳注入

同气－液交换和硅油注入一样，内镜下也可以很好地观察全氟化碳的注入。由于全氟化碳的相对密度大于平衡盐溶液，所以注入后沉入眼后极部，并和平衡盐溶液之间形成清晰的界面。随着全氟化碳的注入，视网膜下的液体被推到周边部并从裂孔处排除。如果没有视网膜牵引存在，视网膜平复于眼球壁（图17–24）。有牵引存在时，视网膜不能复位，此处应成为处理的焦点。这时，内镜的最大好处是宽视野观察可以连续检测视网膜变平情况，及时发现视网膜牵引或胶质组织。

内镜观察也便于全氟化碳的取出。由于全氟化碳能隐藏在手术显微镜不能视及的部位，如睫状沟或虹膜后，因此可以因疏漏留于眼内。鉴于手术后取出是很烦琐之事，所以，内镜下吸出有很大的帮助。

眼前段屈光间质浑浊

每一位玻璃体视网膜医生都会遇到屈光间质浑浊而阻碍观察的情况。这些浑浊可以位于前房、虹膜平面、睫状沟、睫状体水平或前段玻璃体内。通常呈膜状结构，由眼内炎症、白内障手术后晶状体皮质残留、增生的胶质组织、外伤、先天异常等引起。不论什么原因，一部分患者可通过 Nd:YAG 激光行膜切开，提高视功能，有些则需要借助手术切开。通常，用巩膜穿刺刀从前部或后部将膜刺开，然后用玻切头将其部分或全部切除。主要目的是在膜中央切出一孔，因此，多数情况下次全切除已经足够。另外一些情况则

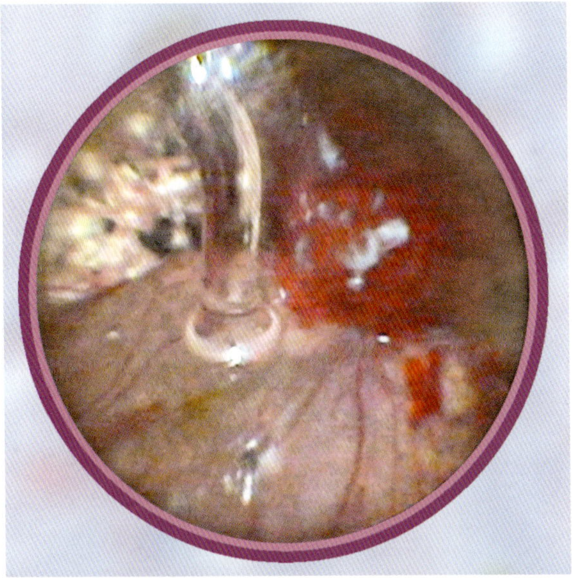

图17–23 内镜控制下的硅油注入。全景观察将硅油注入空气填充眼的过程。硅油滴到后极部然后充满眼内。

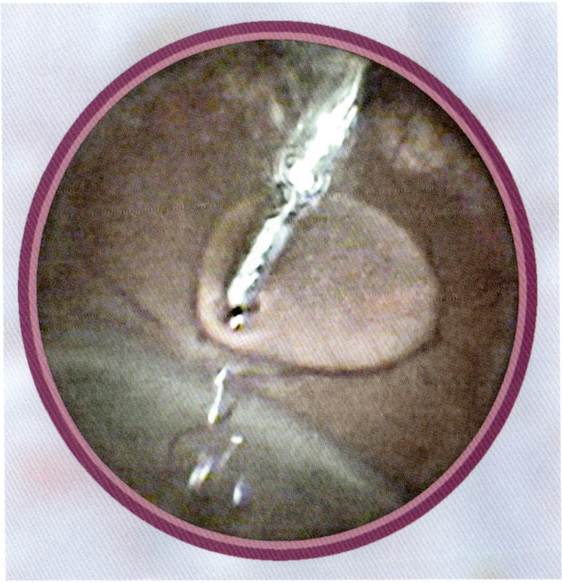

图17–24 内镜控制下的全氟化碳注入。全氟化碳注入后沉于视盘前将视网膜下液体推往周边部，视网膜平复。平衡盐溶液–全氟化碳界面很容易被看见。

不然，如白内障手术后成年人的视网膜未成熟膜形成，这些膜样物可以复发。内镜的优点是可以观察膜的结构，并从前面和后面观察其附着点（图 17–25）。这些都是手术显微镜下不能完成的。它可以彻底地切除病变，减少医源性并发症，如视网膜脱离发生的危险性。

另外，一些眼前段浑浊患者，既不能描述疾病的详细病史，也没有详细的就诊记录。手术过程中，通过内镜可了解眼后段结构，如视盘的情况，评价手术的意义。例如，对严重视神经萎缩患者，手术再好，可能已无意义（图 17–26）。

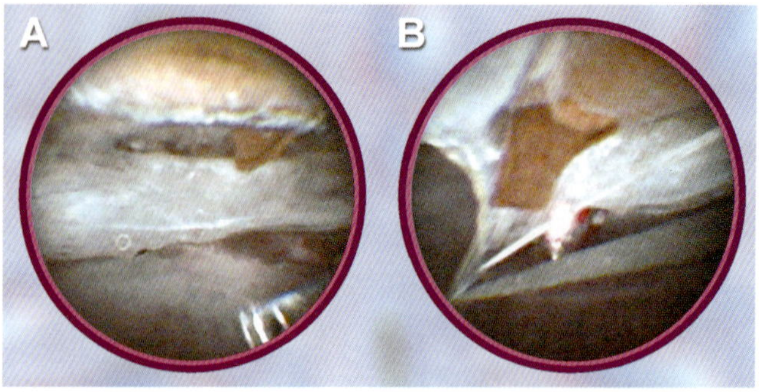

图17–25 前段膜阻碍后部观察情况下内镜的检查和处理。A.睫状膜粘连于周边视网膜、睫状体以及虹膜后形成广泛的虹膜粘连。B.用巩膜穿刺刀分离后的虹膜粘连处。

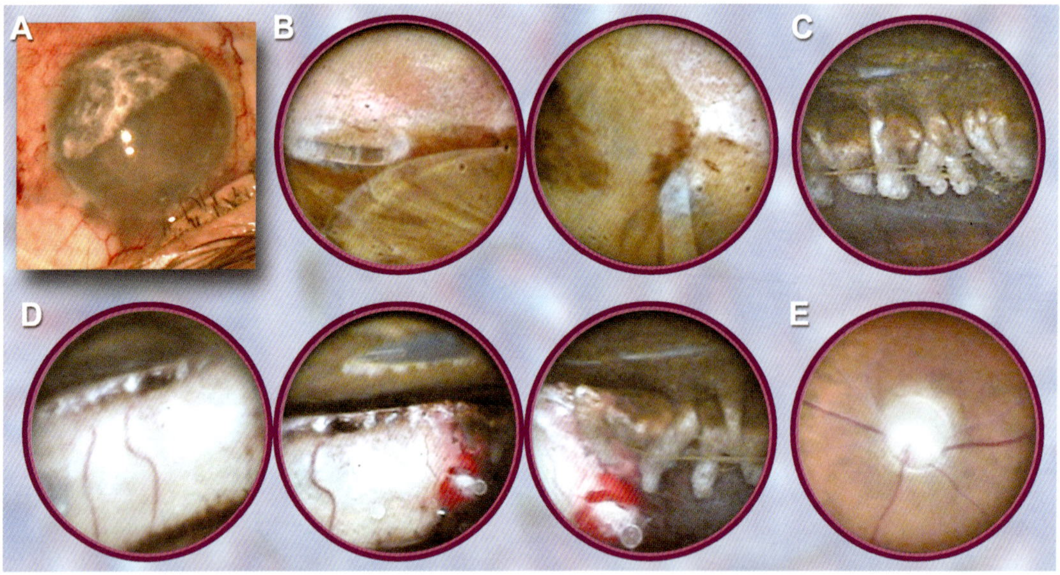

图17–26 前段浑浊影响后部观察的情况下利用内镜评价眼内状况。A.浑浊的角膜。B.前房人工晶状体，晶状体襻刺入虹膜。C.晶状体襻刺入虹膜的后面观。D.陈旧的睫状体冷凝。E.进行性凹陷性视神经萎缩。

（金学民　张效房　译）

18

内镜下玻璃体切除治疗糖尿病性视网膜病变

视网膜缺血促使眼内纤维血管增生，并最终导致视网膜脱离、玻璃体积血、青光眼以及失明等连锁反应。所有的眼科医生都知道，有一系列疾病可以启动这一连锁反应。但是，不论什么原因，治疗时只需掌握少数指导原则。其中最关键的控制疾病的方法是光凝足够的视网膜，以逆转增生过程。要在技术方面达到这一目的并使患眼最大程度地康复，屈光间质必须透明，而且大部分视网膜平复。

当屈光间质浑浊或视网膜脱离影响视网膜光凝时，就应考虑手术治疗。手术的目的是切除浑浊的屈光间质，整复和光凝视网膜。

增生性糖尿病性视网膜病变，其眼内增生的后果有很多，有些是手术治疗的适应证，包括玻璃体积血、黄斑前出血、对广泛视网膜光凝无反应的严重增生性视网膜病变、牵引性黄斑脱离、牵引性联合孔源性视网膜脱离、前段玻璃体纤维血管增生以及虹膜新生血管伴屈光间质浑浊。现在探讨其治疗方案。

糖尿病性玻璃体积血

糖尿病性视网膜病变玻璃体切除术研究组(DRVS)[1]显示，对I型糖尿病引起的浓厚玻璃体积血，最初6个月内行玻璃体切除有利于解剖和功能的改善。手术成功病例，视力不仅恢复早，而且好。玻璃体切除、主动或被动引流、气－液交换和眼内光凝是常用的手术技术，这些技术均可通过内镜进一步提高。这样可以更彻底地清除玻璃体和眼内出血，减少引起并发症的潜在危险因素，如眼内残留积血或浑浊的玻璃体，可以影响患者视力恢复，或引起血影

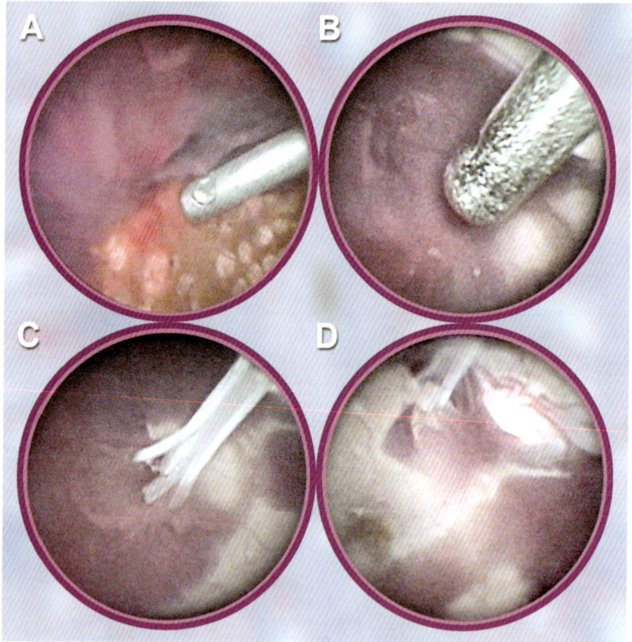

图18–1 内镜下玻璃体切除治疗糖尿病性视网膜病变玻璃体积血。

细胞性青光眼，或遮盖视网膜裂孔。经玻璃体切除治疗，80% 的患者视力有望提高，35% 的患者视力可以达 0.5 或更好（图 18–1）。

黄斑前出血

增生性糖尿病性视网膜病变常合并眼内出血，这些出血可能来自破裂的新生血管，其中可能发生的部位之一是后极部。视盘和视网膜的新生血管出血，聚积在视网膜表面和玻璃体后皮质之间，遮盖黄斑，导致视力下降。同其他部位的视网膜出血一样，其中大部分可自然吸收。但是，不少患者并不能从保守治疗中获益，并最终形成出血不吸收、黄斑脱离或黄斑前纤维增生。尽管这方面有关的资料还不够肯定，但很多视网膜医生认为，大量的、不吸收的出血，手术治疗是必要的。DRVS 已经着手进行有关的研究，最后结论还未定。

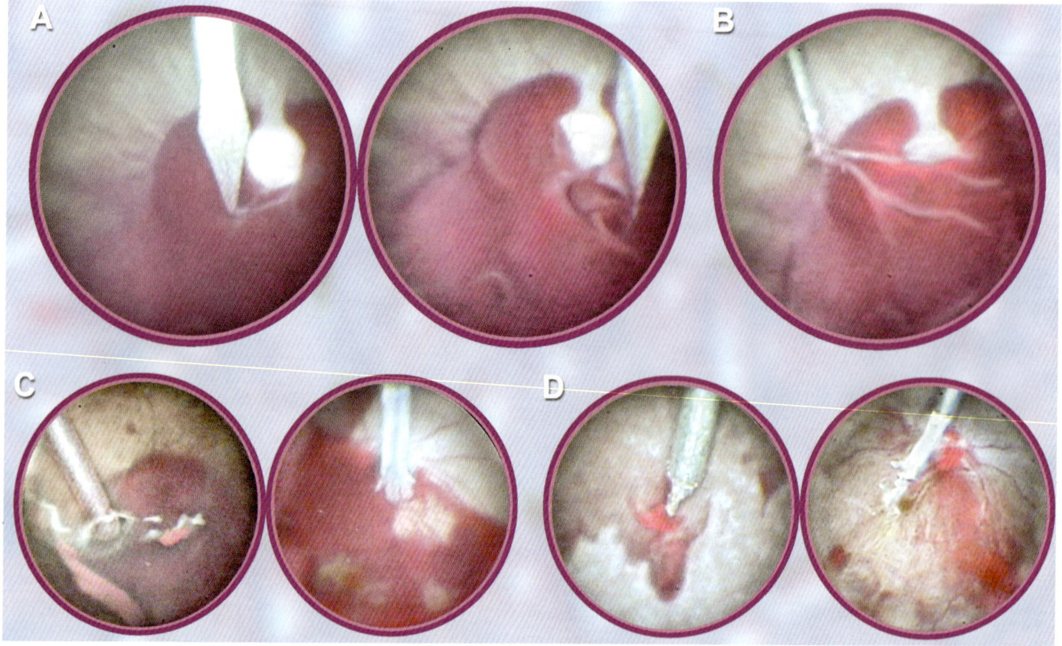

图18–2 内镜下玻璃体切除治疗视网膜前出血。A.在高放大倍数和小视野下切开出血最厚处玻璃体后皮质。B.将内镜移到更宽广视野处，更大范围地切开机化膜并将其切除。C.用玻切头或笛针吸出积血。D.根据需要行气–液交换、内透热以及眼内光凝。

手术方法简单，即完全或部分玻璃体切除，后一种方法可以看做是整膜分离的简单改进。借助玻璃体固有的前后牵引提起玻璃体后皮质，用巩膜穿刺刀或其他锐器切开玻璃体后皮质，切开部位最好在出血较厚处，以避免下方视网膜的意外损伤。然后术者可以用钩、铲、镊等游离后皮质，使其至少与黄斑部分离并尽可能向周边部分离，然后将其切除。视网膜前出血很容易被吸入玻切头或通过笛针排除。另一种方法是先在浓厚出血处刺开玻璃体后皮质，将玻切头或笛针插入玻璃体皮质下间隙，吸除出血。之后再用上述方法切除残余的玻璃体后膜。

尽管两种方法的内镜操作已有简述，值得提出的是单用内镜就能完成整个操作过程。通常，切开玻璃体后皮质需要在高放大倍数下较小的视野中进行，然后转到宽视野，分离和切除玻璃体皮质以及吸出积血（图 18-2）。不少情况下，手术中需要眼内透热凝固新生血管、气 - 液交换以及眼内光凝。尽管没有确切的统计学资料，个人经验表明，对大多数患者，在慢性视网膜改变未出现前，手术效果好，包括相当程度的视力恢复和保持视网膜长期稳定。

足量广泛视网膜光凝仍不能控制的严重增生性糖尿病性视网膜病变

个别增生性糖尿病性视网膜病变患者，尽管已经接受了广泛视网膜光凝，仍表现为进行性新生血管增生和纤维化。虽然病变在发展，患者却可以暂时保持较好的视力。DRVS 证实，这些患者单纯光凝效果不佳，但可能因去除玻璃体视网膜界面而受益。DRVS 的随访结果显示，玻璃体切除 4 年后，44% 的患眼可获得 0.5 或更好的视力，而保守治疗者，只有 28% 患者获得此视力 [1]。手术效果最明显的是严重纤维化和新生血管增生患者。

从技术上讲，此时需要应用玻璃体切除和各种膜切除技术，术中还要强调止血。不少患者眼内已有浓密新生血管，所以术中眼内透热以及提高灌注压成为手术的关键部分，甚至较处理常见的牵引性视网膜脱离的玻璃体手术更重要。虽然此时整膜分离有助于手术，术者必须清楚由此发生出血的危险性更高。

内镜的优势之一是有助于寻找手术显微镜下不能看到的、被未切除的视网膜前膜掩盖的出血部位。如果有出血发生而且不能通过透热控制，甚至找不到出血部位，气 - 液交换有助于止血。此时，内镜优于其他操作，不需要更换接触镜或手术器械就能迅速进行。一些复杂病例，术中可能需要反复应用气 - 液交换，以控制出血，内镜下操作就更方便。

内镜下光凝远周边视网膜，能有效减少这些眼的视网膜缺血。这种治疗同样适用于液体或气体填充眼，而且不需要像其他方法那样更换接触镜或其他器械，因而更简便、快捷（图 18-3）。

最后，在手术结束时，有时可见到一个或多个出血点持续渗血，而且常规处理难以完全奏效。硅油填充能有效地控制这些情况，减少了术后早期可能出现的问题。尽管一段时间后需要将硅油取出，但其有助于稳定视网膜，手术不顺利时更是如此。

糖尿病性牵引性黄斑脱离

当视盘和黄斑部的纤维血管增生时，通常沿玻璃体后皮质界面生长，继发性收缩导致牵引性黄斑脱离，或表现为无明显脱离，但有黄斑中心凹异位而导致的视力下降。此时，需要玻璃体手术，以解除牵引，重建正常的黄斑结构，最终通过成功的手术使患者恢复视功能。

对这类患者的手术，目前还没有公认的最好的技术方法；所以，应根据不同患者和眼部情况，从有关技术中选择合适的治疗方法。

与其他类型牵引性视网膜脱离不同，糖尿病性增生性视网膜病变，其视网膜通常较薄且容易撕裂。撕膜技术虽能有效地去除纤维膜，但有视网膜撕裂或严重出血的风险。如果没有明显的视网膜萎缩，此方法确实最有效。

也许最安全的方法是先完全切除玻璃体，解除前 - 后牵引。有时候，尽管在视盘和黄斑血管周围有纤维血管增生存在，但黄斑部却能变平。此时一部分术者选择在手术结束时于广泛视网膜光凝未治区域补充光凝。这样做的理由是：此时已达到恢复黄斑正

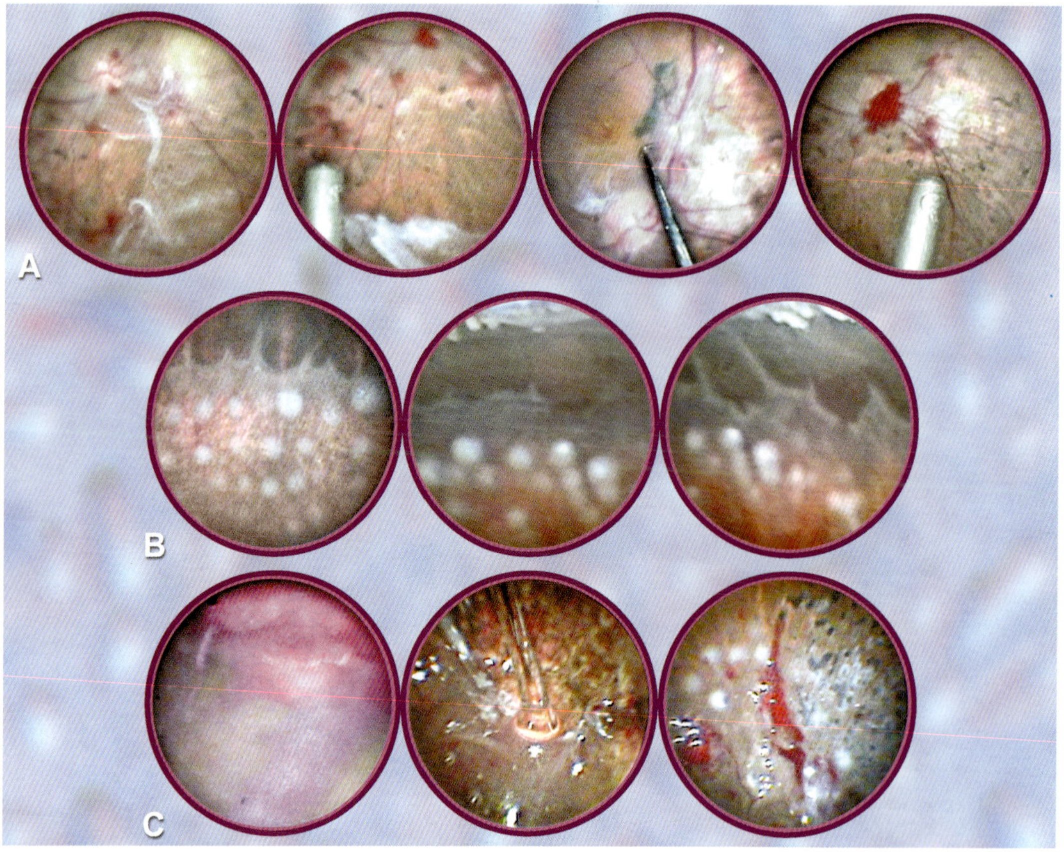

图18–3 内镜下玻璃体切除治疗对视网膜光凝无反应的严重增生性糖尿病性视网膜病变。A.严重增生性糖尿病性视网膜病变玻璃体切除和膜切除的内镜图像。B.内镜下眼内光凝远周边视网膜，更彻底地破坏（消融）缺血视网膜，理论上减少了导致持续的或进一步新生血管化刺激。C.尽管用通常方法处理，仍有来自活动性新生血管膜或损伤血管的持续渗血。硅油填充常能有效地控制这些情况。

常结构的目的。另一部分术者则认为，残留的纤维或血管组织可能成为将来再增生的根源，因而，建议通过膜分割、膜分层或整膜剥离将其去除（图 18–4）。虽然这样确实可以更“彻底”地处理视网膜病变，但也有可能导致严重的并发症，甚至导致手术失败。还有不一致的观点是，一些术者强烈主张膜分割时从后向前（“由内向外”）进行，另一些则采用从前向后（“由外向内”）进行。

同样，眼内器械的选择方面也存在争议。一些人只喜欢用剪或玻切头分离，另一些则用钩、刀、针或膜镊等。出现这类争议时，很明显还没有一个正确的答案。可以肯定的是，有不少患者，在解除前－后牵引之后，尽管沿血管弓还有纤维膜存在，黄斑部视网膜却可以复位；但长时间后，其中部分患眼因膜继续收缩造成黄斑变形。相反，如果已给予足够的视网膜光凝来根治活动性新生血管，治疗简单，相当有效，风险也较小。对那些在较长时间内视力恢复无望的患者，也许需要更积极的治疗，这种方法尤其有用。

假如有其他情况发生，如前－后牵引解除后，黄斑或周边视网膜仍有牵引性脱离存在，膜剥离是必要的。这时同样存在着前面提及的问题，即用膜分割技术行膜切除时能否从后向前进行？有没有人选择从前向后进行整膜剥离？用什么器械？切除多少膜？对这些问题的回答完全依赖于术者的技术和经验以及眼部情况，但是，只有术者掌握所有这些方法和操作后才能应对眼的各种特殊解剖变异。局限于一种方法或

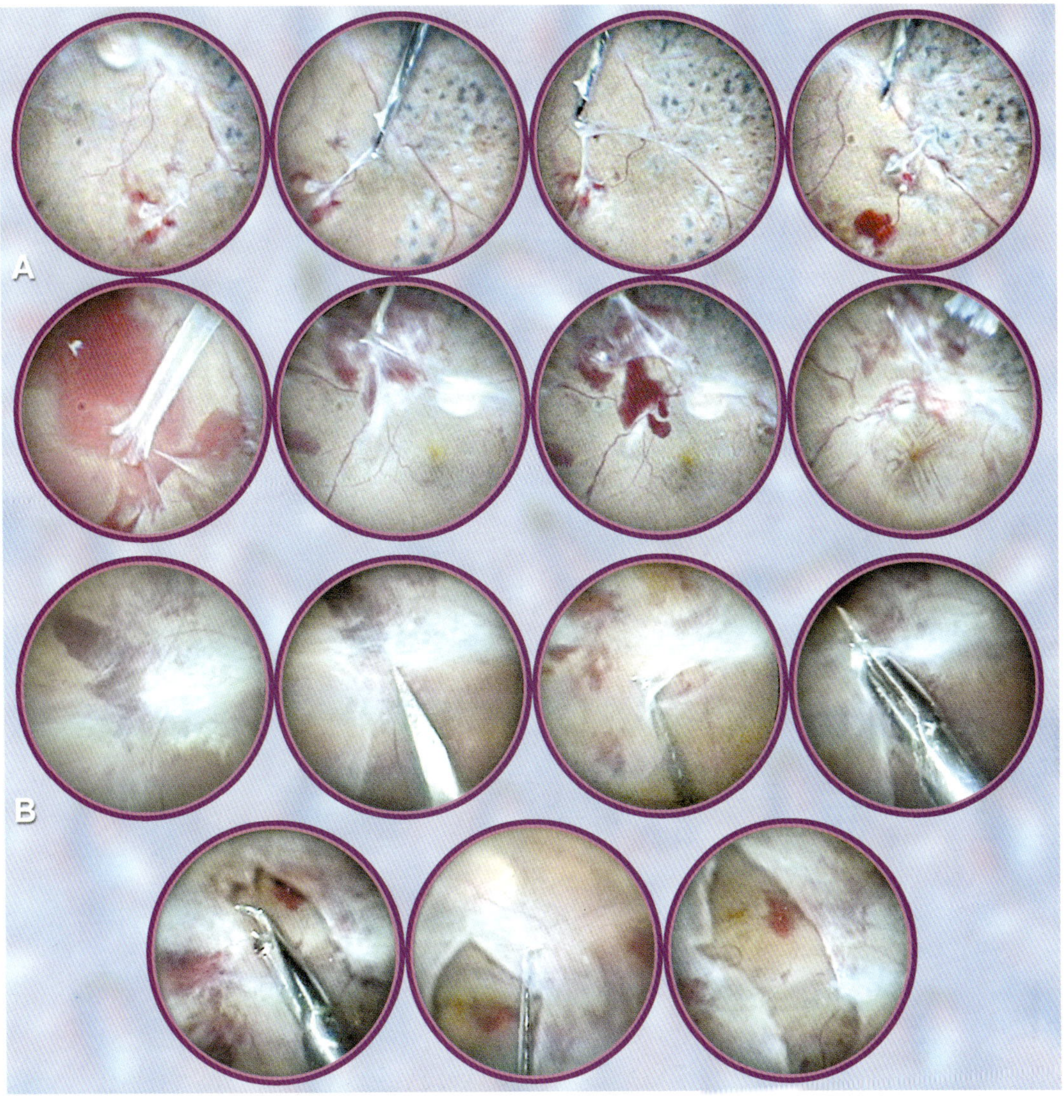

图18-4 内镜下玻璃体切除术在牵引性视网膜脱离中的应用。A.整膜剥离图像。B.膜分割图像。

一类器械将限制术者在情况多变时的选择余地。

就我本人，在开始玻璃体切除之前，我通常试图进行整膜剥离。如果一切进行顺利，则按计划实施。如果手术不顺利或者玻璃体后皮质与视网膜粘连太牢固以致需行广泛膜分层，则改用玻切头彻底去除前－后牵引并观察黄斑变化。如果变平，则结束手术；不平的话，用垂直剪分割，直至黄班牵引解除。最后进行膜切除的部位是视盘鼻侧。除非有广泛的视网膜脱离，否则，在此部位过分行膜切除是不谨慎的。因为本来成功的手术，可能因紧靠视盘鼻侧的医源性视网膜裂孔而失败。而且，即使彻底切除所有的纤维膜，对患者的最终视功能也起不到作用。

还是我个人的经验，如果黄斑变平而且又进行了足够的光凝，即使黄斑外相当多的纤维血管组织残留，也不影响手术的长期效果。然而，我猜想很多知识渊博和有经验的玻璃体切除医生不同意此观点。

在这种情况下，内镜的价值也许在有眼内并发症发生时才能显现。任何用于膜切除的器械操作都有可能造成视网膜或视网膜血管撕裂，这些都需要合理处置，否则将致手术失败。

至于医源性视网膜裂孔，应用内镜非常有助于发现裂孔。裂孔隐藏在部分切除的机化膜之下时，更是如此（图 18–5）。这种病变，也许不能在手术显微镜下发现，但相对近距离的内镜图像很容易显示病变全貌。处理原则也非常明确，但操作起来却相当困难。首先要解除裂孔处所有牵引，然后才可容易通过气－液交换展平视网膜，光凝裂孔边缘。遗憾的是，一些裂孔发生在坚韧的或很大的机化膜附近，操作起来非常困难。最终往往需要视网膜切除才能使视网膜裂孔边缘平复，然后行激光治疗。如果裂孔所在部位不适合上述操作，唯一的变通方法是用接近融合光凝或涂绘技术围绕病灶行重度视网膜光凝，使视网膜脱离区局限。术终的气体或硅油填充有时有利于此处视网膜复位。

膜切除中，血管撕裂是很常见的并发症。内镜的价值同样是有助于发现确切的出血部位，出血部位隐藏在膜边缘下时，更是如此。一旦发现出血部位，可通过提高灌注压、气－液交换、眼内器械直接压迫、内透热、眼内光凝、灌注液中加凝血酶等方法单独或联合应用进行处理（图 18–6）。

最后，在气－液交换后，虽然看来所有的玻璃体和机化膜已被切除，也没有视网膜挛缩的表现，却仍可能有局部视网膜未平复。这时要记住，内镜能够提供与手术显微镜下不同的角度用来观察玻璃体，寻找有粘连的玻璃体纤维。通常可以在视网膜表面发现一些长的玻璃体“条索”限制视网膜活动。一旦切除，可以看到视网膜变平，可以进行光凝以及其他治疗。

最终约 80% 的牵引性黄斑脱离可以获得较好的解剖学复位，约 70% 的手术眼可获得 0.025 或更好的视力。

牵引性合并孔源性视网膜脱离

有时，浓缩的玻璃体在视网膜表面，尤其是在纤维血管增生中心附近形成严重的牵引，以致在该处产生视网膜裂孔并最终导致有孔源性因素参与的牵引性视网膜脱离。视网膜裂孔可以很局限，也可很大，甚至延伸到视网膜的周边部。

为避免混淆，需要明白的是，在牵引性和孔源性

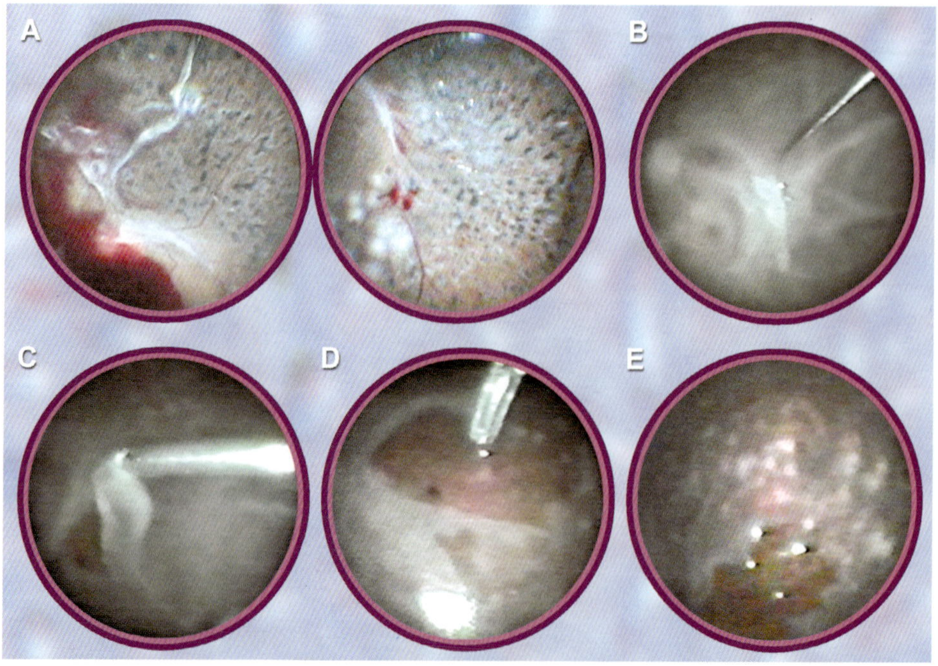

图18–5 内镜下玻璃体切除术在牵引性视网膜脱离中的应用。A.出血隐藏在部分切除的机化膜下的图像。B.环形视网膜切除治疗难以分离的致密纤维增生。C.玻切头切除视网膜。D.视网膜下液体内引流，视网膜平复。E.气体和硅油填充所见。

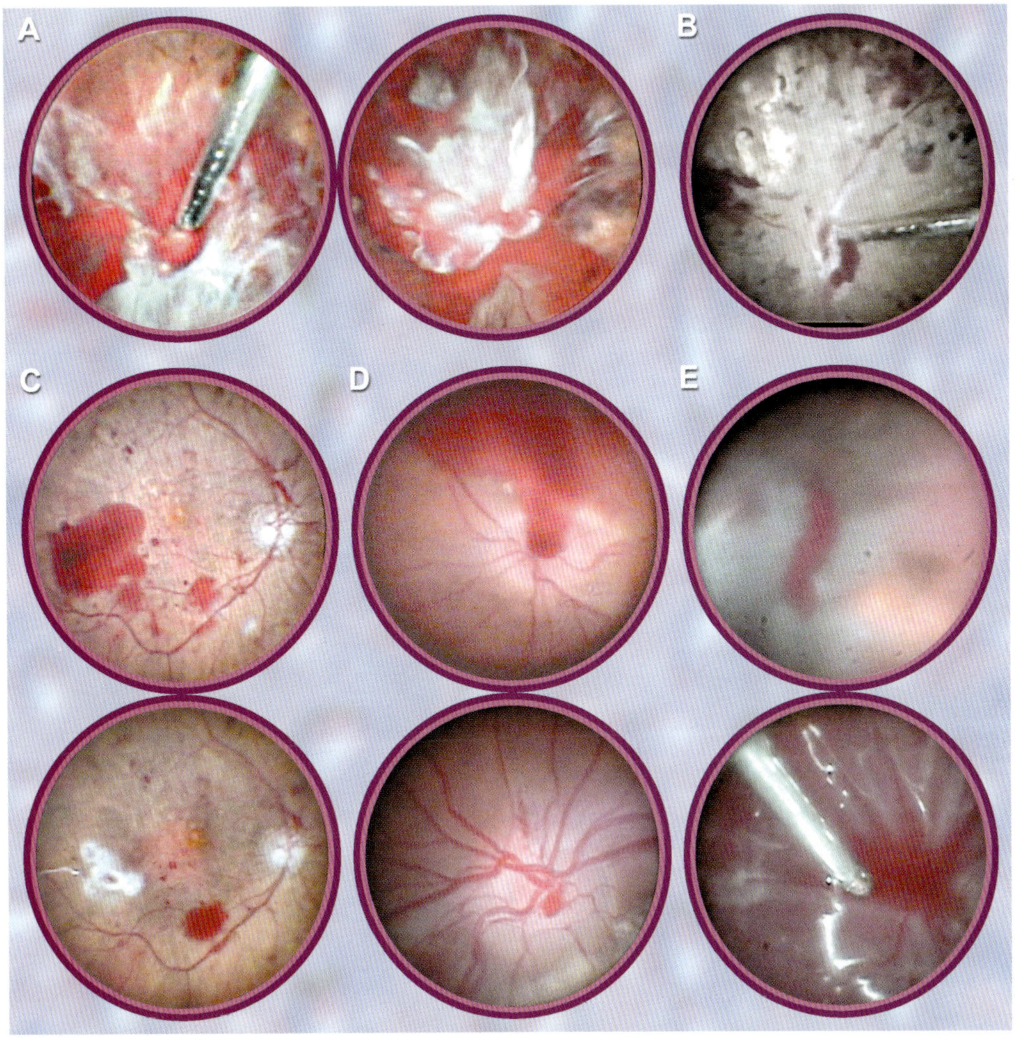

图18–6　膜切除时撕裂视网膜血管引起的出血。A.用器械(玻切头)直接压迫表面的表现，压迫中(左)和压迫后(右)。出血前(顶部)和出血后(底部)。B.眼内透热。C.眼内光凝。D.提高平衡盐溶液灌注压：出血前(顶部)和出血后(底部)。E.气–液交换。

视网膜脱离，不论脱离是否波及黄斑，都是手术的适应证。同单纯孔源性视网膜脱离一样，在黄斑未脱离之前，如能成功修复脱离，其愈后较好。

对这种视网膜脱离，可看做合并医源性裂孔的牵引性视网膜脱离处理。必须完全切除玻璃体，更重要的是彻底切除视网膜裂孔处任何纤维膜，以使裂孔处及其周围的视网膜相对游离和活动。此时，整膜剥离或膜分层是常用的方法。膜分割往往不能彻底去除残留的机化膜对裂孔的牵引，裂孔不易封闭。当然，如裂孔周围的膜能够充分地被分割，使气–液交换及眼内光凝得以进行，也可采用膜分割治疗。

内镜检查有助于发现不易在手术显微镜下发现的视网膜裂孔。这些裂孔通常小而圆，常出现在纤维膜中心处，但有的隐藏在膜的边缘下，从近或中等距离内镜图像上容易发现，进行治疗。

一旦发现裂孔和机化膜，就可利用以前所述的牵引性视网膜脱离玻璃体切除原则进行治疗（图18–7）。

巩膜扣带术也可以考虑应用于孔源性视网膜脱离，但在此罕有需要。一旦裂孔处视网膜与玻璃体和

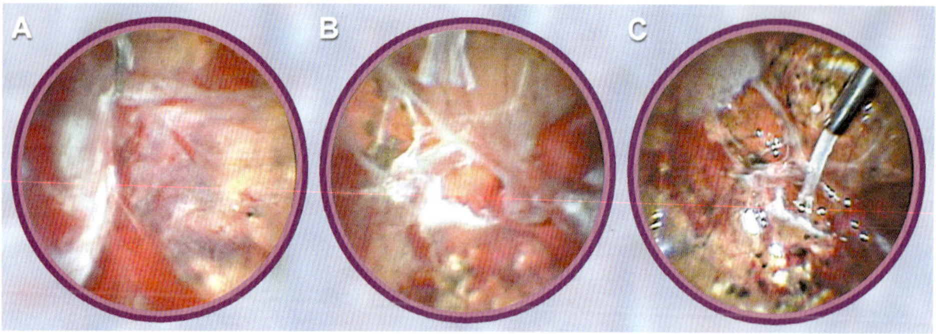

图18–7 内镜下玻璃体切除术在牵引性和孔源性视网膜脱离中的应用。A.裂孔通常较小而且在近膜中心处。B.所有裂孔附近的纤维血管组织通过适当的膜切除技术切除。C.气体或硅油填充和激光粘连术。

机化膜游离，气体充填和光凝足以使视网膜平复并形成持久粘连。

前段玻璃体纤维血管增生

前段玻璃体纤维血管增生不常见，但危害严重。纤维增生血管化开始于周边视网膜并向前扩展，沿着睫状体增生，最终波及后部虹膜或晶状体囊。这种病变多发生于因高度缺血而行玻璃体切除的眼（通常为了牵引性视网膜脱离），而且可能曾经行广泛视网膜光凝而无反应，新生血管不能被控制。文献报道中也有过去没有行玻璃体切除的病例。作者也见过几例成功的白内障联合人工晶状体术后患者。最早的临床表现为远周边视网膜新生血管，裂隙灯显微镜检查可以看到血管向玻璃体前界面或晶状体后囊表面蔓延。随着病变的发展，有前段玻璃体积血或更明显的纤维增生发生，最终导致前部视网膜和睫状体脱离。这些前段病变影响眼后段观察，严重者增生向后蔓延，以至于最后眼内充满“茂盛”的纤维血管膜。

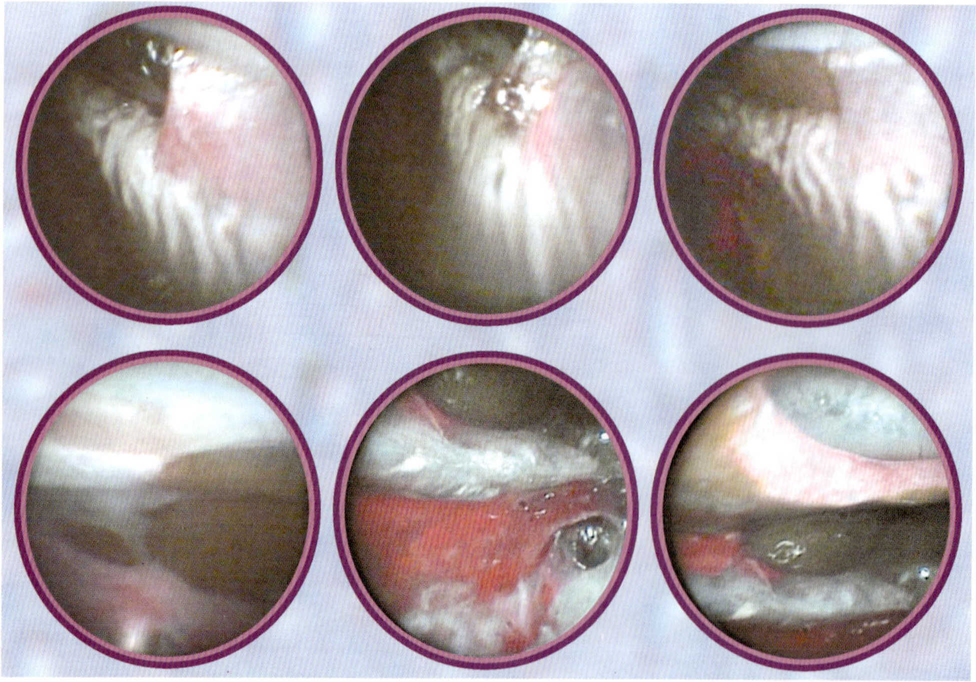

图18–8 前玻璃体纤维血管增生的内镜所见。

总的来说，此类患者的预后都很差。手术治疗通常是最后的努力。早期手术也许有所帮助，包括全玻璃体切除、前部机化膜切除、广泛的包括全周边部的视网膜光凝。由于眼前段改变影响显微镜下眼后段观察，会遗漏很多病变，而内镜技术则非常有用（图18–8）。另外，治疗的关键是行广泛及周边部眼内光凝，这时，激光内镜技术是理想的选择。

表 18–1 发现早期虹膜新生血管化的最好方法

- 持怀疑态度并不厌其烦地寻找虹膜新生血管
- 尤其注意检查瞳孔边缘，这里通常是虹膜新生血管化的开始部位
- 裂隙灯显微镜检查时用高放大倍数和强光照明
- 如果第一眼没有看到任何新生血管，用比其他常规检查长一点的时间集中观察瞳孔边缘或房角

虹膜新生血管化伴屈光间质浑浊

如前所述，虹膜新生血管化是一种严重的问题，需要眼科医生认真对待，不可轻视。要在虹膜或前房角发生纤维血管，严重的眼缺血是必要条件。要控制新生血管需要及时和细心观察（表 18–1）。

一旦发现虹膜新生血管，就需要行重度广泛视网膜光凝。广泛视网膜光凝通常可以有效地预防新生血管性青光眼及其并发症。但假如患者有白内障、角膜浑浊、前房积血或前段其他改变，影响常规方法的眼内观察和激光传递，或者因玻璃体积血看不清视网膜，这些该如何处理？

选择是清楚的，即需要行玻璃体切除以利于全视网膜光凝。此时，内镜技术是最好的方法，理由如下：首先，对这样的患者，不主张行晶状体切除，因为晶状体切除不仅不能使虹膜新生血管退缩，反而加快其发展。手术显微镜观察可能已经不够，任何明显的眼前段浑浊使眼内光凝也难以进行。相反，即使有晶状体浑浊或角膜完全浑浊，激光内镜也可以很容易地从后极部到周边部进行完全、重度、广泛的视网膜光凝。这同样适用于玻璃体积血。在内镜下，玻璃体切除之后进一步广泛视网膜光凝可以有效控制病情（图18–9）。通常情况下，这些问题同时存在，用常规方法很难进行足量的视网膜光凝。

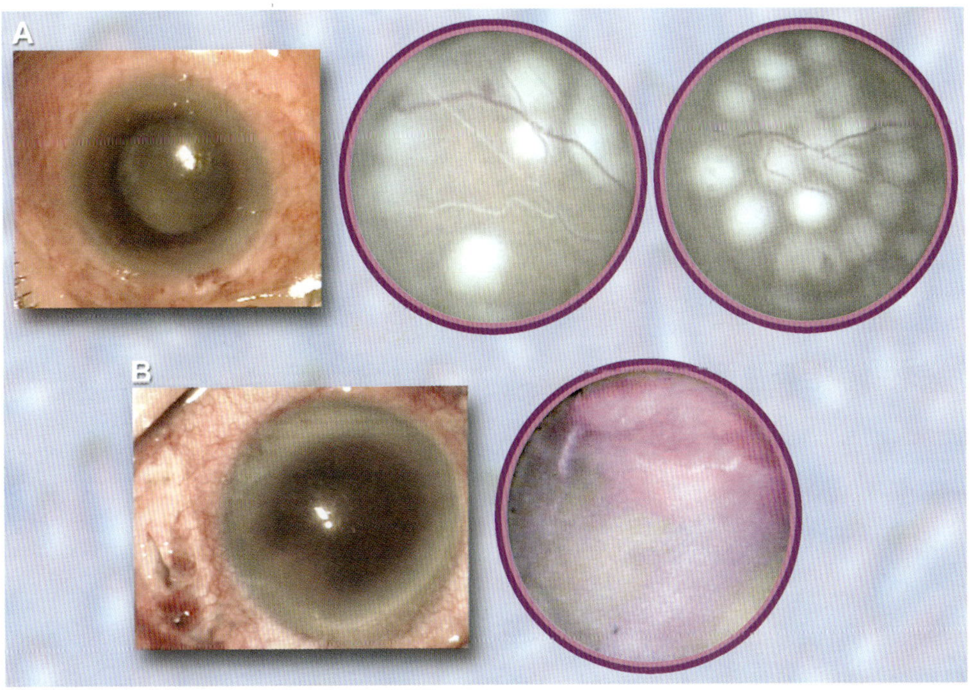

图18–9 内镜下玻璃体切除和眼内光凝治疗虹膜新生血管化。A.致密白内障存在下广泛光凝视网膜，保留晶状体以维持前–后屏障，减少血管生长物质扩散。B.前房积血、白内障以及玻璃体积血妨碍常规的视网膜光凝。内镜下玻璃体切除和眼内光凝避开了这些问题。

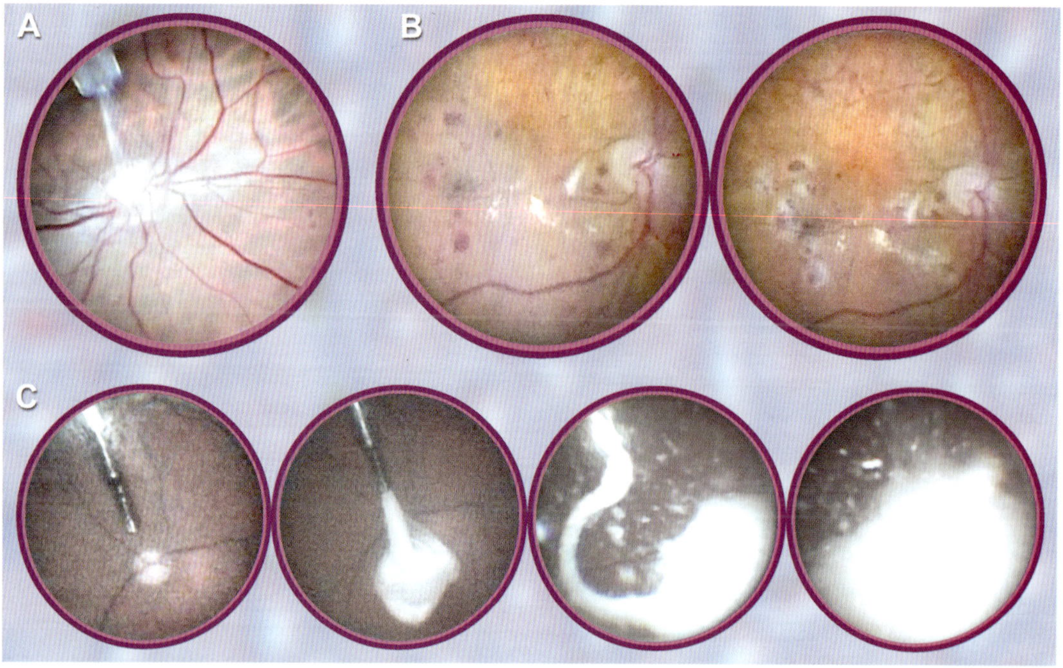

图18–10 内镜下去除玻璃体后皮质治疗难治性黄斑水肿。A.内镜下监视玻璃体后皮质切除。B.内镜下眼内光凝。C.眼内注射曲安奈德。

最后，如果已有新生血管性青光眼存在，在完成眼后段手术后，只要术者需要，不管晶状体如何，可以在任何眼中行内镜睫状体光凝。这些技术已被广泛讨论。从安全性和有效性讲，内镜下视网膜光凝联合睫状体光凝优于其他手术。熟练这些技术的医生，就不再需要残忍且破坏性强的手术，如广泛视网膜冷冻或睫状体冷冻，或侵入和破坏性更强的青光眼阀植入术。

与牵引相关的糖尿病性渗出性黄斑病变

一些糖尿病性渗出性黄斑病变患者，玻璃体后皮质呈增厚和紧张的外观，局部光凝效果不好，视力下降明显。有关资料收集比较困难，但有时可通过眼相干断层扫描显示。这些眼似乎已经失去了治疗的价值，但有时玻璃体切除并清除玻璃体后皮质可有效地促进黄斑水肿和渗出的吸收。这种解剖改变通常伴随明显的视力提高。手术方法简单，即玻璃体切除之后，用钩或镊剥离后皮质。对患者来说，最大的危险可能是不能从手术中受益。应用内镜便于发现手术显微镜下不易发现的膜边缘和残留的玻璃体，也可在内镜下对黄斑或黄斑旁渗漏区行局部光凝。眼内注射曲安奈德，有时可明显促进吸收，改善视功能（图 18–10）。

（金学民　译）

参考文献

1 Diabetic Retinopathy Vitrectomy Study Research Group. Early vitrectomy for severe vitreous hemorrhage in diabetic retinopathy.Diabetic Retinopathy Vitrectomy Study Report 2. *Arch Ophthalmology*,1985,103:1 644~1 651

19

内镜下玻璃体切除治疗其他视网膜病变

视网膜分支静脉阻塞引起的增生性视网膜病变

玻璃体切除治疗玻璃体积血，手术前不知道病因的情况并不少见。一旦积血被清除，则显示其原因是视网膜分支静脉阻塞引起的视网膜纤维血管增生。眼内新生血管化的发病机制同糖尿病性视网膜病变一样，即毛细血管无灌注，这种毛细血管无灌注多为象限性，而糖尿病性视网膜病变的无灌注更广泛。

治疗原则也是一样的。用玻切头切除玻璃体积血后，寻找新生血管灶，新生血管灶可以包含牵引成分。通常，这些新生血管发生在病变象限或缺血半球的近周边部。内镜下，可以很方便地沿血管由后极部向锯齿缘寻找，而且不需要像显微镜下操作时更换透镜或其他器械。一旦发现牵引，可用玻切头切除任何前－后牵引成分。通常情况下，不需要复杂的膜切除。解决问题的关键是光凝破坏病变区视网膜，这些通常可以在手术中完成。考虑到视网膜新生血管通常在灌注和无灌注区的边界出现，只需要行阶段性广泛视网膜光凝。先在接近视网膜新生血管的部位做两排光凝，然后向更远处进行，如果可能，光凝到锯齿缘（图19-1）。

例如，玻璃体积血被清除后发现颞下象限视网膜分支静脉阻塞，视网膜中周边部新生血管膜形成，新生血管膜位于中周边部。此象限的光凝方法是：先在血管膜近后极方向做几排光凝，然后尽可能远地向周边部延伸。不必光凝更接近后极处或其他象限视网膜。这样处理对这种疾病非常有效，治疗的原则是使所有的新生血管退缩。

不同于其他一些缺血性视网膜疾病的视网膜新生血管，视网膜分支静脉阻塞的视网膜新生血管对光凝反应敏感，轻、中度光凝已经足够。而要逆转其他疾病中新生血管膜的病理过程，需要做重度视网膜光凝。最后，如果术中光凝不充分，术后在裂隙灯显微镜下很容易进行补充治疗。大部分视网膜分支静脉阻塞患者的治疗效果都比较好，表现为病变吸收、视功能改善，且无需进一步的治疗就能维持稳定效果。

这种情况下，内镜的优点是便于发现常规显微镜下不能被发现的周边新生血管和进行远周边视网膜光凝，这些都是此病治疗的关键。如果诊断明确，内镜下处理既简单又有效。

周边部增生性视网膜病变

很多疾病都可产生大片无灌注的缺血性视网膜，并最终导致纤维血管增生和有关的并发症。其中与糖尿病性眼部病变不同的疾病中，镰刀细胞型视网膜病变、Eales 病，以及周边增生性视网膜病变是最常见的。实际上，这些病变所引起的视网膜缺血更局限，尽管

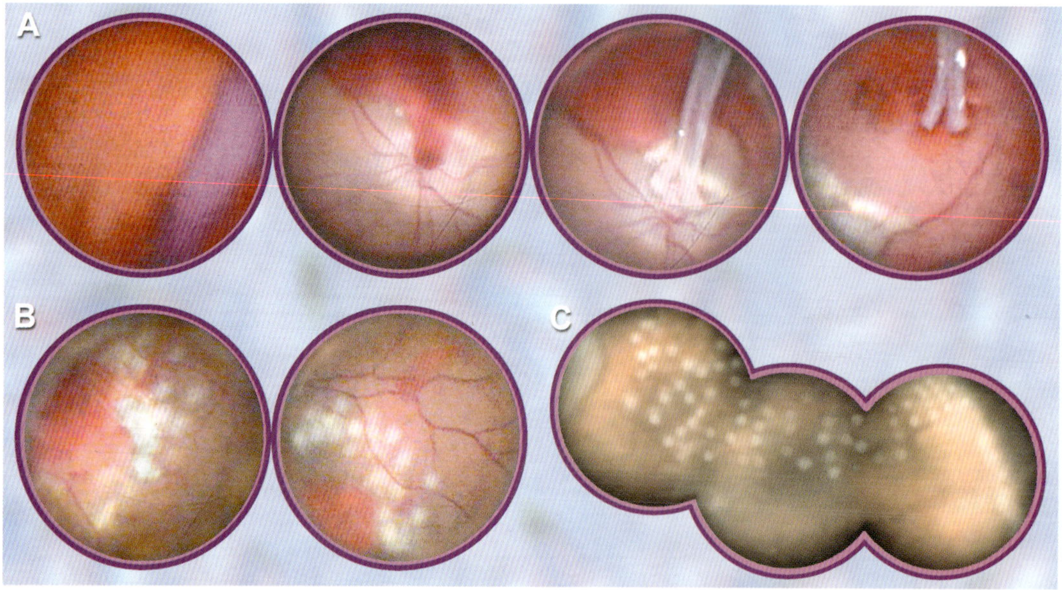

图19-1　内镜下玻璃体切除在视网膜分支静脉阻塞中的应用。A.玻璃体切除清除玻璃体积血。B.内镜检查发现中周边视网膜新生血管并行视网膜光凝。C.另一病例。切除所有牵引因素后，行阶段性广泛视网膜光凝。

治疗原则一样，但其治疗范围也不及糖尿病性视网膜病变那么广泛。事实上，其治疗更似视网膜分支静脉阻塞，进行玻璃体切除清除眼内积血和前－后牵引。寻找纤维血管增生处，内镜下眼内光凝缺血区。可以为环形周边部360°光凝，或者更局限（图19-2）。内镜技术提供了最有用的寻找周边部新生血管以及有效传导激光的方法，这也是解决问题并使疾病保持长期稳定的关键因素。事实上，如果任其发展，这些疾病的最终结局很多为失明，而通过内镜技术则很容易治疗，并且增加了恢复很好视力的可能性。

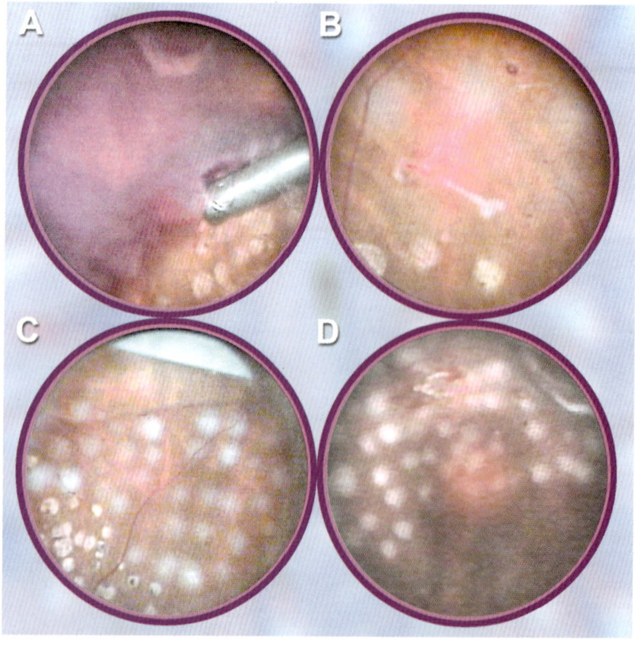

图19-2　内镜下玻璃体切除在周边部增生性视网膜病变的应用。A.治疗原则同视网膜分支静脉阻塞一样。在这例Eales病中，玻璃体切除以去除玻璃体积血和前-后牵引。B.内镜下沿血管弓由后向前寻找增生部位。C.内镜下沿周边部行环形散在周边视网膜光凝。D.镰刀细胞型视网膜病变，行周边部环形广泛视网膜光凝。

渗出性黄斑病变

在玻璃体切除治疗其他疾病时，术者偶尔可能会意外发现有黄斑异常存在，表现为局限性或弥散性黄斑渗出。此时存在治疗的机会，不可忽视。我们都熟悉裂隙灯激光传递系统治疗此病的方法，因此，此时的治疗也比较容易进行。例如，如果玻璃体切除治疗糖尿病性玻璃体积血或牵引性脱离，一旦屈光间质变透明或视网膜脱离复位，原先存在的活动性黄斑病变合并的水肿和渗出则显示出来。如前所述，局部眼内光凝非常有助于黄斑水肿和渗出吸收，并且增加了视力恢复的可能性。

大家都知道，尤其是糖尿病眼，其黄斑水肿和渗出引起的永久性视力丧失远较增生性疾病常见。也许有人认为黄斑病变可以在术后进行治疗，因此术者没必要非得在术中治疗。但是，正如眼内光凝治疗增生性疾病一样，由于手术后的一些改变可能影响手术后及时治疗，因此手术中治疗的眼术后恢复更好。在我们的糖尿病玻璃体切除例子中，如果医生选择手术后治疗黄斑病变，但手术后出现了玻璃体积血，则失去了恰当治疗的机会。在这个问题上可能有很多变化，但问题的关键是，如果玻璃体切除中发现明显的活动性黄斑渗漏，就应考虑治疗（图 19–3）。

在此条件下，内镜显得尤其有用。因为当很多此类器械在距视网膜 1 ~ 2 mm 时，内镜的放大倍数高，对微血管瘤或其他病变的分辨率好，并能同时进行光凝治疗。这些是常规手术难以实现的（图 19–4）。

玻璃体内注射曲安奈德已引起广泛关注，其主要目的是减少很多疾病引起的黄斑水肿，包括糖尿病性视网膜病变，视网膜分支或中央静脉阻塞，以及黄斑变性 [1 ~ 5]。尽管其操作相当简单而且一些患者有明显的视力恢复，但其长期效果还有待观察（图 19–5）。

玻璃体切除治疗非糖尿病性玻璃体积血时可以发现许多手术中可以处理的疾病，其中最常见的可能就是视网膜分支静脉阻塞。视网膜分支静脉阻塞增生方面的治疗已有所述，那么如何治疗其渗出性改变呢？与已描述的糖尿病性黄斑病变的治疗理由相同，可以在玻璃体切除术中实施格子状或局部眼内光凝。这样，在患者术后恢复的同时，黄斑部病变也在恢复之中。

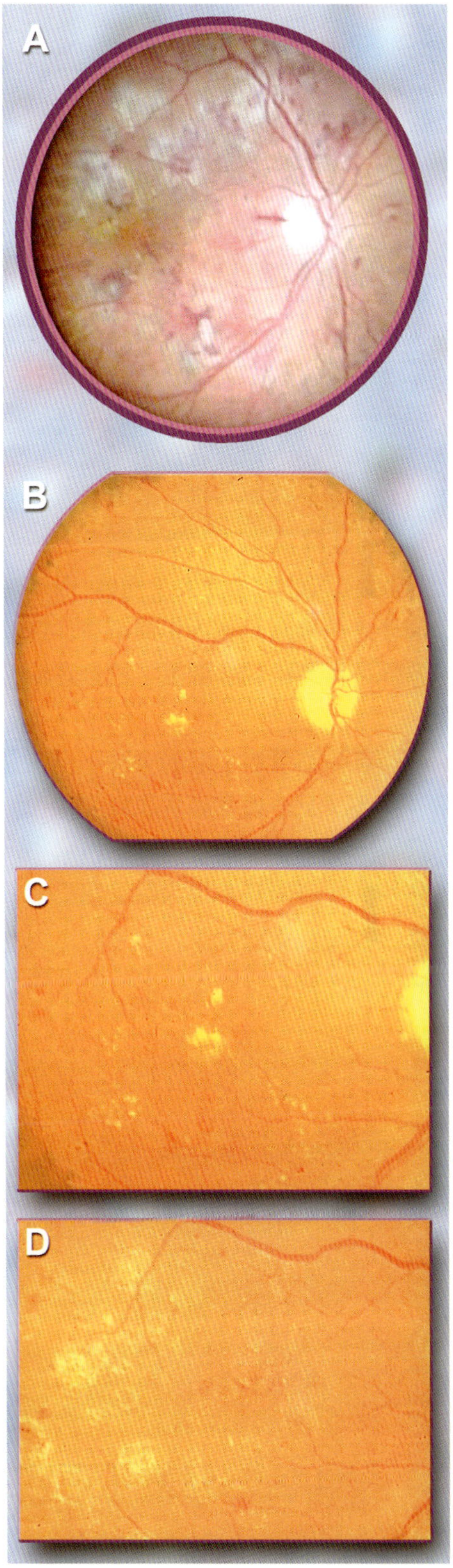

图19–3 内镜下局限性眼内光凝治疗糖尿病性黄斑水肿。A. 慢性黄斑渗出继发玻璃体积血以及黄斑外牵引性视网膜脱离。在玻璃体切除治疗玻璃体积血和视网膜脱离的同时，对黄斑部进行了局部治疗。B. 玻璃体切除治疗继发性玻璃体积血，修复视网膜脱离。C. 术中应用黄斑部光凝。D. 治疗后3个月，黄斑部无水肿，大部分脂性渗出吸收。

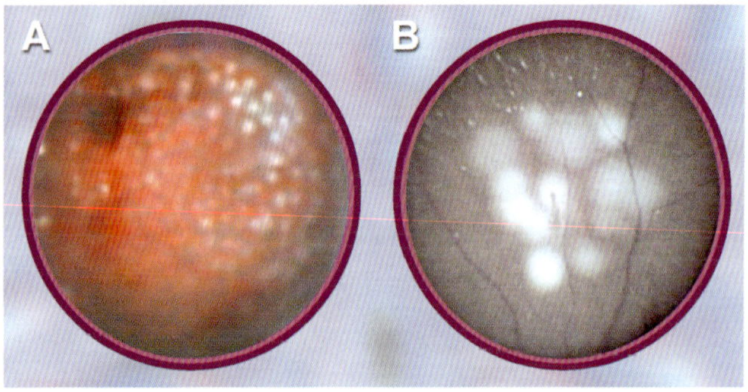

图19-4 局限性内镜下眼内光凝。A.玻璃体切除时发现视网膜分支静脉阻塞引起的黄斑水肿。手术中进行格栅状光凝。B.局限性光凝治疗视网膜分支静脉阻塞引起的小范围视网膜新生血管。

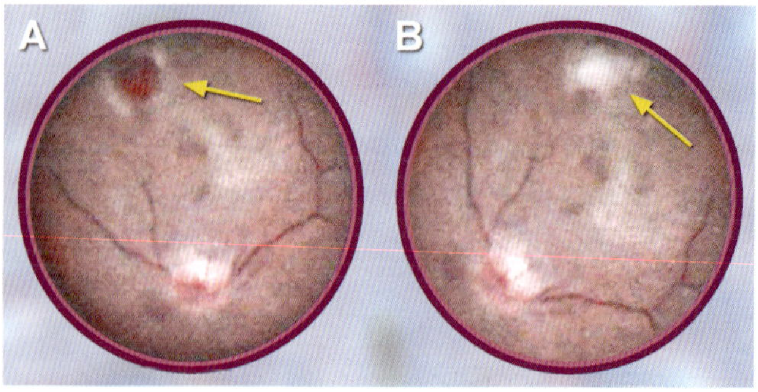

图19-6 A.玻璃体切除中发现视网膜大动脉瘤。B.手术中进行局部治疗。

视网膜大动脉瘤破裂有时也可引起难以吸收的玻璃体积血，需要手术治疗。发现动脉瘤后，可在内镜的高放大倍数和高分辨率下进行准确的激光治疗（图19-6）。先在病灶周围做一圈激光斑，之后再在瘤体上行轻度光凝，光斑的大小要大于瘤体，因过强的“小”光斑导致瘤体意外破裂是很不幸的事情。过度的光凝也可能导致瘤体远端的动脉阻塞，这些在治疗中要尽可能避免。

视网膜下新生血管膜引起的黄斑下出血进入玻璃体腔的情况并不少见。通常患者表现为不明原因的玻璃体积血，只有积血被清除后才弄明白真相。有些病灶，玻璃体切除中可能还表现为活动性出血，因此术中光凝有助于控制疾病的发展。理想的组织效应是对全部视网膜下新生血管膜区进行中、重度融合光凝。

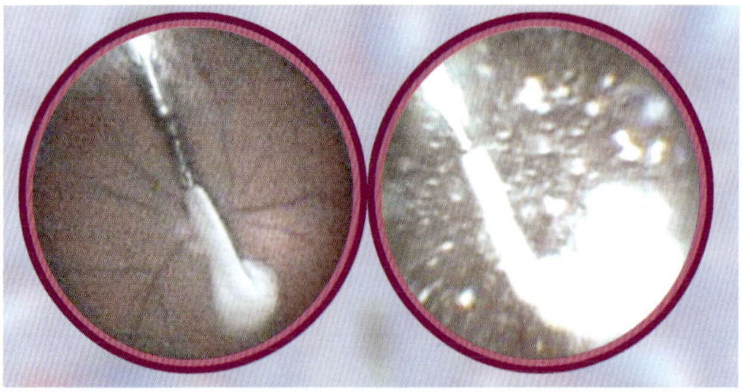

图19-5 玻璃体内注射曲安奈德治疗黄斑水肿。

当然，在玻璃体切除过程中，还有很多其他可能会碰到的黄斑渗出未被提到，对其治疗方法和治疗效果进行报道将使我们共同受益。

（金学民　译）

参考文献

1 Branch Retinal Vein Occlusion Study Group. Argon laser scatter photocoagulation for prevention of neovascularization and vitreous hemorrhage in branch vein occlusion. *Arch Ophthalmol*,1986,104:34~41

2 Jonas JB, Sofker A. Intraocular injection of crystalline cortisone as adjunctive treatment of diabetic macular edema. *Am J Ophthalmol*,2001,132:425~427

3 Danis RP, Ciulla TA, Pratt LM, Anliker W. Intravitreal triamcinolone acetonide in exudative age-related macular degeneration. *Retina*,2000,20:244~250

4 Ip MS, Kumar KS. Intravitreous triamcinolone acetonide as treatment for macular edema from central retinal vein occlusion. *Arch Ophthalmol*,2002,120:1 217~1 219

5 Martidis A, Duker JS,Greenberg PB, et al. Intravitreal triamcinolone for refractory diabetic macular edema. *Ophthalmology*,2002,109:920~927

20

内镜下玻璃体切除治疗视网膜脱离

孔源性视网膜脱离

眼科内镜另一引人注意的应用是孔源性视网膜脱离的治疗。尽管巩膜扣带术是治疗孔源性视网膜脱离的主要方法，有时也需要玻璃体切除术，此时内镜的价值就显现出来。

玻璃体切除在复杂视网膜脱离中的应用已告诉我们，解除视网膜牵引、激光或冷凝增加视网膜粘连以及气体填充能使视网膜复位。过去，技术和手术经验不足否定了玻璃体切除的价值；现在却截然不同了，术者可以在这两种方法中选择，特别是对人工晶状体眼。

内镜技术从以下几个方面简化了玻璃体切除治疗孔源性视网膜脱离的方法(图 20–1 至图 20–3)。首先，假设视网膜脱离最终复位并获得一定功能，去除眼内积血、碎屑和浑浊，可以使患者获得更清晰的视力。第二，利用内镜技术便于寻找视网膜裂孔，省去了间接检眼镜的应用。在晶状体后囊浑浊时，这种方法对观察周边视网膜更有帮助，即使远周边部很小的视网膜裂孔也容易在内镜下发现，并可同时进行有效的视网膜光凝。第三，在内镜指导下，可以快捷地进行气－液交换，内引流视网膜下液体，大多数情况下可以使视网膜复位。这显然较外引流更安全，更容易控制，引流更彻底。第四，在气体填充眼，视网膜复位，眼内光凝操作相当简单和有效。光凝造成的损伤小于经巩膜冷凝术，减少了增生性玻璃体视网膜病变被激发的危险，而且无须更换器械。第五，和巩膜扣带，尤其是环扎术相比，术后患者的不适感较轻。最后，再次行视网膜脱离手术时，其造成的眼损伤也比重复做巩膜扣带术轻。

巨大视网膜裂孔和脱离

全氟化碳液的应用使以前很难处理的问题简单了很多。首先进行玻璃体切除，应特别注意视网膜裂孔的边缘（图 20–4）。必须将其从所有的牵引中游离出来。内镜对此有重要的价值，特别是当裂孔很大时，

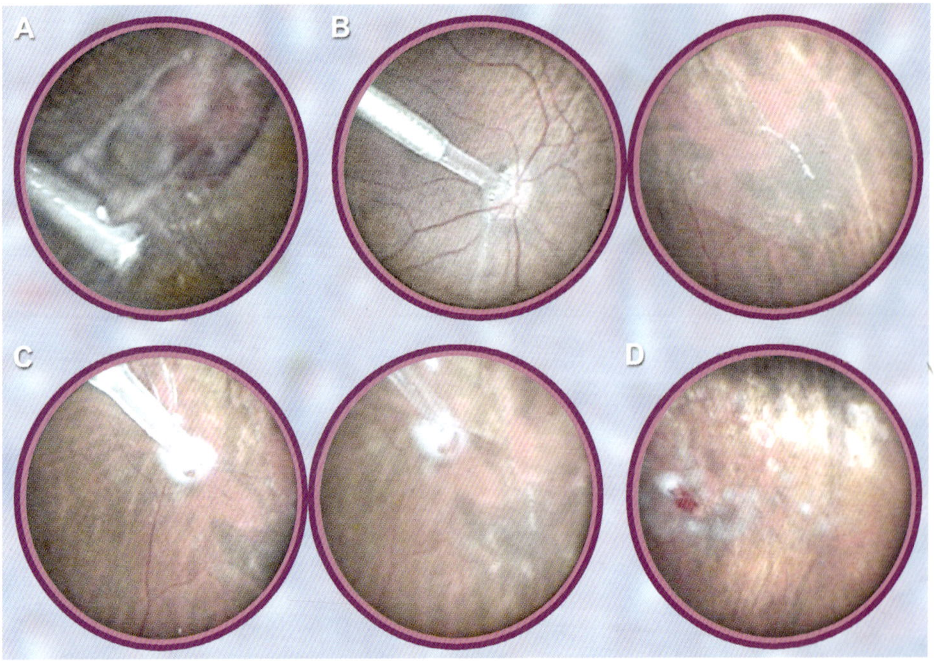

图20-1 内镜下玻璃体切除治疗孔源性视网膜脱离。A.切除玻璃体。B.寻找视网膜裂孔。C.视网膜球形脱离状态下气-液交换(左)，通过原先存在的裂孔或视网膜切开内引流视网膜下液体(右)。D.内镜下眼内光凝。

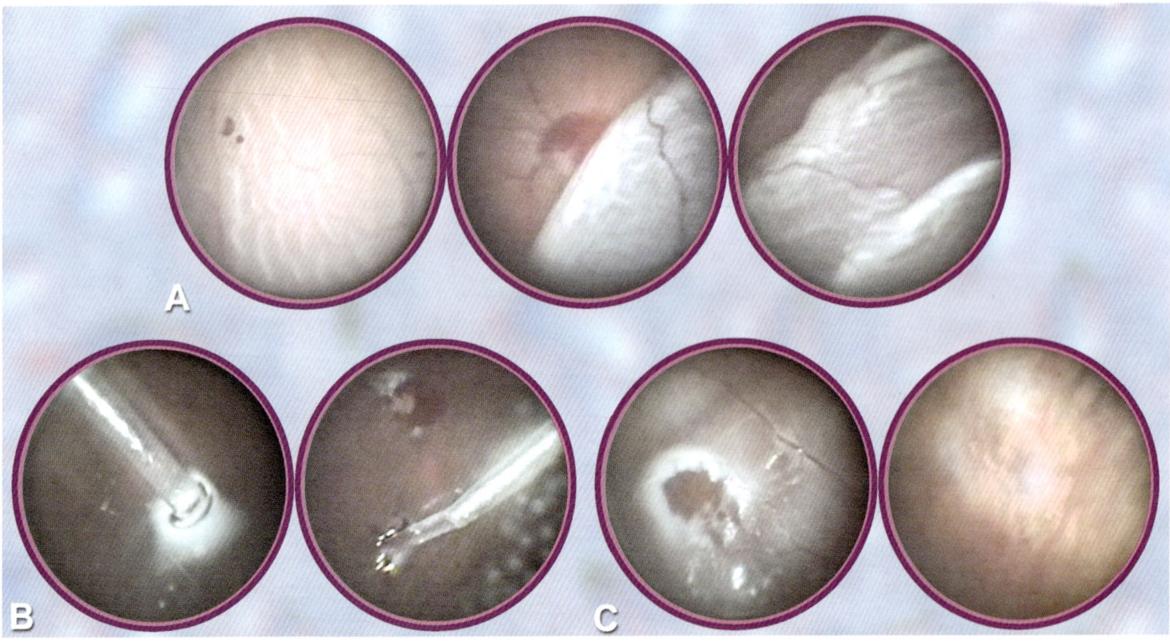

图20-2 玻璃体切除治疗孔源性视网膜脱离病例。A.(左)有晶状体眼，(中)两个裂孔，(右)裂孔平复在扣带上。B.(左)围绕裂孔和睫状突激光,(右)晶状体、平复的视网膜以及激光斑。 C.(左)平复的视网膜,(右)开始光凝。

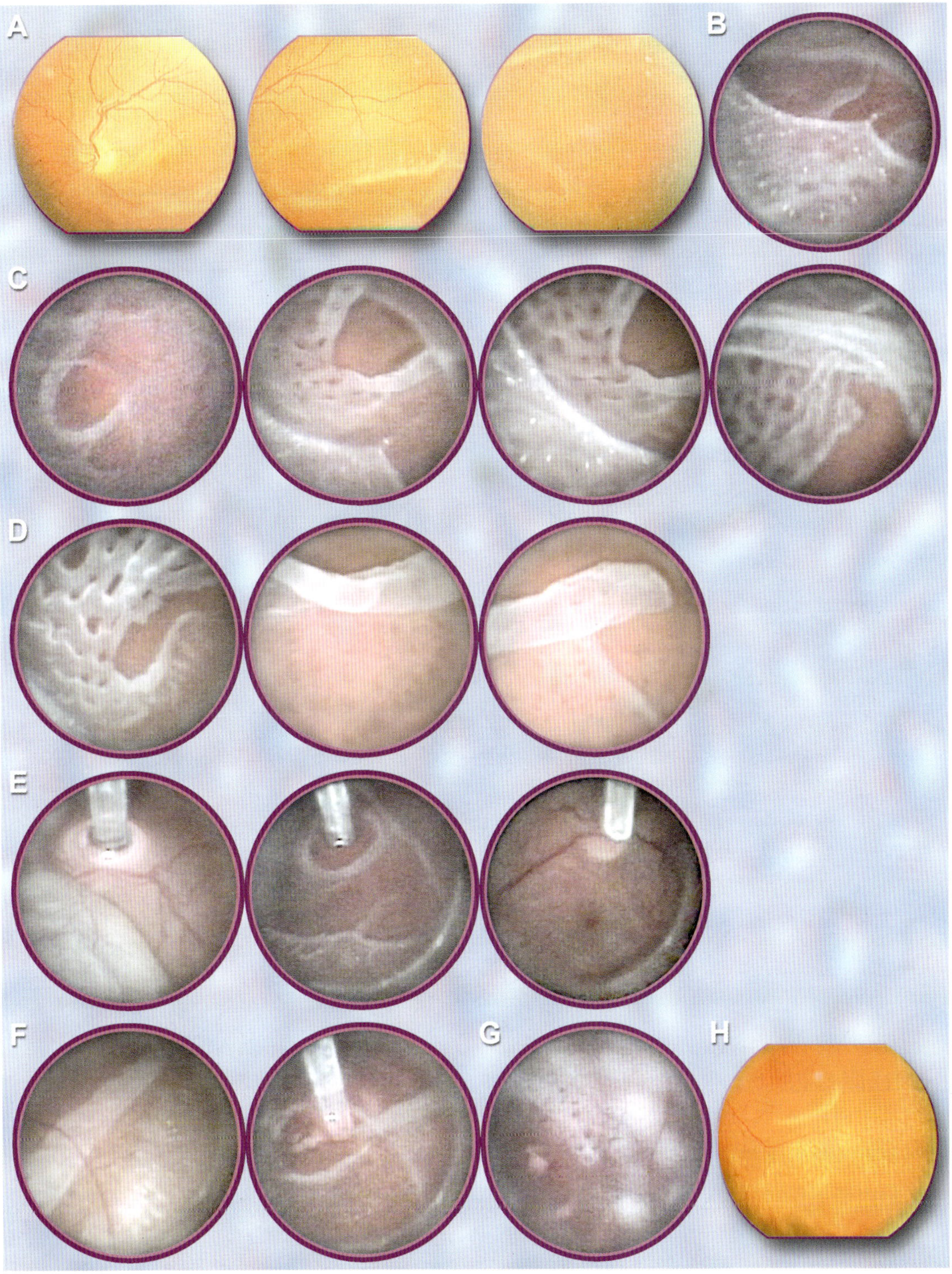

图20-3 内镜下玻璃体切除治疗锯齿缘截离性视网膜脱离。A.术前图像显示内外壁裂孔。B.玻璃体切除后术中图像。水平方向走行的内壁裂孔伴点状视网膜下沉着物，之上很多垂直走行的外壁裂孔。C.随着内镜的推进，可以看到更详细的解剖结构。这种情况下，可以看到外壁虫蛀样外观以及外卷的边缘。D.当内镜通过内壁时，可以看到外壁的详细情况及翻卷边缘。E.气-液交换，经内外壁形成的全层裂孔内引流排出视网膜下液体。F.排出视网膜下液体后，外壁视网膜裂孔边缘仍翻卷。尽管这对手术的长期效果影响不大，还是应该用笛针的软管经内壁裂孔将其展平。G.眼内光凝后。H.手术后视网膜图像。

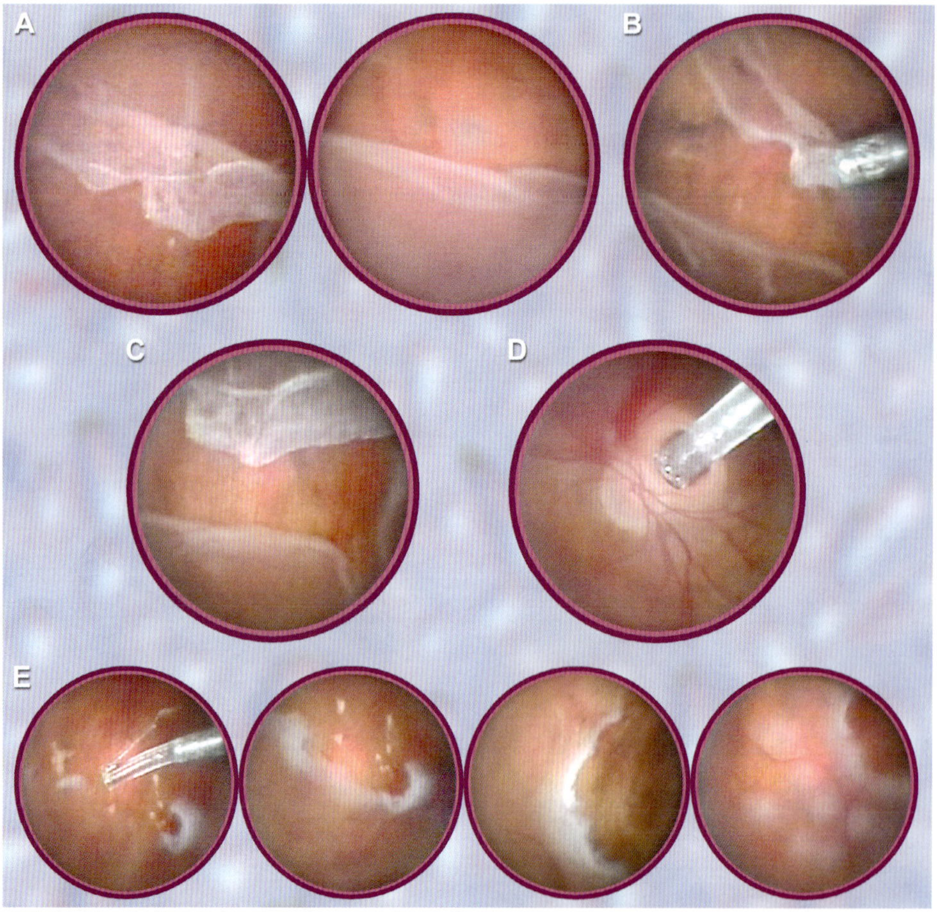

图20-4 内镜下治疗巨大视网膜裂孔和脱离。A.巨大视网膜裂孔伴翻卷的边缘。B.玻璃体切除游离边缘牵引。C.现在前后缘已高度活动。D.注入全氟化碳液将视网膜下液体压到前部，展平视网膜。E.巨大裂孔附近的视网膜变平，行间断或涂绘式内镜激光视网膜粘连术。

因为全景观察下可以使术者在玻璃体切除过程中看到手术对整个视网膜裂孔的影响。在这种影像技术中，哪怕有很少量残留的裂孔边缘牵引，也可以清楚显示；而在手术显微镜下操作时，这些牵引可能不明显。另外，由于这种裂孔的位置多靠前，通过手术显微镜观察较为困难，但内镜下很容易接近。

玻璃体切除后，裂孔的边缘卷起。如果其活动度差，提示有增生性玻璃体视网膜病变存在；可用视网膜钩、铲、镊行膜切除，使之游离。如果仍不能恢复活动度，最好彻底切除僵硬的视网膜，直至恢复活动度。术中出血可用眼内透热控制。

之后，由视盘前将全氟化碳液注入眼内。随着视网膜下液体被推向周边，后极部视网膜平复。继续注入全氟化碳液，直到视网膜裂孔边缘变平。但要注意不可注入过多，以免使全氟化碳液进入视网膜下。一旦裂孔边缘视网膜贴附于眼球壁后，用激光内镜对整个撕裂区做多排光凝，光凝的范围要超出裂孔两端1～2钟点，以防止术后裂孔向两端扩大。用激光涂绘法光凝视网膜裂孔边缘也是一种可取的方法。

光凝后，进行气－全氟化碳液交换。此时要小心避免视网膜后滑，如果出现，可用软头笛针或视网膜刷将其复位。最后注入长效气体或硅油。

在视网膜巨大撕裂的治疗中，另有三个值得注意的问题。第一，不需要巩膜扣带，事实上，巩膜扣带导致的结构改变可引起裂孔缘后滑。如果所有的玻璃体视网膜粘连被切除，裂孔边缘游离，光凝后用气体或硅油填充已经足够。第二，大部分患者术前的晶状体是透明的，所以就涉及到有无必要将晶状体切除。

切除晶状体是没有必要的，而且手术中一般不会损伤晶状体。当然，如果在前段玻璃体内的操作很多，就有可能损伤晶状体。晶状体切除与否要因人而异。最后，不论手术如何成功，术后发生增生性玻璃体视网膜病变的危险性都很高。尽管手术步骤仍很复杂，但和过去相比已进步很多。对于一位有经验的玻璃体切除医生，尽管是内镜技术的新手，仍然可以在内镜指导下完成手术。

增生性玻璃体视网膜病变

增生性玻璃体视网膜病变属于棘手的疾病之一。尽管我们为之付出最大努力，手术也非常漂亮，患者也很好地配合，但结果却令人沮丧、气馁。出色的手术之所以不能达到预期的结果，其原因在于，在最好的条件下，玻璃体切除术也只能解决手术中存在的解剖学病变，而不能防止再增生、视网膜萎缩或裂孔形成以及最终的视网膜细胞死亡。

由于这种极不确定性，选择患者极为关键。当然，如果增生性玻璃体视网膜病变发生在较好的眼，就应考虑积极干预。主要的问题是，如果患者的对侧眼较好该怎么办？此时，就要坦率地面对手术的利与弊和可能出现的问题，最大努力后仍有再手术以及解剖或功能性失败的可能性。

对增生性玻璃体视网膜病变的分级大家已很熟悉，在此不再赘述。讨论的主要问题是有关增生性玻璃体视网膜病变治疗的技术方法。尽管在具体细节上各权威之间有分歧，但在增生性玻璃体视网膜病变的治疗原则上大家是一致的。我个人认为，由于每一患眼都和其他眼存在有很大不同，所以就不应该对所有眼都采用“常规”方法。

鉴于术后视网膜复位依赖于良好的视网膜游离和活动度、无残存牵引、功能良好的视网膜色素上皮泵以及有效的机械填充，所以手术的关键就是尽可能满足这些条件。

巩膜扣带术

大多数权威认为，巩膜环扎是有用的，但在放置的动机、扣带类型以及应用时机上看法有所不同。一些学者认为，宽的、中等高度的扣带能够支撑视网膜，有助于松解残存牵引，封闭手术中遇到的大部分视网膜裂孔。另一些学者则认为，中等宽度或窄带已足够用，因为环扎的目的是顶压玻璃体基底部，以利于术中分离。另外，如果是后者，扣带则应在玻璃体切除之前放置；如果环扎是为了长期作用，则在玻璃体切除前、后放置均可。究竟如何是好，没有确切的答案。

另外，上述争议还提出了一个不可忽视的事实：如果周边部玻璃体不切除，医生和患者都有可能为之付出代价。玻璃体环形收缩将导致视网膜再脱离和手术失败。所有这些牵引不一定向后部发展，相反，可能发生的前部牵引会引起睫状体脱离，导致低眼压或眼球萎缩。内镜技术非常有利于彻底切除前部玻璃体以及其前后粘连，这种功能否定了巩膜扣带术的价值，至少是那些为接近玻璃体基底部而行的扣带手术的价值。

晶状体切除和人工晶状体摘出

这些手术也是有争议的。有人认为，在所有的增生性玻璃体视网膜病变患者，即使晶状体透明也要将其切除。因为晶状体的存在妨碍接近玻璃体基底部，手术不可避免地对晶状体造成损伤并形成进行性浑浊；而且气体或硅油填充本身也容易造成白内障。如果形成白内障，则不利于术后随访观察，或者说即使手术成功，也需要再行白内障手术才能使患者恢复视力。但这些并非是一成不变的，也要因人而异。一些患眼能很好地耐受增生性玻璃体视网膜病变的玻璃体切除手术，而且术后晶状体保持透明。在内镜下手术时，可以全景、全面地观察玻璃体基底部，术后晶状体保持透明的可能性更高。

一些术者认为，眼内人工晶状体和所有的晶状体囊物质都要去除，以消除它们作为进一步增生的支架的可能性。尽管目前还没有相关的对照研究，但其有效性似乎值得怀疑。即使通过巩膜抵压，浑浊的晶状体后囊也确实影响手术显微镜下观察周边视网膜以及更前部的结构，去除晶状体及晶状体后囊则有利于上述观察。内镜技术绕开了这些结构，即使有人工晶状体或晶状体囊限制，也能观察相应的部位。除非人工晶状体不稳定或其本身有问题，内镜下行玻璃体切除时，术者很少需要将其摘出。

瞳孔扩张和虹膜切除

当增生性玻璃体视网膜病变患者合并小瞳孔时，手术显微镜下很难或根本不能进行操作。小瞳孔可能由病变本身所致，也可能是在手术过程中发生的。为了继续手术，术者要么扩张瞳孔，要么切除虹膜。由于眼前段情况不影响眼后段影像，因此，内镜医生不受这些因素困扰。手术可以在内镜指导下进行，但有一点需要讲明，在任何情况下，增生性玻璃体视网膜病变手术都是棘手的，如果手术单纯在内镜下进行，手术的难度更大。

角膜浑浊

一些增生性玻璃体视网膜病变视网膜脱离眼还伴有角膜浑浊。此时，有人主张去除角膜代之以人工角膜，玻璃体切除完成后，再行角膜移植。由于眼前段情况不影响眼后段影像，内镜技术消除了这种临床应用的必要性。要成功地完成手术，术者需要掌握的是内镜下玻璃体切除和有关技术。

总之，在行增生性玻璃体视网膜病变手术时，有经验的内镜医生可以省去巩膜扣带、晶状体切除、人工晶状体摘出或后囊切除、瞳孔扩张或虹膜切除、人工角膜替代以及角膜移植等操作。显然，这能缩短手术时间和减少术中可能出现的并发症，使术者更集中精力于主要的工作，即去除玻璃体视网膜牵引、膜切除、眼内填充以及视网膜光凝。

手术方法

在增生性玻璃体视网膜病变眼，玻璃体处于脱离、浓缩以及前牵引状态。环形收缩的玻璃体基底部牢固地黏附在下方的视网膜上，导致放射状皱褶形成。更糟的是，新发生于视网膜或玻璃体表面的膜收缩，会加重放射状皱褶。当玻璃体基底部向玻璃体腔中心收缩时，视网膜被前拉，即所说的前部环状牵引（牵引环）。另外，视网膜表面膜收缩，形成切线牵引，导致星状皱褶形成。最后，视网膜下增生有时也促使视网膜脱离。治疗的首要问题是用玻切头尽可能地切除玻璃体。由于运用内照明特性观察玻璃体，而不是手术显微镜从外向内的观察，内镜技术通常可以显示手术显微镜下不能看到的玻璃体。完成这项工作并不太困难。

手术中，何时处理玻璃体基底部有不同看法。有人认为，玻璃体切除之后，下一步应该是后部膜剥离，因为这时有更多的发现膜边缘的机会；更重要的是，玻璃体基底部收缩在视网膜表面形成的张力有助于后部膜剥离。如果这种优势丧失，尤其是合并医源性视网膜裂孔时，后部膜剥离非常困难。这时候，一些术者将全氟化碳液注入后玻璃体腔内，利用其产生的视网膜张力继续进行由后向前的膜分离。另有学者认为，切除中心玻璃体后，就应行基底部玻璃体切除，这样，可以彻底去除增生性玻璃体视网膜病变的重要病理组织，即前部环状牵引以及环状牵引因素。也许采用哪种方法并不重要，主要是根据病变视网膜的病理改变来定。

让我们假设先处理后部膜及玻璃体皮质（图 20–5）。通常用钩或铲等器械掀起膜边缘，如果边缘处粘连牢固，开始时需要先借助巩膜穿刺刀刺开。一旦露出边缘，就用镊子抓取并撕离视网膜表面。可以重复上述操作，直到所有能够抓取的膜被撕离。必须将这些膜剥离到玻璃体基底部，在此，用玻切头将其切除。

此时，大的固定性视网膜皱褶可能更明显（图 20–6）。用弯针、恢复器或钩在皱褶处沿视网膜表面轻轻搔刮以寻找突破点。一旦掀起一边缘，就可用上述器械或镊子完成剥离。粘连非常牢的膜可能需借助锐利的巩膜穿刺刀进行分离。然而，早期（未成熟）膜粘合性差，不论用什么器械，都会出现碎解。我发现此时钻石涂层刮匙非常有用。它可在不损伤视网膜的情况下，更快更彻底地刮除未成熟膜和色素细胞。对较坚韧且广泛增生的膜，可用金属制的膜刮匙；但应注意避免撕裂视网膜。用此器械尽可能多地将该膜除去。

接下来处理切线牵引（图 20–7）。用类似处理大的视网膜皱褶的方法打开星状皱褶，用弯针、铲或钩插入凹陷处钩取提起机化膜，然后用镊子撕离或用玻

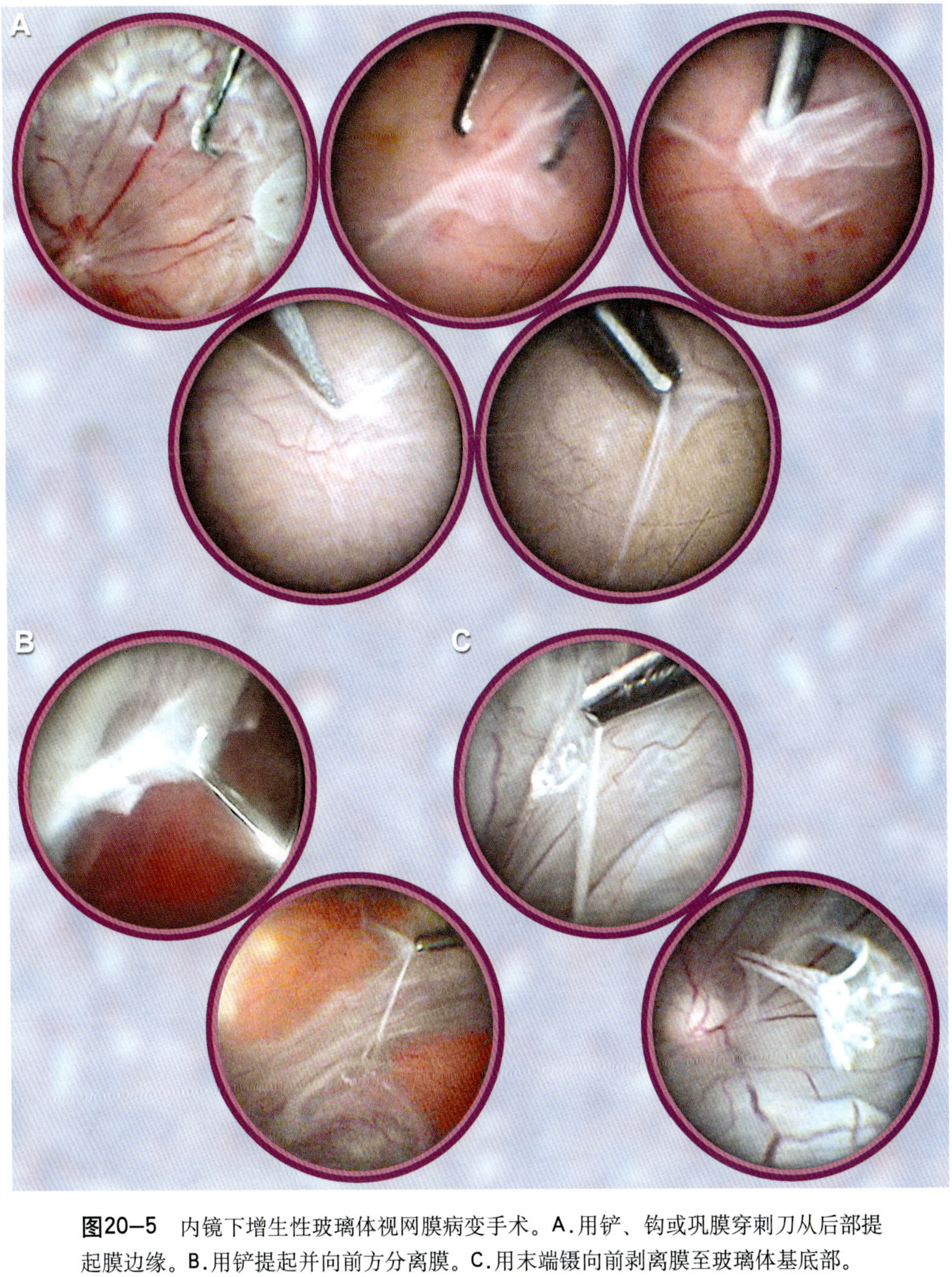

图20–5　内镜下增生性玻璃体视网膜病变手术。A.用铲、钩或巩膜穿刺刀从后部提起膜边缘。B.用铲提起并向前方分离膜。C.用末端镊向前剥离膜至玻璃体基底部。

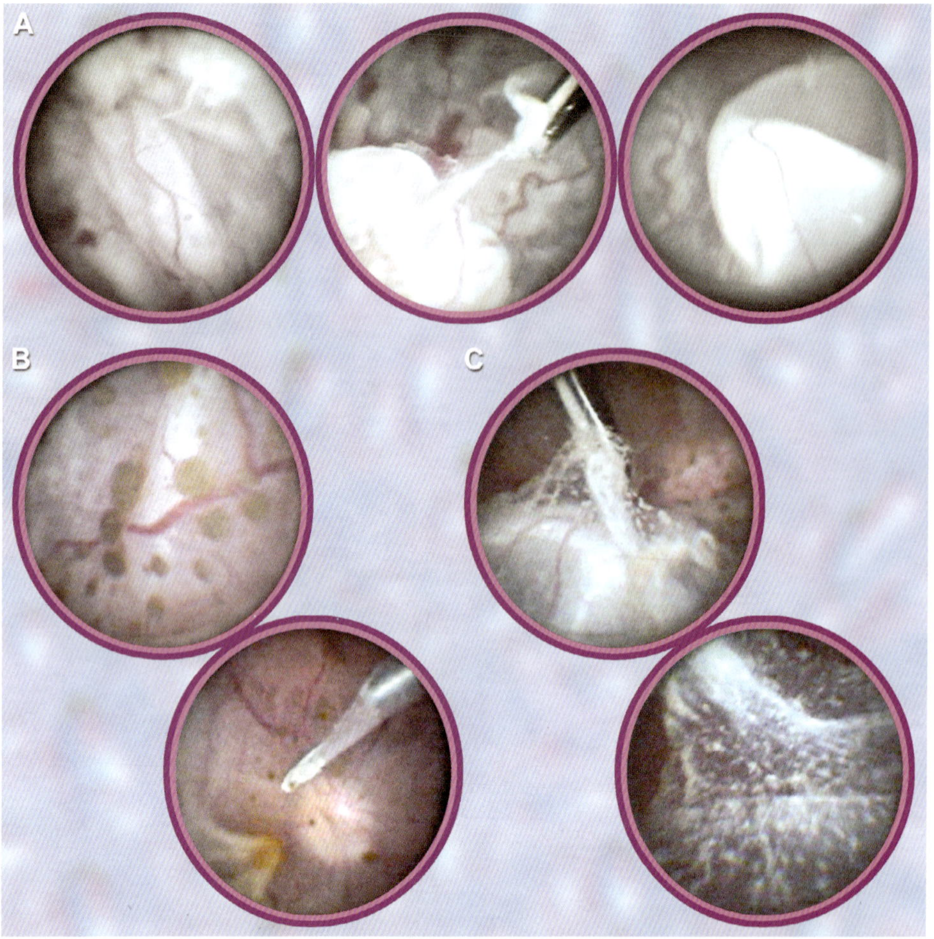

图20–6　A.用铲、钩、巩膜穿刺刀、弯针或镊在凹陷处抓取膜来处理大的固定性皱褶。B.用钻石涂层刮匙处理弥散的未成熟膜。C.用金属膜刮匙去除坚韧且广泛的增生膜。

切头切除。有人认为，这种情况下只有另一种方法才能使手术进行下去，即用末端镊抓取机化膜并撕离视网膜表面。这种方法确实很有效，但也不是万能的。哪一种方法能完成工作，哪一种选择就是正确的。

在膜切除过程中，即使不是总会发生医源性视网膜裂孔，但发生者也很多，不必对此灰心。相反，如果不处理机化膜，则常导致再增生和视网膜脱离。解除所有的牵引是手术目的，任何视网膜裂孔，只要边缘活动度好，都容易处理。

由于视网膜挛缩，或各种原因不能切除的视网膜前膜，或存在造成视网膜脱离的视网膜下膜（通常视网膜下膜不引起视网膜脱离），可能会形成局灶或广泛僵硬的视网膜，所以，看起来情况不理想。可暂时先不予处理。

所有或大部分玻璃体皮质和机化膜都被切除后，如果视网膜活动度很大，影响到玻璃体基底部分离，注入全氟化碳液有利于展平和稳定后部视网膜，显示误认为已游离而事实上尚未游离的视网膜。

分离玻璃体基底部

在玻璃体切除术中，不论术者何时处理玻璃体基底部，彻底切除基底部玻璃体、虹膜后以及睫状体区域的机化膜都是增生性玻璃体视网膜病变手术成功的关键。此时内镜技术非常有用，因为即使在最好的条件下，玻璃体基底部也是最难到达的解剖部位，而分离玻璃体基底部又是增生性玻璃体视网膜病变手术中至关重要的步骤。对先行巩膜扣带和晶状体切除后再

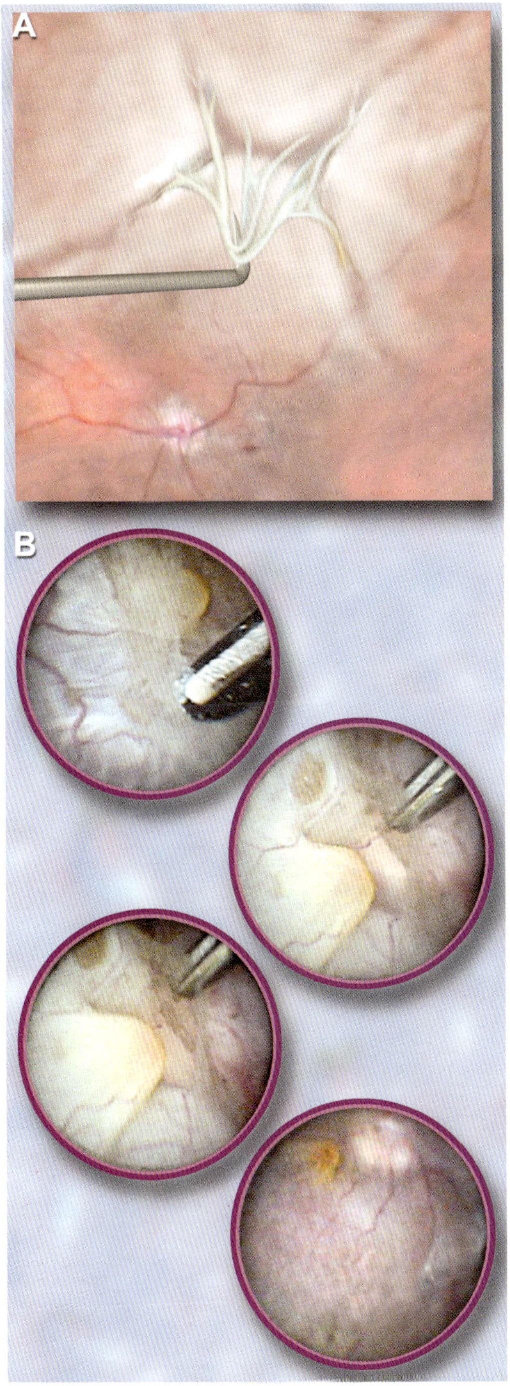

图20–7 切线牵引表现为星状皱褶。A.用铲、钩、巩膜穿刺刀或弯针像处理大的固定性皱褶一样去除讨厌的机化膜。B.用末端镊在皱褶中央抓取机化膜并撕离视网膜。

做增生性玻璃体视网膜病变手术的医生，此部位的显微镜下观察最难。内镜能清晰显示该部位的病理解剖及其对周围组织的影响。手术显微镜下，通常用巩膜抵压将靶组织顶入视野，内镜技术已不再需要抵压。实际上，巩膜抵压时，松解了玻璃体在周边视网膜、平坦部、睫状体、晶状体或虹膜后面的粘连，掩盖其牵引存在。内镜技术则能很好地显示其存在。

玻璃体收缩及前牵引，会将视网膜牵向玻璃体中心及前部，它们之间有很多牵引点，这些都要切除（图20–8）。前牵引可以在平坦部形成视网膜槽，更严重的改变是将视网膜牵至巩膜切口、睫状体、近睫状沟处虹膜、晶状体囊以及瞳孔缘虹膜后表面。通常选用巩膜穿刺刀或剪切开粘连，分离机化组织，解除部分或全部后部放射状皱褶。这一问题在内镜下发现并处理相对较容易，而传统方法下则较困难，甚至不可能完成。

把视网膜从其最前部粘连处游离，才能接近玻璃体基底部，将之切除。手术显微镜下，有几种可供选择的方法，最基本的方法是将巩膜抵压到视野内，用玻切头尽可能近地沿视网膜表面进行360°削切。内镜下则方便很多。

有时候，难以切除足够的基底部玻璃体以解除全部牵引、松解后部皱褶。这种情况下，术者可用巩膜穿刺刀在玻璃体基底部做垂直切开，间隔几毫米一个切口，直至达到理想的视网膜松解度为止（图20–9）。

测试视网膜活动度

假如所有的牵引因素都被去除，视网膜将平复。事实也是如此。为测试视网膜活动度，提高平衡盐溶液灌注压，用带软硅胶管的笛针插入原有的视网膜裂孔或视网膜切开处，排出视网膜下液体。如果各象限视网膜趋于平复，则手术成功，可以进行气体或硅油填充，并进行适当的眼内光凝。巨大裂孔或视网膜切开存在时，此测试方法无效。

相反，如果视网膜无平复迹象，则需要进一步查找不能活动的原因。首先要考虑到是否有视网膜前膜或玻璃体残留。如能发现，则将其去除。

另一个最有可能导致视网膜不复位的原因是视网膜下膜。一旦发现，则在视网膜下膜处做一视网膜小切开口，伸入视网膜镊抓取并拉出。

如果上述两种情况都不存在，唯一的可能就是视网膜挛缩，而且视网膜的活动度达到复位的可能性很

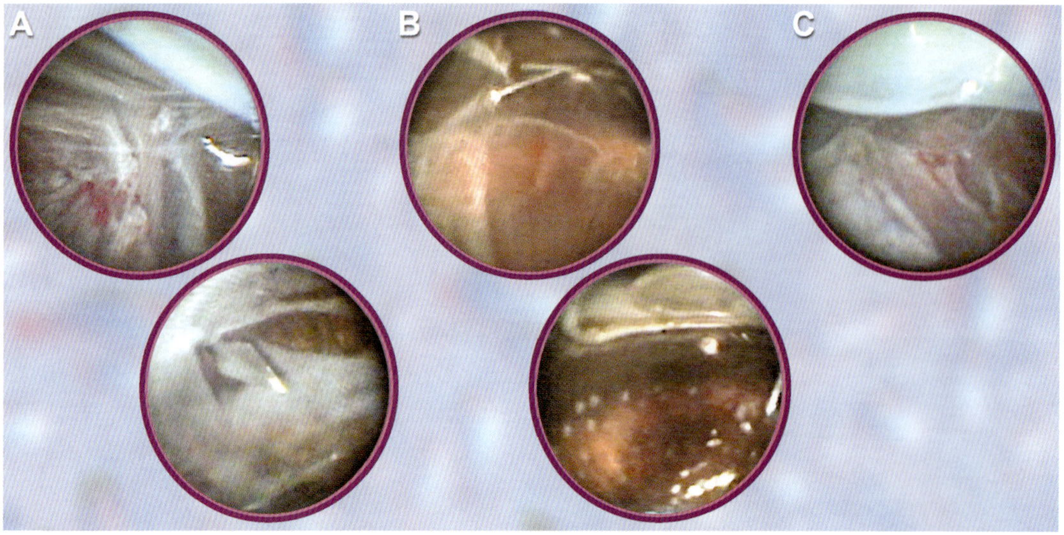

图20-8 前部视网膜收缩至巩膜切口、睫状体、晶状体、虹膜后。A.巩膜穿刺刀有助于分离这些粘连，从牵引中游离视网膜。B.脱离视网膜粘连于晶状体的图像。

小。在视网膜切除前，可考虑用带有软硅胶头的器械推摩伸展视网膜，使之从收缩状态到可以有一定的活动度（图 20-10）。有时，经 10 ~ 15 分钟的由后向前推摩，可达到展平视网膜的目的。

视网膜切除

有时，也许经常碰到这样的情况，尽管已做了玻璃体切除，后极部、赤道部以及周边部和基底部膜切除，但仍不能获得活动度良好的视网膜。除此之外，也可能遇到膜切除技术难以奏效的局限性或广泛性致密膜。在考虑视网膜切除时，术者可遵循一些原则。通常，术前不知道是否要行视网膜切除，只有试过上述所有方法之后才考虑视网膜切除。

视网膜切除的部位越靠后，越需引起重视。有效的止血、彻底切除残留物非常有助于预防再增生。周边视网膜切除也是如此。如果视网膜牢固地粘连于某处（如穿孔伤口），应选择环行切除（图 20-11）。该法也适应于巩膜切口处视网膜粘连或推摩不能松解的视网膜。环行切除时，其长轴通常选用平行角膜缘的方向。

内镜技术大大地降低了视网膜切除的难度，在手

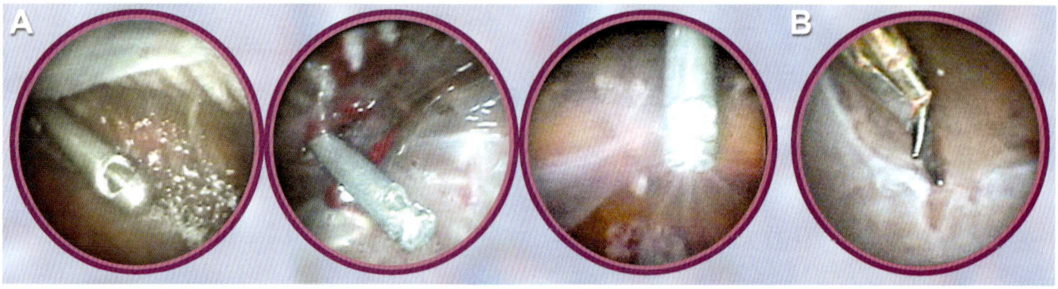

图20-9 A.内镜下用玻切头切除玻璃体基底部。B.如果完全切除太困难，在玻璃体基底部每间隔几毫米做一放射状切开以松解放射状皱褶。

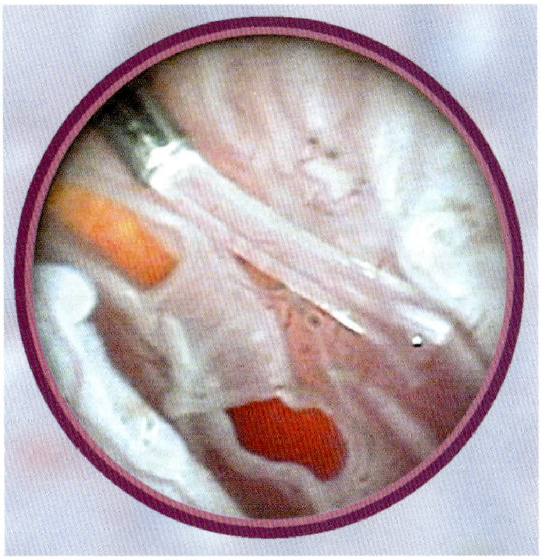

图20-10 用笛针硅胶软头或视网膜刷以从后向前的方向推摩挛缩的视网膜。推摩10～15min能增加视网膜弹性

术已进行多时、眼前段透明度下降、手术显微镜下难以观察时更是如此。通常用中远距离视野监视视网膜切除，一旦切除足够的视网膜，内镜图像立刻显示周围视网膜松解。这些在模糊或较小的手术显微镜视野下可能都不明显。内镜下即使细小的出血点也很容易被发现并进行治疗。

气－液交换和眼内光凝

假如上述步骤已取得成功，视网膜可以活动（图20-12），下一步则是气－液交换和视网膜下液体内引流。这时，视网膜应很好复位。视网膜复位后，行眼内光凝。尽管不同术者在光凝范围的选择上有差别，视网膜裂孔、视网膜切开以及视网膜切除处都是必须处理的部位。很多视网膜医生还行周边部360° 光凝，并向后伸展一定范围。局部过度光凝或过于广泛视网膜光凝有可能加重术后炎症，因此，在治疗时要考虑到其副作用。目前还没有标准的治疗量，治疗中应根据个人情况判定。

长效眼内填充

增生性玻璃体视网膜病变眼通过手术使视网膜复位后，需要硅油或全氟化碳气填充。这两种填充物的手术效果无明显差异。一些术者偏爱硅油，另一些却从来不用硅油。对玻璃体切除术后气体填充失败或手术后不能进行体位合作的患者，如果术中切除的视网

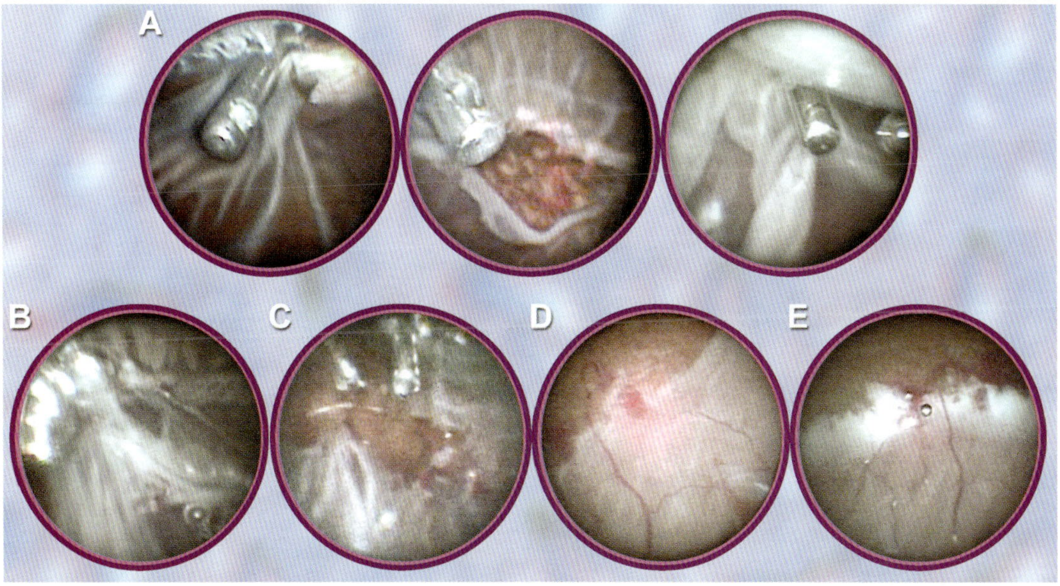

图20-11 内镜下视网膜切除。A.从巩膜切口观察视网膜切除。B.挛缩视网膜粘连于巩膜切口。注意睫状突。C.进行视网膜切除，游离粘连及牵引。D.随着气-液交换，视网膜边缘被展平。E.以连续光凝形式光凝展平的视网膜边缘。

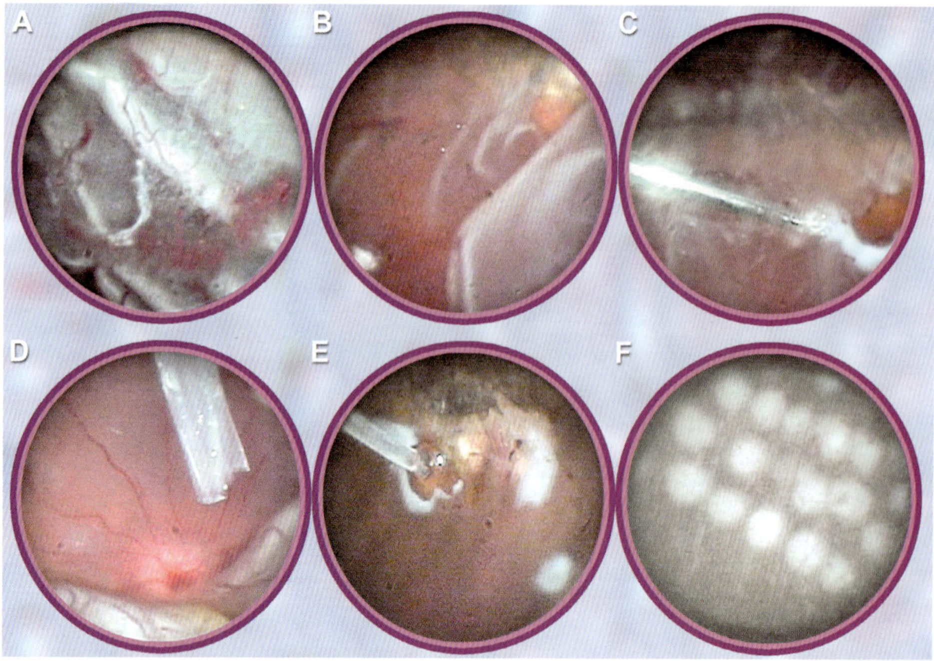

图20–12 增生性视网膜病变中视网膜现在可以活动。A.增生性玻璃体视网膜病变性视网膜脱离伴视网膜新生血管膜和出血。B.膜切除后视网膜可以活动。注意视网膜裂孔。C.用水下透热标记视网膜裂孔边缘。D.用突出的硅胶刷进行气–液交换。E.突出部分直达视网膜裂孔。活动的视网膜基本固定变平。F.周边部激光视网膜粘连术。

膜较多，我个人喜欢用硅油填充；但还没有这样可以提高手术成功率的证据。

最简单的硅油填充方法是气－油交换。内镜技术有助于硅油填充，手术过程中可以清楚地看到气－油界面，避免填充不足或填充过量（图 20–13）。另外，硅油意外进入视网膜下是一个很麻烦的问题，这种情况通常出现在手术即将结束时，而且需要将硅油取出，寻找硅油表面张力破裂的原因和重新填充。由于硅油进入视网膜下多由周边部开始，所以手术显微镜下操作时不易发现，只有当硅油迁移到后极部时才能看到。

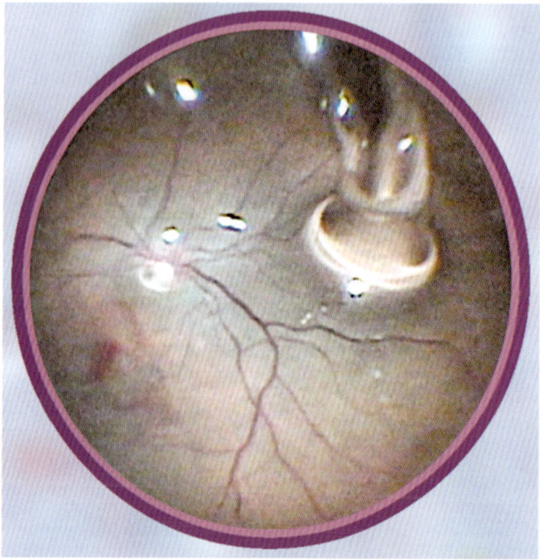

图20–13 内镜下观察气–硅油界面确保适量填充，避免填充过量或不足。

硅油下手术

对应用硅油的术者来说，硅油填充后因增生性玻璃体视网膜病变再增生或其他原因手术失败需再次手术的并不少见。在硅油填充眼内行各种膜切除是可行的，而且硅油能保持视网膜稳定性和屈光间质透明。硅油的特性增强了内镜图像，使膜切除变得相对容易。

同样的特性也有助于在硅油填充眼内行内镜下眼内光凝。玻璃体腔通常清晰透明，硅油对激光的传导也没有明显的削弱作用。

手术结束，通常需要将硅油取出代之以气体或重新行硅油填充。

表 20−1 是内镜下增生性玻璃体视网膜病变手术总结。

手术效果预测

很多大规模研究显示，增生性玻璃体视网膜病变视网膜脱离手术复位率可高达 60% ～ 70%。这些报道包括眼前段和眼后段 C 级和 D 级两种形式的增生性玻璃体视网膜病变，最后的解剖成功率包括接受多次手术治疗患者。一篇报道有关内镜下增生性玻璃体视网膜病变手术的解剖成功率为 60%，其手术病例为最严重的增生性玻璃体视网膜病变，单次手术且术中未应用硅油。此结果与以往多次手术、增生性玻璃体视网膜病变相对较轻、用或不用硅油的效果近似。因此，可以说，对严重的增生性玻璃体视网膜病变，仍有 30% ～ 40% 的患者因胶原增生而最终失败，虽然经一次或多次手术，只有 60% ～ 70% 的患者在完全解除牵引和视网膜星状皱褶后才实现视网膜复位。

手术成功率显示了我们有效治疗增生性玻璃体视网膜病变的能力，但要取得更大的成功，还需要进一步的药物或发病机制研究的创新。另一方面，通过内镜与现代玻璃体视网膜技术的配合，能在首次手术中进行彻底的组织分离和进行有效的光凝，提高一次手术的成功率。

表 20−1 内镜下增生性玻璃体视网膜病变手术总结

1. 去除中央部玻璃体
2. 去除后极、赤道部以及周边部残留的玻璃体和机化膜
   a：用刀、钩或铲从膜边缘后部提起机化膜
   b：用镊子从后向前剥离机化膜
   c：用刀、钩或铲从大的固定皱褶中间去除机化膜
   d：用镊子从后向前剥离机化膜
   e：用镊子、刀、钩或铲去除切线牵引和星状皱褶
3. 分离玻璃体基底部
4. 去除所有向前牵引到虹膜、睫状体以及平坦部的因素
5. 去除保持视网膜隆起的视网膜下膜
6. 测试视网膜活动度
7. 切除因机化膜牢固粘连或视网膜挛缩使视网膜不能复位的视网膜
8. 气－液交换排出视网膜下液体
9. 对视网膜裂孔、视网膜切开、视网膜切除处以及周边视网膜行眼内光凝
10. 用硅油或气体填充建立长效视网膜填充

另一选择，术者可考虑安放或改换巩膜扣带，或进行晶状体切除术。

（金学民　译）

21

内镜下玻璃体切除治疗晶状体后脱位

现代玻璃体视网膜手术医生的主要任务之一是通过后段玻璃体切除术以去除脱位的晶状体。晶状体超声乳化术大大增加了这类手术的必要性，现在大多数视网膜手术医生已能熟练地处理好这类问题。内镜能明显提高我们切除后脱位的晶状体的能力，因为在内镜直视下不仅可以去除晶状体皮质和核，还可以定位那些分散的手术显微镜下不甚明显的碎片（图 21–1 至图 21–8）。

刚开始用内镜处理这类问题时，可能会惊奇地发现，通过内镜图像能发现很多手术显微镜下不能见到的晶状体碎片残留在虹膜的后部、睫状沟及前段玻璃体。有一种观点认为这些残留物并不会有太大影响，它们最终会消失，或在眼内被吸收，不会留下临床后遗症。这也许是对的。但是，实际上清除残留物并非仅仅是为了观察到其量的减少。正如在白内障手术中所讨论的，晶状体乳化术后尤其是发生并发症时，许多眼内可以发现大量的晶状体残留物。

通过内镜去除晶状体皮质通常较为简单。首先要进行彻底的玻璃体切除术，使所有的晶状体碎片游离。进入玻璃体的小碎片可以同时被切除。晶状体皮质一旦游离，就很容易通过玻璃体切除器或晶状体碎核针头吸出。宽视野的内镜图像是很有用的，因为这样可显示手术部位的整体情况，明确需要手术的范围。进行这种操作并不需要立体视，因为没有任何玻璃体的阻碍，即使晶状体碎片离吸引头有一定距离，也能被吸出。

处理大的碎片要非常小心，尤其是靠近视网膜表面的大碎片。推近内镜能放大物像，可以获得一个更清晰的图像，有利于手术中控制。大部分晶状体碎片可以通过玻璃体切除器吸出或者切割吸出，一般不需要晶状体碎核。

当通过玻璃体切除将残留在玻璃体前部和睫状沟区域的晶状体皮质清除后，常在黄斑部见到一些残余的小碎片。仅仅通过抽吸很容易将其清除，但必须特别小心不要伤及视网膜。内镜一般可以伸到距视网膜表面 3 ~ 4mm 处，获得一个放大倍数更高的图像。玻切头、粉碎针、笛针要小心前伸，直至刚到达碎片，能将碎片吸出。不能进行过度的吸引，否则黄斑会受损。如果视网膜已经脱离，那手术就要特别的小心。通常，当后极部玻璃体已经完全清除时，使用较低的吸力就能完成。

晶状体核碎片很难清除，除非它们很小，否则是不可能用玻璃体切除器清除的，往往需要粉碎。前述内镜术的原则也适用于这种情况。用一个宽视野的图像来对玻璃体切除术后的碎片进行定位，然后吸入玻切头的孔内。如果要从黄斑表面清除核碎片，可以将内镜头移近碎片表面，从而得到一个更高倍的放大图像。这时晶状体乳化针头小心地伸向晶状体核碎片，将它们吸出。抽吸的同时，针头退回到玻璃体腔的前部或中部，同时内镜后退，获得一个完整的全像。这样，抽吸时可以同时更安全地进行粉碎。通常小到中等量的晶状体核碎片可以这样被吸出，残留的碎片会破裂、漂浮于后部。这个过程重复多次，直到所有的晶状体核碎片从眼内清除。

前段晶状体乳化手术使用的分离和碎裂的方法对于后部晶状体核碎片的清除同样适用。将这些物质切成小碎片，更有利于针头吸出。很明显，碎片越大，越有必要将它们切割成小碎片。在玻璃体切除眼，晶

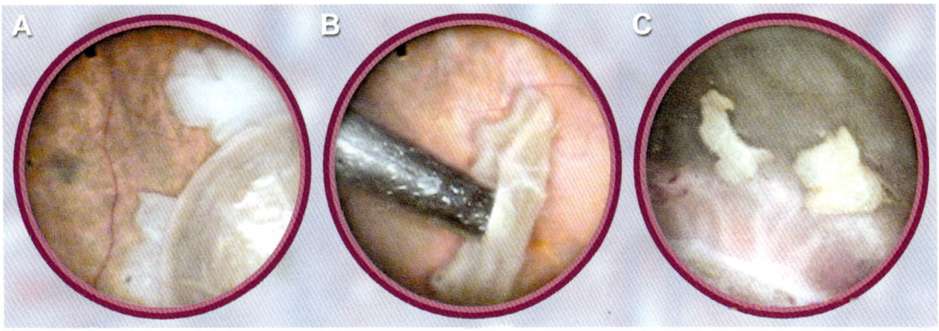

图21—1 内镜下脱位的晶状体碎片。A.视网膜表面的晶状体核和皮质。B.后部粉碎清除这些残留的碎片。C.残留的晶状体核引起青光眼和眼内炎。

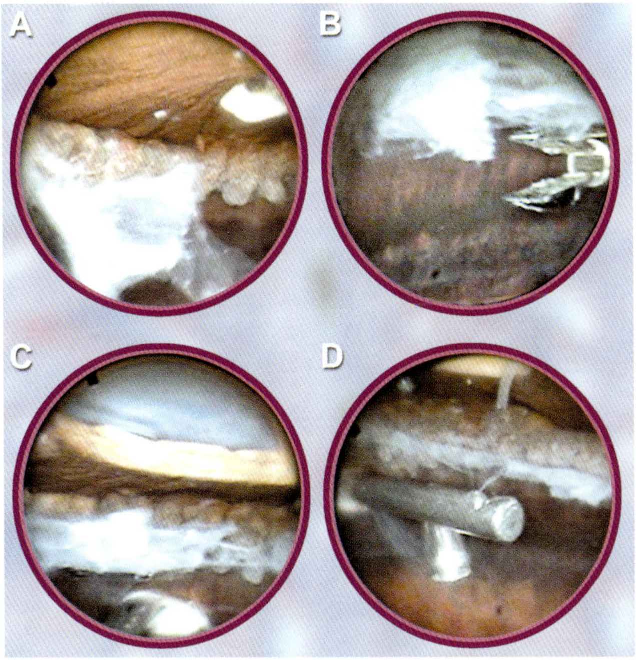

图21—2 残留的皮质。A.睫状体上的残留物。B.用镊子清除。C.近距离图像。D.用玻切头清除。

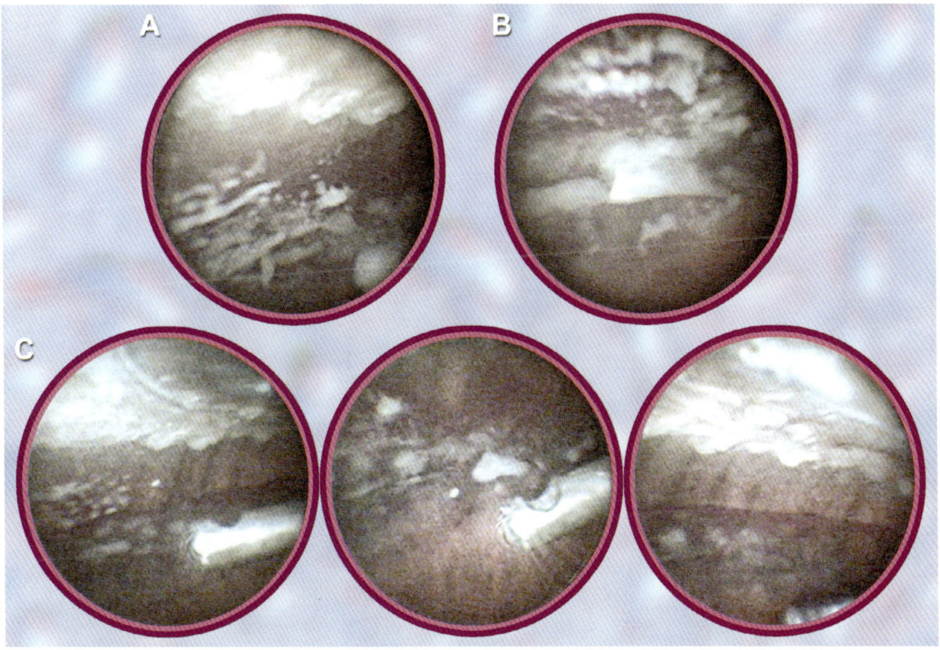

图21—3 晶状体碎片。A.睫状体平坦部散在的晶状体皮质。B.视网膜周边部散在的晶状体皮质。C.用玻切头清除。

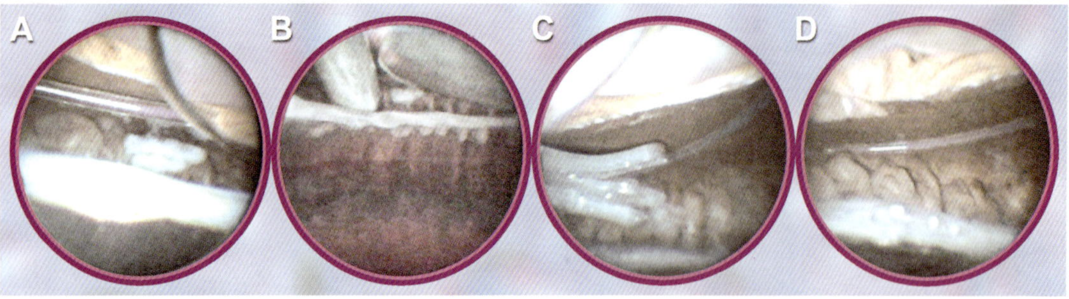

图21-4 复发性眼内炎症和不明原因的眼压升高的病例。A.内镜下见睫状突上的晶状体碎片。B.试用玻切头清除，未能成功。C.在合适的位置用晶状体刷操作。D.晶状体碎片清除后。

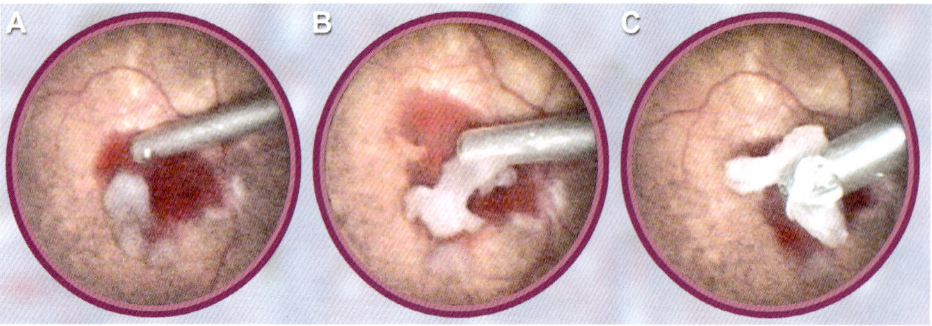

图21-5 复杂性超声乳化术后1天。A.晶状体碎片和黄斑前出血。B.小心地从视网膜表面吸出碎片。C.玻璃体切除器和吸出的晶状体碎片被移入玻璃体腔中部，在此被完全清除。

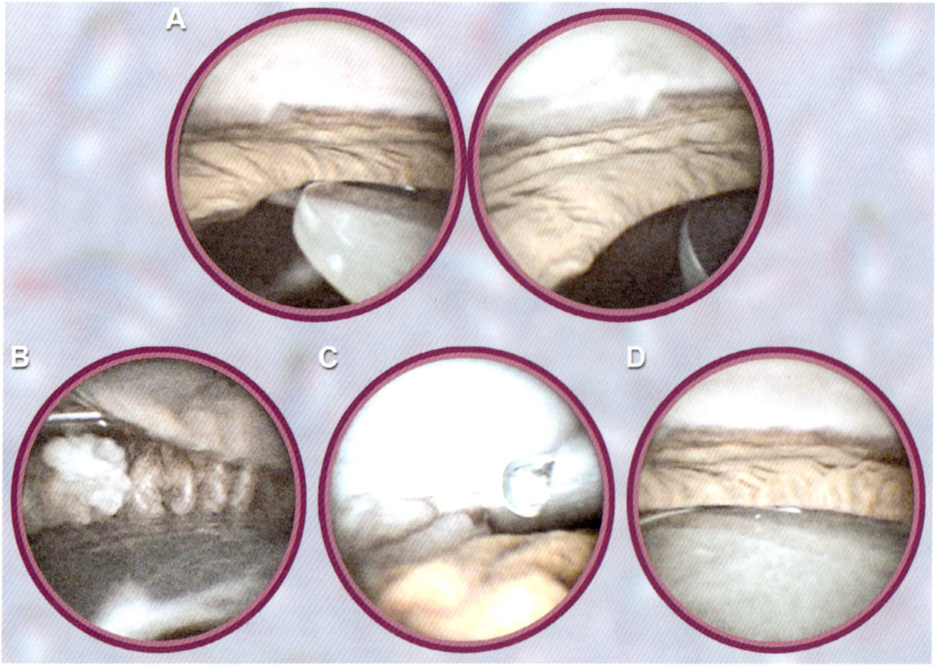

图21-6 复杂性超声乳化术后不可控制的眼压升高。A.后房人工晶状体略有偏位，前房角处可见晶状体碎片。B.睫状体上残留的晶状体碎片。C.用玻切头抽吸晶状体碎片(图片底部为虹膜)。D.所有的碎片被清除，人工晶状体已复位。

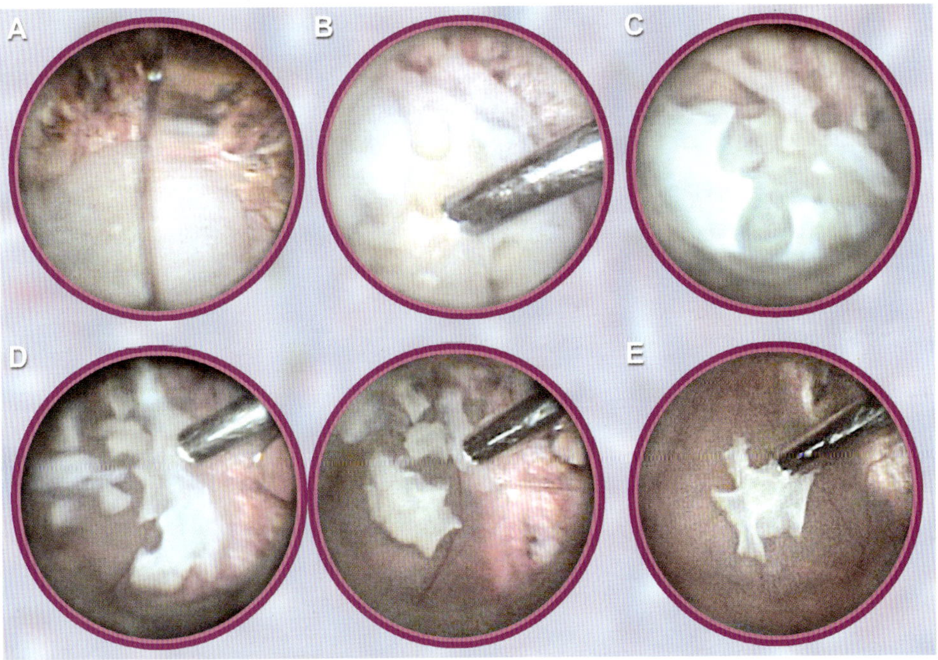

图21-7 曾做过重度眼内激光治疗增生性糖尿病性视网膜病变的眼进行超声乳化手术，大部分晶状体后脱位。A.视网膜表面一个大的晶状体核片段。B.内镜前伸，通过近距离的图像可以看到大的碎片被吸入针头内。C.碎片被吸入玻璃体腔中部，进行超声乳化术，通常碎片破裂，再次掉入后部。D.重复上述过程，将大的碎片切小。E.清除最后一个碎片。

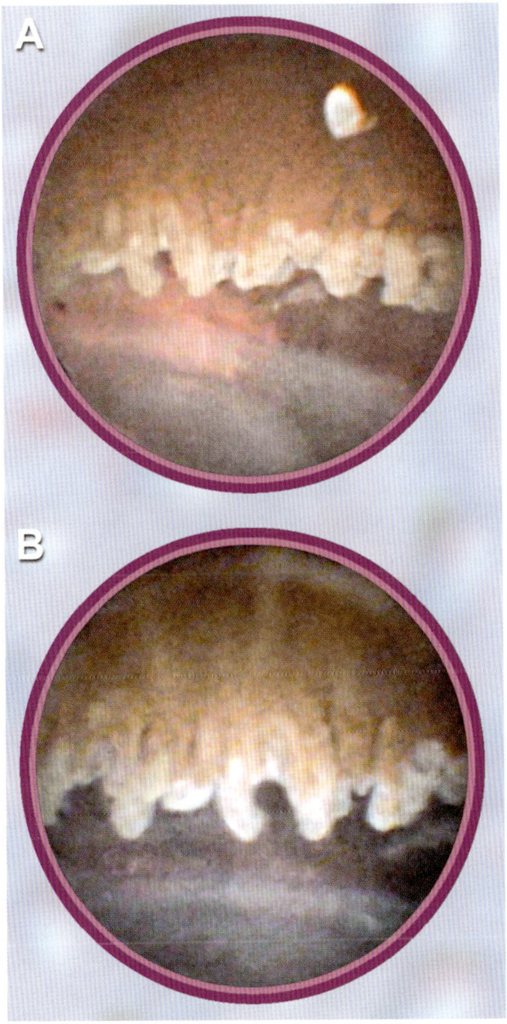

图21-8 白内障术后慢性不可控制的开角型青光眼。A.内镜下见睫状沟内小的晶状体核碎片。B.上述区域的碎片被吸出。

状体核碎片总是掉到黄斑部，必须小心谨慎地将所用的高倍的近距离图像和在中前部玻璃体腔破碎碎片所用的视野较大的远距离图像之间反复进行转换。如果有视网膜脱离，那就要更加小心。

当晶状体全部掉入玻璃体腔内时，这种方法同样适用，但可能会花费更多时间，因为抽吸视网膜表面的晶状体碎片和玻璃体腔内粉碎晶状体碎片需要反复转换内镜图像，尽管如此，仍可获得良好结果。

还需用内镜探查睫状体沟和虹膜后部是否藏有晶状体核碎片。如果遗漏这些碎片，可能会导致日后反复发生眼内炎症或青光眼，而事实上这些碎片在术中是很容易被发现的。

手术一旦完成，要用内镜对视网膜进行 360° 的检查，看是否有损伤。发现裂孔要同时进行光凝。

（李秋明　译）

22

内镜下玻璃体切除治疗人工晶状体脱位

对人工晶状体脱位的处理有不同的看法。一些眼科医生提倡将人工晶状体复位，另一些则推荐更换或摘出人工晶状体，还有一些主张不予处理。在多数情况下，必须根据每个病例的具体情况来决定。处置人工晶状体前必须将前部和后部玻璃体完全切除。如果有足够的囊袋，并且能很容易在内镜下看到，术者则可选择保留囊袋，以便随后或二期手术时复位或更换人工晶状体。

显示并活动人工晶状体

首先，谈谈显示人工晶状体的重要性。一些人工晶状体，尤其那些有透明襻的人工晶状体，很难通过显微镜在充满平衡盐溶液的眼里找到。并且人工晶状体可能并未掉入后部而是紧粘在周边视网膜上，使辨认更加困难。出血或视网膜脱离则使情况更复杂。内镜下很容易避开这些问题。这可能是由于眼内成像时，透明的人工晶状体在清澈的液体介质里还容易看见，而当在手术显微镜下从眼外看到眼内时，却可能看不到人工晶状体。

通常人工晶状体在玻璃体切除术后将落在视网膜表面，必须用眼内钳在襻部将其抓住（图 22-1）。需要特别小心，避免损伤下面的视网膜。完成这个操作有几种不同的方法，最好是向后段注入一些物质使人工晶状体飘离视网膜表面。许多人提倡用全氟化碳液，理论上用这种技术可以使人工晶状体从黄斑飘浮到睫状沟，遗憾的是人工晶状体常向侧方移位至球壁并与其附着，使情况更复杂。而且，在手术结束时很难从眼内排出所有的全氟化碳液，从而导致新的问题。另一种方法是向视神经及黄斑区注入足够的黏弹剂使人工晶状体离开视网膜表面，然后用眼内钳抓住晶状体

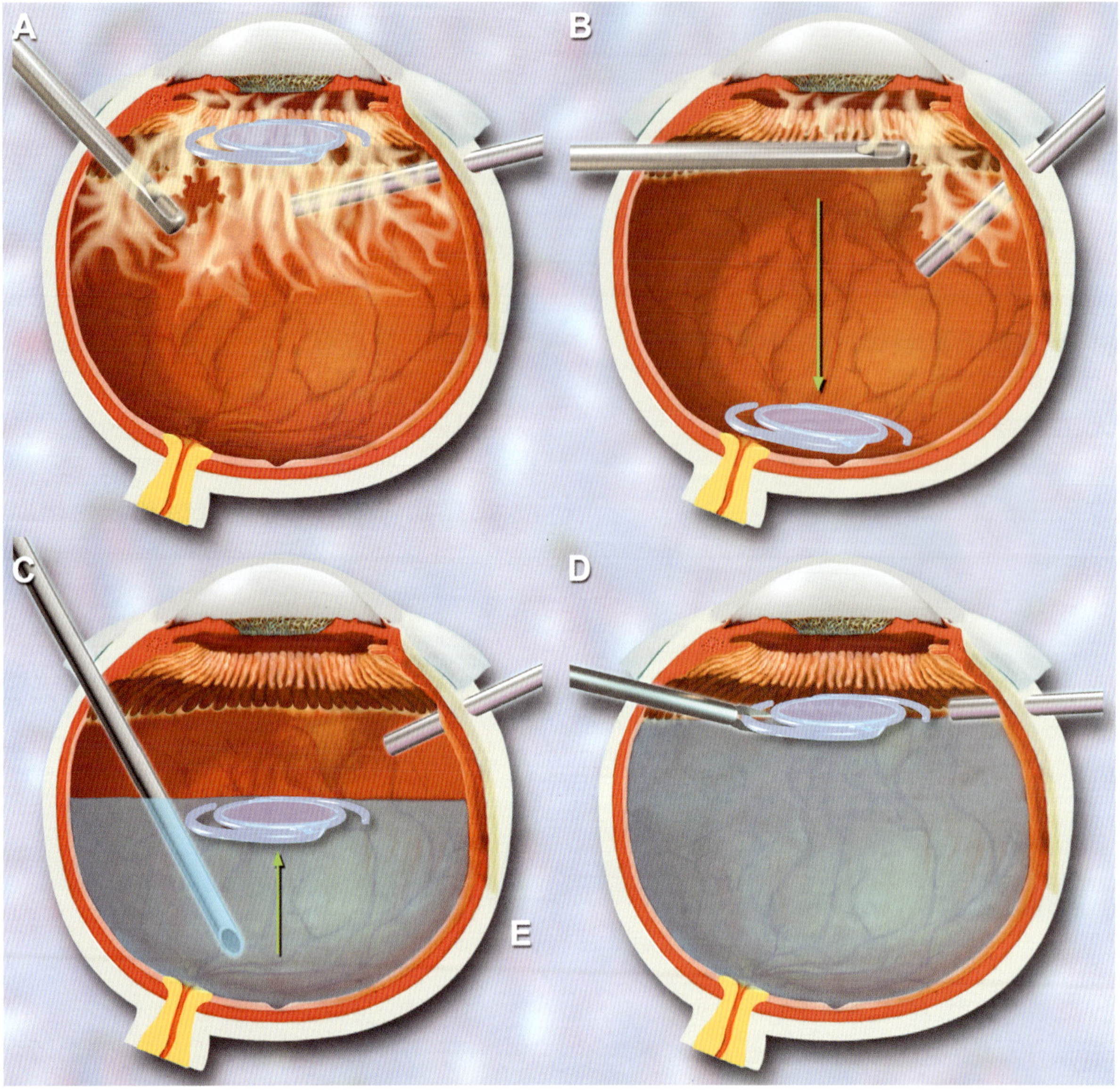

图22—1　脱位的人工晶状体。A.玻璃体切除使人工晶状体游离。B.人工晶状体向后部坠落。C.注入全氟化碳液使人工晶状体从视网膜表面浮起。D.用眼内钳抓住人工晶状体向前部移动。

襻使人工晶状体向前移动。如果没有这些材料或由于某些原因不能达到目的，可用眼内钳直接从视网膜表面抓住人工晶状体，但要极小心，以免损伤下方的组织。

下一个该考虑的问题是，一旦人工晶状体从视网膜表面提起并移至前段后该如何处置？

摘出人工晶状体

很多情况下必须将脱位的人工晶状体从眼内取出。如人工晶状体的襻已损坏，不能复位；人工晶状体的样式不适合被缝回原处；解剖特点不允许人工晶状体复位或内眼手术条件不能满足复位等。无论如何，手术应先清除前房和后房中的玻璃体，如果晶状体囊残留较多，可完整保留待日后植入人工晶状体。

可从角膜缘或睫状体平坦部切口摘出人工晶状体，从远期效果看，摘出位置可能没有区别，应视解剖和技术条件决定最好的方式。

首先考虑人工晶状体本身，由于人工晶状体设计的不同，摘出时的难度也不同。摘出时，人工晶状体的光学部厚度、可折叠性和襻的设计都是必须考虑的因素。为了从较小的切口摘出人工晶状体，一些医生提倡当摘出襻时，将人工晶状体在眼内切成几部分，以便最后只用一个小切口将所有碎片摘出。

这个方法可用于可折叠且薄的人工晶状体。内镜显像可提供一个平坦部清晰的视野，以便在从外面做一个比平常大的切口时从内部看到是否引起视网膜裂孔或玻璃体嵌顿。当人工晶状体的碎片穿过切口从眼内到眼外时能仔细检查，以确保它们没有损伤视网膜。当所有碎片取出后，在褐色的平坦部可看到一条细黄线，这标志着切口的部位。顺便提一下，此“黄线征”表示平坦部手术切口或外伤裂口，对寻找眼内异物或穿孔的证据很有价值。一旦这一步完成，即可缝合扩大的巩膜切口和结膜。也可在内镜下从角膜缘摘出这些碎片，而不要损伤邻近的组织，大家对此意见不一，但一致认为相对于对角膜的损伤来说，手术对巩膜造成的损伤较轻。

另一方面，有些类型的人工晶状体不能用这种方法取出，例如，闭合襻硅胶人工晶状体在眼内不能折叠并且非常厚，用较大的眼内剪也不能将它剪开。这些类型的人工晶状体很难复位，因为它们有再次落入后部的危险。最后，这种晶状体的几何学特性和它的定位孔使其很难通过缝线固定在眼内。事实上，这种类型的人工晶状体必须通过大切口完整取出。术者可以选择通过角膜缘或平坦部切口，两个方法的原则相同且都有改进。一旦用眼内钳抓住人工晶状体必须通过一个大切口将其摘出眼外，尽管提前做好这个大切口对抓取人工晶状体不太有利，还是应该在摘出晶状体前将该切口做好。

假设选择平坦部 6mm 的切口。术者在角膜缘后 3.5 ~ 4.5mm 处标记延伸位置，用巩膜穿刺刀做切口，做一针或两针预置缝线，打活结来保持这个相对大切口的边缘在玻璃体切除时近似水密（图 22–2，图 22–3）。一旦切除所有的玻璃体，人工晶状体被抓住并带向切口，术者则把内镜从眼内移出，腾出这只手去打开活结，将缝线移到一边。将内镜重新插入眼内，监视人工晶状体通过大切口移出。这一步很容易完成，然后系紧打开的活结缝线，关闭切口，在内镜的监视下，用玻璃体切除器仔细地切除这个区域中任何残留的玻璃体或碎片，根据情况和医生的习惯缝合巩膜切口。内镜下光凝平坦部可减少并发症。

另一选择是从角膜缘摘出人工晶状体，应用相同的基本原则。玻璃体切除后人工晶状体浮起，然后抓住它并将之带向切口。同平坦部摘出时一样，角膜缘切口需在抓取人工晶状体之前准备好并且用活结封闭。从眼内取出内镜使术者的手能腾出来打开角膜缘的缝合。在这种情况下，不必使用内镜，因为可通过显微镜直视下摘出人工晶状体。摘出人工晶状体后，打紧缝线。这个部位的所有玻璃体必须仔细切除，在这一点上，内镜是有用的，那就是任何黏附在伤口或虹膜上的玻璃体纤维都能在内镜下看到并予以切除。这些附着的玻璃体在显微镜下常漏掉，并能造成潜在的问题，尤其是囊样黄斑水肿和视网膜脱离时，用内镜观察和切除玻璃体是很重要的。

后脱位人工晶状体的复位

如果术者选择从视网膜表面提起人工晶状体并将其复位在睫状沟，也可应用前面描述过的同样的基本技术。人工晶状体从视网膜表面浮起时用眼内钳抓取并带至前部。下一步是怎样准确地将人工晶状体固定于睫状沟。另一个方法是只将人工晶状体嵌入睫状沟而不缝合，事实上这也能获得满意效果，尤其适合于残存足够多囊袋的情况下。这很简单，在内镜的中等至宽视野引导下，将人工晶状体放入残存的囊袋里并嵌入睫状沟（图 22–4）。在内镜下能充分估计每个襻的精确位置，重新安装的稳定性也远远胜过显微镜下手术。

将闭合襻人工晶状体复位于睫状沟似乎比将其取出更为简单，但却不能应用这种方法；因为这类晶状体太软，太易折叠，复位后肯定会再次落向后部，即使有足够的囊袋也不能保证安全，这种类型的晶状体

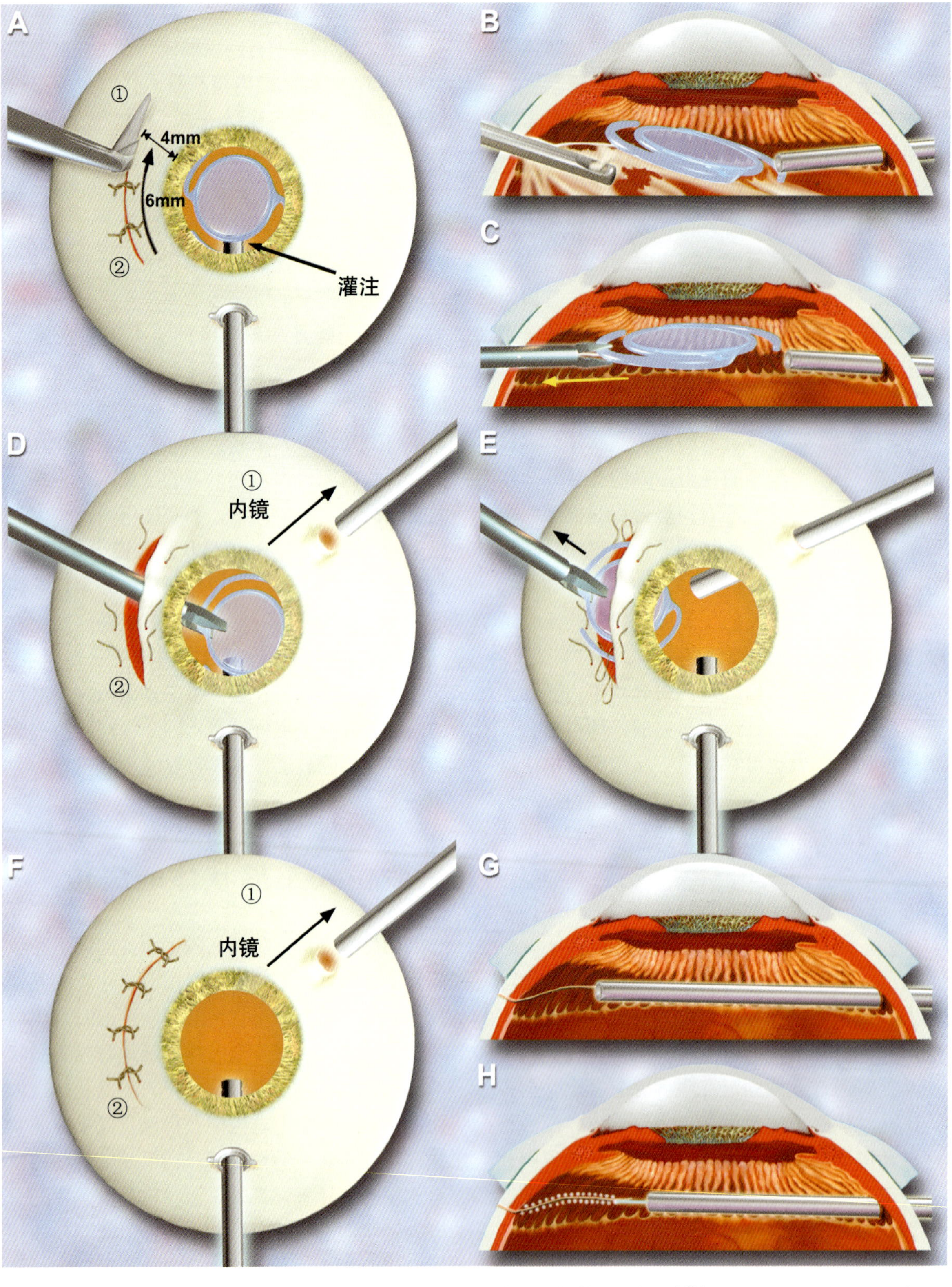

图22-2 从平坦部摘出人工晶状体。A.用角巩膜剪或刀片在平坦部做6mm切口(①)，用几个活结缝合以保安全(②)。B.内镜下玻璃体切除时特别注意平坦部大切口的内面。C.当人工晶状体能自由活动时其从视网膜表面浮起，用眼内钳抓取带至大切口处。D.术者从鼻侧巩膜切口取出内镜(①)，并用这只手打开活结(②)。E.内镜重新插入眼内，监视从颞侧巩膜大切口处取出人工晶状体。F.一旦人工晶状体被取出，所有器械从眼内退出(①)，将活结永久系牢(②)。G.内镜从鼻侧重新进入眼内，检查下方有无视网膜裂孔或残留的玻璃体。H.为慎重起见，在内镜下对平坦部进行光凝，关闭切口。

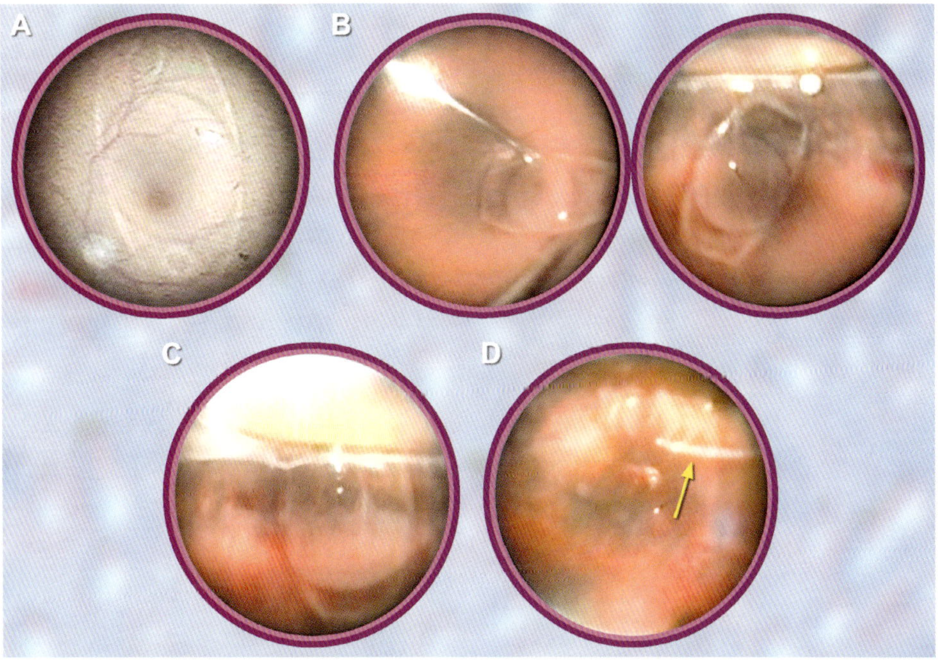

图22–3 脱位人工晶状体的摘出。A.在视网膜表面的闭合襻硅胶人工晶状体和其他类型的人工晶状体（脱位落向后部很少引起视网膜损害）不一样，这种晶状体脱位后落到后部，使患者很烦恼，如果没有稳定地复位固定，它们还会落入后部，很难或不可能将它们缝在其位置上，这些晶状体需摘出。B.眼内钳在后极部抓住闭合襻晶状体。C.人工晶状体部分地从平坦部摘出。D.人工晶状体摘出完成，黄线表示切口内面已被光凝。

需缝回原处，而这又很难，不如将其摘出。

后脱位人工晶状体的缝线固定

一些医生认为向后脱位的人工晶状体应缝合回原处，已有许多这样的技术报道。这里介绍一种简单而特别的方法，该方法有三个标准的平坦部切口和两个 3 点与 9 点位置平行角膜缘的带巩膜瓣切口（图22–5）。玻璃体切除完成后，人工晶状体从视网膜表面浮起，医生需准备一端为针另一端为线环的缝线，这个环可以通过将缝线两端打结或缠绕而成。医生一手持内镜，另一手将眼内钳和线环通过对侧平行角膜缘的切口进入眼内，将线环绕在一个襻上后撤去眼内

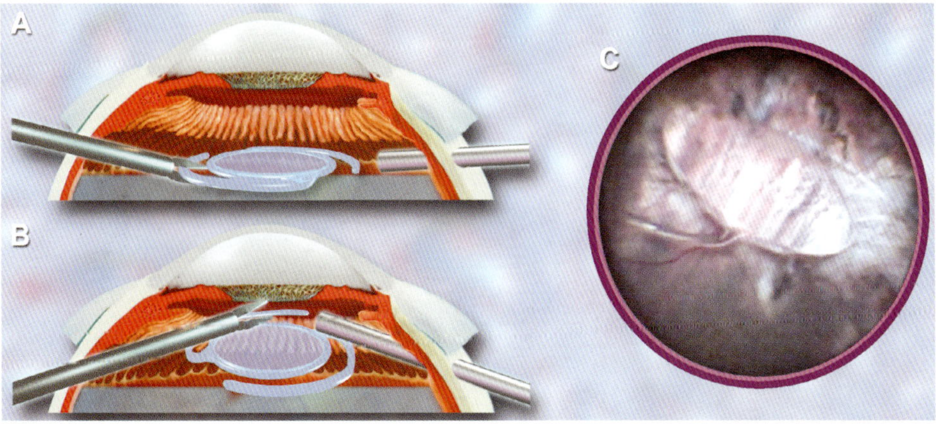

图22–4 将人工晶状体复位于睫状沟。A.人工晶状体从视网膜浮起并被眼内钳抓取。B.在内镜的引导下将襻嵌入睫状沟同时评估其稳定性。C.在视网膜表面的后房人工晶状体，如果有足够的囊袋支持，这种类型的晶状体能从后部升起并复位于睫状沟而无须巩膜固定。

钳，然后内镜进入对侧平坦部切口，另一个线环和眼内钳通过第二个平行角膜缘的切口进入，同样将线环绕在襻上。

到此，所有困难的步骤都已完成，每个襻缠着一个连有针的缝线，该缝线从角膜缘的切口穿出，每一边的针均穿过巩膜切口的一缘。同时从两侧均匀拉缝线，使人工晶状体升到合适的位置，然后把每一侧的缝线系在巩膜上，巩膜瓣覆盖线结。最后关闭平坦部切口。

从前段植入并缝线固定人工晶状体

许多眼科医生喜欢通过在睫状沟固定人工晶状体来处理无晶状体眼，并且已描述了许多实现这一目标的技术。这里讨论一种相对简单的方法。在 3 点和 9 点位置做平行角膜缘的带瓣巩膜切口（图 22–6），带有 10–0 聚丙烯缝线的长直针穿过切口的上缘，同时一个 27 号针穿过对侧切口的上缘，缝线针插入 27 号针的针管里从对侧引出，使缝线在两个巩膜口之外的长度相等。同样的方法穿过巩膜切口的下缘，在切口的上缘和下缘同时缝合的目的是限制仅用单线缝合可导致的潜在的“螺旋桨”效应。做适当大小清晰的角膜切口、隧道切口或角膜缘切口使人工晶状体植入。

这时，内镜可以通过第三切口进入眼内检查每个缝线在眼内的位置，确保都缝在了睫状沟。用钩或其他器械将两个缝线拉出并剪断。每边切口的上下缘缝线都系在襻上或人工晶状体的定位孔上，调整晶状体位置，拉紧缝线并系在每一边。至此，人工晶状体被安全正确地放在睫状沟，达到永久固定。

人工晶状体襻对组织的侵蚀和眼内出血

有时患者出现无明确原因的新的或复发性前房和玻璃体出血，还有一些患者出现血细胞性青光眼倾向。早期可采取保守支持疗法，但对于严重病例效果欠佳，在这种情况下可用内镜检查原来切口的内面有无新生血管（图 22–7 至图 22–10）。或者更重要的是从前路或后路（或二者同时）检查人工晶状体襻的情况。从囊袋内挤出的襻、侵蚀的部位和出血都可能被查到，这不仅有助于找到病因，而且可光凝止血，阻止进一步发展。有时，在内镜下也查不出任何潜在的病理改变。

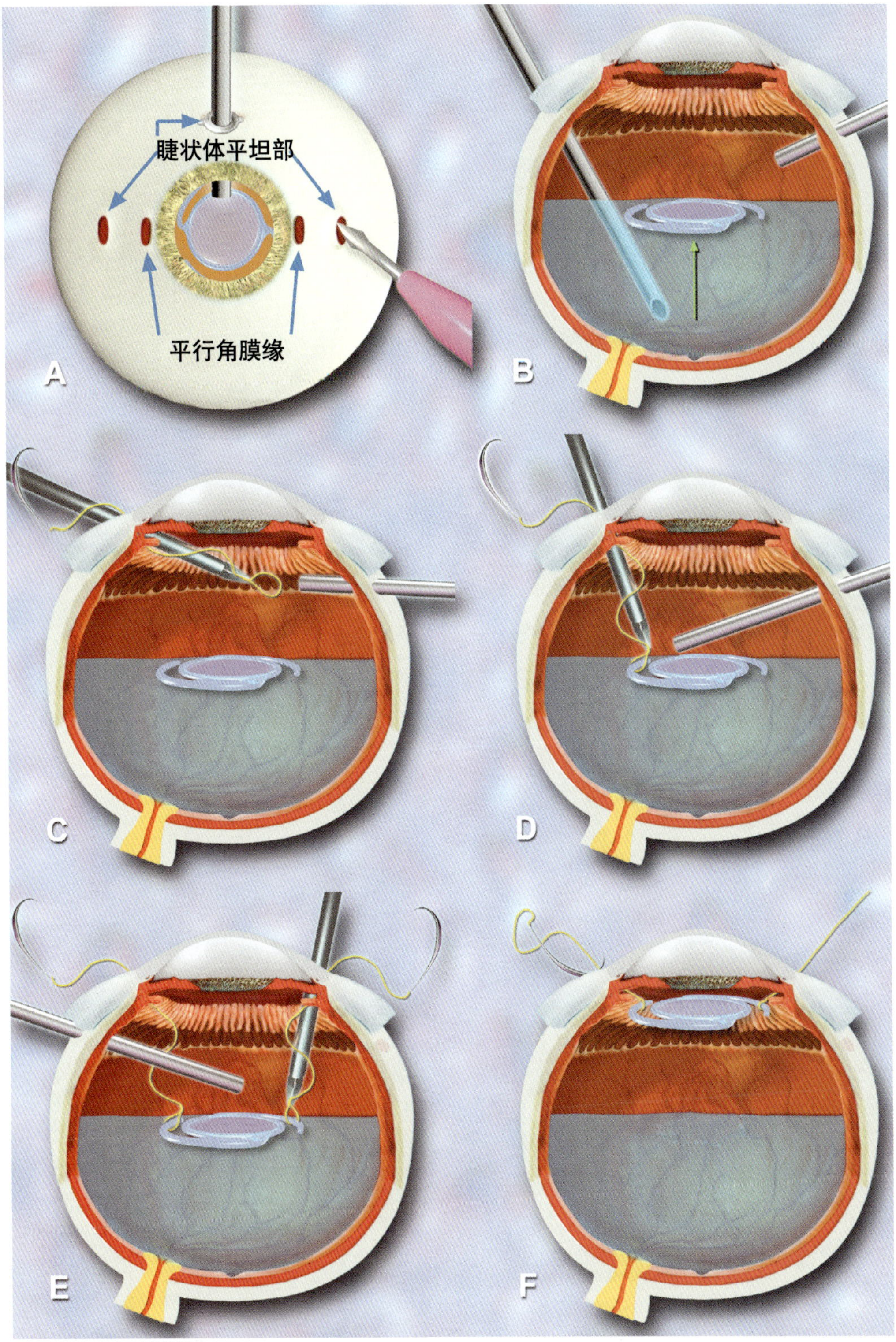

图22–5　脱位后房人工晶状体的眼内缝合固定。A.做五个切口——三个切口在通常的平坦部，两个平行角膜缘在3点与9点位置通过睫状沟。B.行平坦部玻璃体切除，用全氟化碳液或黏弹剂使人工晶状体从视网膜表面浮起。C.通过角膜缘切口用眼内钳将另一端带针的线环绕在襻上。D.同法将对侧线环绕在襻上。E.拉两侧缝线使人工晶状体上升到合适的位置，然后每侧的针缝在巩膜切口边，用巩膜瓣覆盖。F.关闭平坦部切口。

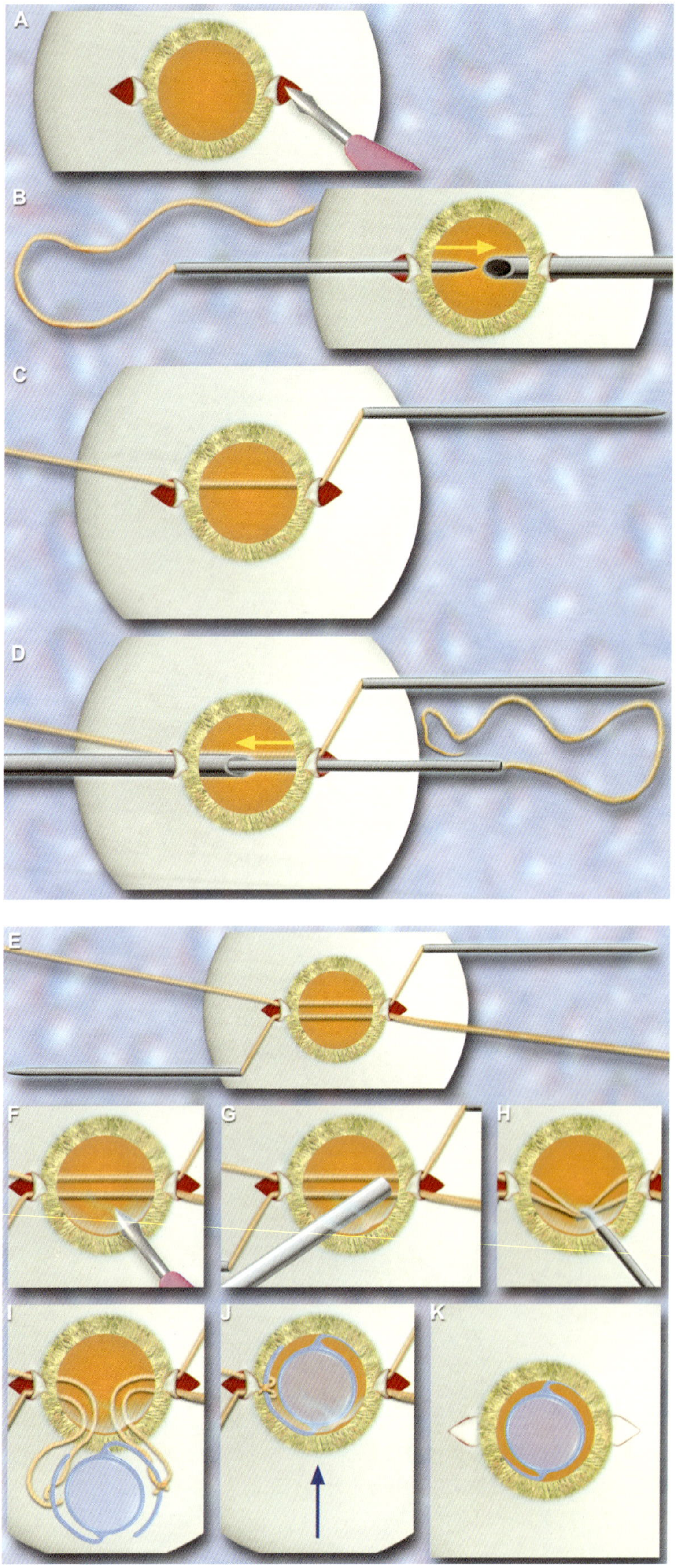

图22–6 在无晶状体眼内将后房人工晶状体固定于睫状沟。A.3点与9点位置的带巩膜瓣的平行角膜缘的切口。B.带有10–0聚丙烯缝线的长直针穿过一侧切口的上缘，同时27号注射针穿过对侧切口的上缘，缝针插入27号针的管腔内从眼内引出。C.缝线从一侧切口的上缘伸至对侧切口的上缘。D.同样方法在两侧切口的下缘穿线。E.现在有两条从一侧睫状沟至对侧睫状沟的缝线。F.做插入人工晶状体的上方角膜缘切口。G.内镜从此切口进入眼内检查缝线在睫状沟的位置。H.从眼上方切口用钩将缝线拉出。I.将缝线剪断系在襻或定位孔上。J.拉紧缝线使人工晶状体处于适当位置。K.然后系紧缝线，巩膜瓣覆盖线结，人工晶状体已安全地缝在睫状沟。

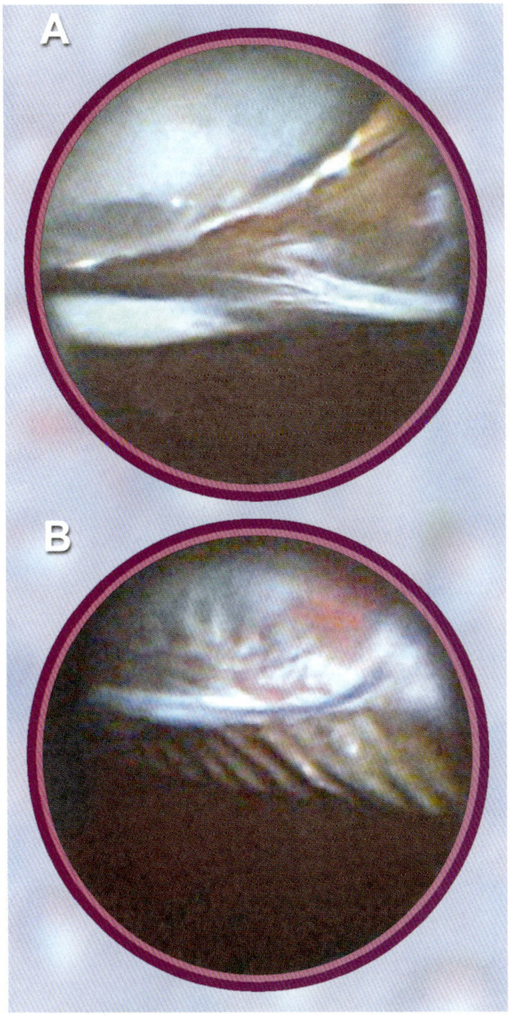

图22–7　无晶状体眼后房人工晶状体的缝线固定。A.没有足够囊支撑,必须行可靠的缝合。B.固定后同一部位的图像，注意邻近缝合部位的少量出血。

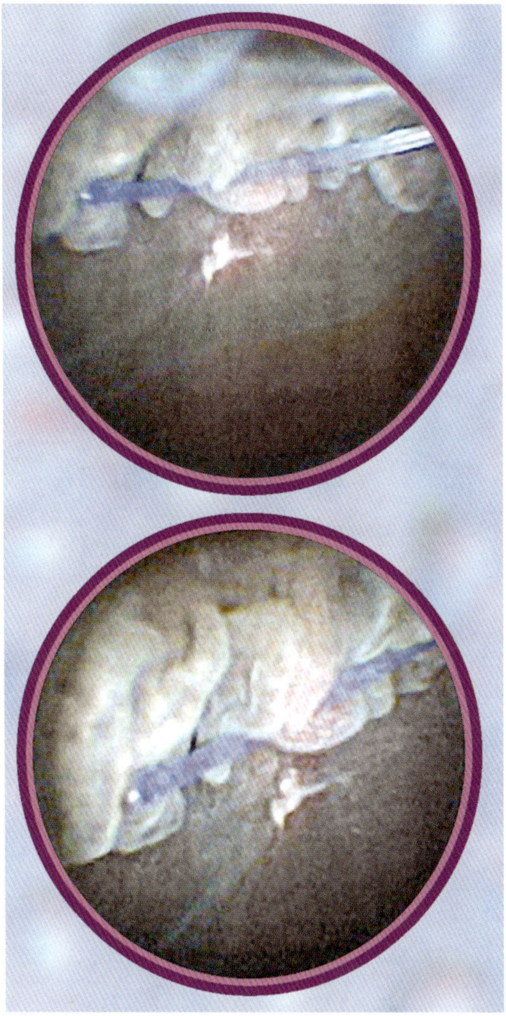

图22–8　不明原因的眼内出血，有时襻可从囊袋内挤出刺破睫状体，这可以是复发性眼内出血的一个原因。

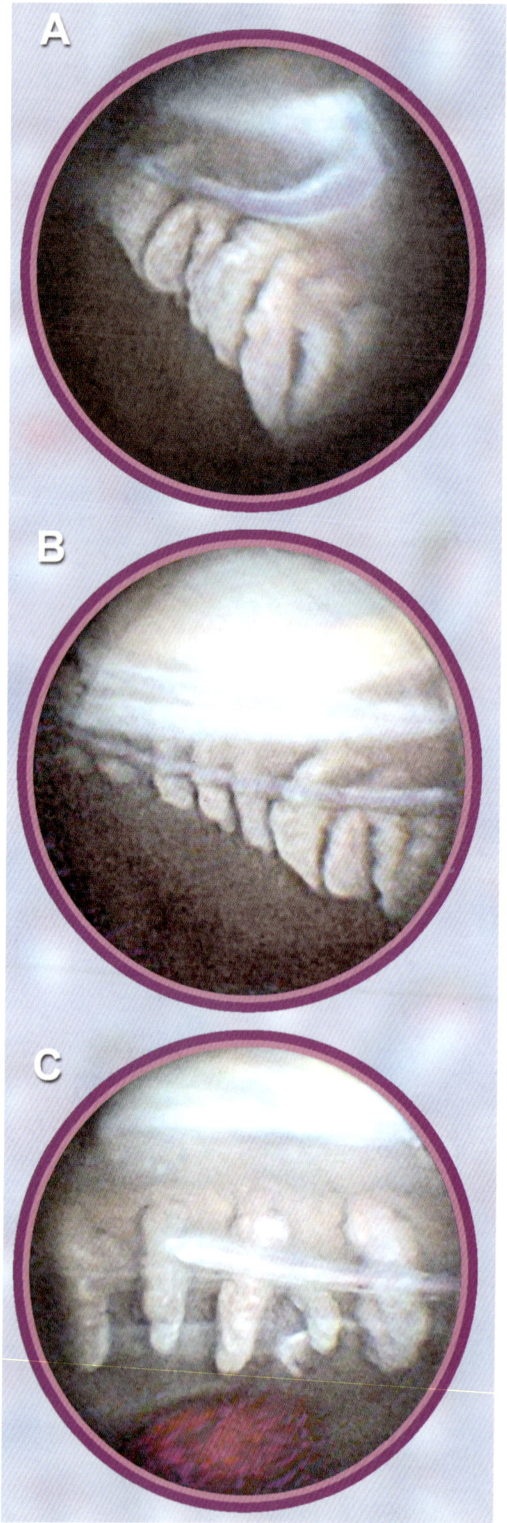

图22-9 不明原因的复发性眼内出血。A.襻在该部位刺穿囊袋。B.随后出现的襻挤出囊外的过程。C.襻尖部是预测会出现侵蚀和出血的区域。

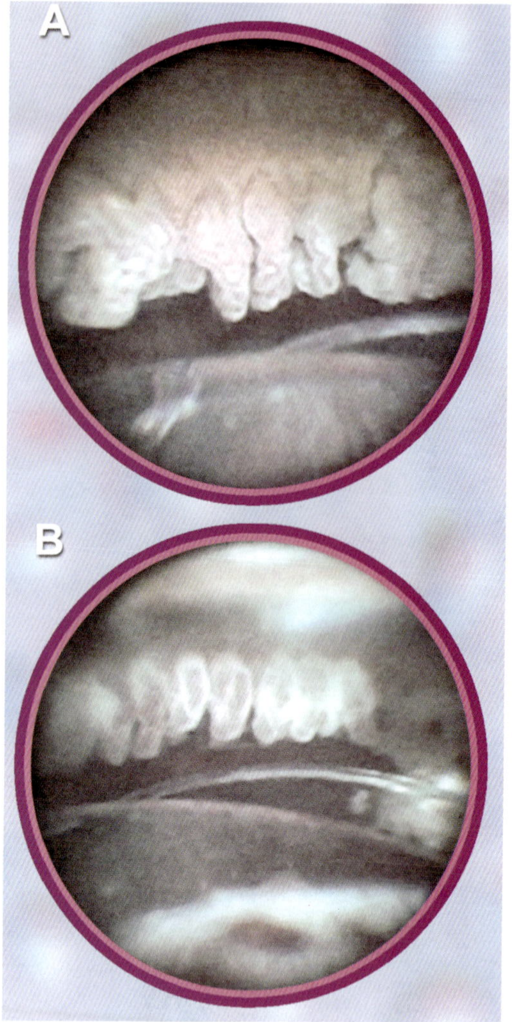

图22-10 复发性玻璃体出血合并不明原因的相关性青光眼。A.襻从囊袋内挤出。B.对预测可出现侵蚀的部位进行激光处理后的图像。

（李秋明 译）

23

内镜下玻璃体切除治疗眼内炎

无论内源性还是外源性的眼内感染都是严重的眼病。近年来，大量的眼内炎治疗方法出现，目前这些患者已有机会得到救治。在此重点讨论内镜术在眼内炎治疗中的作用及此方法的几点好处，而不涉及如何进行详细的病因和病原体检查以及药物治疗的内容。

客观地说，美国的眼内炎大都继发于白内障术后，主要为革兰阳性菌感染。然而对于各种原因和细菌导致的眼内炎来说，玻璃体切除术的原则是基本相同的。

首先可进行眼表面、前房、玻璃体的细菌培养，然后，实施标准的三切口玻璃体切除术。一些医生认为，只行中心部玻璃体切除就可以了，没有必要进行完全的玻璃体切除，内镜成像技术会使这些医生放弃这种做法。即使在眼内感染的早期，临床检查玻璃体透明，而通过内镜却可以发现明显的玻璃体炎的表现。如果手术的目的之一是想尽可能多地把引起感染的物质和炎症产物去除，则应实行彻底的玻璃体切除术。

眼内炎的早期，尤其是继发于白内障术后，感染的中心往往在植入的晶状体和前部玻璃体。有时在睫状沟也能发现感染病灶。传统的影像技术不能看到这些部位，角膜浑浊或瞳孔缩小时更是如此。大量的感染性和炎症性物质残存在眼内可能是眼内炎在“成功”的玻璃体切除术后仍需长时间吸收的原因之一。通过内镜进行玻璃体切除至少给术者提供了能发现并清除绝大多数此类物质的机会。不过内镜方法也有缺点：手术时要格外小心，不能过多切除前部与晶状体囊及悬韧带相连的玻璃体，否则会破坏植入的人工晶状体的稳定性。

这并不意味着前段玻璃体应该保留不动；相反，最好能予以切除。手术中应密切监视玻璃体切除对人工晶状体的影响，任何人工晶状体的震颤须当做可导致其移位的信号予以重视。

通常，切除玻璃体内感染灶后会发现一些散在的深层和浅层视网膜出血。只要病灶去除，术后感染控制，出血一般能自行吸收。所以这些出血的临床意义不大，重要的是在手术结束时要寻找有无视网膜裂孔。与间接检眼镜相比，内镜更适用于这种情况。这是因为术前患眼大多都存在角膜水肿、瞳孔缩小，玻璃体切除往往会加重这些情况。而且，多数白内障术后随即出现眼内炎的病例，其手术切口尚未愈合，抵压巩膜的操作是不适当的。内镜可在不抵压巩膜的情况下提供周边部的高倍影像，并可同时对发现的视网膜裂孔进行光凝。内镜术的这个特点对于眼内炎的玻璃体切除术具有重要意义，这是因为眼内炎治疗后继发性视网膜脱离的发生率是15%，而内镜术可以充分减少这一问题的发生，因为在手术结束时有机会清楚检查周边视网膜（图23-1）。

发生眼内炎几天后，视网膜表面就可能会出现炎症性的渗出膜，可以通过软的笛针或视网膜刷的软头将其吸出。术后及时用大量的皮质类固醇也能使这些渗出膜消退，但是也可能无效。术中将感染灶和炎性膜尽可能去除干净是较恰当的选择。

尽管玻璃体切除和玻璃体腔注射抗生素是治疗眼内炎的有效方法，仍有少数病例会再次发生眼内炎，这时用传统的方法治疗效果较差。对这种少见的复发病例，应考虑眼内是否还残留感染病灶或感染再激活。事实也是如此。这种感染灶通常潜伏在虹膜后部、晶

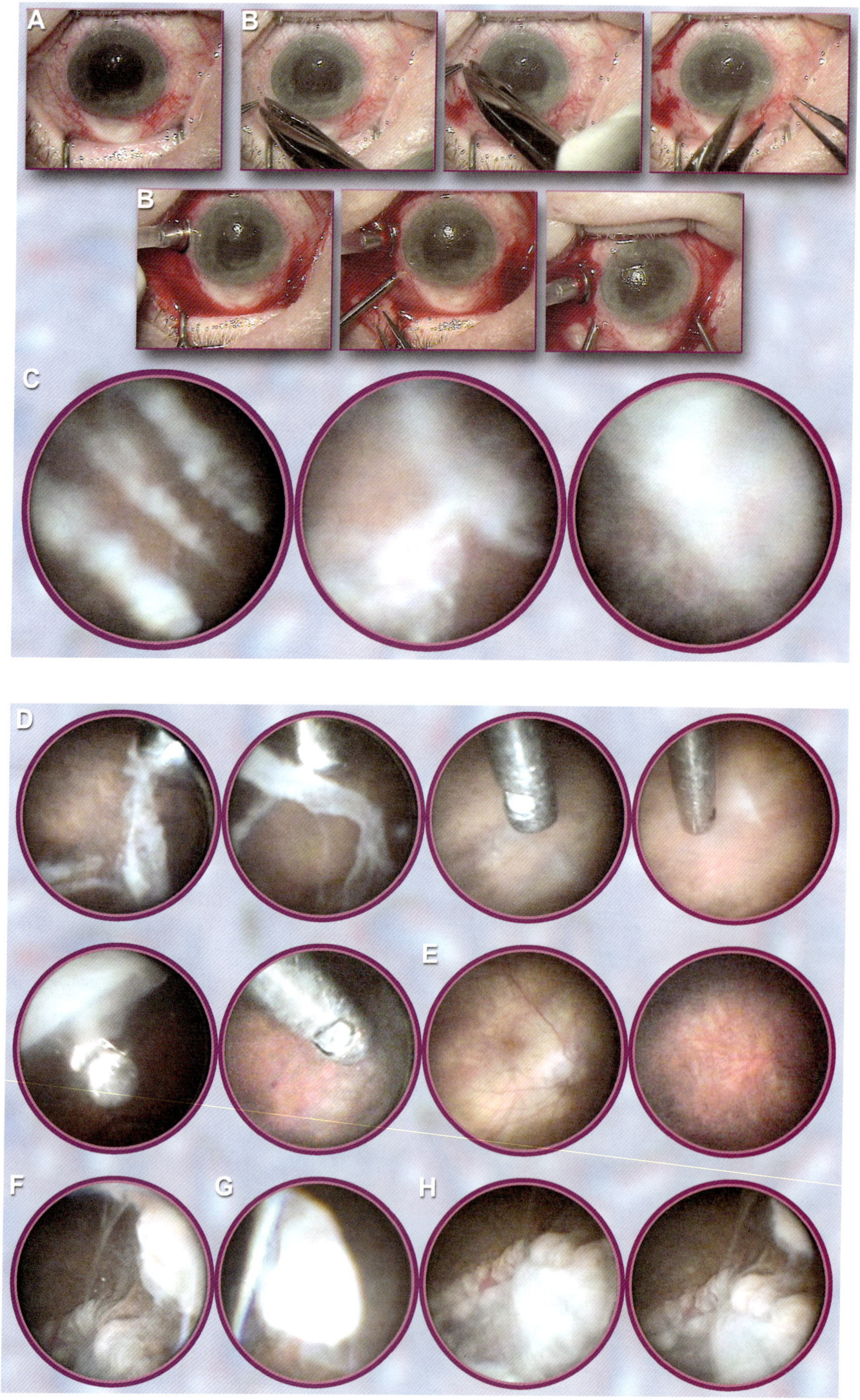
A
B
B
C
D
E
F
G
H

状体周边部或睫状体附近，所以传统的检查方法往往不能发现，而内镜却可以清楚地显示病灶。并且内镜检查很直观，在图像系统引导下通过玻璃体切除通常能将所有的感染灶根除。有报道[1]：玻璃体切除治疗痤疮丙酸杆菌性眼内炎基本上全部治愈，仅有1例患者反复发生眼内感染，每次均用玻璃体切除治疗。再次复发时，在内镜下用玻璃体切除治疗后，2年内未复发。

内镜下玻璃体切除术治疗眼内炎有广阔的前景，因为它能更彻底地清除感染病灶，且能对眼内炎早期的并发症（炎性膜形成、视网膜裂孔）进行评估和治疗，还能发现细微的感染灶。此外，内镜下玻璃体切除不存在由于前段病变如角膜水肿、瞳孔缩小而使传统方法不能观察眼内结构的问题。

（李秋明　译）

参考文献

1 Aldave AJ, Srein JD,Deramo VA, et al. Treatment strategies for postoperative *Propionibacterium acnes* endophthalmitis. *Ophthalmology*,1999,106:2 395~2 401

图23—1 滤过泡感染继发的眼内炎。A.外观。B.做进入径路的切口。C.眼内感染性和炎症性物质外观。D.吸入玻切头。E.玻璃体腔内的感染性物质已被清除。注意后极部和周边视网膜。F.从内部观察可见感染性物质从小梁切除部位渗入睫状沟。G.巩膜切口被感染性物质阻塞。H.感染性物质从睫状突表面“滴”到人工晶状体表面。

24

内镜下玻璃体切除治疗眼内异物

关于眼内异物，尤其是磁性异物的处理方法是有争议的，有些术者倾向于用磁铁吸出异物，而另外一些医生则认为玻璃体切除是最可取的方法。对这个问题的看法因每个术者的个人体会而不同，本文只着重讨论玻璃体切除术治疗眼内异物。

对眼内异物的临床处理是很难把握的，因为即使是术前做了最充分的检查，有时在术中也难以发现某些眼内异物，特别是非磁性异物。许多患眼伴有很严重的眼前段和眼后段外伤，这使情况更加复杂。传统的间接检眼镜或手术显微镜检查法的应用受到很大限制，这种情况下如能从眼内进行观察，可对确定和处理眼内病变提供极大的帮助。

首先，所有眼外伤裂口必须恰当处理，然后开始三切口玻璃体切除术，如果不能用常规方法来确定灌注套管的正确位置，那么打开灌注之前在与其相对的切口插入内镜有助于确定灌注头的正确位置。如果发现灌注头位于视网膜下，则需换用更长的灌注头，排出邻近脉络膜的渗液或出血（如果是引起上述问题的原因的话），或者简单地将灌注换到别的位置。玻璃体切除应尽可能彻底，特别要注意清除在眼球穿孔时产生的眼内积血和外来碎屑。

玻璃体被切除后，应该仔细搜寻异物。找到异物之后再确定其是游离的还是嵌在眼球壁内。如果嵌在眼球壁内，必须在摘出之前将其游离。这一步通常比较容易完成。可以用异物钳的顶端对异物进行处置直至异物可以被夹住并摘出。对于固定较牢固的异物，可以用穿刺刀或膜铲将其游离，然后用异物钳抓住并摘出。

接下来术者须估计眼内异物的大小并和异物钳所通过的巩膜切口的大小进行比较。如果异物比巩膜切口大，必须在取出异物前扩大切口（图 24−1)。在角膜缘后 3.5 ~ 4.5mm 处巩膜做预计切口长度标记，然后用巩膜穿刺刀、剪刀或其他器械平行角膜缘扩大巩膜切口。内镜能从内面确定切口确切位置。要注意不能使切口太靠前以免伤及睫状突而引起大量出血，妨碍异物取出。当然，术者也不能使切口太靠后以免伤及视网膜，所以重要的是精确测量切口而不是靠估计。

内镜图像可以显示眼内大量残留的玻璃体，尤其大的巩膜切口附近的玻璃体。在内镜指导下，这些玻璃体可以被切除。

完成以上操作后，间断缝合巩膜切口并打以活结以便下一步打开。

切口被缝合后只留器械通过的部分，这时先前已被游离的眼内异物可以用镊子夹住并带到切口处，术者可把内镜从眼内取出从而腾出一只手解开活结打开切口。如果上述步骤顺利，异物将很容易从眼内取出。如果有多个异物可根据需要多次重复上述过程。切口如果太小不能摘出异物，术者此时可用腾出的手扩大切口。异物摘出后切口处缝线打结，关闭先前扩大的切口部分。

在此强调要重新插入内镜检查异物取出位置的内面及其邻近组织。任何被嵌顿的玻璃体必须予以切除。如果所有操作顺利，可看到睫状体平坦部的棕褐色背景中有一条细黄线，表示异物的摘出切口。像处理其他视网膜病灶那样在黄线周围进行光凝治疗看起来是

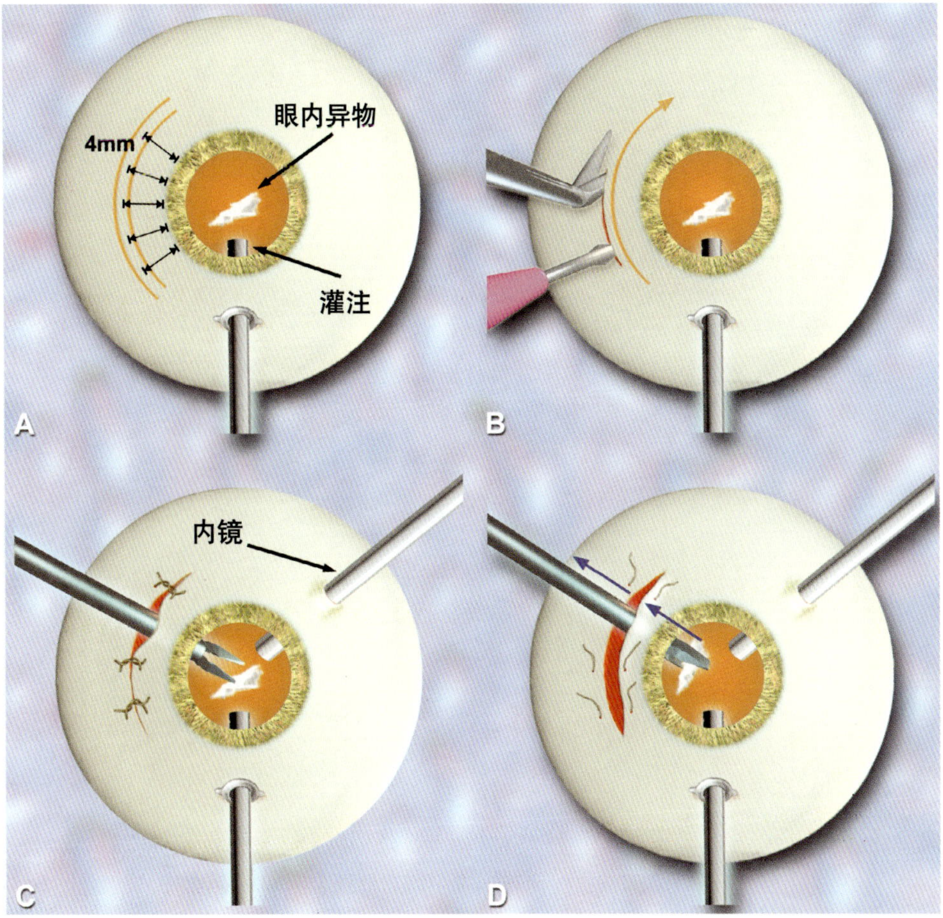

图24–1　扩大巩膜切口以便摘出眼内异物。A.在角膜缘后3.5～4.5mm处平行于角膜缘标记预计的巩膜切口。B.用刀片或剪刀扩大巩膜切口至预计长度。C.缝线被打以活结封闭扩大的巩膜切口。D.眼内异物被钳子夹住。内镜从眼内移出，腾出一手解开缝线，摘出异物。

一个恰当的想法，尽管对此做法的价值还没有对照性研究。应该重新检查眼内以防有残留病变，特别是多个异物或难以看到的异物（如玻璃）（图 24–2）。

还有一些细节需要考虑。在很多穿孔伤眼内残留的玻璃体有收缩倾向，可能会形成明显的牵引或成为将来增生反应的支架。考虑到这些，所有穿孔伤口及异物摘出切口周围的玻璃体都应该被彻底切除（图 24–3）。这些位置也应考虑光凝。

对于被包裹的眼内异物，一旦它们被取出，都会产生一个视网膜裂孔。裂孔处的玻璃体必须小心切除干净以防其以后收缩及引起其他并发症（图 24–4）。

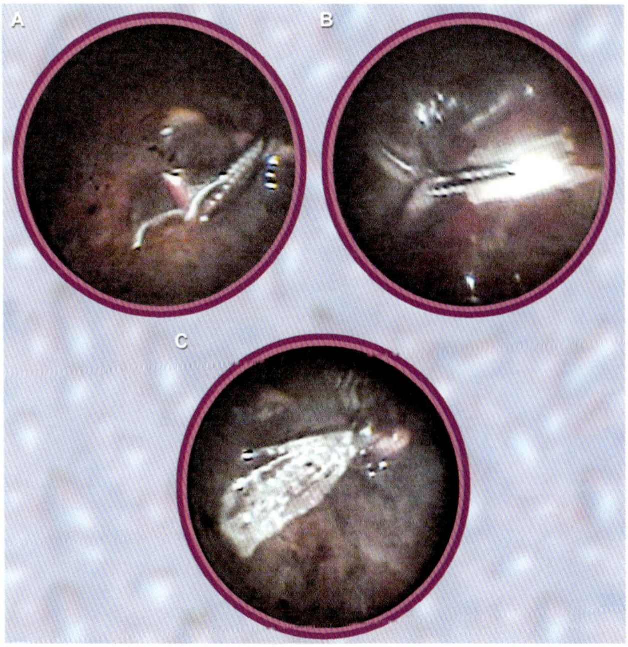

图24–2　内镜下眼内异物的摘出。A.金属异物。B.木质异物。C.玻璃异物。

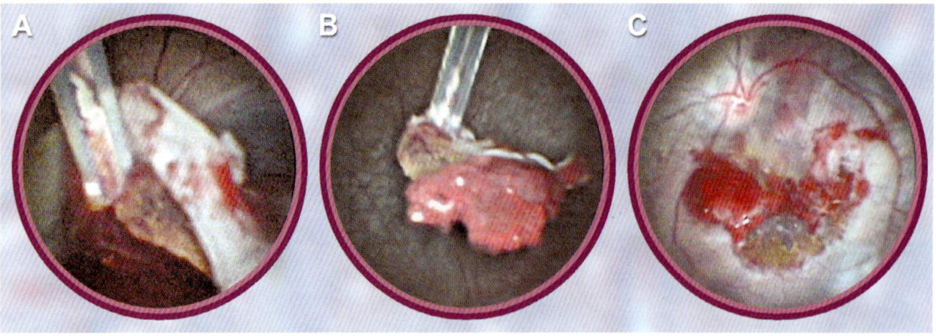

图24-3 一个金属碎片打入眼内。玻璃体切除后，碎片呈铁锈色位于黄斑下。A.镊子抓取异物。B.异物在玻璃体腔中间的图像。C.手术后，患眼被填充硅油。

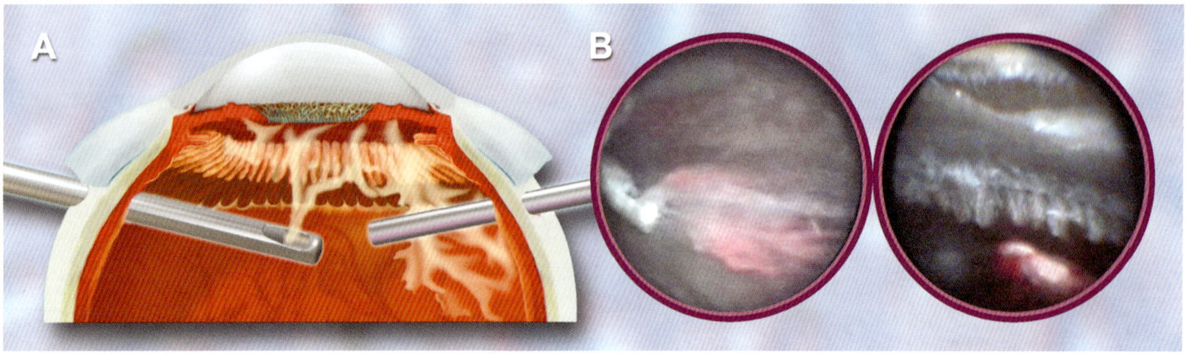

图24-4 异物进入和取出的伤口附近的所有玻璃体都应被切除以减小以后发生牵引和增生的可能。黄线标志着摘出口。

同时视网膜光凝亦应进行。尽管理论上彻底的玻璃体切除和视网膜光凝已足够，但根据作者的经验，在异物包裹的位置做局部性巩膜扣带术有助于防止发生视网膜脱离。术者还可酌情在眼内使用抗生素和皮质类固醇、长效气体或硅油填充及晶状体切除。

眼内异物的病例术后需要对下列情况进行密切随访：感染、炎症、复发性视网膜脱离、增生性玻璃体视网膜病变以及其他问题。对重复眼球穿孔伤，尽管医生尽最大努力慎重地进行治疗，但也往往很快失败。应预先告知患者以便做好心理准备。

（李秋明　译）

25

内镜下玻璃体切除治疗虹膜新生血管及其疗效

虹膜新生血管形成是眼部缺血的直接后果，其形成的原因因眼而异。许多发病因素最终导致共同的病理过程：新生血管形成、眼内出血、白内障形成、青光眼、低眼压、失明和眼球丧失等。许多患者在不同阶段就诊于视网膜外科医生，这类疾病往往需要尽快处理。我们已经讨论过新生血管性青光眼的处理，但许多相关的问题还需进一步探讨。

虹膜新生血管常常首先沿着瞳孔缘或前房角生长。最好的方法是先认为有新生血管然后在裂隙灯高倍放大及强光照明下进行检查（图 25-1）。最微细的病变可能不容易被发现，但如果眼科医生凝视这个区域几秒钟，异常的血管就会被看到。虹膜表面没有“正常”的血管，所以如果观察到任何血管，它们必定是新生血管。轻微的色素沉着或虹膜萎缩可给诊断带来困难，虹膜荧光素血管造影有助于诊断。但同时必须清楚地知道许多情况都能引起虹膜血管渗漏染料，虹膜新生血管也不是都有渗漏，如果虹膜有荧光素渗漏特别是对侧的眼没有渗漏，则是支持该虹膜血管有病理改变的强有力诊断依据。

如果能看到足够大范围的视网膜则可采取重度广泛视网膜光凝术。如能光凝，则需尽快实施，因为虹膜新生血管从部分开放的前房角和正常眼压进展到房水引流系统几乎完全阻塞和高眼压只需数天或数周。如果缺血性视网膜中央静脉阻塞是造成新生血管的根本原因，则需特别关注迅速进展的病情变化。

上述这些问题都很直接明了，并不会给诊断和治疗带来困难。但要考虑到当患者不仅是虹膜新生血管形成而且有一个或多个相关疾病使视网膜不能视及，治疗已不可能时我们该做什么。前房积血、玻璃体积血、虹膜表面的纤维性增生导致瞳孔缩小、白内障等都是眼部缺血疾病的常见病变，它们都需要手术处理。

尽管排出前房及玻璃体积血的过程不是最复杂的手术操作，但需明白这种操作会使这种复杂的眼病加速恶化。并不是说及时手术和重度广泛视网膜光凝就一定能使病情稳定，事实上，所有人都应考虑到预后可能会很差。

过去对这种情况的处理是在“盲目”的方式下完成的经巩膜视网膜冷凝。然而，这种方法不能被证明是有效的，因为这样不可能定量操作。此外，许多患眼具有好的至少是有用的视力，经过广泛的冷凝，尤其是冷凝量过大时，常常导致极严重的视力损害和疼痛。

在几种特殊情况下，内镜下的玻璃体切除术和眼内光凝术尤其关键。如果瞳孔表面纤维性增生引起瞳孔缩小，不能用药物散大，采用瞳孔拉开法会使这些异常的血管破裂，导致更多的术中术后出血。此外，众所周知，晶状体作为前后段的一个屏障对限制“血管生成因子”的扩散有一定作用，而“血管生成因子”在理论上能加速虹膜新生血管形成的发展。如果白内障出现了，即使影响眼后段观察，最好也别在增生过程中摘出。

总而言之，治疗的目标是用一个尽可能无损伤的方式接近和处理缺血的视网膜。术者用内镜能在不干扰虹膜和晶状体的情况下，充分完全地切除玻璃体和进行视网膜光凝。由于内镜下玻璃体切除术的应用，手术变得相对容易，患者能舒适地耐受，而且常证明是有效的。即使还有这样或那样的问题，如能阻止新生血管性青光眼的发展，就达到我们的基本目的了（图 25-2）。

另一方面，尽管做了重度广泛视网膜光凝，虹膜

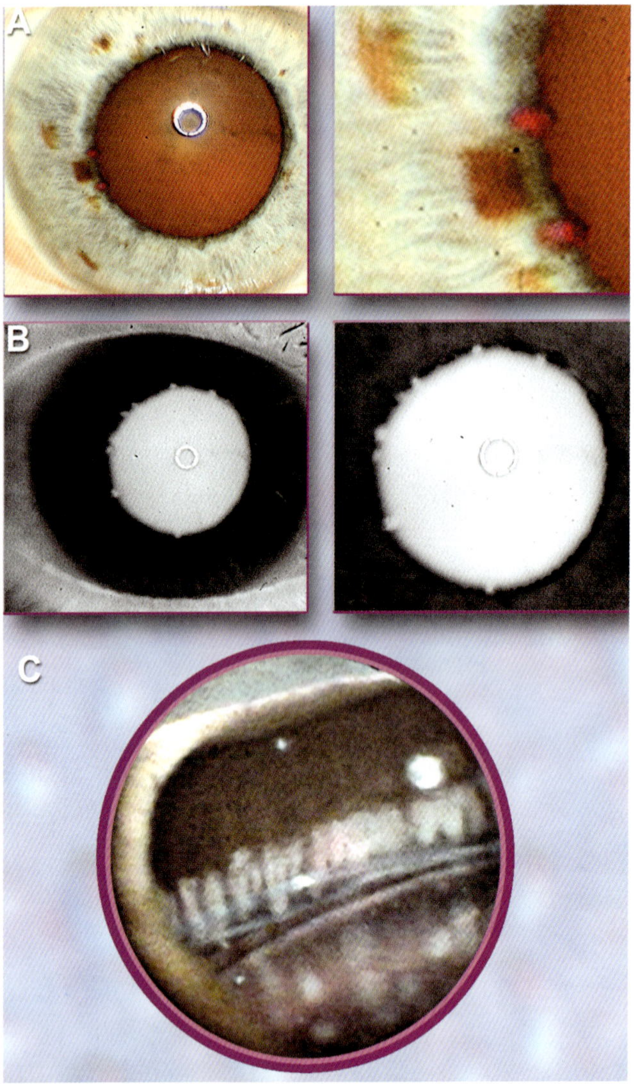

图25-1 虹膜新生血管形成。A.最早期的虹膜新生血管很细小，需高倍放大和裂隙灯照明检查。瞳孔缘的小血管丛几乎不明显。B.虹膜荧光素血管造影证明它们存在。C.内镜下的表现。

新生血管持久不退也很常见。不过尽管在数年内还会出现间断的前房或玻璃体出血，但预后常常是令人满意的（图 25-3）。可以考虑直接应用激光或水下透热处理虹膜新生血管，但是这个方法效果不好。一旦患眼达到一个以虹膜新生血管消除或稳定为特点的新的稳定状态，就可考虑处理眼部其他病变，如已出现的白内障。

最后，发现已得到成功控制的新生血管性青光眼，尽管屈光间质清晰，也无其他明显活动性病变，其中仍有 20%的患眼可能发生渐进性视力丧失，这种情况无疑是由于缺血对视神经和视网膜的损害所致。事实上，常可看到视盘苍白和视网膜血管变细、减少（图 25-4）。此时任何处理均无意义。

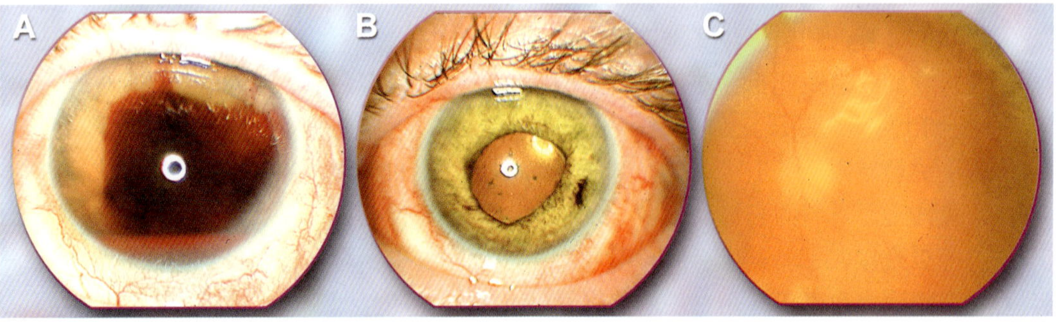

图25-2 在无法观察眼底的情况下处理虹膜新生血管。A.不伴随青光眼的虹膜新生血管形成。B.内镜下玻璃体切除术和广泛视网膜光凝术，严格避免接触晶状体。C.不伴随青光眼的虹膜新生血管所致的复发性玻璃体和前房积血的处理。

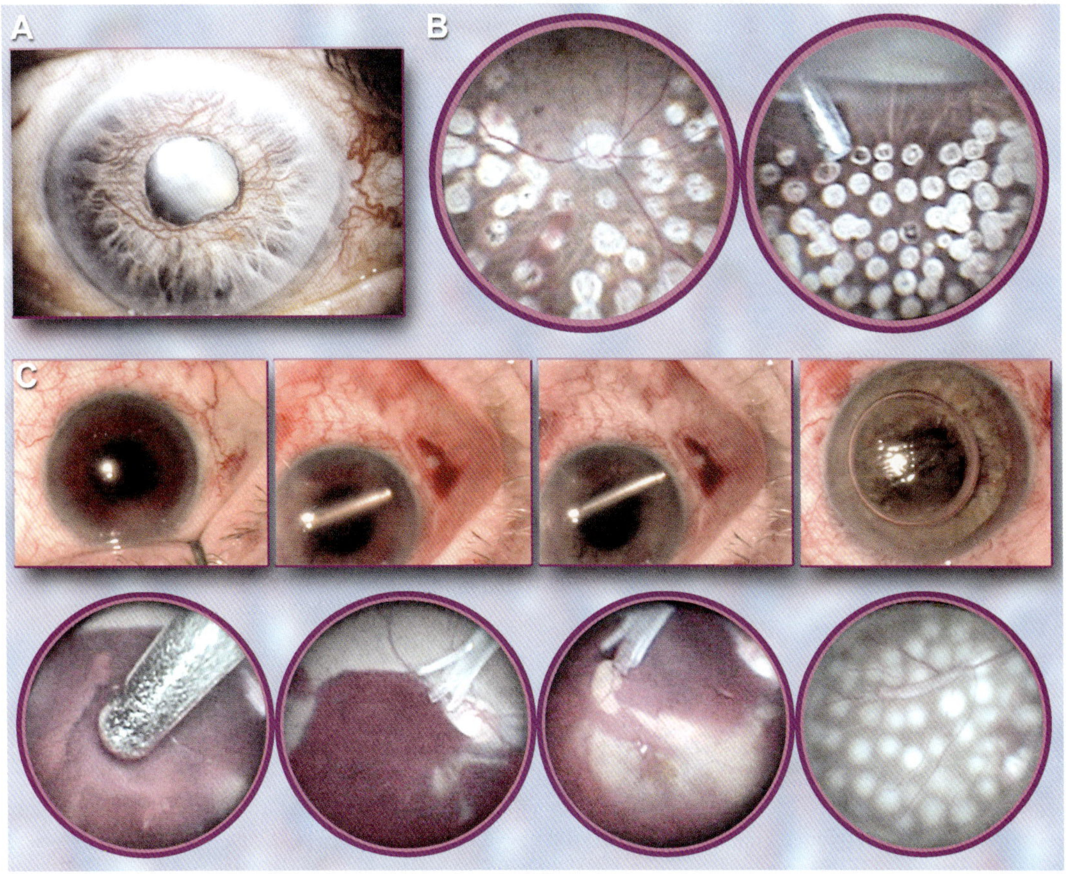

图25-3　虹膜新生血管形成的结果是反复性前房出血和玻璃体积血。A.与眼部缺血综合征有关的慢性虹膜新生血管形成病例。眼压常在正常值范围内。B.玻璃体切除术清除积血，患者视力明显改善。C.虹膜新生血管引起的前段和后段积血被从前房和后房排出，使广泛视网膜光凝成为可能，并可使视功能提高，虹膜和视网膜新生血管退化。

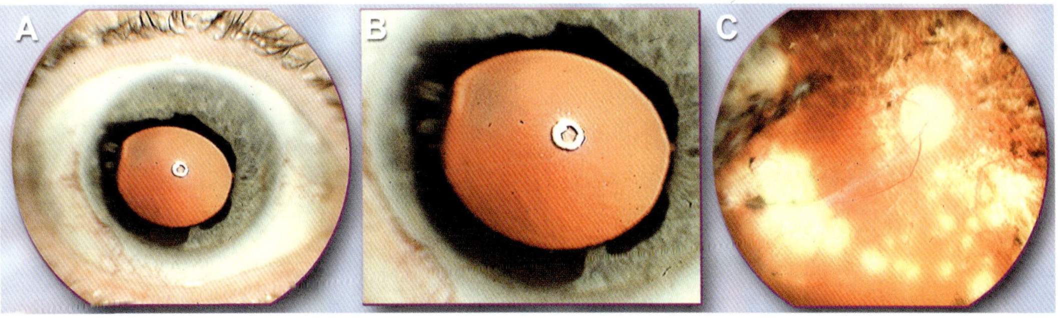

图25-4　虹膜新生血管的退化残留很差的视功能。A.重度广泛视网膜光凝术后虹膜新生血管的退化出现显著的色素外翻。注意出现了较好的红光反射。B.放大观察。C.尽管严重的虹膜和视网膜新生血管的增生已退化，这个患者的视力仍是光感。屈光间质清晰，眼压正常，视网膜平坦，但视神经萎缩和视网膜灌注不足(血管减少为其特征)限制了该眼的视力。

（李秋明　译）

26

内镜下玻璃体切除治疗低眼压

我们偶尔会遇到低眼压的患者，由于种种原因，医患双方都觉得应该为扭转这种晚期表现再进一步努力。作为青光眼手术的并发症之一，低眼压的治疗我们已经讨论过了，其治疗原则同样适用。

我们将讨论增生性玻璃体视网膜病变、增生性糖尿病性视网膜病变或其他眼后段病变引起的牵引性视网膜脱离进一步增生引起的睫状体脱离的处理方法。也许存在一种内部胶质组织的向心收缩，而这种收缩足以引起“眼球塌陷”。可以肯定，很多这类眼将萎缩且没有任何治疗价值，即使应用最积极的治疗也难免失败。

从另一方面讲，绝症需要绝方医。如果术者觉得前段纤维血管增生是问题的根本，这种情况可以通过手术解决。用传统的方法是困难的或是不可能的，因为最重要的病变潜伏在虹膜后面、睫状体和周边视网膜。在这些眼内通常存在影响眼后段观察的解剖障碍，例如：浑浊的角膜、缩小的瞳孔、浑浊的晶状体囊和浑浊的玻璃体，以上这些情况使显微镜下的图像不清晰，而且手术一旦开始，分离膜时常常会有严重的出血。这些情况妨碍了内镜下玻璃体切除术的进行，也使直接的显微镜下玻璃体切除术几乎不可能进行。

这里有一些与低眼压有关的玻璃体睫状体牵引的表现（图 26–1）。一个极端的情况是，尽管存在低眼压却没有明显的牵引，而睫状突表面呈现白色变化，更严重的表现为细微的半透明或表面呈白色的膜伴有使睫状突加长和变形为特征的牵引。低眼压最严重的表现为致密的白色膜覆盖在睫状体、虹膜后表面和平坦部，并且这些膜与睫状体脱离有关。不管怎样，唯一的治疗选择就是：把这些膜从眼的内表面去掉。

这种分离通常是从前到后，从黏附在虹膜后表面的膜开始（图 26–2 至图 26–7）。用巩膜穿刺刀开始分离是最简单的。平行于虹膜（环形）切除这些胶质膜，轻微转动刀的边缘，这样可以作钝性的分离。然后刀片置于虹膜或睫状体与膜之间，这样刀片才能从黏附的表面挑起这些组织，而不是切除。通过这种方法，大面积胶质组织可被快速去除。通常我们可以看到，睫状体和其他解剖部位“弹回”，成为看起来更正常的结构。眼内水下透热可用来控制任何出血。一旦这种膜从它最前段的粘连处被去掉，剩余部分的切除要相对容易。根据术者的判断可以应用眼内光凝、气体或硅油填充术。

结论是：尽管出色的外科手术已经达到了预期的解剖目的，许多这样的眼却继续恶化，眼压进行性下降，屈光间质进一步浑浊。在接受了所谓“成功”内镜下玻璃体切除手术的患者中，大约不到一半的患者似乎有所受益。医生和患者必须对此种结局有所准备。

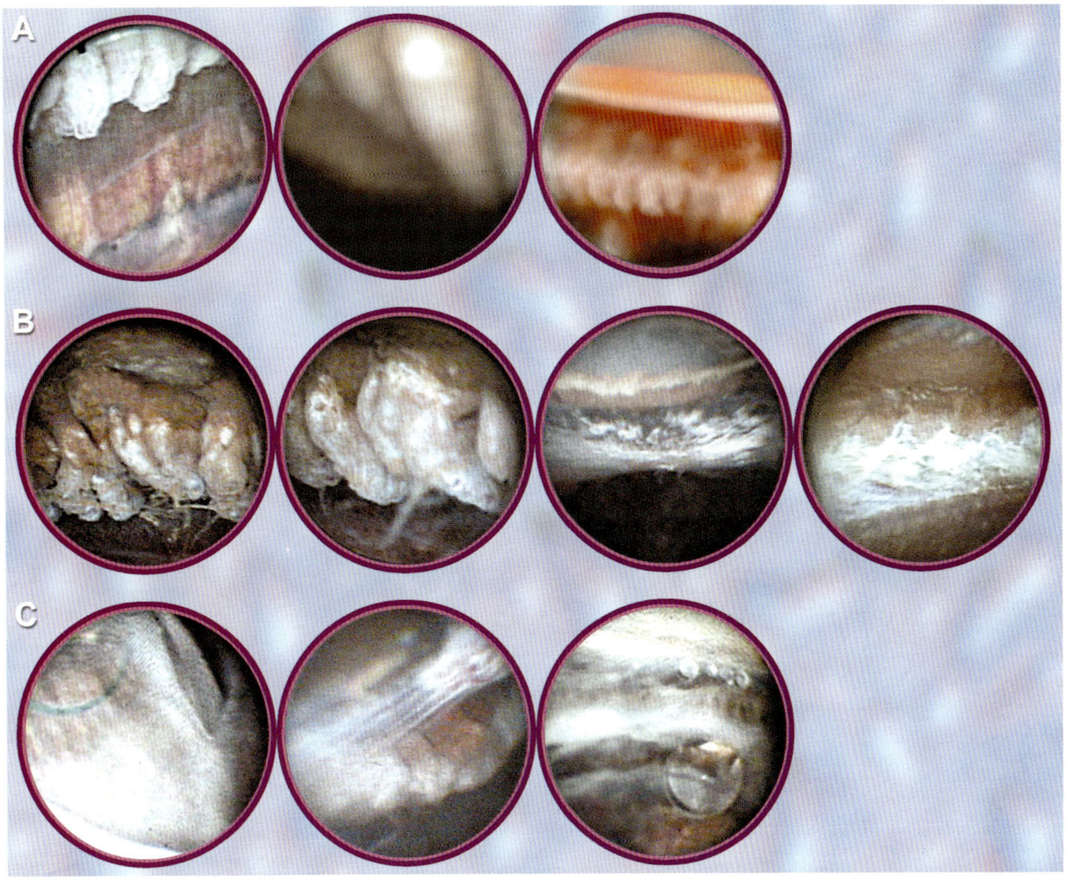

图26–1　一种类型低眼压的系列表现。A.睫状突表面变白，不伴明显牵引。B.睫状突表面有半透明的白色或色素膜，并伴有睫状突结构的变形和加长。C.白色膜位于虹膜后表面、晶状体、睫状沟或睫状体以及周边视网膜，并伴有睫状体脱离。

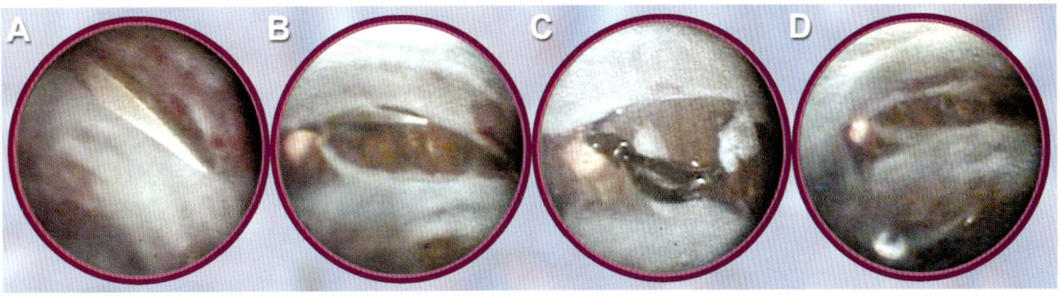

图26–2　内镜下低眼压手术。A.巩膜穿刺刀片平行于角膜缘处刺入，位于膜与睫状体或虹膜后表面之间。B.刀片转动，扁平的边缘用来挑起或切除眼内结构上的膜。C.镊子也可以用来抓住并且从组织表面挑起或拉走膜。D.继续上述过程直至膜牵引松解，睫状体恢复正常的位置。

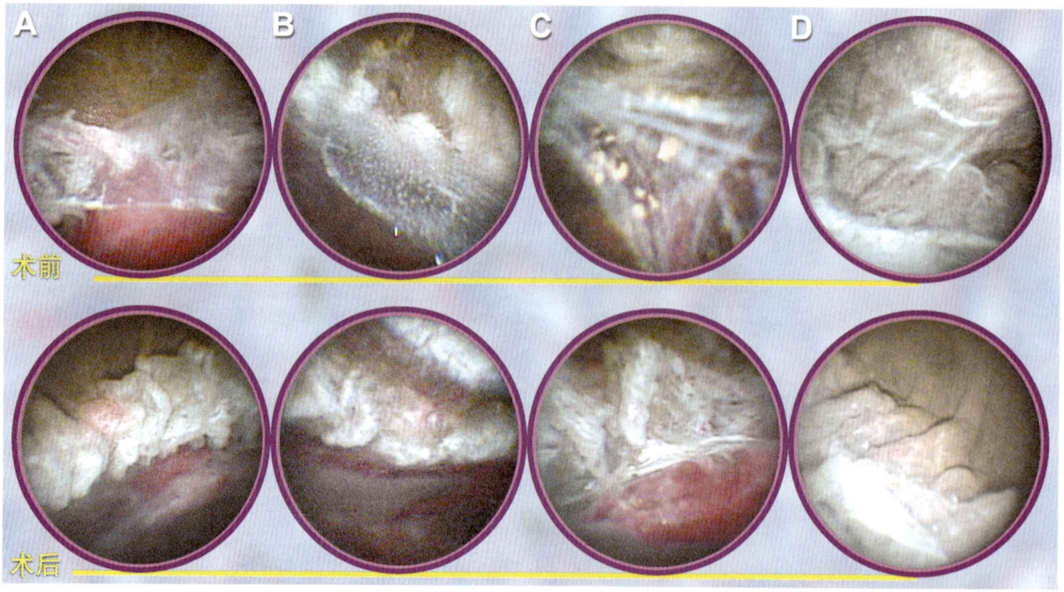

图26-3 睫状体脱离导致低眼压的各种病例的内镜下玻璃体切除术。A.睫状突脱离且变形，以致难以辨认。膜切除后，结构正常。B.含有色素细胞的膜覆盖在睫状体之上并且导致睫状体脱离。膜切除后，虽然睫状突表面还有一些白色变化、组织变平(萎缩？)及一些残留的变形，但解剖结构变得较容易辨认。C.治疗前显著的牵引和变形。内镜下膜切除术后，虽然轻微的变形仍然存在，外观已经得到了明显的改善。D.由虹膜和睫状突前部的膜产生的伴有睫状体脱离的前段直接牵引。术后可以看到残留的膜的重叠边缘。睫状体复位并显示较为正常的解剖结构。

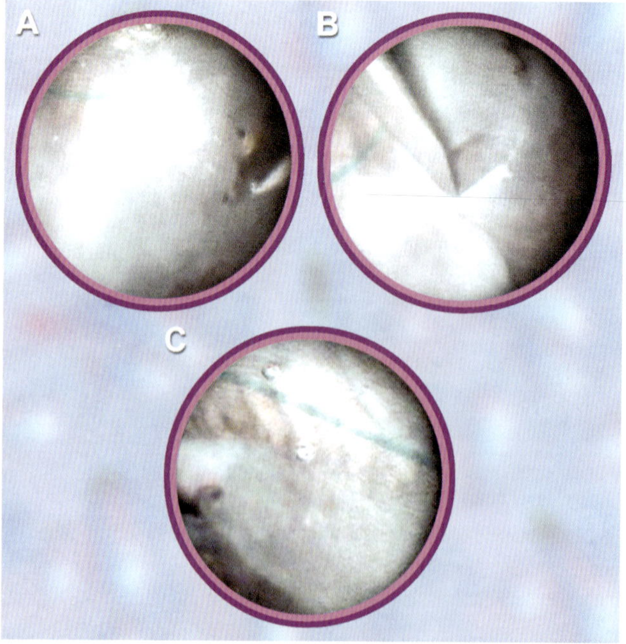

图26-4 低眼压的内镜下膜切除术。A.致密的白色膜引起从虹膜后表面经过囊-人工晶状体复合体到睫状体的牵引。B.巩膜穿刺刀被用来切开和分离这种膜。C.在这种情况下，切除膜向后方的收缩，使囊-人工晶状体复合体及睫状体的结构复原。

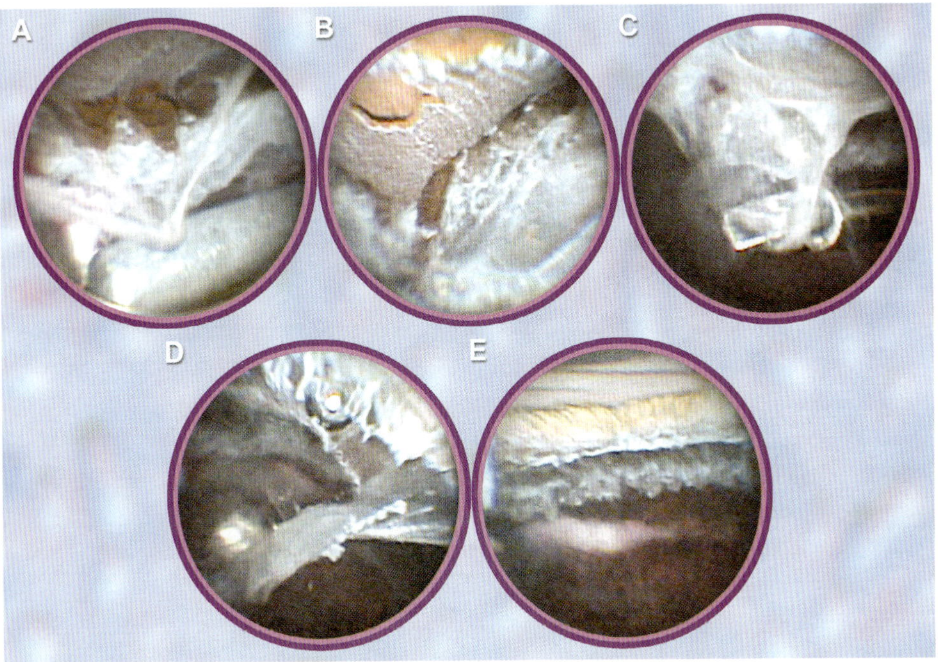

图26-5 用玻璃体切除器和镊子行内镜下膜切除术。A.膜被吸入玻切头，尽可能地剥离它们。B.睫状体的牵引因素已经被解除，大部分睫状体自动地再附着。注意：照片左侧睫状突的上缘仍然从眼球壁上脱离。C.同一只眼内，广泛而致密的膜正在被镊子夹住并开始剥离。D.沿圆周方向膜继续被剥离。E.随着广泛的膜被去掉，睫状体再贴附，形成正常的解剖。

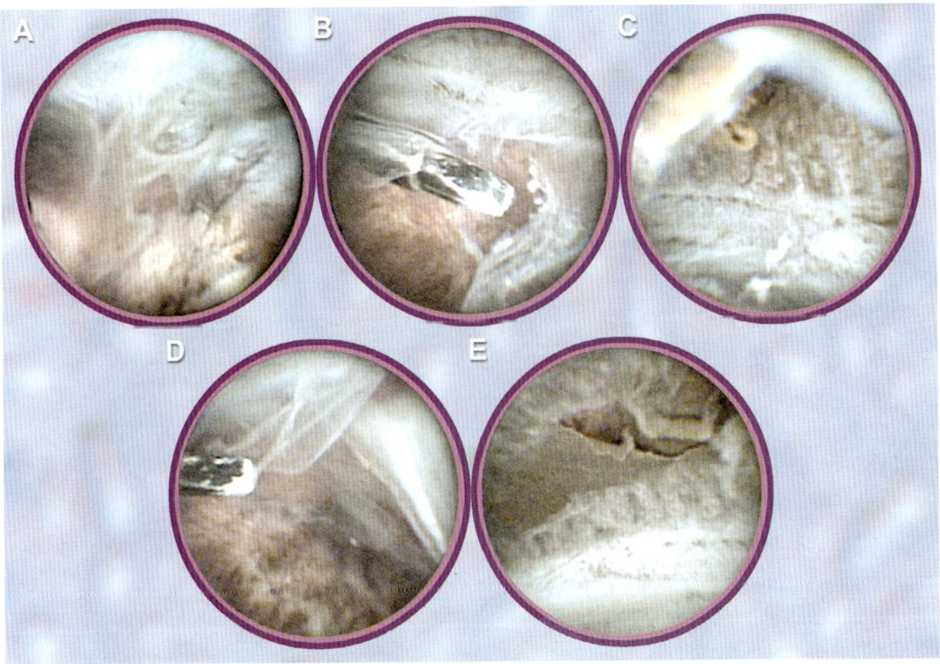

图26-6 低眼压下用镊子进行膜切除术。A.显著的睫状体解剖破坏，伴有致密的膜从虹膜后面延伸到周边视网膜，睫状体看起来完全被遮挡，膜收缩将虹膜拉向视网膜导致眼在前后径上塌陷。B.用镊子从视网膜和睫状体表面拉掉膜。C.一个小范围的睫状突组织在解除牵引之后已经再贴附上了。D.沿睫状环的广大区域进一步剥离膜。E.虽然虹膜色素上皮有一条裂孔，睫状体现在已经贴附。

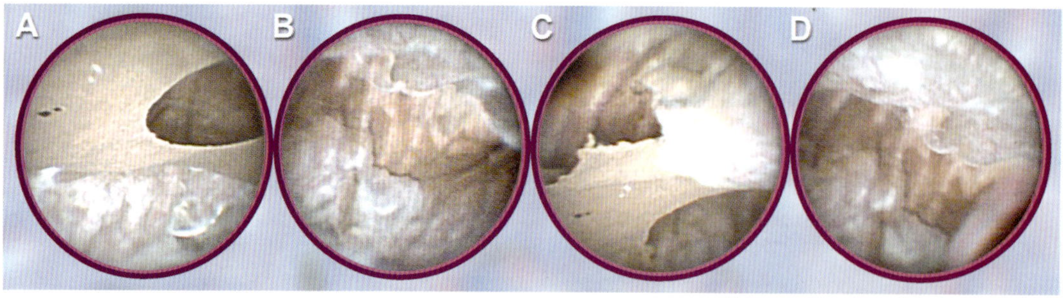

图26–7 低眼压术中严重的组织收缩。A.严重的致密的粘连区域存在于睫状突和虹膜后面之间，实际上直到瞳孔区所有虹膜色素上皮已经脱离。这可以解释这个组织上独特的圆洞。B.用一个巩膜穿刺刀来切除和分离这个粘连，已被切除膜的边缘缩卷到前部，缓解了对睫状突的牵引。虽然睫状突仍然变形，但是它们已贴附原位。C.尽管附近组织都是松弛的，但仍可看到一部分虹膜上皮与睫状突之间的致密的粘连和牵引。D.同一个区域在膜分开后可以看到睫状体再附着和膜切除边缘前部的退缩。

（李秀娟　吕　勇　译）

27

脉络膜出血和渗出的内镜手术治疗

脉络膜出血和渗出的内镜治疗已经在青光眼手术的章节中提及。大量的出血或渗出可作为任何一种内眼手术的并发症发生或自发形成，最常伴有离心性视网膜下新生血管形成的病灶。引发这种情况的危险因素包括抗凝治疗、未控制的高血压、无晶状体眼，以及既往的玻璃体切除术。

手术治疗很富有挑战性。巩膜切开位点应选择在每一个相关象限，正如平坦部玻璃体切除术时一样（图 27−1）。脉络膜出血后通常立即开始引流（图 27−2），尽管这种单纯的处理不足以清除严重的渗出。于角膜缘放置前房维持器，并开始灌注。这种方法可以提高眼前段和后段的压力，有助于脉络膜变平，并把渗出物从巩膜切口推挤出。在眼球外表面，也可用棉签按压来达到这个目的。如果这些方法能够成功地开放影响后极视野的漏斗，就无需进一步的措施；但是如果这些方法没能改善病情，就需要进行玻璃体切除术了。

可以尝试放置平坦部的灌注头。位置必须选择在确保它的尖端不会进入视网膜下的部位。这是一项困难的工作，因为脉络膜通常向前膨出，而且严重的玻璃体出血并非罕见。如果不能证实灌注头在玻璃体腔内，可以在其对面切开巩膜，插入内镜，证实灌注头的放置位置是否恰当。如果不小心把灌注头放置错误，灌注会使原本已经存在的困难变得更复杂。

一旦做好了三个玻璃体切除位点，就可以插入玻切头和内镜。由于玻璃体积血，内镜下视野很不清晰；不过，只要清除了积血，即可获得较好的图像。这部分手术的目的是清洗玻璃体腔（图 27−3）。当这个目的达到后，术者必须决定脉络膜引流是否充分或是否需要实施进一步的措施。当大量脉络膜下液体存留，尤其是出血性的，特别是当黄斑下区域受累时，进一步的引流通常是必须的。这时，注射全氟化碳液是非常有用的，通常在视盘上方注射少量全氟化碳液（0.5～1.0ml），向前推压脉络膜出血和积液并由巩膜切口排出，使视盘周围的脉络膜变平。这个过程会持续几分钟，因此，如果早期似乎没有什么进展时，术者应该耐心些。一旦这个短暂的平衡期过去，可以注射更多的全氟化碳液，直到大部分脉络膜出血被清除。内镜下还应该检查周边视网膜是否有裂孔（医源性或其他原因造成的）。因为术者工作的眼内空间很有限，这些裂孔是很可能发生的。如果能检测出裂孔，很容易在内镜下光凝治疗。然后可以用空气或平衡盐溶液替换全氟化碳液。术者还可以酌情注入硅油。

尽管术前大部分眼有高眼压、疼痛和严重的视力丧失，而术后患者通常感觉舒服许多，眼压也立即下降。但是这时候其视力往往很差，预后相对保守。然而，内镜治疗法被证实为逆转脉络膜出血和渗出唯一可行的有效疗法。

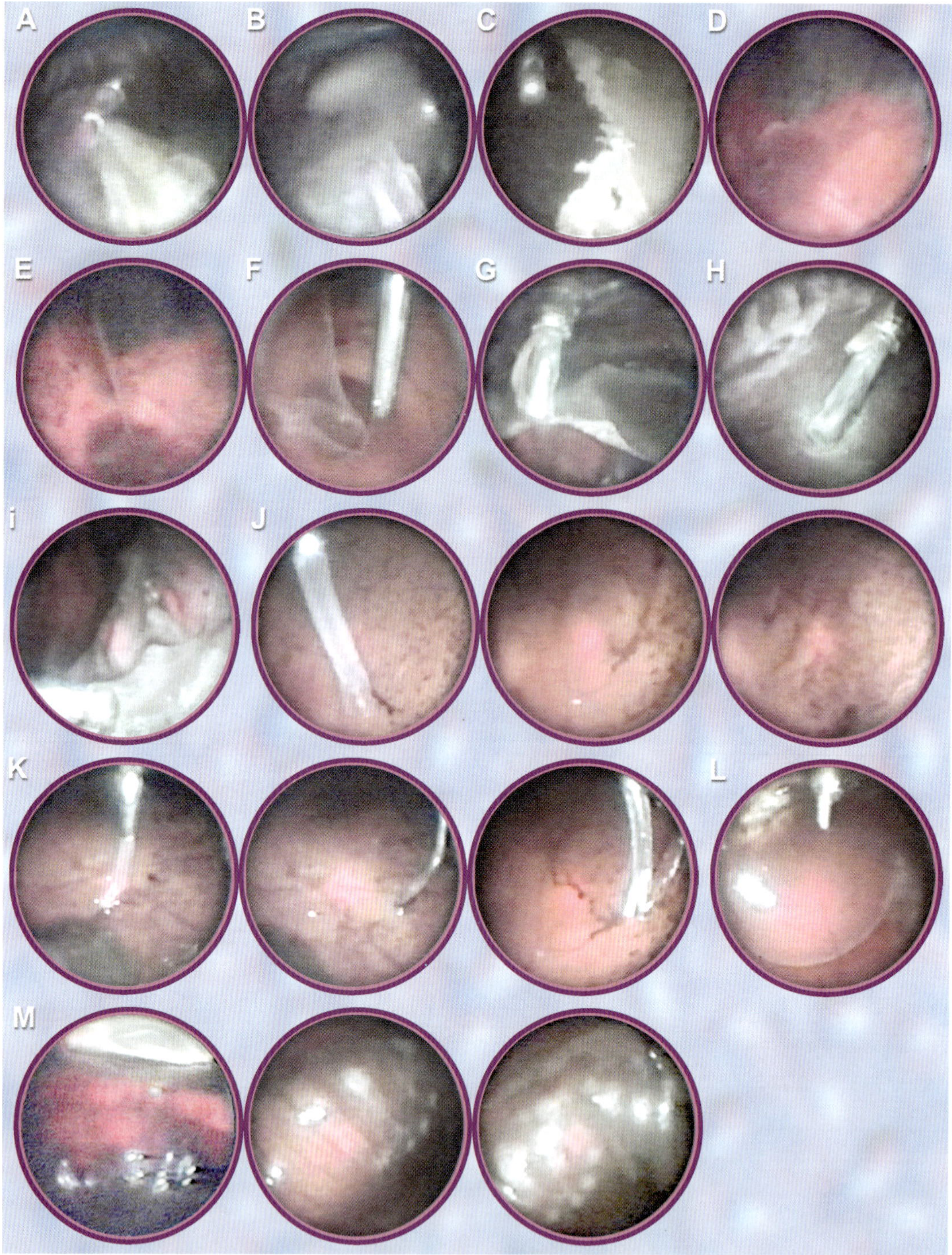

图27—1 大量脉络膜和玻璃体出血的治疗。A.玻切头清除玻璃体浓厚出血的图像。B.“羽毛状”陈旧性白色玻璃体积血。C.这是一层去血红蛋白的玻璃体积血，还是血覆盖着视网膜？D.由此切口可显示脉络膜下出血。E.通过切口进行内镜操作，既可看见玻璃体和脉络膜出血，也可见后极部出血。F.向前移动玻切头以清除这种物质。G.继续进行玻璃体切除以清除裙状出血。H.从睫状体表面抽吸出血。I.在肿胀的脉络膜表面出现扁平的视网膜裂孔。J.带有棕褐色出血点的弥漫的视网膜前膜覆盖于视网膜各部。K.用笛针软头抽吸。L.发现小范围的周边视网膜脱离。M.手术完成时，玻璃体腔清晰，视网膜平复，激光处理过视网膜裂孔，大部分脉络膜出血被引流。周围依然有环行的脉络膜出血残留。

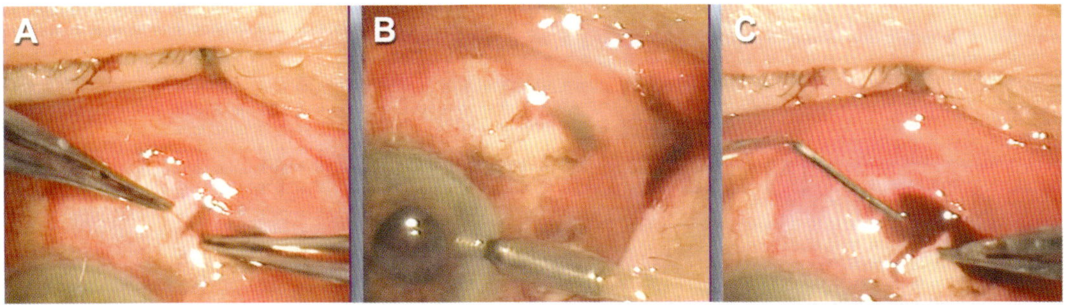

图27−2 脉络膜出血引流的图像。A.距角膜缘4mm处切开巩膜。B.通过周边透明角膜切口插入前房维持器，开始灌注。C.这种方法还不够，所以插入睫状体分离器，放出脉络膜出血。

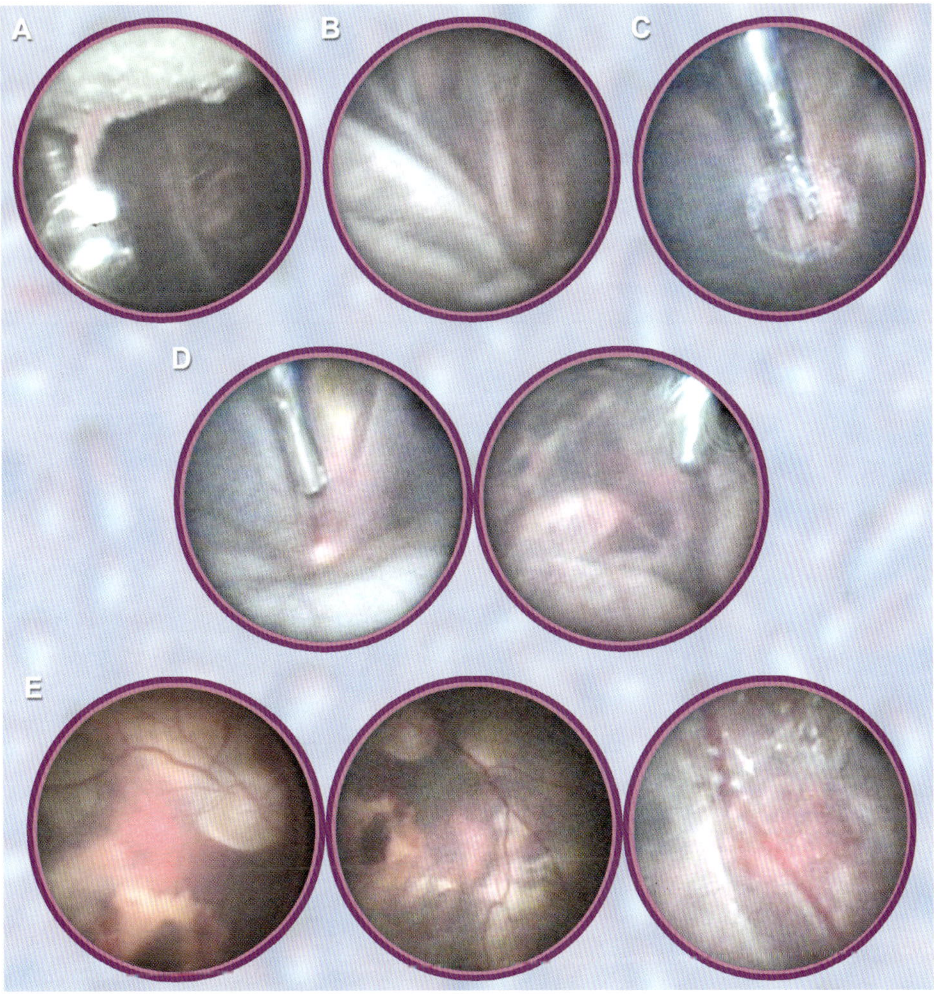

图27−3 内镜下玻璃体切除引流脉络膜出血。A.插入玻切头可以看见粗糙的晶状体后部，移除出血。B.尽管有引流脉络膜出血的外部操作，玻璃体切除仍是需要的。图示眼内“关闭的漏斗”现象。C.注入全氟化碳液迫使脉络膜的出血从事先设在各象限的巩膜切口流出。D.继续注射全氟化碳液直到视网膜和脉络膜变平。大量机化的脉络膜出血现在可以看到。E.伴有胶质组织形成的变平的视网膜和脉络膜的后部及周边部。

（李秀娟　吕　勇　译）

28

内镜荧光素血管造影术

自从内镜影像技术建立之后，内镜荧光素血管造影术很快得到发展。为了得到足够的分辨率，就要有技术配置，足够亮的照明，敏感的摄像机，以及合适的滤光和成像。这样，我们就可以获取眼内任何区域高分辨率和足够大的视野。另外，这种方法的技术特点是血管影像从眼内产生，而不是标准的由外到内的形成。这种影像方法在治疗青光眼和玻璃体视网膜疾病上开创了新的方法。

青光眼的治疗

由于在有晶状体眼、无晶状体眼和人工晶状体眼，几乎所有的患者都易于通过角膜缘切口对睫状突进行观察和光凝，用血管造影去研究各种形式的光凝前后的睫状突的新方法就产生了。

为了评估这种技术在睫状体影像中的效果，选择了 4 组患者，每组 20 人，他们都由于不同类型的不可控制的青光眼而做过内镜睫状体光凝术 [1]。所有病例均采用透明角膜切口接近睫状突。47 位患者为新生血管性青光眼，29 位患者为无晶状体眼或人工晶状体眼性青光眼，4 位患者为先天性青光眼。

- 第 1 组患者注射荧光素后记录下睫状突血管造影的特点，然后做内镜睫状体光凝术，再记录下血管造影的特点。
- 第 2 组患者先做内镜睫状体光凝术，然后做荧光素血管造影。
- 第 3 组患者至少在 2 个月前做内镜睫状体光凝术，且未能充分控制眼压。在这组人群中，注入荧光剂，再做内镜下睫状体光凝术。
- 第 4 组患者之前有过失败的经巩膜的睫状体破坏术。3 位患者曾行睫状体冷凝术，17 位患者曾行经巩膜睫状体光凝术。先注射荧光素，然后血管造影显像，之后行内镜睫状体光凝术。

结果如下：

- 第 1 组患者显示早期的睫状突高荧光，但未渗漏

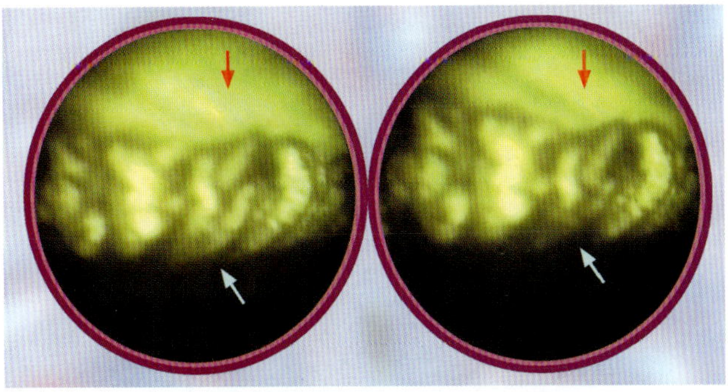

图28–1 第1组。典型的睫状突高荧光。于激光治疗之前注入荧光素(蓝色箭头)，这是同一个睫状突经内镜睫状体光凝治疗的前后对比。对比治疗和未治疗的睫状突时可以看到治疗后荧光减弱。虹膜后的高荧光(红色箭头)显示了虹膜的新生血管化。

入玻璃体。当研究进行到再循环阶段，睫状突仍保持高荧光。实行内镜睫状体光凝术时，睫状突的高荧光轻度减弱，并且仍无渗漏。若在内镜睫状体光凝术之前注射荧光素，则很难区分治疗过与未治疗的睫状突（图 28–1）。

- 第 2 组患者经内镜睫状突光凝术治疗后注射荧光素。经激光治疗的睫状突组织最初表现为低荧光并持续整个研究过程。而没有接受光凝术的睫状突或其中一部分在早期为显著的高荧光并一直持续到再循环阶段（图 28–2）。
- 第 3 组患者在内镜睫状突光凝术前就注射荧光素。做过光凝术的睫状体或其中一部分在研究早期呈现低荧光并一直持续到后期，而未治疗的部分早期为显著的高荧光并持续存在于整个血管造影过程（图 28–3）。
- 第 4 组患者与第 3 组有完全一致的表现，即治疗部位的低荧光和未治疗（及部分未治疗）睫状突的高荧光；此外，广泛的高荧光或低荧光区位于紧邻睫状体的区域，前者为胶质组织的荧光染色，后者为色素沉积或血管未灌注（图 28–4）。这组中所有病例曾行经巩膜睫状体光凝术，光凝 360°；然而荧光素血管造影显示，没有 1 例有超过 120° 的睫状突被凝固。20 例中有 9 例显示 90° ~ 120° 的睫状体的实际破坏，11 例显示实际的治疗带不足 90°（表 28–1）。

从这项小规模研究中可以观察到许多有趣的结果。从技术方面来讲，经典的眼底成像只能照出 30° ~ 60° 区域，大部分局限于后极。只有在间质清晰、瞳孔散大及患者合作时，有经验的造影师才能通过这种技术看到周边视网膜。睫状体及虹膜后面的区域通过这种技术是无法看到的。术中造影，配置于手术显微镜的成像系统已有所报道，但同样受到类似的技术限制，尤其是要求屈光间质清晰、瞳孔散大以得到 30° 的视野，并且周边视网膜、睫状体的平坦部、睫状体和虹膜都不能视及，而内镜荧光素血管造影技术可以克服这些缺点。

前两组用来评价做过光凝术的睫状突在荧光素灌注前后的血管造影效果。第 1 组患者显示了典型的睫

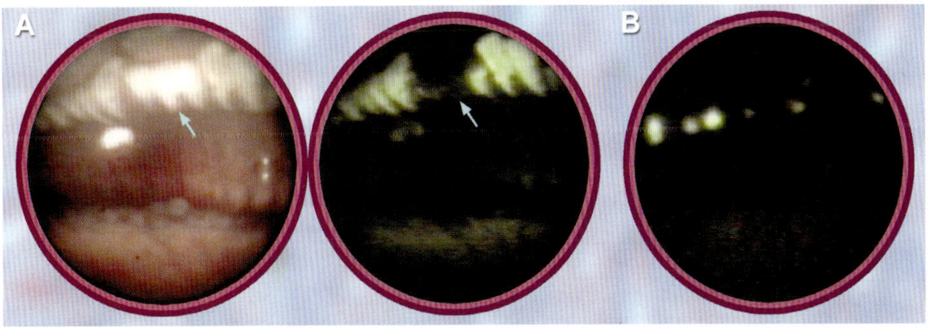

图28–2 第2组。A.光凝术后3个睫状突的图像。内镜睫状体光凝治疗后注入荧光素(蓝色箭头)。经治疗的睫状突为低荧光像，与周围高荧光的未治疗的睫状突形成鲜明的对比。B.内镜睫状体光凝术后立即注射荧光素出现高荧光的剩余带，表明这些睫状突治疗得不彻底。此时术者有机会将激光全部运用于睫状突表面。

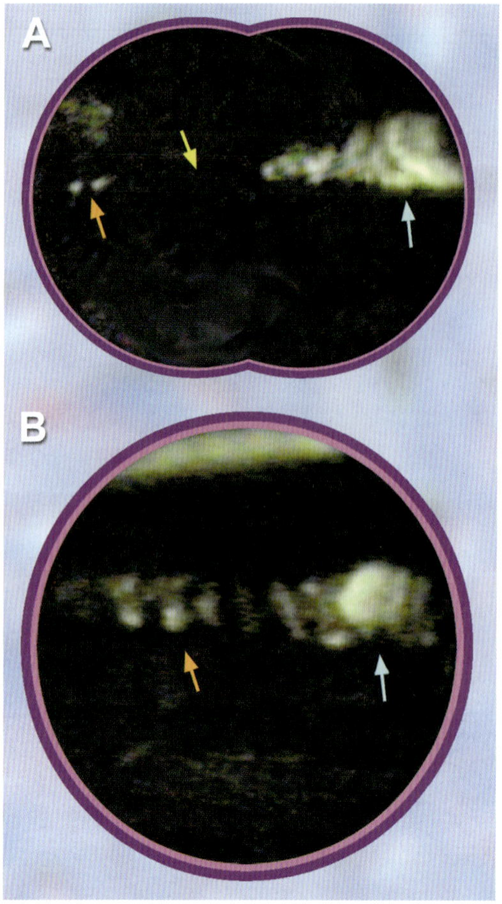

图28－3　第3组。A.先前内镜睫状体光凝治疗反应不充分。荧光素注入后显示弥散的高荧光区域为有活性的睫状体上皮(橙色箭头)。紧邻的密集的低荧光带(黄色箭头)是经过充分激光治疗的区域。在治疗和未治疗的组织间可以清晰地区分出高荧光的睫状突区域(蓝色箭头)，如果需要进一步的内镜睫状体光凝，可以从这一点开始。B.内镜睫状体光凝治疗不充分的眼内反应。治疗前注入荧光素，大量小的高荧光区域(橙色箭头)显示睫状突的不完全的激光治疗。蓝色箭头显示一个完全未治疗的睫状突。对于治疗的反应和进一步治疗的程度要根据这些残余的活性组织做出判断。

状体荧光素血管造影的特点：早期及强的高荧光持续整个造影过程。经过荧光灌注然后行光凝术，睫状突仅有轻微的荧光减弱现象，可能是急性睫状突变白“阻断”荧光的结果。

第 2 组患者显示了荧光显示的一致性，在这组中，经过治疗的睫状突与未经治疗的睫状突（或其未治疗部分）相比呈现低荧光。治疗带在血管造影的基础上可以很清晰地描绘出来；而且，经“治疗”的睫状突部分偶尔会表现出持续的高荧光，当内镜（不是血管造影）再评估时，可以观察到实为不充分的或没有激光效果的部位。血管造影对于一些睫状突局部描绘是很有用的，这里主要指那些原以为已经行充分光凝治疗而实际没有治疗的睫状突。一旦这些区域被辨认出来，可以进一步行内镜睫状体光凝术。

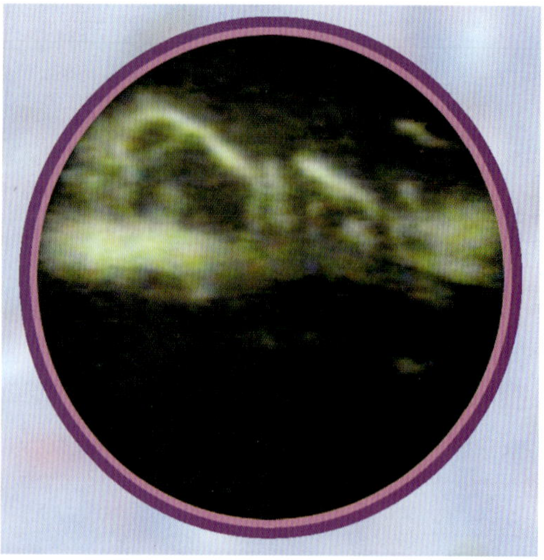

图28－4　第4组。经巩膜睫状体光凝术后广泛的斑点状高或低荧光显像。低荧光带表示虹膜和睫状体被消除的区域，而高荧光区域描绘的是睫状体的胶质部分。

第 3 组和第 4 组显示第 2 组结论中的一个结果。当一个人进行了两次或更多次的内镜睫状体光凝术，有时精确辨认先前的治疗带是很困难的。经巩膜睫状体光凝术治疗的眼内也存在这种情况，但程度较低。在这两组中荧光素都是在内镜睫状体光凝术之前注入

表 28－1　20 例经巩膜睫状体光凝术的报道与实际的睫状体破坏范围的比较

睫状体破坏的范围（°）		
报道	实际	n
360	120 ～ 360	0(0%)
360	90 ～ 120	9(45%)
360	<90	11(55%)

的。任何经过破坏的睫状突都无法灌满荧光素而呈低荧光，而未受影响的组织表现为典型的“正常”睫状突的荧光。在这两组中，这个技术不仅有助于区分可以再治疗的组织，也能清晰地描绘出曾经接受治疗的部位而并非术者所想象的。运用这些信息，可以通过患者对前次睫状突治疗的眼压反应和已知的确实受到影响的睫状突数量来制订治疗方案。例如，如果一个患者为先天性青光眼，前房角切开术和小梁切除术均不成功，曾经做过 180° 经巩膜睫状体光凝术，而用内镜荧光素血管造影检测时会发现只有 60° 的睫状突显示低荧光，这时医生就知道了，前次睫状体破坏得不充分，可以追加大剂量的治疗。

另一个例子是第 3 组的一个典型患者，他先前经过内镜睫状体光凝术，然而眼压未能得到控制。血管造影显示一些先前被光凝的睫状突呈现局部高荧光影。这提示这些睫状突并没有完全被破坏而是在继续起作用。那么治疗失败的原因可能是漏掉了这些区域，如果要对这些区域进行光凝，那么新治疗带的范围就可以缩小了。

内镜荧光素造影在第 4 组患者中有不寻常的发现。报道称所有这些患眼都经过了完全的睫状体光凝术，然而最终显示眼压的控制水平并不令人满意。这种诊断技术清楚地表明这些患者绝对没有经历一个大家认为已经发生的睫状体破坏。经巩膜睫状体光凝术不能得到定量的组织反应，这种情况在这组患者中是明显的。与通过组织反应所判断的结果一样，经巩膜睫状体光凝不能产生定量的组织反应。因此，对一给定眼，就不能产生有效的治疗效果，这在这一组患者中都充分显现。尤其是那些先天性青光眼的患者，他们的睫状突位置比想象的靠前。在这些患者，可以观察到色素和胶质反应侵入平坦部，而睫状突却没有被包含在治疗区。

我们应该注意到，在第 4 组的实验中患者没有得到很好的眼压控制。在这组患者中，术者过高地估计了真正的睫状体破坏的范围。不幸的是，说句公道话，对那些在经巩膜睫状体光凝术和（或）睫状体冷冻术后眼压得到很好控制的患者，还没有进行血管造影的评估。然而，人们推测，这样的眼中将会证明在睫状体破坏程度的估计和实际情况之间更加接近。

可以得出这样的结论，内镜荧光素血管造影能按术者的要求，把已治疗和未治疗的睫状突（或一部分）区别开来，无需考虑晶状体的情况。这一技术的价值就在于在治疗后立即对内镜睫状体光凝术的充分程度进行评估，这样，术者预测的治疗目的事实上已经达到。另外，无论是经巩膜还是内镜睫状体光凝术，这项技术都能够精确地描述睫状体破坏的真正范围。然后，术者把这一信息与眼压反应结合起来，以便作出进一步采用睫状突光凝术的决定。

视网膜病变的诊断和治疗

荧光素血管造影是诊断和治疗视网膜和脉络膜病变的一个基本工具。通过这个诊断方法可看到一个 30° ～ 60° 的视野范围，并主要位于后极。眼底周边部的观察需要充分扩大的瞳孔、清晰的屈光间质和患者的积极配合，即使在这样的条件下，要研究视网膜和脉络膜的周边部分也是不容易的。

尽管几位研究者已经应用手术显微镜来进行视网膜的术中研究，但是这一技术的局限性与标准眼底照相的局限性很相似，尤其是有限的视野范围和需要有充分扩大的瞳孔及清晰的屈光间质。

这项独特的技术使得在内眼手术的过程中，可以对视网膜、视网膜下腔、平坦部、睫状体和虹膜后面的区域进行荧光素造影研究。眼前段浑浊、瞳孔缩小、晶状体状况和眼内气体或透明替代物的出现并不影响术者运用眼内荧光素造影。

将 100 例因不同视网膜和脉络膜病变而做过玻璃体切除术的患者作为研究对象 [2]。标准的三切口的玻璃体切除术后，清除了玻璃体腔的积血和碎屑，按照要求使视网膜复位，内镜提供了这些操作的照明和“摄影”。由于图像系统的敏感性，可以应用这个系统标准来源的滤过光，闪光不是必需的。当眼内被液体或气体充满时，将 10% 的无菌荧光素钠 5ml 注入血管内，激光内镜置于玻璃体腔中央对准后极。研究进行时，可以看到视网膜和脉络膜血管的充盈，内镜可以指向一个感兴趣的特殊部位，或通过它来拍摄眼内情况。移动眼内镜的顶部，可以看到眼内大范围的荧光影像，正如一个人操纵一个内照明管一样，从后极

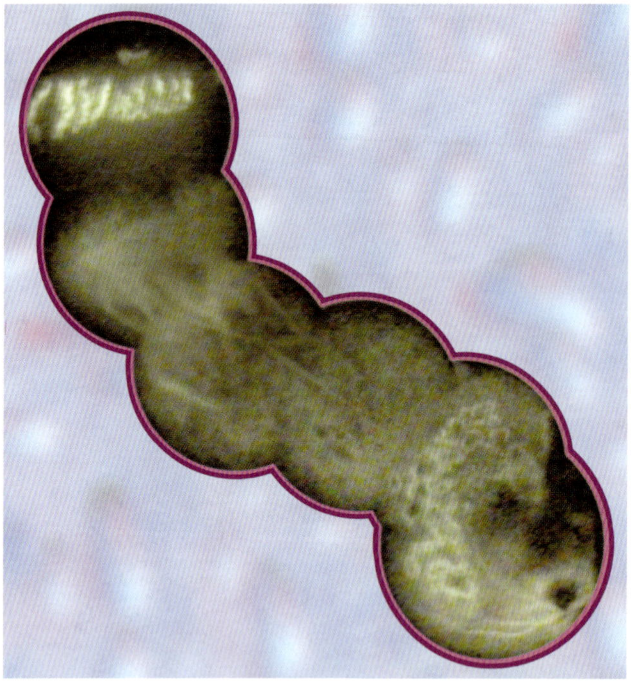

图28–5 内镜显示视网膜和脉络膜充满荧光素的影像。扫描影像的组合：视盘、黄斑、周边视网膜、平坦部、睫状体和虹膜后面。

到周边视网膜，到睫状体和虹膜后面均可得到观察（图28–5）。

血管造影在液体填充和气体填充眼的优势也被评价。如果我们期望全景的视野，可以让内镜远离靶组织，这样增大了视野，但缩小了放大的倍数。而充满气体的眼会增加这种效应。

相反，内镜朝向靶组织移动，视野会变小而放大倍数将会增加。眼内是否充满液体或气体在这种情况下几乎没有差别。

应用这种技术进行的任何观察可被一系列的影像捕获装置，通常是盒式录像带，同时记录下来，这确实是在血管检查和血管造影术之间搭起了一座桥梁。

用这种方法评估的患者显示出一系列的视网膜病变，包括：糖尿病性视网膜病变的并发症，视网膜静脉阻塞，巨细胞性视网膜血管炎，与老年黄斑变性有关的视网膜下新生血管。

一般特性

一般的影像质量

通过这种技术得到的血管造影影像质量可以与那些通过标准照相／血管造影仪获得的影像媲美。主要的视网膜血管很容易被描绘出来，如动脉期、层流静脉期、静脉期和再循环期。脉络膜灌注时期及视网膜毛细血管床也可很好辨认。视网膜的病理状态，包括微动脉瘤、毛细血管的无灌注区、新生血管膜、血管壁染色和明显的闭塞——都能较轻易地观察到。

毛细血管灌注

视网膜的主要血管和毛细血管充满荧光素后，可以观察中周边部和远周边部 360° 的视网膜。在一些因糖尿病性增生病变而行手术的眼，可以显示各种不同状态的毛细血管的无灌注。较严重的无灌注区一般是在周边视网膜处。通常，在涡静脉和视网膜附着处之间没有毛细血管显示。这个结果在鼻侧比颞侧更明显。缺血的程度越严重，无灌注区似乎越向后极部进展。黄斑及旁黄斑区的无灌注似乎就是从最初的周边部发展而来的。

视盘和视网膜的新生血管

视盘和视网膜新生血管的病理过程产生典型的逐渐增强的局灶性高荧光。当研究进行到再循环期时，荧光素渗漏到玻璃体腔内。如果有广泛的、大量的新生血管灶，当眼睛充满了气体而不是液体时，这些情况会被更有效地记录下来，因为荧光素不断渗入到充满液体的玻璃体腔中会最终使视野变得模糊。在充满气体的眼中，这种不断增强的高荧光趋向于局限化。尽管视网膜新生血管能用手术显微镜辨认出来，偶尔视网膜表面小的出血经血管造影显示是一束活动性新生血管。

虹膜新生血管

许多病理情况可以导致荧光素从虹膜处漏出。在因眼的增生性病变的并发症做玻璃体切除时，虹膜新生血管是血管造影最常见的渗漏原因。术前做裂隙灯检查时显示有虹膜新生血管的患者可以观察到从虹膜后表面有渐强的高荧光。偶尔，有些糖尿病患者，有

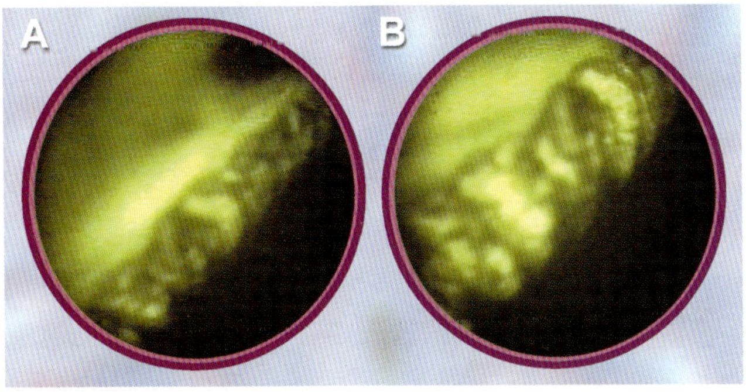

图28–6 虹膜后新生血管。A.显示内镜下血管造影：强荧光的瞳孔边缘处的虹膜后表面，典型的虹膜后新生血管。虹膜后渐强的高荧光通常暗示着新生血管的存在。睫状体显示正常的荧光形态。B.内镜头更靠近靶组织，使同一区域的像放大。虹膜后新生血管可能是玻璃体再出血的一个原因，但不一定与视盘或视网膜的新生血管有关。

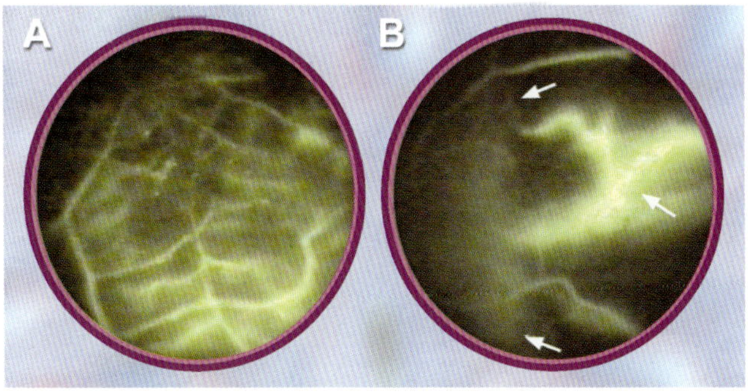

图28–7 血管壁染色。A.血管壁破坏的血管造影图像。这一现象多发生于毛细血管的无灌注区域。这个血管位于糖尿病性视网膜病变的周边视网膜。B.巨细胞性视网膜血管炎的血管壁着色。视网膜灌注区和无灌注区的交界处以白色箭头表示。

不明原因的玻璃体再出血，而没有术前血管造影或临床证据显示有虹膜新生血管，这些患者在行内镜玻璃体切除时血管造影可以显示从虹膜后面来的渐强的高荧光。再出血被认为是虹膜后面新生血管所致。这种情况可能是最早期的前部的透明纤维血管增生病变的表现。有视网膜或视盘新生血管而无虹膜新生血管的患者看不到虹膜荧光素的渗漏，反之，显示的是虹膜后表面的低荧光（图 28–6）。

血管壁染色

血管壁着色是血管壁破坏的一个特征，这个现象在糖尿病患者的毛细血管无灌注区可以明显地观察

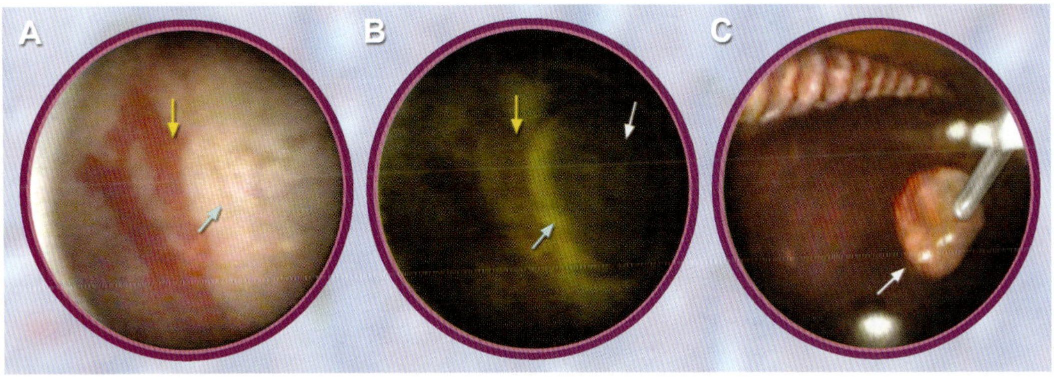

图28–8 视网膜下新生血管。奇怪的是，视网膜下成像时，新生血管为致密的低荧光影，仅其边缘有斑点状高荧光影，这些高荧光在再循环阶段的时候可以减弱。A.视网膜下间隙的内镜图像。白色区表示神经视网膜的边缘，注意位于视网膜下新生血管复合体基部的色素上皮表面的出血(黄色箭头)。没有薄层神经视网膜覆盖的视网膜下新生血管复合体(紫色箭头)。B.同一区域的内镜血管造影。黄色箭头表示色素上皮表面出血的低荧光，而同时视网膜下新生血管复合体也是低荧光(白色箭头)。注意新生血管复合体基部边缘的斑驳状高荧光(蓝色箭头)。C.内镜下前部玻璃体腔所看到的视网膜下新生血管复合体(白色箭头)。注意位于人工晶状体眼前房背景下的睫状突。

到。在巨细胞病毒性视网膜炎和视网膜脱离的患者中，血管壁着色明显的区域可能表明为活动性炎症。邻近区域可看到典型的毛细血管无灌注区。

视网膜下新生血管

在这项研究中，为了控制与老年黄斑变性渗出期有关的大量出血，3 位患者接受了黄斑下手术。视网膜切开术后，去除出血，静脉内注射荧光素后，很容易看到脉络膜弥漫的单一的高荧光。脉络膜表面的视网膜灌注并不影响脉络膜血管影像。这 3 位患者的视网膜下新生血管均显示低荧光，仅在基部的边缘处有斑点状高荧光。当研究进行到再循环期时，所有这些结构的荧光均有所减弱（图 28-8）。

结论

荧光血管造影是个标准化的诊断工具，对于眼部疾病的治疗是非常有价值的；然而，它在手术中的运用还不是很普遍。尽管这项技术有用，它的价值可被眼内成像手术显微镜的内在局限削弱，尤其是角膜、瞳孔的状态、晶状体和后极部的屈光间质有障碍时；即使在理想的条件下，想看到周边视网膜、平坦部、睫状突和虹膜后面也决非易事。抵压这些区域的巩膜虽可以使术者看到它们，与没有巩膜压陷的内镜下观察相比,压陷改变了它们的外观和与邻近结构的关系。眼科激光内镜可以看到这些结构的高分辨率影像，尽管前段情况可能阻碍了后面结构的观察。将激光内镜系统用于荧光素血管造影术中，就可以使那些操作中不易看到的区域也可以进行血管造影的研究。

例如，糖尿病患者因屈光间质浑浊行玻璃体切除术的眼中，无灌注区在周边部更明显。这一点在术前并不经常被注意到。然而，玻璃体切除术中，当屈光间质变得清晰，视网膜复位时，眼内光凝将被选择在那些血管造影显示缺血最严重的区域进行。视网膜灌注最差的易导致眼内增生的区域在术中可被精确定位。这个针对术中视网膜光凝的高选择性的方法界定了最为需要治疗的区域，剩余部分可在术后光凝。

交替运用血管造影和普通的内镜成像有助于辨别一些特殊性损害。这方面的例子就是内镜观察的视网膜出血实际上是视网膜新生血管丛。改用血管造影术就可以发现明显的高荧光影并有逐渐的荧光素渗漏，一种典型的新生血管的表现而不是想象的出血引起的低荧光影。局部的激光光凝对前者是很有效的，后者则不需光凝。

在许多因糖尿病性视网膜并发症而进行玻璃体切除术的患者中可以看到黄斑血管床有弥散的荧光素渗漏。即使黄斑复位，这对医生来说是很满意的现象，但这种术中发现对患者来讲预示着较差的功能恢复。

在视网膜下手术中，血管造影的结果令人惊奇。在晚期，我们期望的结果是不断进展的界限确定的高荧光区。由于实行了神经视网膜下造影成像，隐匿性视网膜下新生血管组织也可以被讨论。然而，在研究中，这种损伤表现为密集的低荧光，在病灶基部仅有斑驳状高荧光的边缘。这就可以得到结论，在损伤处即使有也可能是少许血管生存。除此之外，老年黄斑变性的患者色素上皮下新生血管的出现也可以解释造影特性。在这种状况下，从血管渗漏的高荧光可以由于其上面的色素上皮而变得不清晰。有些患者没有被考虑在内，他们是那些与眼拟组织胞浆菌病综合征有关的视网膜下新生血管的患者，在那种综合征中来自脉络膜的新生血管在神经视网膜下增生而不是在色素上皮下。从临床角度讲，伴有老年黄斑变性的视网膜下新生血管的患者，造影在他们的治疗过程中并无帮助。

眼内充满气体可以提高活动性新生血管影像的清晰度，因为它可以阻挡荧光素向玻璃体腔弥散。在这种研究中，未发现荧光素的使用有任何并发症。这种诊断用试剂有着较好的安全性。此外,在这些患者中,并未发现任何明显的视网膜毒性。由于在造影显像中未使用闪光技术，视网膜光刺激被缩小至最小。

在许多患者中，通过虹膜后表面不断增强的高荧光可以大致认定为虹膜后部的新生血管。这项发现令人震惊，因为虹膜后表面的典型荧光为低荧光。没有视盘或视网膜新生血管的玻璃体积血，可能就是由这个以前尚未报道的病理状态所导致。

内镜荧光素血管造影是研究眼内部的独特方法。然而，在治疗各种视网膜或脉络膜疾病中它的指征需要进一步的研究。还有，它是唯一的手术中可以评估大到 110° 视野的眼内工具。通过这种方法可以清楚地看到某一区域的解剖结构，描绘其病理状态，允许更直接的术中光凝以及得到关于预后的信息，并且在手术中有可能发现预想之外的病理状况，且能立即定位。在因各种玻璃体视网膜疾病而经过玻璃体切除术的患者中，这种方法已经被证明是安全且简单的。然而，在治疗特殊疾病时内镜荧光素血管造影术的指征还尚未确定。

（李秀娟　吕　勇　译）

参考文献

1 Uram M. Endoscopic fluorescein angiography of the ciliary body in glaucoma management.*Ophthalmic Surg Lasers*,1996,27:174~178

2 Uram M. Endoscopic fluorescein angiography.*Ophthalmic Surg Lasers*,1996,27:849~855

29

内镜下经泪小管激光泪囊鼻腔吻合术

技术

尽管许多患者从泪囊鼻腔吻合术中受益，但现在大部分眼科医生不再做该手术了，因为有许多方面显示该手术应得到改进，如手术操作的困难、生疏的器械及术中出血。对于眼科医生来说，泪囊鼻腔吻合术作为一项粗暴的手术操作而只在年长患者中应用，保守治疗即非手术的处理方法却常被选用。

内镜的发展使观察中鼻甲区域有了可选择的方法，而过去只能采用从外向内的通路接近。把内镜放在鼻腔内，向上看，向眼眶方向看，可以为泪囊鼻腔吻合术提供不同的手术方式。

手术的最终目的是要形成一个大的骨孔，使保留的泪道引流系统同鼻腔连接起来。无论是用锤子、骨凿、钻或其他工具，最终的吻合口是大致相同的；然而，对患者来讲，需要有一个超越以上方法的适宜方法。

眼科医生对通过气体（裂隙灯、间接检眼镜）或液体（内光凝术）的激光发射系统很熟悉。这种非接触性技术在眼科应用很广。但还有一种把激光直接接触到靶组织，叫做接触式激光传递的方法。这种方法是把激光通过一个锥形或椭圆形顶端的石英光纤传输而接触到组织，激光集中到管的顶端，而不通过纤维束射出，从而保证了激光能量在达到靶组织之前不发散。激光顶端变得相当热，在低能量水平，可用来烧灼（表 29–1），在较高的水平，可用来切割、切开和切除组织。在更高的水平，顶端的温度高到可以汽化它接触的组织，如血管、黏膜、软组织、肿瘤和骨骼，使汽化的组织成为一缕烟。

与眼科的低能量激光（1 ～ 2W）不同，组织汽化，尤其在汽化骨骼时，要求的能量很高。高能量的固体激光，如 Nd：YAG 或钬激光的发展，为激光在泪囊鼻腔吻合术中的应用提供了可能。通过鼻腔使高能量激光进到中鼻道的方法可以形成较大的骨切口，从而避免了常规手术操作中皮肤的切开。这种方法的效果曾有争论，其可靠性比常规手术要低，尤其是钬激光，常常由于骨孔的愈合而使手术失败。

作为一种选择，较高能量（15W）的半导体二极管激光，波长为 810nm，可以作为其他激光的替代品（图 29–1）。从科研和医学上看，半导体二极管激光并没有比其他激光更多的优点，但它对于 Nd：YAG 或钬激光来讲，有两个特点，一是节约 80% 的

表 29-1　接触式激光能量与组织反应

相对能量	组织反应
低	烧灼
中	切割
	切开
	切除
高	汽化

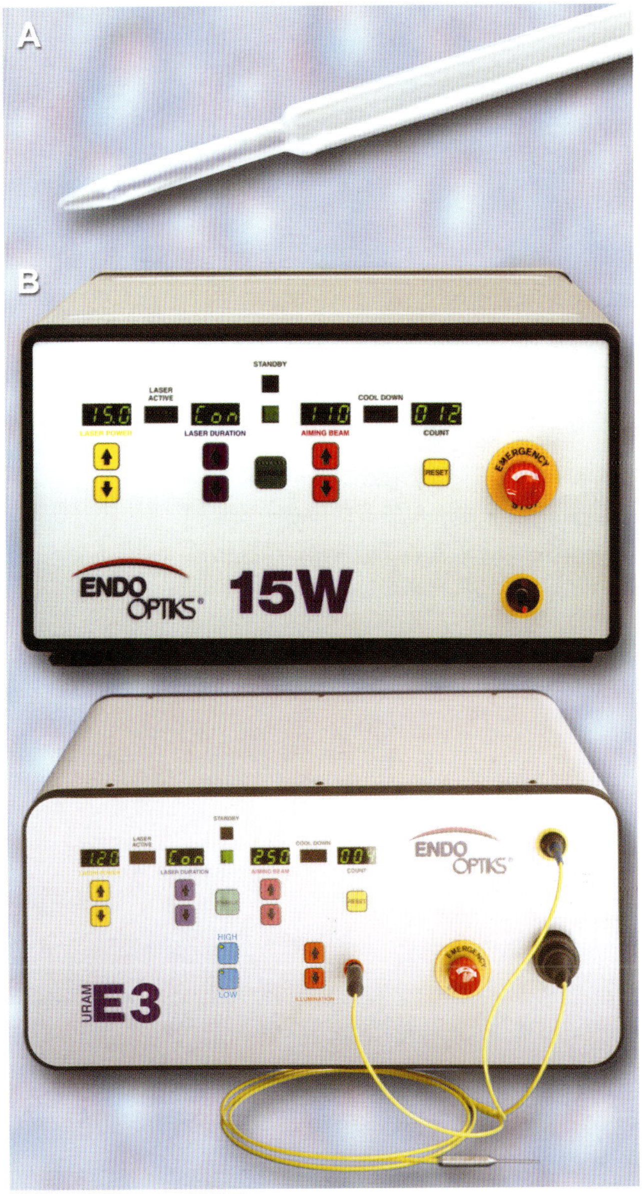

图29-1　经泪小管激光泪囊鼻腔吻合术所需要的仪器。A.接触式光纤。B.高能量半导体二极管激光，波长为810nm，可以单独应用，也可以与眼内镜系统相连。

费用，二是它小而轻，仪器像一个公文包大小，便于携带，而且它还可以与内镜系统相连接。

一般情况下，组织对接触式激光的反应与激光波长无关。这听起来有点荒谬，因为眼科医生已经很熟悉激光波长很小的变化会引起组织较大的不同反应，如红激光与绿激光在视网膜上的不同反应是很容易看到的，但并不能由此而得出组织对激光的反应与激光波长有关，证据是什么呢？这是由于组织的反应并不依赖于波长而是（几乎是绝大部分）依赖于激光纤维顶端“热”的程度。正是由于这个“热”头导致组织反应，因此，是激光的能量水平，而不是激光的波长影响治疗效果。

手术技巧

由于接触式激光纤维管的外径很小（约 1mm 或更小），很容易从下泪小管进入泪囊。为了代替通过鼻腔内镜观察和高能量治疗，采用另一办法把这两种功能分开使用。全身麻醉、局部麻醉甚至表面麻醉都可以。

第一步，关键的一步，把中鼻甲向中线方向推开。应用板状的外科手术器械如骨起子即可轻易做到。重要的是中鼻甲被推开，以看到激光光纤从中鼻道进入鼻腔。如果不推开，理论上还可以做骨孔，但术者无法看到。

下一步，把内镜放入鼻腔，朝向眼眶方向“向上”看（图 29-2）。由于操作空间较大，不需要应用显微内镜，任何型号的内镜都可以应用，大口径的耳鼻喉内镜（直径 3 ~ 5mm）应用起来也很好。

然后把接触式激光光纤从下泪点“向下”进入，最好应用顶端比较尖的光纤。光纤尽可能向鼻下插埋入骨壁，不需要直视泪小管，也不必害怕在进入泪道骨组织过程中产生假道，因为治疗的目的是把这些组织汽化掉。经鼻腔的泪囊鼻腔吻合术最严重的并发症是损伤了视神经而致盲，而经泪小管的泪囊鼻腔吻合术由于激光光纤的走向是向鼻腔而不是眼眶，因而避免了该并发症。

如果应用高能量、波长为 810nm 的半导体二极管激光，起始能量设为 7W，脉冲时间定为连续波。

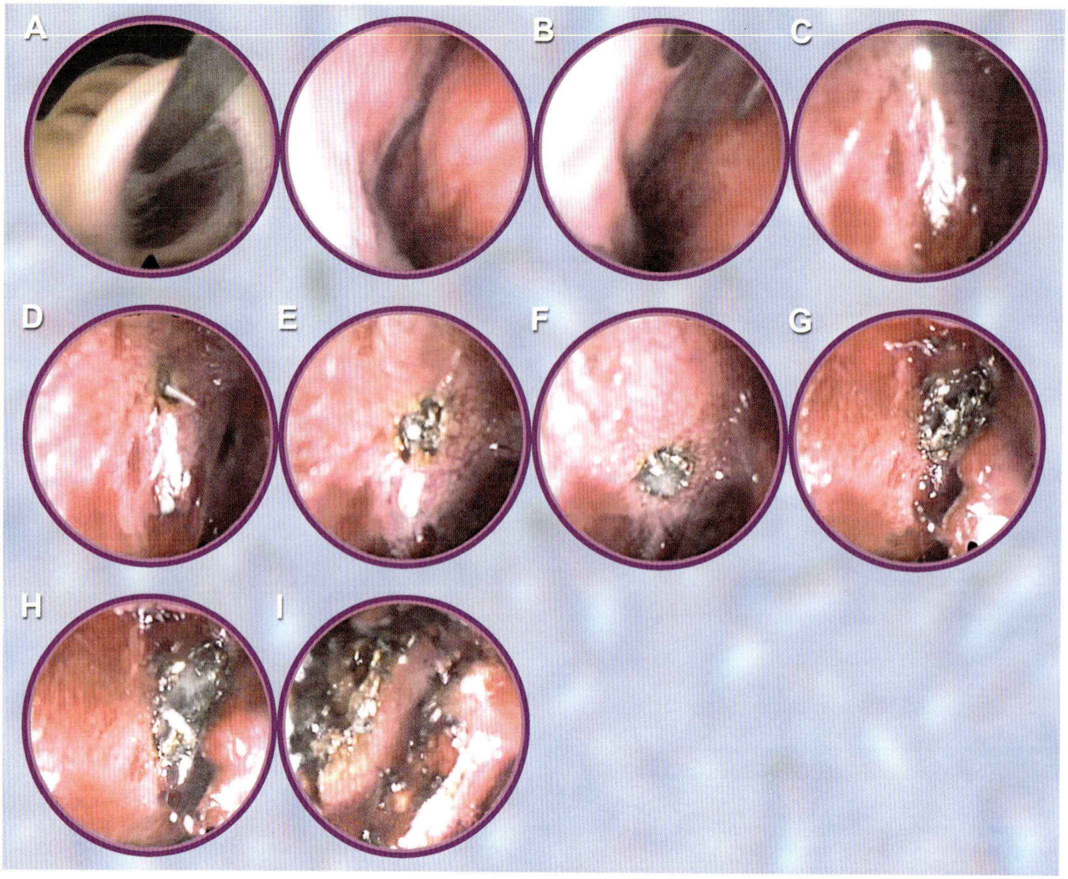

图29–2 手术过程。A.通过内镜在鼻窦内向“上”看。B.用大镊子分开中鼻甲。C.当向“下”汽化泪骨和黏膜时，激光纤维管的顶端显示出来。D.激光纤维管的顶端明显地进入鼻窦。E.连续操作激光纤维管的顶端，在无出血的情况下扩大骨孔的大小。F.汽化泪骨和黏膜。G.继续扩大骨孔，注意骨孔边缘的炭化。H.组织汽化和窦口的继续扩大。I.原位观察内镜下的骨孔。

在治疗开始时，看不到激光头，因为它在泪骨和鼻黏膜的另一侧。在激光发射时会产生一个小孔，激光头经此进入鼻腔，激光头便可以看到了。这时术者的任务是操作纤维激光头，扩大骨孔到所需的大小，即 10 ~ 15mm。钬激光所造成的骨孔边缘比较清晰，像刀切的一样，而半导体二极管激光所造成的骨孔边界呈现黑色炭状，也许正是这个特点才使伤口不易愈合，从而使骨孔保持开放。

由于在操作中血管与骨和黏膜一起被汽化，因此手术中一般不会出血。应用激光止血所需要的能量比汽化时的能量要小，因此，如果手术中出血，把激光头放在该部位，用较低或相同的能量进行止血即可。

一旦骨孔完成，把内镜和激光纤维头撤掉，放入硅胶管，尽管不应用硅胶管手术也会成功，但应用硅胶管提高了手术成功率。手术结束时，用敷料填塞鼻腔。

很明显，该手术方法不需要做皮肤切口，也不需要用锤子、骨凿或钻来做骨孔，一旦术者掌握了该方

表 29–2 经泪小管激光泪囊鼻腔吻合术的技术总结

1. 分开中鼻甲
2. 通过下泪点向下进入激光光纤
3. 把光纤的头嵌入骨内
4. 将内镜放入鼻腔向"上"看
5. 以连续波的模式发射激光直到光纤头进入鼻腔
6. 操作光纤头，应用激光扩大骨切口
7. 植入硅胶管

法，手术相当快就可完成（表 29–2 和图 29–3）。

该手术方法的并发症很少，疼痛、出血和面部肿胀不常见，而感染尚未遇到过。手术时重要的是要把激光头轻轻地嵌入骨内，否则，激光头在皮下会把皮肤灼伤。有一位患者出现了这种情况，产生皮肤肉芽造成容貌和功能的损伤，应该记住这个教训。

该手术方法的特殊优点是：以前做常规泪囊鼻腔吻合术失败后，可以应用该手术方式再次治疗（图 29–4）。常规的泪囊鼻腔吻合术需要在以前的手术野做更大范围的分离，而经泪小管的泪囊鼻腔吻合术则比较简单，本质上并无组织切口，因此，不太可能出现组织出血和漫长的愈合过程。而且，在该手术中并无骨骼要穿过，因此激光能量可以小一些。愈合过程中，是纤维血管组织覆盖了骨孔，汽化的能量为 3 ~ 5W 即可。术者应该知道：每个人都有伤口闭合的倾向，因此需要调整骨孔大小来抵抗这种潜在倾向。

肯定地说，常规的泪囊鼻腔吻合术是有效的，采用经泪小管的泪囊鼻腔吻合术的原因不仅仅是它的治疗效果，也是手术操作的简单性、麻醉需要的降低、无皮肤切口和容易重复。也许这些都是这种手术方式引人注意之处。

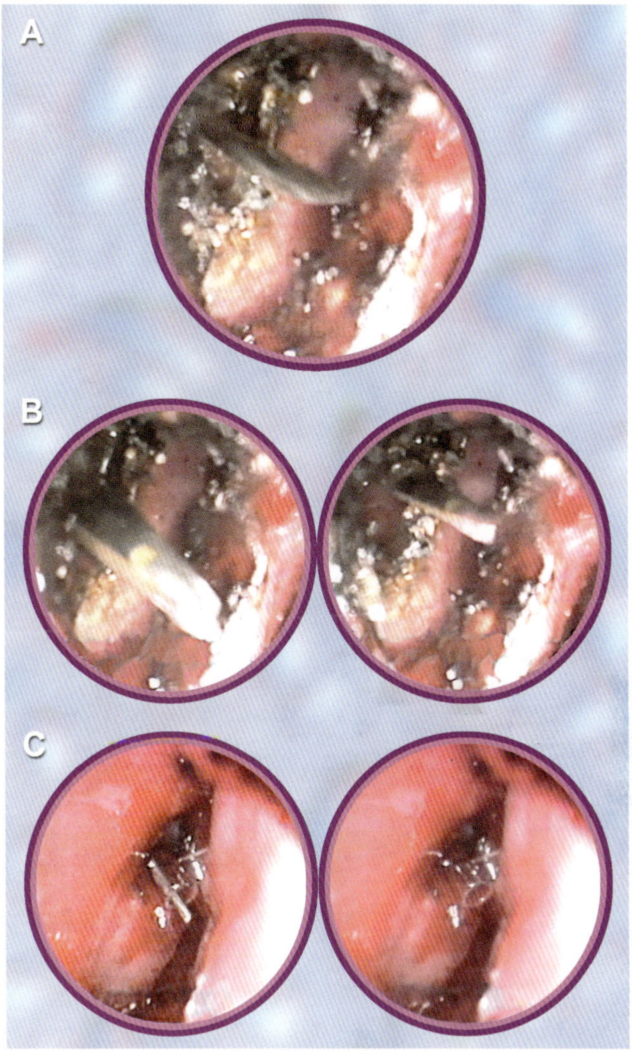

图29–3 应用上述方法所做的经结膜面的泪囊鼻腔吻合术。A.进入探针。B.用止血钳扩大进入口。C.插入硅胶管。

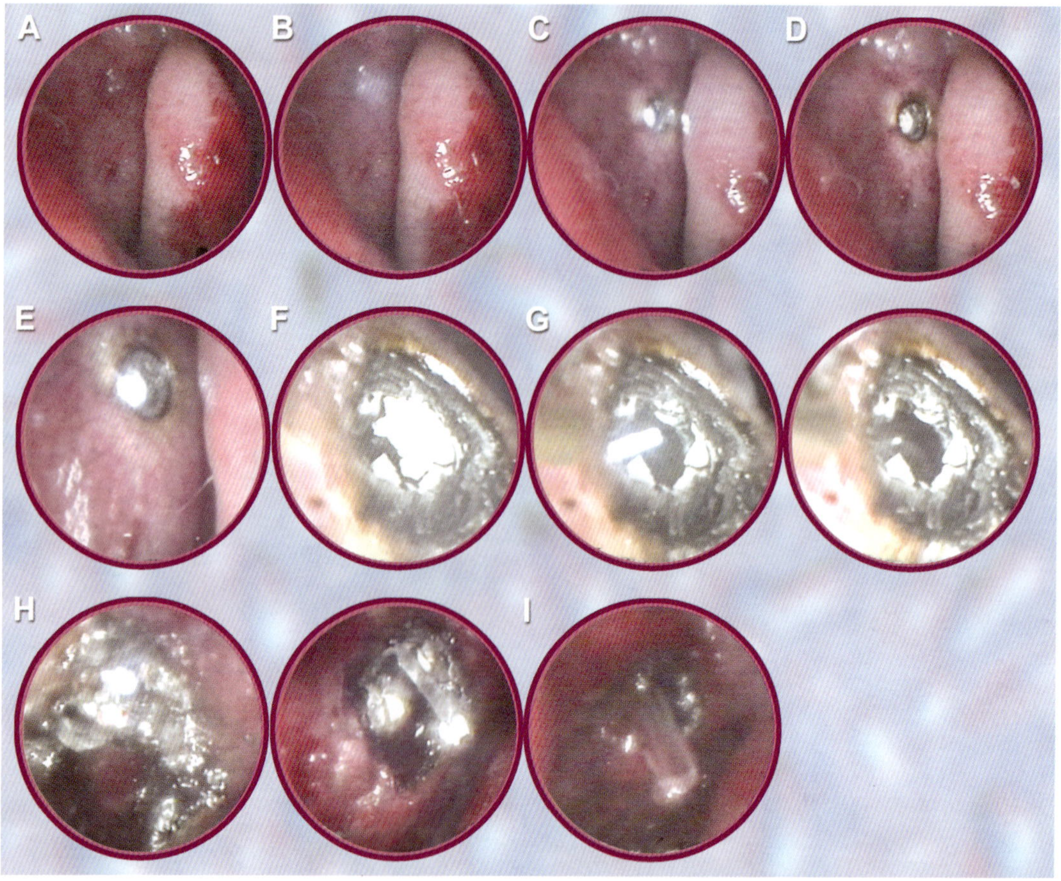

图29–4　另一例经泪小管的激光泪囊鼻腔吻合术。A.手术前将中鼻甲向中间推。B.电视摄像机下黏膜下红外线激光发射时呈现为白色“闪光”。C.白色区域扩大并开始炭化。D.黏膜上分界明显炭化的区域。E.应用更多的激光。F.造口扩大。G.再次应用激光，最终打开造口区域。H.连续汽化时的小气泡。I.插入硅胶管。

（杨晓慧　译）

附 录

中英文对照

中文	英文
剥离	dissection
玻璃体切除	vitrectomy
剥脱综合征	pseudoexfoliation syndrome
穿透性角膜移植术	penetrating keratoplasty
导管植入术	tube implantation
低眼压	hypotony
房水流出	aqueous outflow
房水生成	aqueous inflow
氟尿嘧啶	fluorouracil
格栅样光凝	grid photocoagulation
巩膜扣带术	scleral buckling
广泛视网膜光凝	panretinal photocoagulation
硅油	silicone oil
激光视网膜粘连术	laser retinopexy
晶状体囊切除	lens capsulectomy
晶状体乳化	phacoemulsification
睫状体光凝术	cyclophotocoagulation
睫状体冷凝术	cyclocryotherapy
睫状体破坏术	cyclodestruction
睫状突	ciliary processes
经巩膜睫状体光凝术	transscleral cyclophotocoagulation
经泪小管激光泪囊鼻腔吻合术	transcanalicular laser dacryocystorhinostomy
经平坦部晶状体切除	pars plana lensectomy
开角型青光眼	open-angle glaucoma
孔源性视网膜脱离	rhegmatogenous retina detachment
滤过手术	filtration surgery
脉络膜出血	choroidal hemorrhage
膜分层	membrane delamination
膜分割	membrane segmentation

膜切除	membranectomy
囊样黄斑水肿	cystoid macular edema
内镜	endoscope
内镜睫状体光凝术	endoscopic cyclophotocoagulation
内镜前房角切开术	endoscopic goniotomy
内镜术	endoscopy
内镜荧光素血管造影	endoscopic fluorescein angiography
气－液交换	air–fluid exchange
牵引性视网膜脱离	traction retina detachment
青光眼	glaucoma
全氟化碳液	perluorocarbon liquid
人工角膜	keratoprostheses
人工晶状体	intraocular lens
人工晶状体眼	pseudophakic eye
渗出性黄斑病变	exudative maculopathy
视网膜分支静脉阻塞	branch retinal vein occlusion
视网膜切除	retinectomy
视网膜切开	retinotomy
丝裂霉素 C	mitomycin C
碳酸酐酶抑制剂	carbonic anhydrase inhibitor
无晶状体眼	aphakic eye
小梁切除术	trabeculectomy
新生血管形成	neovascularization
新生血管性青光眼	neovascular glaucoma
眼内光凝	endophotocoagulation
眼内炎	endophthalmitis
眼内异物	intraocular foreign body
增生性玻璃体视网膜病变	proliferative vitreoretinopathy
增生性视网膜病变	proliferative retinopathy
增生性糖尿病性视网膜病变	proliferative diabetic retinopathy
组织爆破	tissue explosion

英文	中文
air-fluid exchange	气－液交换
aphakic eye	无晶状体眼
aqueous inflow	房水生成
aqueous outflow	房水流出
branch retinal vein occlusion	视网膜分支静脉阻塞
carbonic anhydrase inhibitor	碳酸酐酶抑制剂
choroidal hemorrhage	脉络膜出血
ciliary processes	睫状突
cyclocryotherapy	睫状体冷凝术
cyclodestruction	睫状体破坏术
cyclophotocoagulation	睫状体光凝术
cystoid macular edema	囊样黄斑水肿
dissection	剥离
endophotocoagulation	眼内光凝
endophthalmitis	眼内炎
endoscope	内镜
endoscopic cyclophotocoagulation	内镜睫状体光凝术
endoscopic fluorescein angiography	内镜荧光素血管造影
endoscopic goniotomy	内镜前房角切开术
endoscopy	内镜术
exudative maculopathy	渗出性黄斑病变
filtration surgery	滤过手术
fluorouracil	氟尿嘧啶
glaucoma	青光眼
grid photocoagulation	格栅样光凝
hypotony	低眼压
intraocular foreign body	眼内异物
intraocular lens	人工晶状体
keratoprostheses	人工角膜
laser retinopexy	激光视网膜粘连术

lens capsulectomy	晶状体囊切除
membranectomy	膜切除
membrane delamination	膜分层
membrane segmentation	膜分割
mitomycin C	丝裂霉素 C
neovascular glaucoma	新生血管性青光眼
neovascularization	新生血管形成
open-angle glaucoma	开角型青光眼
panretinal photocoagulation	广泛视网膜光凝
pars plana lensectomy	经平坦部晶状体切除
penetrating keratoplasty	穿透性角膜移植术
perluorocarbon liquid	全氟化碳液
phacoemulsification	晶状体乳化
proliferative diabetic retinopat	增生性糖尿病性视网膜病变
proliferative retinopathy	增生性视网膜病变
proliferative vitreoretinopathy	增生性玻璃体视网膜病变
pseudoexfoliation syndrome	剥脱综合征
pseudophakic eye	人工晶状体眼
retinectomy	视网膜切除
retinotomy	视网膜切开
rhegmatogenous retina detachment	孔源性视网膜脱离
scleral buckling	巩膜扣带术
silicone oi	硅油
tissue explosion	组织爆破
trabeculectomy	小梁切除术
traction retina detachment	牵引性视网膜脱离
transcanalicular laser dacryocystorhinosmy	经泪小管激光泪囊鼻腔吻合术
transscleral cyclophotocoagulation	经巩膜睫状体光凝术
tube implantation	导管植入术
vitrectomy	玻璃体切除